U0224436

胆道闭锁与肝移植

主　编　詹江华　孙丽莹
副主编　冯杰雄　朱志军　陈亚军　高　伟

人民卫生出版社

图书在版编目（CIP）数据

胆道闭锁与肝移植/詹江华,孙丽莹主编. —北京：
人民卫生出版社,2020
ISBN 978-7-117-29671-7

Ⅰ.①胆… Ⅱ.①詹…②孙… Ⅲ.①胆道疾病-诊
疗②肝移植 Ⅳ.①R575②R657.3

中国版本图书馆 CIP 数据核字（2020）第 073585 号

| 人卫智网 | www.ipmph.com | 医学教育、学术、考试、健康，购书智慧智能综合服务平台 |
| 人卫官网 | www.pmph.com | 人卫官方资讯发布平台 |

胆道闭锁与肝移植

主　　编：詹江华　　孙丽莹
出版发行：人民卫生出版社（中继线 010-59780011）
地　　址：北京市朝阳区潘家园南里 19 号
邮　　编：100021
E - mail：pmph @ pmph.com
购书热线：010-59787592　010-59787584　010-65264830
印　　刷：北京顶佳世纪印刷有限公司
经　　销：新华书店
开　　本：787×1092　1/16　印张：20　插页：8
字　　数：499 千字
版　　次：2020 年 8 月第 1 版　2020 年 8 月第 1 版第 1 次印刷
标准书号：ISBN 978-7-117-29671-7
定　　价：158.00 元

打击盗版举报电话：010-59787491　E-mail：WQ @ pmph.com
质量问题联系电话：010-59787234　E-mail：zhiliang @ pmph.com

编者 （以姓氏笔画为序）

丁美云　天津市儿童医院

卫园园　山西医科大学

王　斌　深圳市儿童医院

王建设　复旦大学附属儿科医院

王相诗　复旦大学附属儿科医院

冯　奇　深圳市儿童医院

冯杰雄　华中科技大学同济医学院附属同济医院

曲　伟　首都医科大学附属北京友谊医院

朱志军　首都医科大学附属北京友谊医院

任红霞　山西省儿童医院

刘伟华　天津市第一中心医院

刘金柱　天津市儿童医院

刘钧澄　中山大学附属第一医院

闫　喆　天津市儿童医院

孙丽莹　首都医科大学附属北京友谊医院

孙晓叶　天津市第一中心医院

杜洪印　天津市第一中心医院

李　乐　广州市妇女儿童医疗中心

李　鑫　乌鲁木齐市第一人民医院（乌鲁木齐儿童医院）

李丹丹　华中科技大学同济医学院附属同济医院

李英超　河北医科大学第二医院

杨　涛　天津市第一中心医院

杨　媛　天津市儿童医院

杨合英　郑州大学第一附属医院

杨继鑫　华中科技大学同济医学院附属同济医院

余　晨　安徽省儿童医院

余家康　广州市妇女儿童医疗中心

张　辉　天津市儿童医院

张金哲　首都医科大学附属北京儿童医院

张嘉懿　天津市儿童医院

阿里木江·阿不都热依木　乌鲁木齐市第一人民医院(乌鲁木齐儿童医院)

陈　扬　吉林大学白求恩第一医院

陈亚军　首都医科大学附属北京儿童医院

罗喜荣　天津市儿童医院

郎荣蓉　天津市儿童医院

赵　滨　天津市儿童医院

胡晓丽　天津市儿童医院

钟浩宇　香港大学玛丽医院

钭金法　浙江大学医学院附属儿童医院

饶　伟　首都医科大学附属北京友谊医院

徐魏军　天津市儿童医院

高　伟　天津市第一中心医院

唐维兵　南京医科大学附属儿童医院

黄柳明　中国人民解放军总医院第七医学中心附属八一儿童医院

黄格元　香港大学玛丽医院

葛　亮　天津市儿童医院

董　亮　天津市儿童医院

舒剑波　天津市儿科研究所

曾　玫　复旦大学附属儿科医院

曾志贵　首都医科大学附属北京友谊医院

谢新宝　复旦大学附属儿科医院

詹江华　天津市儿童医院

裴广华　天津市儿童医院

管志伟　天津市儿童医院

熊希倩　天津市儿童医院

魏　林　首都医科大学附属北京友谊医院

学术秘书　杨　媛　天津市儿童医院

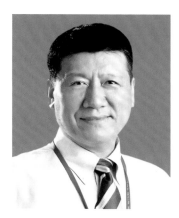

詹江华

天津市儿童医院普外科主任，天津市儿科研究所所长，天津医科大学小儿外科学教授、博士生导师，享受国务院政府特殊津贴。2002年毕业于北京大学，获医学博士学位；美国Pittsburgh大学博士后，博士后期间完成移植免疫方面论文2篇；2001年10月至2002年初在香港大学玛丽医院进修学习，从事小儿肝移植免疫排斥方面的研究工作；曾分别在美国Chicago大学Coma儿童医院、Seattle Tacoma儿童医疗中心、Pittsburgh儿童医院做临床访问学者。从事小儿外科专业30年，主攻小儿肝胆、胃肠及肿瘤的诊治工作，尤其是胆道闭锁的早期筛查及手术治疗。

现任中华医学会小儿外科学会常委、肝胆学组组长，天津市抗癌学会小儿肿瘤学组副主任委员，天津市外科学会委员、小儿外科组长，天津市器官移植学会常委，太平洋地区儿外科学会会员；《临床小儿外科杂志》副主编，《中华小儿外科杂志》《中华器官移植杂志》《天津医药杂志》《中国小儿血液与肿瘤杂志》《天津医科大学学报》编委。参与市、局级科研项目17项，国外、国家级、省市级专业学术期刊发表和国际、国内学术大会宣读学术论文共约200篇，其中SCI收录20篇。参与编写专业著作9部，英文著作3部，主编著作1部。

主编简介

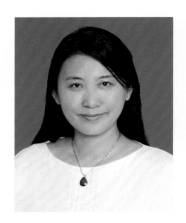

孙丽莹

医学博士，教授、博士生导师，首都医科大学附属北京友谊医院肝脏移植中心主任医师，北京友谊医院重症医学科副主任。1991年毕业于华西医科大学后从事危重病临床工作，自1998年开始管理肝移植术前及术后患者，是我国最早从事肝脏移植危重症及围术期和长期管理的内科医生。2001—2002年在美国Pittsburgh医学中心Starzl器官移植研究所进修学习。对移植患者的管理及术后各种并发症的诊治具有丰富的经验，包括移植患者的特殊感染性疾病、移植术后肝炎、肿瘤及各种原发病的复发及移植术后新发疾病、婴幼儿及儿童肝移植的管理等。

现任移植耐受与器官保护北京市重点实验室副主任，中国医师协会器官移植医师分会移植管理专业委员会副主任委员；中华医学会器官移植分会感染学组副组长，全国医师定期考核器官移植专业移植管理专业组副组长，中国器官移植发展基金会专家委员会委员，中华医学会消化病学分会微生态协作组委员，中国医学装备协会消化病学分会委员。撰写相关论文100多篇，其中作为第一作者及通讯作者40多篇，参编著作6部；作为主要完成人获中华医学科技奖二等奖一项；作为课题负责人承担国家自然基金面上项目、"十三五"重大科技专项项目子课题及北京市科委项目。

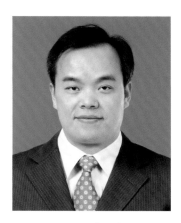

冯志雄

　　华中科技大学同济医学院附属同济医院教授、主任医师、小儿外科主任、外科学系副主任、博士生导师。从 1995 年开始从事小儿外科临床基础研究,在胆道闭锁、新生儿坏死性肠炎、先天性巨结肠及同源病的发病机制、诊断及治疗等诸多方面有深入的研究。特别是 2006年初从美国俄亥俄州立大学回国后,先后获得 4 项国家自然基金面上项目等多项资金资助,建立了一支梯队结构合理、富有朝气和拼搏精神的科研团队,并形成了以免疫反应在消化道畸形发病中的作用为切入点的团队研究新方向。

　　现任《中华小儿外科杂志》第 9 届编辑委员会总编辑,*Journal of Surgical Research Updates*主编,国际肝胆胰协会中国区儿童肝胆胰分会主席,中华医学会小儿外科分会副主任委员,中国医师协会小儿外科分会副会长,国家卫健委研究生规划教材《小儿外科学》(第 2 版)主编,湖北省医学会小儿外科分会第 5 届委员会主任委员、湖北省小儿外科质控中心主任、湖北省先天性巨结肠及同源病临床医学研究中心主任。*Pediatric Surgery International*(SCI 收录)、*World Journal of Pediatrics*(SCIE 收录)、《中国实用医刊》、《腹腔镜外科杂志》《中华妇幼临床医学杂志》(电子版)、《临床外科杂志》、《中华器官移植杂志》和《中华实用儿科临床杂志》编委。共主编专著 3 部、副主编专著 3 部,发表论文 203 篇,其中 SCI 收录论文 57 篇,最高影响因子 24.008,单篇最高引用 64 次。研究成果获省科技进步二等奖、中华医学科技奖三等奖、宋庆龄儿科医学奖在内的多项学术奖励。

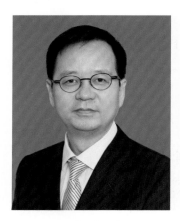

朱志军

医学博士,教授,主任医师,博士生导师,北京友谊医院肝脏移植中心主任,肝脏移植学科带头人。1991 年起从事普通外科工作,1998 年起从事肝脏外科及肝脏移植工作,至 2017 年底已完成肝移植手术 2 100 多例。开展了活体肝移植、多米诺肝移植、双供肝移植、单独肝段供肝肝移植、减体积肝移植、辅助性肝移植等多种术式。2013 年完成了世界首例双多米诺交叉辅助肝移植。

现任国家消化系统疾病临床医学研究中心副主任,北京友谊医院普外科副主任。国家卫生健康突出贡献中青年专家,享受国务院政府特殊津贴,法国外科学院外籍荣誉院士,北京市卫生系统"215"高层次卫生技术人才队伍"学科带头人"。中国研究型医院学会消化外科专业委员会副主任委员;中国医师协会器官移植医师分会活体器官移植专业委员会副主任委员;中华医学会器官移植分会委员;北京医学会器官移植分会副主任委员;中国医师协会器官移植分会常委;中国医院协会器官获取与分配管理协会常委;中国医学装备协会消化病学分会常委;中华医学会器官移植学分会肝移植学组委员;中华医学会外科学分会器官移植学组委员、中国免疫学会移植免疫分会委员;中国肝移植注册中心科学委员会委员;《中华肝胆外科杂志》《中华器官移植杂志》《中华内分泌外科杂志》《中华消化外科杂志》《国际外科学杂志》等杂志编委。以第二完成人获国家科技进步二等奖一项、中华医学科技奖二等奖一项。发表学术论文 200 多篇;参编、参译著作 8 本,其中主编及主译各 1 部;作为课题负责人承担国家自然基金项目、北京市临床技术创新项目、北京市自然基金重点项目、首都卫生发展科研专项等。

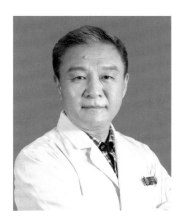

陈亚军

医学博士。首都医科大学小儿外科学教授,博士生导师。首都医科大学附属北京儿童医院普外科主任医师、特级专家。北京儿童医院集团普外科学科带头人。中华医学会小儿外科学分会肛肠学组副组长。《中华小儿外科杂志》《中华实用儿科临床杂志》《临床小儿外科杂志》等专业杂志编委。承担国家攻关、国家自然科学基金及北京市自然科学基金等课题的研究。研究成果获北京市卫生局科技成果一等奖、宋庆龄儿科医学奖等奖项。发表论文100余篇。培养博士、硕士研究生40余名。

副主编简介

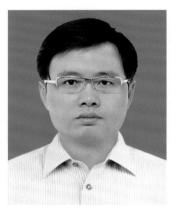

高 伟

医学博士,主任医师,博士研究生导师,天津市第一中心医院器官移植中心小儿肝移植科主任。1999 年毕业于天津医科大学临床七年制专业,毕业后于天津市第一中心医院移植外科从事肝脏移植工作。2012 年 12 月至 2013 年 5 月赴美国约翰霍普金斯医院学习肝移植。

现任中国医疗保健国际交流促进会肝移植分会常委,中国医师协会器官移植分会活体肝移植学组副秘书长,中国医师协会外科医师分会器官移植围术期手术管理专业委员会委员,天津市医学会器官移植分会委员,天津市医学会外科学分会小儿外科学组委员,天津市医学会肝病学分会青年委员;《中华小儿外科杂志》《中华器官移植杂志》《临床小儿外科杂志》编委。长期从事肝脏移植的临床和基础研究工作,主要研究方向为儿童肝脏移植、小儿肝胆疾病的诊治、肝移植术后肿瘤复发的防治、劈离式肝移植。发表学术文章 30 余篇,其中被 SCI 收录 6 篇,参与编写论著 2 部,获得天津市科技进步奖 2 项。

胆道闭锁在全国各地都是新生儿常见病,群众为本病求医迫切——常常家人陪同,不远千里到大城市的专科医院就医,一般治疗效果不满意。全国各大型儿科医院都有人研究本病,说明确有很多问题尚未解决,从事孩子健康专业的医生都为此而焦急;因此很需要一本书为蓝本,作为进一步改进与发展的基础,也作为不足之处的批判与修订的根据。本书内容由多位专家共同编写,有一定的经典性与公认性。一般是几年不变,有一定的稳定性,经得起时间的反复考验与评价。

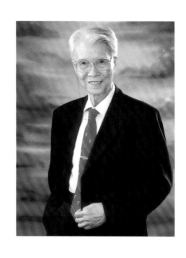

从本书目录来看,书籍内容涉及胆道闭锁及肝移植的相关知识,而且紧跟科研进展,特别应该提出关于对待 Kasai 手术的态度。自从小儿肝移植手术成功推行之后,国际文献中曾有一股风声要淘汰 Kasai 手术,认为 Kasai 手术终归必须代之以肝移植。从本书可以看到各地对 Kasai 手术的报道与改进内容非常丰富,有很多可喜的经验,提高了 Kasai 术后的生存价值。Morie Kasai 教授在 20 世纪 70 年代完成 1 例胆道闭锁患儿手术,这个患儿依靠自体肝脏成功生活了 29 年。她曾经在银行里工作,有稳定的收入,可以养活自已。这个成功的案例可以说明胆道闭锁患儿接受 Kasai 手术后,可以像正常人那样生活,尽管依靠自体肝脏只活了 29 年,但是这宝贵的 29 年生命价值不容低估。Kasai 手术不仅可以挽救胆道闭锁患儿的生命,而且让他们可以像正常人那样生活。本书的出版,正好搭起一个平台,供大家充分讨论与实践思考。

《胆道闭锁与肝移植》的出版,使同道们可以在前期研究的基础上,继续发展,必将使小儿肝胆外科工作提升一步。我替患儿欢呼感谢!

张金哲

中国工程院院士

2019 年 12 月

前　言

　　胆道闭锁的治疗目前有了较大进步，从早期对疾病的认识到目前对疾病的治疗方案选择，再到精准葛西手术（Kasai 手术）技术的大力提倡和开展，患者自体肝生存状况有了很大的改善。随着这些年小儿肝移植技术发展突飞猛进，国内多家单位都已开展儿童肝移植手术，特别是胆道闭锁肝移植手术的进步，提高了胆道闭锁患儿的整体生存率。转变观念是提高胆道闭锁患儿生存状况的关键，要让广大儿科医务工作者了解胆道闭锁，了解其疾病进程；让广大患儿家长知道这个病可以治疗，可以通过 Kasai 手术达到自体肝生存，通过肝移植来提高胆道闭锁患儿的整体生存状况。

　　在近两年时间里，小儿外科医生与肝移植医生共同完成了胆道闭锁的国内授课工作，分别在广西、山西、广东、四川、安徽、陕西、江西、河北、湖南、宁夏、新疆、贵州、黑龙江、福建、吉林等地开展了多场胆道闭锁相关知识的培训以及胆道闭锁患儿的义诊活动，使广大儿科医务工作者了解胆道闭锁的相关知识，医护人员及患儿家长的观念得以转变，建立必胜的信心。如果患儿早期来到医院，在适合的时间窗口内完成 Kasai 手术，可以有近 50% 的胆道闭锁患儿获得自体肝生存机会。同时与移植医生一起提倡胆道闭锁患儿"先葛西，后移植"的序贯性治疗方案，如果 Kasai 手术效果不佳或胆管炎反复发作无法控制时，再去做肝移植手术，肝移植是保护胆道闭锁患儿生命的最后一道防线。只有这样才能体现我国对于胆道闭锁诊断和治疗的整体医疗水平。

　　本书是由我国内地及香港地区的儿科以及从事儿童肝移植的专家进行撰写，内容涵盖胆道闭锁和肝移植诊断治疗，肝移植手术指征选择等诸多方面，并细致地阐述其原理，为将来开展胆道闭锁和肝移植的规范治疗提供新的依据。

　　中国工程院院士张金哲教授百忙中为本书作序。张院士是我国小儿外科事业的开创者，也是我的老师，序言中每一句话都需谨记。特此表示诚挚的感谢！

　　我们相信这本书将成为小儿外科医生、小儿移植外科医生、儿童保健医生和患儿家长的良师益友。由于参编人员众多，编写风格难尽如一致，错漏之处烦请读者进行指正。本书的编写和出版得到各级相关部门的大力支持，在此表示感谢！

詹江华　　孙丽莹

2019 年 12 月

目　　录

第一章

胆道闭锁病因及发病机制

胆道闭锁（biliary atresia，BA）是一种肝内外胆道进行性发展的闭锁纤维化病变，该病进展迅速，很快引起肝纤维化，最终进展为肝硬化，如不进行有效治疗，患儿将在 1 岁左右死亡。目前国内外对胆道闭锁患儿肝内外胆管损伤机制进行了大量研究，提出的可能因素有：先天性发育异常、围生期病毒感染、免疫反应异常、微嵌合体等，先天性发育异常学说在 BA 发病中的作用越来越重要。针对这一学说，全基因组关联分析等研究近年来已经广泛开展起来。

一、先天性发育异常

（一）全基因组关联分析（GWAS）

ADD3（adducin3，ADD3）是在全基因组关联研究中发现的与 BA 发病相关的基因，无论是以白种人还是以中国人为人群的定位研究都表明位于 10q24.2 上的 ADD3 基因相关 SNP（single nucleotide polymorphism，单核苷酸多态性）与 BA 发病相关。ADD3 影响胆管发育的具体机制尚不清楚，还需要进一步研究。GPC1 是新发现的与 BA 发病相关的基因，位于 2q37 区域，GWAS 研究显示，部分 BA 患儿在该区域存在基因拷贝数异常缺失。最近国内研究发现 GPC1 两个 SNP（rs2292832、rs3828336）的变异与胆道闭锁的发病风险相关，生物学分析表明 rs2292832 通过影响上游转录因子的结合改变 GPC1 的表达。具体机制可能与 GPC1 参与调控 hedgehog 及 Wnt 等信号通路有关，它们共同促进胚胎期组织结构的形成和发育。位于 14q21.3 的 ARF6 基因也是最近通过 GWAS 发现的与 BA 发病相关的基因。国内有学者使用基因芯片技术也同样筛选并验证了 ARF6 在胆道闭锁发病中的重要作用。其可能机制是 ARF6 抑制 ERK/MAPK 和 CREB 信号通路，而 ERK/MAPK 和 CREB 信号通路激活可以活化 ARF6，活化的 ARF6 可以促进胆道上皮细胞的增殖和发育。

（二）胚胎胆道发育基因

Notch 信号通路可调节细胞增殖、分化、凋亡和器官发育等过程。Notch 信号通路中配体 Jag1 或者受体 Notch2 的突变是 Alagille 综合征的发病原因，小鼠 Jag1 和 Notch2 双杂合子突变可使小鼠出现 Alagille 综合征的临床表现，同时发现胆管稀疏。

通过动物模型的研究发现，肝外胆道系统的发育异常可能与 Sox17、Hes1、HNF6、HNF1β、Hhex 等转录因子的活性及表达水平有关。小鼠肝外胆道系统和胰腺均来源于 Pdx1$^+$细胞，Sox17 转录因子可能是决定 Pdx1$^+$细胞不同分化的重要决定因素；如果 Sox17 在前肠中失活，就会导致肝外胆道缺失，Sox17 在 Pdx1$^+$细胞不表达，肝外胆道上皮细胞就不会发育。肝外胆道及胰腺的分化还受到 Hes1 的调控，缺少 Hes1 的小鼠，肝外胆道发育朝向胰腺表型，这种现象与敲除 Sox17 基因的小鼠相似。HNF6 基因在胚胎发育早期表达，与肝内外胆道系统的建立相关，HNF6 敲除的小鼠胆囊缺失、肝内胆汁淤积及肝外胆道畸形，其机制可能是阻碍了 HNF6 通过激活 HNF1β 启动子调控肝祖细胞向成熟胆管上皮细胞分化的过程。HNF1β 失活可导致肝外胆管系统发育不全，同时 Hex 在前肠中失活，肝外胆管向十二指肠样组织转变。

Sox17 的异常表达可引起 HNF6、HNF1β 和 Hex 的表达上调，表明 HNF6、HNF1β 和 Hex 是 Sox17 的下游效应转录因子。尽管肝内外胆管来源于不同的胚胎组织，但它们最终要连在一起形成一个完整的胆道系统，如果肝外胆管的形成早于肝内胆管，且肝内胆管的成熟是从中心到周围的方式，那么肝外胆管则有可能参与到肝内胆管系统的形成中。

（三）位置决定基因

INV（Inversion，INV）基因在哺乳动物胚胎发育期内脏器官左-右位置的定位中起重要作用。INV 基因突变小鼠出现内脏转位和肝胆系统发育异常，与胚胎型胆道闭锁有着很多相似之处。然而人的 INV 基因突变仅出现内脏转位，而不发展成 BA，并且胆道闭锁伴多脾综合征的患儿也没有发现有 INV 基因的突变。出现此结果的原因可能是小鼠与人肝内外胆管发育的机制不同，但此模型说明了胚胎期发育异常可导致肝外胆管的梗阻。INV 基因突变引起小鼠肝内外胆管发育异常的机制可能是 INV 于胚胎发育早期表达的串联锚蛋白在肝脏中异常表达能够影响原始胆管板重建，造成胆管板畸形，最终引起肝内外胆管发育异常。另外 CFC1 基因和 ZIC3 基因也是位置决定基因，有研究发现内脏易位的患儿中可发现 CFC1 基因或 ZIC3 基因突变和缺失，部分伴有 BA。CFC1 基因和 ZIC3 基因在胆管发育过程中的作用需进一步的探索和研究。

（四）DNA 甲基化

DNA 甲基化是哺乳动物的一种遗传上的程序化 DNA 修饰过程，与基因的转录、X-染色体的失活等一系列生理过程有关。胆道闭锁肝脏局部 CD4$^+$T 淋巴细胞中存在甲基化敏感免疫相关基因 ITGAL 高表达，这种现象与该基因启动子区甲基化状态的改变有关，并且可能造成宿主对病毒易感性增加，最终导致 BA 患儿的胆管损伤。猕猴轮状病毒（RRV）诱导的小鼠胆道闭锁模型中，Foxp3 基因持续保持高 DNA 甲基化水平，应用 DNA 甲基化抑制剂（Aza）可下调 Foxp3 基因甲基化水平，减少 IL-17$^+$Foxp3$^+$Treg 细胞产生，抑制炎性因子（IL-17A）的产生，从而减轻 BA 胆管损伤。

（五）微小核糖核酸（miRNA）

miRNA 是一类单链非编码 RNA，以 RNA 酶的形式下调目标基因的表达，在细胞生长发育过程中起调节作用。在肝脏发育期间多种 miRNA 参与调控，其中 miR-30a、miR-30c 在胆管细胞中表达异常明显，敲除 miR-30a 的斑马鱼会出现胆管发育异常。miR-30a 可能的靶基因包括表皮生长因子受体和激活蛋白 A，表皮生长因子受体参与调节胆管细胞的增殖，激活蛋白 A 可能与胆管的分化有关。而在感染 RRV 的动物模型中，miR-29a/29b-1 的表达明显增高，但也有学者认为这是一种继发改变。类似的还包括 miR-19b、miR-155、miR-124、miR-200、miR-4429/4689、miR-21、miR-222 等 miRNA 水平的升高或降低，但这一现象是否为继发改变以及与 BA 的关联还属未知。

二、围生期病毒感染

（一）巨细胞病毒（cytomegalovirus，CMV）

CMV 是疱疹病毒属的双链 DNA 病毒，多年前人们在 BA 患儿的肝脏中检测到 CMV，说明 CMV 与 BA 的发病有一定的关系。豚鼠注射 CMV 后，肝脏病检表现出和类似 BA 患儿的胆管上皮细胞炎性损害。BA 患儿 CMV 感染率高达 62%（13/21），CMV 感染者 IgG 和 IgM 的沉积明显增加，CMV 可能触发免疫反应而引起胆管损伤。感染 CMV 的 BA 患儿肝脏病理检查发现更多表现出炎症和纤维化，Kasai 术后黄疸清除率低，2 年自体肝生存率仅为 10%，死亡率更高。

（二）轮状病毒（rotavirus，RV）

生后 24 小时感染猕猴 RV（RRV）的新生小鼠，生后第一周末可出现黄疸、白色大便和高胆红素血症。2 周龄时并不能在肝脏中检测到 RRV，但此时肝胆病变非常明显，可观察到进行性炎性病变和肝外胆管梗阻，这类似于人类 BA 的临床表现。体外试验表明小鼠胆管上皮细胞（biliary epithelial cell，BEC）对 RV 易感并抑制了丝裂原活化蛋白激酶（mitogen activated protein kinase，MAPK）家族的信号通路，减少了病毒复制。体外培养亦发现人胆管上皮细胞株（H69）对 RV 易感，该细胞暴露在 RRV 条件下时，IL-6 和 IL-8 的分泌减少。抑制 MAPK 家族信号通路可以显著减低这些细胞因子的分泌。MAPK 活性增加，感染 RV 的小鼠胆管上皮细胞产生的炎性因子增加。

BALB/c（巴比赛）系小鼠在生命第 3 天感染 RRV，可在 95% 的新生小鼠中诱导出症状，其死亡率为 80%，与之对照的是，滞后感染（生后第 7 天）仅能在 50% 的小鼠中诱发症状，且 100% 存活。因此，在新生期必定有一个诱导 BA 形成的窗口期。对新生鼠 NK 细胞功能与胆道闭锁关系的研究发现 RRV 感染 BEC 后释放 HMGB1，而 HMGB1 通过 TLR2 和 TLR4 受体继而通过 MAPK 信号通路活化 NK 细胞。但与 7 天小鼠及成年鼠相比，新生鼠 NK 细胞的 TLR2 和 TLR4 表达明显下调，HMGB1 作用于新生鼠 NK 细胞后产生 IFN-γ 的能力下降、对感染 RRV 的 BEC 的杀伤作用减弱。新生鼠 NK 细胞不能有效清除被 RRV 感染的 BEC，从而形成 RRV 的慢性感染；但待小鼠生长到 7 天左右时，NK 细胞的功能（分泌细胞因子和杀伤感染细胞）增强，从而引起剧烈的炎症反应，最终形成胆道闭锁。给新生鼠腹腔注射成年鼠 NK 细胞后再注射 RRV 并不能形成胆道闭锁，而且给 7 天小鼠及成年鼠注射 RRV 也不能形成胆道闭锁，在 RRV 诱导 BA 形成的窗口期，新生鼠 NK 细胞功能不足是产生胆道闭锁的重要原因。

研究发现 RRV 基因片段 4 可编码病毒突起蛋白 VP4，其在感染 BEC 中起着重要作用。用 VP4 源性的肽预处理小鼠和人类 BEC 后，显著降低了 RRV 结合并感染 BEC 的能力。该肽不能抑制 BEC 和 TUCH、Ro1845 的结合，而这两种病毒株不能诱发小鼠 BA。RRV VP4 上面的一个三肽特异性序列（SRL）是 RRV 和 BEC 结合以及 RRV 复制的关键点，SRL 和 BEC 膜蛋白 Hsc70 结合，通过 siRNAs 抑制 Hsc70 后，可降低 RRV 感染 BEC 的能力。现在认为 SRL 和 BEC 膜蛋白 Hsc70 的结合，在 RRV 诱导的 BA 发病机制中起着关键性作用。此外，BEC 在体外培养及在体实验均发现可表达 α2β1，而整联蛋白-α2β1 在 BEC 对 RRV 的易感性上起着重要作用。轮状病毒与胆管上皮细胞整联蛋白 α2β1 结合后进入 BEC，而 NSP4、VP2 和 VP4 与轮状病毒引起胆管损伤密切相关，尤其是 NSP4 的作用最为明显；NSP4（157-170）和 NSP4（144-152）可能是轮状病毒 NSP4 的 CTL 表位肽。与此同时，NF-κB 在轮状病毒引起的胆管损伤中起重要作用。

（三）呼肠孤病毒（reovirus，Reo）

呼肠孤病毒是呼肠病毒科家族双链 RNA 病毒。幼年小鼠感染该病毒后，即便病毒被清除，感染后在肝内、肝外胆管和肝脏实质所形成的病理学变化仍近似于婴儿 BA 的病变。所有感染 Reo3 型的小鼠最终都形成肝脏和胆道的炎症并出现淤胆、肝纤维化。但也有文献表明 Reo3 与 BA 发病是否存在相关性存在争议，一些研究利用同样的方法检测 BA 患儿石蜡包埋保存的肝组织切片，并未检测到 Reo RNA 的存在。Reo3 致 BA 的机制可能是 BEC 表达的 TLR3 可以识别病毒的双链 RNA，当 BEC 被双链 RNA 刺激后，其可产生 IFN-β1 和 MxA，上调 TNF-α 相关凋亡诱导配体蛋白的表达，引致 BEC 凋亡。

（四）其他病毒

1998 年有学者报道了 BA 肝脏组织中发现人类乳头瘤病毒（human papilloma virus，HPV），但随后在 2000 年有作者对此提出质疑，他们采用巢式 PCR 的方式并未检测出 HPV，但在 19 例 BA 中证实有 6 例检测出人类疱疹病毒 6 型（HHV6），认为是人疱疹病毒 6 与 BA 的发病相关，并非 HPV。

三、免疫炎症异常

免疫反应介导的胆道炎症损伤具体机制目前仍未明确，而免疫反应的始动因素也存在争议。目前认为，某种始动因素如病毒感染、毒素等造成胆道上皮损伤，胆管上皮细胞表达出某种新抗原或改变的抗原，经由抗原递呈细胞或胆道上皮自身呈递给初始 T 淋巴细胞 Th0。Th0 接受抗原刺激后分化途径有两条：由 Th1 引起破坏性免疫炎症反应，释放白细胞介素（interleukin，IL）-2、干扰素（interferon，INF）-γ，募集细胞毒 T 细胞（cytotoxic T Lymphocyte，CTL），INF-γ 可激活肝巨噬细胞分泌 TNF-α、IL-1 等细胞因子，造成胆管上皮损伤、纤维化，以致最终闭塞；Th2 细胞则释放 IL-4、IL-10、IL-13，激活 B 淋巴细胞产生抗体，经体液免疫反应损伤胆道上皮细胞。有研究显示在 BA 患儿肝脏，Th1 类促炎细胞因子表达水平增高，而 Th2 类细胞因子表达水平下调。IL-2、IL-12、INF-γ、TNF-α、趋化因子受体 CXCR3$^+$ 的 CD3$^+$CD8$^+$T 淋巴细胞、骨桥蛋白（osteopontin）水平的增高，均提示 Th1 途径的细胞免疫反应在 BA 疾病过程中起到重要作用。而免疫球蛋白在肝脏的沉积则是 Th2 途径体液免疫过程的证据。

许多学者赞同病毒感染作为始动因素激发免疫反应，这一假说提出围生期肝胆系统受到嗜胆道病毒感染，造成胆道上皮损伤、凋亡、坏死，即使病毒清除，胆道上皮的炎症和免疫损伤也会持续；受损的胆管上皮会表达"自身"抗原，造成 T 细胞介导的自身免疫反应；另外，病毒蛋白与胆道上皮蛋白有分子相似性，导致 T 细胞介导交叉免疫反应；以上结果造成病毒感染激发持续的炎症和自身免疫损伤。

近年来研究发现 Treg 细胞在胆道闭锁的发病中发挥重要的作用。Treg 细胞是体内唯一具有免疫负调节功能的 T 细胞亚群，通过分泌细胞因子如 IL-10、TGF-P 等抑制效应性 T 细胞，发挥免疫抑制功能。胆道闭锁患儿 Treg 细胞的减少会减弱对炎症和自身免疫的抑制作用，从而导致胆管损伤更容易发生，缺乏 Treg 细胞会导致胆道闭锁患儿肝脏 T 淋巴细胞异常激活。通过研究发现在注射轮状病毒前过量输注总 CD4 细胞，能减少 CD8 细胞产生、血清胆红素水平、胆管炎症以及胆管上皮细胞损伤，而 Treg 细胞缺乏的小鼠，肝胆管损伤更易发生。

近年来非特异性免疫反应在 BA 中所起的作用已逐渐引起人们注意,非特异性免疫反应不仅启动了 BA 的发生,而且介导调节特异性免疫反应。表达于各种免疫细胞表面的天然免疫受体,通过识别不同的病原体相关分子介导免疫应答。Toll 样受体(toll like receptor, TLR)可以识别病原相关分子模式(pathogen associated molecular pattern, PAMP),引起下游细胞内级联反应,保护细胞,对抗病原。不同类型的 TRL 识别不同类型的 PAMP;胆道上皮可表达 TLR,并且常常接触 PAMP,由此引起天然免疫反应,在天然免疫反应失调的情况下,可导致胆道上皮炎症、破坏、纤维化。孕烷受体(pregnane X receptor, PXP)、雄甾烷受体(constitutive androstane receptor, CAR)和法尼酯受体(faniester X receptor, FXR),广泛参与了胆汁代谢、毒素清除等病理生理过程,在胆管细胞保护、胆汁分泌及细胞增殖中起着重要作用。有研究发现在 TLR 基因未敲除的小鼠中用受体激动剂显著抑制了炎症因子的表达,而这种抑制作用在敲除的小鼠中没有发现。

胆管上皮细胞、巨噬细胞、树突状细胞及自然杀伤细胞等非特异性免疫细胞也参与 BA 的形成。小鼠胆管上皮细胞可表达抗原递呈细胞表面分子 MHC Ⅰ 类、MHC Ⅱ 类分子及 CD40 分子,在与病毒或其产物共培养后表达共刺激分子 B7-1 和 B7-2。Kasai 术后恢复良好的患儿手术时汇管区只有少量巨噬细胞浸润,但预后不良的患儿术中汇管区却有大量巨噬细胞浸润。BA 患儿及 BA 小鼠模型肝脏中均发现存在大量的浆细胞样树突状细胞,并且清除小鼠体内浆细胞样树突状细胞可阻止小鼠胆管的进一步损伤。BA 患儿肝内、外胆管周围组织中也有 NK 细胞浸润,NK 细胞在 BA 损伤中所起的作用也受到广泛重视。在给新生小鼠腹腔注射 RRV 后肝内外胆管周围组织有大量 NK 细胞聚集,同时是肝外胆管周围浸润最多的炎症细胞。这些 NK 细胞可通过 NKG2D 信号通路杀伤胆管上皮细胞,最终导致 BA,阻断 NKG2D 信号通路或抑制 NK 细胞活化,可降低轮状病毒感染肝内、外胆管上皮细胞引起的胆管上皮细胞损伤、坏死,保持胆管管腔通畅。

四、微嵌合体(Microchimerism)

母源性微嵌合状态可能是 BA 发病机制之一,微嵌合体是指一小部分来自另一个人,遗传上与宿主不同的细胞在宿主体内存留,可能是自身免疫性疾病的病因。有研究发现 XX 染色体母体细胞存在于男性 BA 患儿体内,这些来自母体的含 XX 染色体的细胞可表达 CD45⁺、CD8⁺ 或者细胞角蛋白,因此认为具有组织学特异性的微嵌合体以靶体的身份触发慢性炎症反应,类似于宿主抗移植物反应。所以微嵌合体可能作为效应 T 淋巴细胞参与自身免疫反应,但其激活途径不明确。

BA 的确切病因及发病机制目前仍未完全明确,但免疫炎症机制已得到大多数学者的认可,肝脏病理的回顾性研究结果为这一学说提供了大量的支持证据,近年来胆管发育异常学说在胆道闭锁发病中作用越来越大,因此胆道闭锁可能是多种因素相互作用的结果。但是 BA 的相关理论仍需不断完善和改进,才能为今后 BA 的治疗提供良好的靶点,为 BA 的治愈带来曙光。

(冯杰雄　李丹丹　杨继鑫)

参 考 文 献

[1] HARTLEY JL, DAVENPORT M, KELLY DA. Biliary atresia[J]. Lancet, 2009, 374(9702):1704-1713.

[2] MIELI-VERGANI G, VERGANI D. Biliary atresia[J]. Semin Immunopathol, 2009, 31(3):371-381.

［3］　BESSHO K，BEZERRA JA. Biliary atresia：will blocking inflammation tame the disease［J］. Annu Rev Med，2011，62：171-185.

［4］　LAKSHMINARAYANAN B，DAVENPORT M. Biliary atresia：A comprehensive review［J］. J Autoimmun，2016，73：1-9.

［5］　ASAI A，MIETHKE A，BEZERRA JA. Pathogenesis of biliary atresia：defining biology to understand clinical phenotypes［J］. Nat Rev Gastroenterol Hepatol，2015，12（6）：342-352.

［6］　MURAJI T. Maternal microchimerism in biliary atresia：are maternal cells effector cells，targets，or just by-standers［J］. Chimerism，2014，5（1）：1-5.

［7］　TSAI EA，GROCHOWSKI CM，LOOMES KM，et al. Replication of a GWAS signal in a Caucasian population implicates ADD3 in susceptibility to biliary atresia［J］. Hum Genet，2014，133（2）：235-243.

［8］　曾帅丹. ADD3 基因多态性与胆道闭锁易感风险之间的关联［D］. 遵义：遵义医学院，2015.

［9］　LEYVA-VEGA M，GERFEN J，THIEL BD，et al. Genomic alterations in biliary atresia suggest region of potential disease susceptibility in 2q37. 3［J］. Am J Med Genet A，2010，152A（4）：886-895.

［10］　KE J，ZENG S，MAO J，et al. Common genetic variants of GPC1 gene reduce risk of biliary atresia in a Chinese population［J］. J Pediatr Surg，2016，51（10）：1661-1664.

［11］　SI-TAYEB K，LEMAIGRE FP，DUNCAN SA. Organogenesis and development of the liver［J］. Dev Cell，2010，18（2）：175-189.

［12］　YAN D，LIN X. Shaping morphogen gradients by proteoglycans［J］. Cold Spring Harb Perspect Biol，2009，1（3）：a2493.

［13］　NINGAPPA M，MIN J，HIGGS B W，et al. Genome-wide association studies in biliary atresia［J］. Wiley Interdiscip Rev Syst Biol Med，2015，7（5）：267-273.

［14］　鞠玉林. 应用基因芯片技术筛选胆道闭锁致病基因及验证分析［D］. 沈阳：中国医科大学，2012.

［15］　NINGAPPA M，SO J，GLESSNER J，et al. The Role of ARF6 in Biliary Atresia［J］. PLoS One，2015，10（9）：e138381.

［16］　MCDANIELL R，WARTHEN DM，SANCHEZ-LARA PA，et al. NOTCH2 mutations cause Alagille syndrome，a heterogeneous disorder of the notch signaling pathway［J］. Am J Hum Genet，2006，79（1）：169-173.

［17］　郭红梅，郑必霞，李玫. Alagille 综合征 2 例临床特征及 JAG1 基因分析. 中华实用儿科临床杂志，2015（20）：1561-1564.

［18］　FIOROTTO R，RAIZNER A，MORELL CM，et al. Notch signaling regulates tubular morphogenesis during repair from biliary damage in mice［J］. J Hepatol，2013，59（1）：124-130.

［19］　SPENCE JR，LANGE AW，LIN SC，et al. Sox17 regulates organ lineage segregation of ventral foregut progenitor cells［J］. Dev Cell，2009，17（1）：62-74.

［20］　IGARASHI S，SATO Y，REN XS，et al. Participation of peribiliary glands in biliary tract pathophysiologies［J］. World J Hepatol，2013，5（8）：425-432.

［21］　HUNTER MP，WILSON CM，JIANG X，et al. The homeobox gene Hhex is essential for proper hepatoblast differentiation and bile duct morphogenesis［J］. Dev Biol，2007，308（2）：355-367.

［22］　STRAZZABOSCO M，FABRIS L. Development of the bile ducts：essentials for the clinical hepatologist［J］. J Hepatol，2012，56（5）：1159-1170.

［23］　金祝. 胆道闭锁的基因研究进展［J］. 中华小儿外科杂志，2015，36（8）：634-637.

［24］　CLOTMAN F，LANNOY V J，REBER M，et al. The onecut transcription factor HNF6 is required for normal development of the biliary tract［J］. Development，2002，129（8）：1819-1828.

［25］　MAZZIOTTI MV，WILLIS LK，HEUCKEROTH RO，et al. Anomalous development of the hepatobiliary system in the Inv mouse［J］. Hepatology，1999，30（2）：372-378.

［26］　SCHON P，TSUCHIYA K，LENOIR D，et al. Identification，genomic organization，chromosomal mapping and mutation analysis of the human INV gene, the ortholog of a murine gene implicated in left-right axis development and biliary atresia[J]. Hum Genet,2002,110(2):157-165.

[27] DAVIT-SPRAUL A,BAUSSAN C,HERMEZIU B,et al. CFC1 gene involvement in biliary atresia with polysplenia syndrome[J]. J Pediatr Gastroenterol Nutr,2008,46(1):111-112.

[28] WARE S M,PENG J,ZHU L,et al. Identification and functional analysis of ZIC3 mutations in heterotaxy and related congenital heart defects[J]. Am J Hum Genet,2004,74(1):93-105.

[29] MATTHEWS RP,EAUCLAIRE SF,MUGNIER M,et al. DNA hypomethylation causes bile duct defects in zebrafish and is a distinguishing feature of infantile biliary atresia[J]. Hepatology,2011,53(3):905-914.

[30] 赵瑞,董瑞,郑珊.胆道闭锁中 ITGAL 基因启动子区甲基化状态改变及其意义[J].中华小儿外科杂志,2011,32(3):174-178.

[31] 董瑞,赵瑞,郑珊,等.胆道闭锁患儿外周血 T 细胞 ITGAL 基因启动子区甲基化状态及其 mRNA 表达[J].中国循证儿科杂志,2011,6(3):220-224.

[32] LI K,ZHANG X,YANG L,et al. Foxp3 promoter methylation impairs suppressive function of regulatory T cells in biliary atresia[J]. Am J Physiol Gastrointest Liver Physiol,2016,311(6):G989-G997.

[33] HAND NJ,MASTER ZR,EAUCLAIRE SF,et al. The microRNA-30 family is required for vertebrate hepatobiliary development[J]. Gastroenterology,2009,136(3):1081-1090.

[34] HAND NJ,HORNER AM,MASTER ZR,et al. MicroRNA profiling identifies miR-29 as a regulator of disease-associated pathways in experimental biliary atresia[J]. J Pediatr Gastroenterol Nutr,2012,54(2):186-192.

[35] ZHAO D,LUO Y,XIA Y,et al. MicroRNA-19b Expression in Human Biliary Atresia Specimens and Its Role in BA-Related Fibrosis[J]. Dig Dis Sci,2017,62(3):689-698.

[36] HSU YA,LIN CH,LIN HJ,et al. Effect of microRNA-155 on the interferon-gamma signaling pathway in biliary atresia[J]. Chin J Physiol,2016,59(6):315-322.

[37] XIAO Y,WANG J,YAN W,et al. Dysregulated miR-124 and miR-200 expression contribute to cholangiocyte proliferation in the cholestatic liver by targeting IL-6/STAT3 signalling[J]. J Hepatol,2015,62(4):889-896.

[38] DONG R,SHEN Z,ZHENG C,et al. Serum microRNA microarray analysis identifies miR-4429 and miR-4689 are potential diagnostic biomarkers for biliary atresia[J]. Sci Rep,2016,6:21084.

[39] SHEN W,CHEN G,DONG R,et al. MicroRNA-21/PTEN/Akt axis in the fibrogenesis of biliary atresia[J]. J Pediatr Surg,2014,49(12):1738-1741.

[40] SHEN WJ,DONG R,CHEN G,et al. microRNA-222 modulates liver fibrosis in a murine model of biliary atresia[J]. Biochem Biophys Res Commun,2014,446(1):155-159.

[41] ZHAO D,LONG XD,XIA Q. Recent advances in etiology of biliary atresia[J]. Clin Pediatr (Phila),2015,54(8):723-731.

[42] 王玮,郑珊,沈淳,等.新生儿巨细胞病毒感染与胆道闭锁肝脏纤维化的相关研究[J].中华小儿外科杂志,2005,26(9):464-466.

[43] ASAI A,MIETHKE A,BEZERRA JA. Pathogenesis of biliary atresia:defining biology to understand clinical phenotypes[J]. Nat Rev Gastroenterol Hepatol,2015,12(6):342-352.

[44] MACK CL,TUCKER RM,LU BR,et al. Cellular and humoral autoimmunity directed at bile duct epithelia in murine biliary atresia[J]. Hepatology,2006,44(5):1231-1239.

[45] PETERSEN C,BIERMANNS D,KUSKE M,et al. New aspects in a murine model for extrahepatic biliary atresia[J]. J Pediatr Surg,1997,32(8):1190-1195.

[46] MACK CL. The pathogenesis of biliary atresia:evidence for a virus-induced autoimmune disease[J]. Semin Liver Dis,2007,27(3):233-242.

［47］ CLEMENTE MG,PATTON JT,ANDERS RA,et al. Rotavirus infects human biliary epithelial cells and stimulates secretion of cytokines IL-6 and IL-8 via MAPK pathway［J］. Biomed Res Int,2015.

［48］ MOHANTY SK,DONNELLY B,BONDOC A,et al. Rotavirus replication in the cholangiocyte mediates the temporal dependence of murine biliary atresia［J］. PLoS One,2013,8(7):e69069.

［49］ QIU Y,YANG J,WANG W,et al. HMGB1-promoted and TLR2/4-dependent NK cell maturation and activation take part in rotavirus-induced murine biliary atresia［J］. PLoS Pathog,2014,10(3):e1004011.

［50］ MOHANTY SK,DONNELLY B,LOBECK I,et al. The SRL peptide of rhesus rotavirus VP4 protein governs cholangiocyte infection and the murine model of biliary atresia［J］. Hepatology,2016.

［51］ 郑帅玉,杨继鑫,柴成伟,等. 整联蛋白 α2β1 和 α4β1 在轮状病毒致肝外胆管上皮细胞损伤中的作用［J］. 中华小儿外科杂志,2009,30(10):668-671.

［52］ 郑帅玉,王文美,赵文涛,等. NSP4 与整联蛋白 α2β1 在轮状病毒致肝外胆管上皮细胞损伤中的作用［J］. 中华小儿外科杂志,2012,33(7):528-531.

［53］ ZHENG S,ZHANG H,ZHANG X,et al. CD8+ T lymphocyte response against extrahepatic biliary epithelium is activated by epitopes within NSP4 in experimental biliary atresia［J］. Am J Physiol Gastrointest Liver Physiol,2014,307(2):G233-G240.

［54］ FENG J,LI M,CAI T,et al. Rotavirus-induced murine biliary atresia is mediated by nuclear factor-kappaB［J］. J Pediatr Surg,2005,40(4):630-636.

［55］ 冯杰雄. 病毒感染与胆道闭锁的关系［J］. 实用儿科临床杂志,2007,22(23):1761-1763.

［56］ HARADA K,SATO Y,ITATSU K,et al. Innate immune response to double-stranded RNA in biliary epithelial cells is associated with the pathogenesis of biliary atresia［J］. Hepatology,2007,46(4):1146-1154.

［57］ 黄磊,魏明发,冯杰雄,等. 胆道闭锁汇管区炎性细胞浸润及其细胞因子的表达研究［J］. 中华小儿外科杂志,2007,28(11):575-578.

［58］ 钟微,张锐忠,张小明,等. CD4+T 细胞因子在胆道闭锁患儿肝脏组织中的表达及其意义［J］. 中华小儿外科杂志,2010,31(11):835-838.

［59］ KOTB MA,EL HA,TALAAT S,et al. Immune-mediated liver injury:prognostic value of CD4+,CD8+,and CD68+ in infants with extrahepatic biliary atresia［J］. J Pediatr Surg,2005,40(8):1252-1257.

［60］ BEZERRA JA,TIAO G,RYCKMAN FC,et al. Genetic induction of proinflammatory immunity in children with biliary atresia. Lancent,2002,360:1653-1659.

［61］ Mack CL,Tucker RM,Sokol RJ,et al. Biliary atresia is associated with CD4+ Th1 cell-mediated portal tract inflammation［J］. Pediatr Res,2004,56(1):79-87.

［62］ DONG R,ZHAO R,ZHENG S. Changes in epigenetic regulation of CD4+ T lymphocytes in biliary atresia［J］. Pediatr Res,2011,70(6):555-559.

［63］ HARADA K, NAKANUMA Y. Biliary innate immunity:function and modulation［J］. Mediators Inflamm,2010.

［64］ SHINKAI M,SHINKAI T,Puri P,et al. Increased CXCR3 expression associated with CD3-positive lymphocytes in the liver and biliary remnant in biliary atresia［J］. J Pediatr Surg,2006,41(5):950-954.

［65］ HONSAWEK S,CHAYANUPATKUL M,Chongsrisawat V,et al. Increased osteopontin and liver stiffness measurement by transient elastography in biliary atresia［J］. World J Gastroenterol, 2010, 16 (43):5467-5473.

［66］ FISCHLER B,WOXENIUS S,NEMETH A,et al. Immunoglobulin deposits in liver tissue from infants with biliary atresia and the correlation to cytomegalovirus infection［J］. J Pediatr Surg,2005,40(3):541-546.

［67］ 陈小爱,杨继鑫,冯杰雄. 胆道闭锁病因及其发病机制研究进展［J］. 中华实用儿科临床杂志,2015(19):1516-1518.

［68］ MACK CL. The pathogenesis of biliary atresia:evidence for a virus-induced autoimmune disease［J］. Semin

Liver Dis,2007,27(3):233-242.

[69] LAGES CS,SIMMONS J,CHOUGNET CA,et al. Regulatory T cells control the CD8 adaptive immune response at the time of ductal obstruction in experimental biliary atresia[J]. Hepatology,2012,56(1):219-227.

[70] MEDZHITOV R,JANEWAY CJ. Innate immune recognition:mechanisms and pathways[J]. Immunol Rev,2000,173:89-97.

[71] HARADA K,OHBA K,OZAKI S,et al. Peptide antibiotic human beta-defensin-1 and-2 contribute to antimicrobial defense of the intrahepatic biliary tree[J]. Hepatology,2004,40(4):925-932.

[72] HARADA K,NAKANUMA Y. Biliary innate immunity in the pathogenesis of biliary diseases[J]. Inflamm Allergy Drug Targets,2010,9(2):83-90.

[73] NAKAMURA M,FUNAMI K,KOMORI A,et al. Increased expression of Toll-like receptor 3 in intrahepatic biliary epithelial cells at sites of ductular reaction in diseased livers[J]. Hepatol Int,2008,2(2):222-230.

[74] WALLACE K,COWIE DE,KONSTANTINOU DK,et al. The PXR is a drug target for chronic inflammatory liver disease[J]. J Steroid Biochem Mol Biol,2010,120(2-3):137-148.

[75] BARNES BH,TUCKER RM,WEHRMANN F,et al. Cholangiocytes as immune modulators in rotavirus-induced murine biliary atresia[J]. Liver Int,2009,29(8):1253-1261.

[76] NATTEE P,HONSAWEK S,CHONGSRISAWAT V,et al. Elevated serum macrophage migration inhibitory factor levels in post-operative biliary atresia[J]. Asian J Surg,2009,32(2):109-113.

[77] SAXENA V,SHIVAKUMAR P,SABLA G,et al. Dendritic cells regulate natural killer cell activation and epithelial injury in experimental biliary atresia[J]. Sci Transl Med,2011,3(102):102r-194r.

[78] GUO C,ZHU J,PU CL,et al. Combinatory effects of hepatic CD8+ and NK lymphocytes in bile duct injury from biliary atresia[J]. Pediatr Res,2012,71(6):638-644.

[79] OKAMURA A,HARADA K,NIO M,et al. Participation of natural killer cells in the pathogenesis of bile duct lesions in biliary atresia[J]. J Clin Pathol,2013,66(2):99-108.

[80] SHIVAKUMAR P,MOURYA R,BEZERRA JA. Perforin and granzymes work in synergy to mediate cholangiocyte injury in experimental biliary atresia[J]. J Hepatol,2014,60(2):370-376.

[81] 王会,余家康,何秋明,等. 胆道闭锁母源性微嵌合体的荧光原位杂交分析[J]. 中华小儿外科杂志,2011,32(9):663-666.

[82] MURAJI T,HOSAKA N,IRIE N,et al. Maternal microchimerism in underlying pathogenesis of biliary atresia:quantification and phenotypes of maternal cells in the liver[J]. Pediatrics,2008,121(3):517-521.

第二章

胆道闭锁动物模型制作及
相关发病机制研究

关于人类胆道闭锁（BA）病因及发病机制仍尚未完全明了，目前主要围绕遗传学、环境因素（例如病毒、毒素等）、免疫和/或炎症反应异常、胚胎学因素（胆管发育异常）、局部血流障碍等因素展开研究。其中环境因素被认为是造成人类 BA 发病的重要原因，而遗传学则是人类 BA 病因学近期研究的热点。

目前相关发病机制及病因的假说有很多，各国研究者建立的与其研究相关的动物模型也有很多种，但目前尚无一种动物模型能够真正完整模拟人类 BA 的病变过程或病理改变结果。目前研究较多的 BA 动物模型包括胆管结扎或胆管内药物注射、基因敲除或敲低、病毒感染、毒素吸收等。各种模型的制作方法与优缺点总结如下。

1974 年，Benjamin Landing 首次提出人类 BA 与其他婴儿胆汁淤积疾病是由病毒感染引起。BA 所表现出的季节和地区聚集趋势强烈提示其发病可能与某种病原体的暴发性感染相关。近年来，恒河猴轮状病毒（rhesus monkeys rotavirus，RRV）和巨细胞病毒（cytomegalovirus，CMV）成为研究的热点，较多研究者选用这两种病毒来建立动物模型。

一、轮状病毒致新生鼠 BA 的模型

随着大量的临床研究的深入，国内外学者对于病毒感染致病假说的认可度越来越高。近年来，RRV 感染动物建立 BA 动物模型的方法已成为一种较为广泛应用的建模方式。

假说认为围生期病毒感染宿主引发的炎症反应可能是人类 BA 的病因及发病机制。RRV 能够靶向攻击小鼠胆管上皮细胞，通过一系列作用机制引发组织特异性炎症性损伤，最终借助这种炎症反应导致了肝外胆管的阻塞和闭锁。

RRV 感染与人类 BA 病因及发病机制之间很可能存在一定的关系。在 Kasai 术中肝脏活检发现约 50%BA 患儿有 RRV 病毒感染，提示 BA 的发生与病毒感染可能有关。虽然相关机制尚不明确，但医学工作者可以从预防角度来考虑通过 RRV 疫苗接种从而降低 BA 的发生。

目前应用较为广泛的轮状病毒感染的方法主要有口服法和腹腔注射法，通过口服或者腹腔注射 RRV 的方法，使 RRV 感染出生 24 小时内的新生小鼠，从而建立动物模型。

Petersen 等人通过向出生 24 小时内的新生鼠腹腔注射猕猴轮状病毒已成功诱导出新生鼠发生与人类 BA 相似的肝内外胆管进行性损伤。笔者所在科研团队也曾利用此方法于2003 年成功复制出 BA 新生鼠模型。该方法的优点为操作相对简便、取材方便、重复性较

好。目前该模型已被广泛应用于 BA 病因和发病机制的研究。

腹腔注射 RRV 感染出生 24 小时的新生鼠后,取不同时期的肝脏标本进行观察,发现小鼠肝内汇管区有大量炎症细胞浸润,淤胆明显,部分肝缘组织出现点灶样或大块坏死,肝脏未见严重纤维化。胆管的病理改变为,肝外胆管连续切片见胆管狭窄和闭锁,胆管壁增厚,胆管内皮细胞不规则增生,并伴有大量炎症细胞浸润。

口服 RRV 法小鼠出现的病理改变与腹腔注射法相似,但口服法发病率较后者低:口服法的试验小鼠发生肝胆病变率约为 42%,而注射法约为 80%。RRV 口服法的优点在于更加接近人类 RRV 感染途径,但该方法诱导新生鼠产生与人类 BA 相似的肝内外胆管进行性损伤病理改变的发生率较腹腔注射法低,故该法被腹腔注射法取代。

然而大量研究发现 RRV 感染法所诱导的 BA 动物模型难以诱导出类似于人类 BA 严重肝纤维化、肝硬化等病理改变,并且部分 BA 小鼠有自愈倾向,目前为止,小鼠的死因不明,可能与病毒血症有关。

RRV 诱导的动物模型病理改变类似人类 BA 的病变。然而所有 BA 患者肝脏活检尚未检测出某种特定的病毒感染,许多假说尚未证实,还需要进行进一步研究。

二、巨细胞病毒注射法

巨细胞病毒(CMV)可以感染胆管上皮细胞,并通过一系列炎症反应引起损伤,出现类似人类 BA 的肝脏病理改变。其优点为建立模型取材较为容易,操作较为简便。

Wen 等人建立不同剂量 CMV 模型感染新生小鼠,将不同剂量的 CMV 通过腹腔注射法注射到出生 24 小时内的新生鼠体内,取不同时期的肝脏标本进行观察。

低剂量 CMV 注射后,小鼠肝脏内有广泛炎症反应,可见炎症细胞浸润,肝内胆管感染和损伤,但肝细胞和血管未出现损伤;高剂量 CMV 注射后,小鼠肝脏出现炎症细胞浸润和肝细胞脂肪变性,胆管上皮细胞受损,胆管腔内上皮增生,管腔变窄,出现胆汁淤积等病理改变,但是小鼠的胆管腔未出现完全闭锁。虽可见肝纤维化改变,但是肝脏未进展为肝硬化,不能诱导出类似人类 BA 的肝硬化改变。

有研究表明,使用 CMV 感染新生鼠,结果发现感染小鼠生长缓慢,肝胆系统有明显的急性与慢性炎症改变,表现为肝细胞变性坏死,并可见包涵体形成,在急性期期有中性粒细胞浸润,在慢性期有淋巴细胞浸润,肝外胆管狭窄,但未见肝外胆管闭锁。这说明 CMV 可对鼠肝胆系统产生损伤,但这种损伤的原因不明,通过对不同感染时段鼠肝胆系统与细胞凋亡有关基因(FasL、bcl-2 及 bax)的表达进行研究,得出 CMV 感染可引起肝细胞凋亡相关基因表达异常可能是 CMV 致小鼠肝胆系统产生损伤的机制。

另有 Fischler 等人研究表明 BA 患儿母亲血液 CMV 抗体阳性率较对照组明显偏高,同时有约 50%BA 患儿肝组织 CMV 的 DNA 检测呈阳性,提示围生期 CMV 感染可能引起 BA。

CMV 感染法动物模型虽可以诱导出类似人类 BA 的肝脏及胆管病理改变,但肝脏病理改变不能进展为肝硬化,胆管病理改变,腔内上皮增生,管腔内径变窄,但并未出现完全闭锁。

目前许多关于 CMV 感染致 BA 的假说尚未证实,CMV 感染与人类 BA 发病可能具有一定的相关性,但临床研究中,BA 患者肝脏活检尚未检测出某种特定的病毒感染。因此 CMV 感染法建立 BA 动物模型研究尚有较多不足。

三、大鼠结扎胆总管法

大鼠胆管结扎是最传统的胆管阻塞模型。其优点为操作方法简便,取材方便。不同于利用病毒感染以及化学药物法间接引起肝脏及胆管病变,该方法直接结扎胆总管,引起胆道的阻塞。

建立模型方法为,通过手术结扎大鼠胆总管的方式,从解剖上模拟 BA 胆道阻塞。

此 BA 模型大鼠可出现胆汁淤积和胆管增生等病理改变。但结扎的胆总管易再通,小叶间胆管和胆道系统很快从阻塞性胆汁淤积中恢复过来而不引起进展性肝纤维化,并且继发于胆道梗阻的肝纤维化、肝硬化具有年龄相关性。结扎哺乳期大鼠胆总管模型可引起近端胆总管狭窄扩张,并很快死亡,死亡时大鼠肝脏无明显肝硬化和门脉高压等表现,故结扎哺乳期大鼠胆总管难以诱导出肝纤维化模型。结扎成年大鼠胆总管模型可在术后 5~7 天发生严重炎症反应,并在数周内进展为肝纤维化,胆管出现炎症纤维化表现,但通常不会发展为肝硬化。

该动物模型虽较好地模拟了 BA 患者的胆道阻塞,且胆管出现了炎症纤维化改变,肝脏进展为肝纤维化,但此动物模型不能进展为肝硬化,最重要的是,此 BA 动物模型的病因与发病机制与临床 BA 不符,不能应用于人类 BA 的病因研究中。

四、化学药物法:大鼠口服、胆囊注射、腹腔注射四氯化碳法

四氯化碳(CCl_4)对肝脏的具有毒性作用,它是一种选择性肝脏毒性物质,进入大鼠体内能够引起肝细胞损伤和肝脏纤维化。在肝纤维化模型成功后,停止用 CCl_4 诱导,大鼠肝纤维化也有类似的逆转恢复期,其逆转恢复的机制尚不清楚。

本模型的建立方法简便,取材容易,能够通过口服、胆囊注射、腹腔注射等方法将 CCl_4 注入大鼠体内。

注入 CCl_4 大鼠肝脏出现肝纤维化和肝硬化,该模型病理改变与人类 BA 的肝纤维化和肝硬化等病理改变十分相似。

此方法虽然操作简便,材料易得,能诱导出肝纤维化和肝硬化模型,但未出现 BA,且此类化学药物中毒在人类中极其罕见,与人类 BA 病因及发病机制关系不大,无法提供人类 BA 的发病机制研究依据。

五、化学药物灌注法:大鼠无水乙醇消化道灌注法

肝脏是乙醇代谢的主要场所,乙醇进入机体后,产生中间代谢产物乙醛,能够与蛋白质结合为复合物,不仅能损伤肝细胞,且能成为抗原诱导机体发生免疫反应。乙醇在体内代谢过程能够引起肝脏小叶中央区域缺氧,从而损伤肝细胞,能够引起一系列炎症反应。

该模型建立方法为,通过胃管持续向大鼠灌注无水乙醇。此方法优点为操作较为简便,取材容易,模型稳定,可以控制大鼠乙醇摄入量。

消化道灌注无水乙醇后的大鼠肝脏细胞出现坏死,肝脏中可见炎症细胞浸润,肝脏组织胶原蛋白合成增多,中央静脉、肝窦周围可见胶原纤维大量沉积。后可进展为肝纤维化表现。

但这一模型形成肝脏纤维化所需时间较长,并且不能进展为肝硬化。对于新生儿来说接触该化学药物机会不大,该模型与研究人类 BA 发病机制和疾病易感性等关系不大。

六、化学药物注射法:大鼠福尔马林注射法

有文献报道福尔马林可以严重损伤肝内外胆管上皮细胞,引发一系列炎症反应,引起成纤维细胞增生。建立模型方法,向大鼠胆道中逆行注射福尔马林溶液。

但动物实验表明虽可见增生胆管,但门管区周围肝脏细胞形态正常,肝细胞间紧密连接正常。该模型未能引起肝脏细胞的损伤,与人类 BA 病理改变表现不符。在动物体内实验中未见其与人类 BA 易感性和类似病理改变。

该模型可能用于研究福尔马林对胆管上皮细胞作用机制。但与人类 BA 病因及发病机制的研究关系不大。

七、天然动物模型:七鳃鳗动物模型

这是一个基于七鳃鳗特殊的发育过程,而获得的一种自发性的动物模型。七鳃鳗从幼年到成熟阶段经历变态发育的过程中,原始肝内外胆管消失,胆囊消失。

在蜕变起始阶段,天狼星红胶原染色可观察到肝内大量淋巴细胞浸润,胆管细胞增殖和基底膜增厚;在其发展过程中,肝细胞之间的小胆管扩张并出现类似胆汁淤积的特征,胆管周围可见纤维化,激活的巨噬细胞吞噬纤维和坏死细胞碎片,继续发展可见巨噬细胞减少和纤维化程度降低,但仍有大量淋巴细胞浸润;蜕变后期,整个胆道系统消失。

在七鳃鳗胆道消失过程中,肝脏门管区周围淋巴细胞浸润和进行性的肝脏桥接纤维化、胆汁淤积等表现符合人类 BA 的病理改变,但七鳃鳗能够在胆道系统退化后通过特有的适应和代偿机制来应对胆汁淤积,使之并不会进展为肝硬化。

该模型的优点为,属于自发性动物模型,研究者无需向动物体内注射化学品或者病毒等手段就可以获得 BA 动物模型。缺点是,七鳃鳗的发育时间较长(幼年经 3~4 年发育完全),这样不便于繁殖和观察七鳃鳗整个生长发育过程,且七鳃鳗资源相对小鼠等动物较为稀缺,生活习性特殊,养殖有难度。该动物模型的研究具有一定的限制性。

该动物模型虽有一定的限制性,但仍具有可研究性。研究发现七鳃鳗的胆道系统退化之后,肝脏出现纤维化病变却并未进展为肝硬化,反而通过其特有的代偿机制适应了胆道退化。因此研究者希望通过建立七鳃鳗动物模型来对七鳃鳗的胆道系统消失,发生类似人类 BA 的变态发育过程中,可能存在的与人类 BA 病因及发病机制相关的炎症反应的信号因子等进行探究。希望能够找到相对应的信号通路来解释其胆道系统退化之后的机体适应过程,甚至有望将其应用到人类 BA 疾病的靶向治疗等方面。

八、gpc1 基因敲低斑马鱼模型

斑马鱼幼年胆管系统发育过程及功能与哺乳类动物有很多相似之处。该模型的优点为,能够大量繁殖,且生长周期较短,在受精后第 5 天起即可开始观察其胆管系统发育情况,这一特点大大缩短了研究周期,幼年斑马鱼通体透明,在镜下易观察胆管发育情况,不同于小鼠等动物模型需要杀死动物来获取病理标本,该模型能够通过免疫染色等方式来动态观察斑马鱼胆管发育过程。

研究者可以通过使之接触化学毒素或者行斑马鱼基因敲除等处理方式,观察该因素对斑马鱼胆管系统发育的造成的影响,从而进一步研究其与人类 BA 病因及发病机制的关系。

Cui 等人对北美 30 例 BA 患儿的全基因组关联分析(genome-wide association study,

GWAS)研究显示确认了 gpc1 基因可能为 BA 发病的风险基因。斑马鱼和人类体内分别有 6 个相同的主要针对顶端表面上皮细胞的 gpcs 基因。

gpc1 基因与 BA 发病易感性相关。该模型的建立有利于研究敲除该基因的斑马鱼胆管系统及胆囊发育过程。

研究者采用吗啡啉修饰的反义寡聚核苷酸(morpholino antisense oligonucleotide-mediated, MO)技术,对幼年斑马鱼进行 gpc1 基因敲除,获得斑马鱼的基因敲除模型,进行繁殖后,获得幼虫,在其发育过程中通过免疫染色观察其胆道发育情况。

在 gpc1-MO 的斑马鱼模型中对细胞角蛋白 18(CK18)行免疫染色后观察到,该动物模型胆管细胞数量明显减少,与此同时,检测到胆囊内胆汁分泌量也减少。CK18 是一种主要存在于肝脏前体细胞及祖细胞的蛋白质,监测其数量的多少能够客观反映出肝脏系统的发育情况。从 Cui 的研究结果可以看出,在对 gpc1 基因进行人为敲除后,观察受精后第 5 天的斑马鱼,发现其胆管及胆囊发育开始出现异常,但未出现 BA,因此可以推断 gpc1 基因对 BA 的病因可能具有一定的关联性。

虽然 gpc1 基因对 BA 的病因可能具有一定的关联性,但是该模型仅仅构建出了斑马鱼胆管及胆囊发育异常模型,该模型并未出现 BA 的病理改变。由于 BA 的病因和发病机制较为复杂,该模型单从易感性基因的角度来研究有关 BA 的病因和发病机制,可能无法很好地阐明其中的关系。

有关于 gpc1 基因可能为人类 BA 发病的风险基因的学说尚不够完善,相关机制研究尚不清楚。该动物模型还不能很好地满足研究者对于 BA 的病因和发病机制的研究。

九、add3 基因敲低斑马鱼模型

add3 基因编码的蛋白质位于肝内外胆管中,在人类 BA 的肝脏中发现 add3 基因表达较正常肝脏的表达明显增加,推测其原因,可能是 BA 患者的胆管在肝脏中存在一定的增生。

Miao XP 等人通过 GWAS 研究发现 add3 可能为 BA 的易感基因。Tang 等人采用 MO 技术,对斑马鱼进行 add3 基因敲低,获得的斑马鱼模型,称为 sa819。将该模型进行繁殖后,获得幼年斑马鱼,在其受精后第 5 天开始通过免疫染色观察其胆道系统发育情况。

通过免疫染色观察到,受精后 5 天的斑马鱼开始出现胆管功能减退和胆管发育异常,肝内胆管稀少、短小,但并未出现 BA 的病理改变。

add3 基因敲低斑马鱼模型虽然成功构建出了斑马鱼胆管发育异常模型,但该模型并未出现 BA。有关于 add3 基因为 BA 发病的风险基因的学说尚不够完善,相关机制的研究尚不清楚,该动物模型还不能很好地满足研究者对于人类 BA 的病因和发病机制的研究。

由于 BA 的病因和发病机制较为复杂,该模型单从易感性基因的角度来研究有关 BA 的病因和发病机制,可能无法很好地阐明其中的关系。

十、inv 基因敲除小鼠模型

研究表明 inv 基因能够调控肝胆系统发育。Otto 和 Low 等人通过研究发现 inv 基因于胚胎发育早期在肝脏、肾脏和胰腺中可表达一种串联锚蛋白,对上皮组织发育构型起调控作用,在肝脏中异常表达能够影响原始胆管板重建,造成胆管板畸形,最终引起肝内胆管发育异常。

通过碱基插入突变方法获得 inv 小鼠模型,能够造成突变小鼠内脏全反位畸形,同时合

并胰腺囊肿或肾脏囊性变,小鼠的胆总管或肝管闭锁。

虽然 inv 基因敲除小鼠模型能够诱导出小鼠胆总管或肝管闭锁,与 BA 病理改变相似,然而人类的 inv 基因突变结果仅出现内脏转位等,而不会发展为 BA,并且研究者在 BA 的脾脏畸形综合征的新生儿中也没有发现存在 inv 基因突变。

有关于 inv 基因为 BA 发病的风险基因的学说尚不够完善,相关机制的研究尚不清楚,该动物模型还不能很好地满足研究者对于人类 BA 的病因和发病机制的研究。

十一、Biliatresone 模型

Zhao X 等人从某个澳大利亚牧场的草中提取出了一种与 BA 相关的毒素,将其命名为"biliatresone",这种毒素对于肝外胆管具有选择性毒性。

获得该毒素后,研究者建立了一种模型,在受精后 5 天的斑马鱼喂养液中加入该毒素,同时观察斑马鱼的胆道发育情况。

通过观察发现,低剂量的 biliatresone 仅引起幼年斑马鱼胆囊发育出现轻微的缺陷;高剂量可引起肝外胆管和胆囊的形态缺陷。而肝内胆管几乎不受影响。说明了该毒素对肝外胆管的特异性。

Biliatresone 能够引起动物发生类似于人类 BA 的病理改变,摄入该毒素的动物出现肝外胆道损伤,十分类似于 BA 的病理改变,研究提示,食物以及环境中某些因素可能与人 BA 的易感性有关。关于这种毒素与 BA 的发病机制之间还需要进一步研究。但目前该毒素不易获得,不能广泛应用,现有关于它的研究十分有限,广泛对其开展研究尚存在难度。

BA 动物模型一直是近年来研究 BA 的热点和难点,胆管结扎或胆管内药物注射与人类 BA 的发病原因不符,而基因敲除鼠所得到的模型其肝脏病理改变又与人类 BA 不完全一致,毒素吸收仅限于特定地区动物发病,而病毒感染又难以获得肝纤维化结果。目前的 BA 模型虽可部分模拟人类 BA 的病理变化,但对 BA 的病因和发病机制的研究却极其有限。

(冯杰雄 杨继鑫)

参 考 文 献

[1] 陈小爱,杨继鑫,冯杰雄,等.胆道闭锁病因及其发病机制研究进展[J].中华实用儿科临床杂志,2015,(19):1516-1518.

[2] LANDING BH. Considerations of the pathogenesis of neonatal hepatitis,biliary atresia and choledochal cyst——the concept of infantile obstructive cholangiopathy[J]. Progress in pediatric surgery,1974,6:113.

[3] 冯杰雄.病毒感染与胆道闭锁的关系[J].中华实用儿科临床杂志,2007,22(23):1761-1763.

[4] SOKOL RJ,MACK C. Etiopathogenesis of biliary atresia[J]. Semin Liver Dis,2001,21(4):517-524.

[5] RAUSCHENFELS S,KRASSMANN M,AL-MASRI AN,et al. Incidence of hepatotropic viruses in biliary atresia[J]. Eur J Pediatr,2009,168(4):469-476.

[6] PETERSEN C,BIERMANNS D,KUSKE M,et al. New aspects in a murine model for extrahepatic biliary atresia[J]. J Pediatr Surg,1997,9:1190-1195.

[7] 冯杰雄,李民驹,蔡挺,等.轮状病毒致新生鼠胆管损伤的机制[J].中华小儿外科杂志,2003,24(3):264-267.

[8] MACK CL,TUCKER RM,et al. Armed CD4 Th1 effector cells and activated macrophages participate in bile duct injury in murine biliary atresia[J]. Clin Immunol,2005,115:200-209.

[9] SHIVAKUMAR P,CAMPBELL KM,SABLA GE,et al. Obstruction of extrahepatic bile ducts by lymphocytes

is regulated by IFN-gamma in experimental biliary atresia[J]. J Clin Invest,2004,114:322-329.

[10] RIEPENHOFF-TALTY M,SCHAEKEL K,CLARK HF,et al. Group A rotaviruses produce extrahepatic biliary obstruction in orally inoculated newborn mice[J]. Pediatr Res,1993,33:394-399.

[11] KEYZER-DEKKER CM,LIND RC,KUEBLER JF,et al. Liver fibrosis during the development of biliary atresia:Proof of principle in the murine model[J]. J Pediatr Surg,2015,pii:S0022-3468(15)00045-7.

[12] J WEN,YT XIAO,J WANG,et al. Low doses of CMV induce autoimmune-mediated and inflammatory responses in bile duct epithelia of regulatory T cell-depleted neonatal mice[J]. Laboratory Investigation,2015, 95:180-192.

[13] 冯杰雄,李民驹,蔡挺,等. 巨细胞病毒对新生鼠肝胆系统 FasL、bcl-2 及 bax 基因表达的影响[J]. 中华实验外科杂志,2003,20(8):719-721.

[14] FISCHLER B,EHMST A,FORSGREN M,et al. The viral association of neonatal cholestasis in Sweden:A possible link between cytomegalovirus infection and extrahepatic biliary atresia[J]. J Pediatr Gastroenterol Nutr,1998,27(1):57-64.

[15] TANNURI AC,COELHO MC,DE OLIVEIRA GONCALVES J,et al. Effects of selective bile duct ligation on liver parenchyma in young animals:histologic and molecular evaluations[J]. J Pediatr Surg,2012,47(3): 513-522.

[16] GLASER SS,GAUDIO E,MILLER T,et al. Cholangiocyte proliferation and liver fibrosis[J]. Expert Rev Mol Med,2009,11:e7.

[17] 葛军涛,李龙,魏延栋,等. 哺乳期 BA1b/c 小鼠胆道梗阻模型的探讨[J]. 中国实验动物学报,2003,21 (4):35-37.

[18] 邝胜利,胡兵. 肝纤维化大鼠模型研究进展[J]. 实验动物与比较医学,2008,28(1):62-66.

[19] IREDALE JP,BENYON RC,PICKERING J,et al. Mechanisms of spontaneous resolution of rat liver fibrosis. Hepatic stellate cell apoptosis and reduced hepatic expression of metalloproteinase inhibitors[J]. J Clin Invest,1998,102(3):538-549.

[20] ISSA R1,ZHOU X,TRIM N,et al. Mutation in collagen-1 that confers resistance to the action of collagenase results in failure of recovery from CCl4-induced liver fibrosis,persistence of activated hepatic stellate cells, and diminished hepatocyte regeneration[J]. FASEB J,2003,17(1):47-49.

[21] 叶霖财,肖智勇,周文霞,等. 四氯化碳致肝纤维化动物模型实验条件的优化[J]. 军事医学,2010,34 (4):340-344.

[22] TSUKAMOTO H,GAAL K,FRENCH SW. Insights into the pathogenesis of alcoholic liver necrosis and fibrosis:status report[J]. Hepatology,1990,12(3 Pt 1):599-608.

[23] TATEKAWA Y,NAKADA A,NAKAMURA T,et al. Intrahepatic biliary ablation with pure ethanol:an experimental model of biliary atresia[J]. Surg Today,2013,43(6):661-669.

[24] DUMONT M,D HONT C,MOREAU A,et al. Retrograde injections of formaldehyde into the biliary tree induce alterations of biliary epithelial function in rats[J]. Hepatology,1996,24(5):1217-1223.

[25] CHUNG-DAVIDSON YW,YEH CY,LI W,et al. The Sea Lamprey as an Etiological Model for Biliary Atresia [J]. Biomed Res Int,2015,15:832943.

[26] YEH CY,CHUNG-DAVIDSON YW,WANG H,et al. Intestinal synthesis and secretion of bile salts as an adaptation to developmental biliary atresia in the sea lamprey[J]. Proc Natl Acad Sci US A,2012,109(28): 11419-11424.

[27] CAI SY,LIONARONS DA,HAG CAI SY,et al. Adult sea lamprey tolerates biliary atresia by altering bile salt composition and renal excretion[J]. Hepatology,2013,57(6):2418-2426.

[28] XU Y,ZHU SW,LI QW. Lamprey:a model for vertebrate evolutionary research[J]. Zool Res,2016,37(5): 263-269.

［29］ CUI S，LEYVA-VEGA M，TSAI EA. Evidence from human and zebrafish that GPC1 is a biliary atresia susceptibility gene［J］. Gastroenterology，2013，144：1107-1115.

［30］ TSAI EA，GROCHOWSKI CM，LOOMES KM，et al. Replication of a GWAS signal in a Caucasian population implicates ADD3 in susceptibility to biliary atresia［J］. Hum Genet，2014，133：235-243.

［31］ GARCIA-BARCELO MM，YEUNG MY，MIAO XP，et al. Genome-wide association study identifies a susceptibility locus for biliary atresia on 10q24. 2［J］. Hum Mol Genet，2010，19：2917-2925.

［32］ TANG V，COFER ZC，CUI S，et al. Loss of a Candidate Biliary Atresia Susceptibility Gene，add3a，Causes Biliary Developmental Defects in Zebrafish［J］. J Pediatr Gastroenterol Nutr，2016，63（5）：524-530.

［33］ OTTO EA，SCHERMER B，OBARA T，et al. Mutations in INVS encoding invers in cause nephronophthisis type 2，linking renal cystic disease to the function of primary cilia and left-right axis determination［J］. Nat Genet，2003，34（4）：413-420.

［34］ LOW Y，VIJAYAN V，TAN CE. The prognostic value of ductal plate malformation and other histologic parameters in biliary atresia：an immunohistochemical study［J］. J Pediatr，2001，139（2）：320-322.

［35］ SHIMADERA S，IWAI N，DEGUCHI E，et al. The inv mouse as an experimental model of biliary atresia［J］. J Pediatr Surg，2007，42（9）：1555-1560.

［36］ LORENT K，GONG W，KOO KA，et al. Identification of a plant isoflavonoid that causes biliary atresia［J］. Sci Transl Med，2015，7（286）：286ra67.

第三章

胆道闭锁相关胚胎发育过程

第一节 肝脏胚胎发育过程

肝脏是人体内最大的实质器官,也是体内最大的消化腺。肝脏的功能极为复杂,它不仅参与蛋白、脂类、糖类和维生素等物质的合成、转化与分解,而且还参与激素、药物等物质的转化和解毒。除此之外,肝脏还具有分泌胆汁、吞噬、防御以及在胚胎期造血等重要功能。

一、肝脏的细胞结构

肝小叶是肝脏的基本结构单位,包括肝细胞(约占 80%)、胆管上皮细胞、星形细胞、内皮细胞、Kupffer 细胞、陷窝细胞及贮脂细胞。在肝小叶中央有一纵行中央静脉。肝细胞以中央静脉为中心,向四周略呈放射状排列,形成肝细胞索(板)。肝细胞索之间是肝血窦。肝血窦腔内有 Kupffer 细胞,具有吞噬功能。相邻两肝细胞之间有胆小管。肝内胆管、门静脉、肝动脉被称为"portal triad",即门脉三连管结构。门静脉、肝动脉来源的血液进入窦状隙,并与具有吸收代谢产物及毒素的肝细胞基底面直接接触,最后回流至中心静脉。胆汁从邻近的肝细胞顶端表面分泌至胆小管,从肝内胆管流至肝外胆管(图 3-1)。

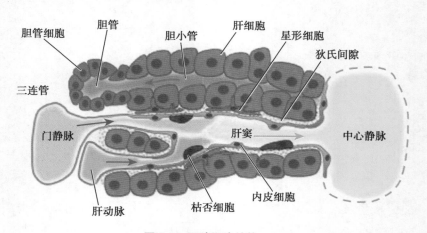

图 3-1　肝脏细胞结构

二、肝脏胚胎发育过程

肝细胞和胆管上皮细胞在胚胎发育过程中是由内胚层分化而来,而肝脏内的间质细胞(包括星形细胞、Kuppfer 细胞、内皮细胞等)由中胚层分化而来(图 3-2)。

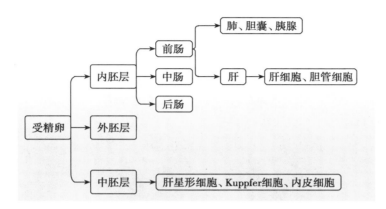

图 3-2 肝细胞系发育过程简表

在人胚第 3 周开始,胚盘向腹侧卷折,形成圆柱状胚体,内胚层被卷入胚体内,形成一条头尾走向的封闭管道,称原始消化管。从头端至尾端,原始消化管依次分为 3 段,分别称为前肠、中肠和后肠。第 4 周初,前肠末端腹侧壁内胚层上皮增生,形成一囊状突起,称肝憩室。肝憩室的形成是肝脏胚胎最早的形态标志。随后肝憩室增厚,由单层立方内胚层细胞转化成多层假复层细胞即肝母细胞,后者逐渐分层、增殖,生长入周围的原始横膈形成肝芽(图 3-3)。在胚胎的第 8 周,肝母细胞逐渐增殖、分化形成肝细胞及胆管细胞。

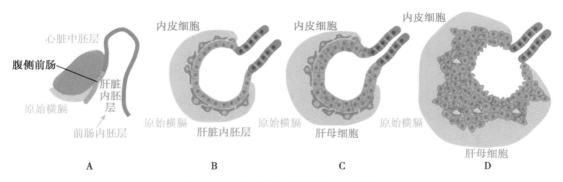

图 3-3 小鼠肝憩室及肝芽形成示意图

A:E8.25,前肠腹侧内胚层特化形成肝脏内胚层;B:E8.75,与心脏中胚层和原始横膈相邻处的肝脏内胚层增厚、突起,形成肝憩室;C:E9.0,肝憩室由单层立方内胚层细胞转化成多层假复层细胞即肝母细胞;D:E10,肝母细胞逐渐分层、增殖,生长入原始横膈形成肝芽。

肝脏内胚细胞(即肝母细胞)从上皮组织分层,并侵入毗邻的横膈间质并形成肝芽。横膈间质发育为肝成纤维细胞和星形细胞。随着造血干细胞的血管化并繁殖,其成为胎儿主要的造血器官。在小鼠胚胎期 E10 及人胚胎第 5 周,伴随着肝芽形成,肝母细胞和造血母细胞共同发育。肝母细胞的增殖也受到造血细胞的影响。

肝母细胞具有双向分化潜能,位于门静脉附近的成为胆管上皮细胞,而大部分实质中的肝母细胞分化为肝细胞。门静脉周围的肝母细胞先形成单层,然后变成双层,一种立方形的胆道前体。随后在双层中出现局部扩张,被门脉间充质包绕形成肝内胆管,而剩余的双层细胞回归(图3-4)。这个包含管道生成及凋亡的过程被称为胆管板重塑。不与门静脉相接触的肝实质内的肝母细胞逐渐分化成为成熟肝细胞。功能性肝细胞的成熟以及连接肝外胆道的胆管网形成是渐进的。这一过程一直持续到出生后,以形成独特的肝脏组织结构。

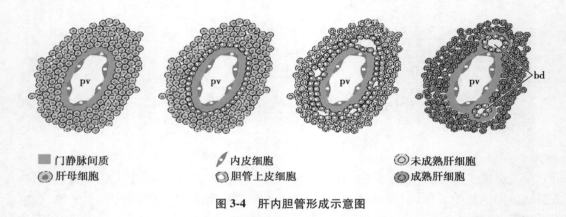

| 　门静脉间质 | 　内皮细胞 | 　未成熟肝细胞 |
| 　肝母细胞 | 　胆管上皮细胞 | 　成熟肝细胞 |

图3-4　肝内胆管形成示意图

三、肝脏发育过程中的信号调节

肝脏发育过程需要多种信号传导通路的调节,其主要包括:转化生长因子(TGF-β)、Wnt、成纤维细胞生长因子(fibroblast growth factor,FGF)、Notch 信号、骨形态发生蛋白(bone morphogenetic protein,BMP)。

(一)内胚层的发育

内胚层特化阶段主要的信号传导通路是 Nodal 信号通路,其为胚胎形成的重要调节因子。Nodal 信号是 TGF-β 家族的成员,其通过 Type1、Type 激活素配体和共同受体促进中内胚层的形成,继而中内胚层分离形成中胚层和内胚层。在所有的脊椎动物中,Nodal 信号对于形成内胚层是必需的。Nodal 信号的高表达能够促进内胚层发育,Nodal 信号的低表达则促进中胚层发育。中内胚层的分离受中胚层与内胚层基因表达相互拮抗作用的调节。中胚层表达的 FGF 和 BMP 信号能够拮抗 Nodal 信号。BMP 与 Nodal 之间的相互拮抗也调控前肠内胚层的形成。

在原肠形成过程中,Wnt、FGF 及 BMP 信号可抑制前肠的发育,相反能够促进后肠的发育。中胚层表达的 Wnt 信号(包括 Wnt5a/5b/8/11)能够增强核内 β-catenin 的活性,促进内胚层后部基因表达,并抑制内胚层前部的基因表达。相反,Wnt 的拮抗剂分泌性卷曲相关蛋白(SFKP1、SFKP2、SFKP3、SFKP5)能够降低 β-catenin 的活性来维持前肠的发育。

Wnt 和 FGF 信号都需要 BMP 来激活后肠部位基因的表达,而且在前肠区域 BMP 的表达必须被阻断。和 Wnt 一样,BMP 必须在适当的水平才能促进前肠发育,并非是不表达。

FGF 信号则维持细胞对 Wnt、BMP 信号的反应能力。

（二）肝脏的特化

伴随着前肠内胚层的形成，肝脏的起源需要其邻近中胚层表达 FGF、Wnt 和 BMP 信号来诱导肝脏特化。对斑马鱼的研究发现，FGF 信号对肝脏特化非常重要。通过 Fgfr1 显性抑制形式的过度表达来阻断 FGF 信号，将导致肝母细胞标志物 Hhex（造血表达同源异形盒）和 Prox1 的表达大幅下调或缺失。通过对小鼠整个胚胎的培养发现，FGF 信号减低会损害肝脏前部基因的表达和形态发生过程，但对肝脏后芽发育影响较小，这表明肝脏发育在前-后轴向上对 FGF 信号的需求是有区别的。小鼠组织培养表明前肠内胚层形成肝母细胞和肺祖细胞需要不同的 FGF 阈值。低浓度的 FGF2 能够诱导 Alb（白蛋白）表达，而高浓度则诱导肺祖细胞标志物 NKX2.1 的表达。

横膈间质和中胚层侧部表达的 BMP 信号同样具有肝脏诱导能力。对斑马鱼的谱系追踪可以发现肝-胰祖细胞 BMP2 能够下调 Pdx1（pancreatic and homeobox1，编码胰腺发育的转录因子）的表达。BMP2b 信号抑制 Pdx1 表达，能够促进 Pdx1 阴性的内胚层细胞转化成肝母细胞。BMP 信号与 Wnt、FGF 信号之间的相互作用尚不清楚。

Wnt/β-catenin 信号对肝脏特化具有正性调节作用。在斑马鱼的研究中发现，中胚层前侧部表达的 Wnt2bb 是肝母细胞基因表达的必要信号。Wnt2bb 及 Wnt2 信号的缺失会导致肝脏发育不全或缺失。持续活化的 β-catenin 信号可将胰腺祖细胞转化为肝母细胞，最终形成异位肝脏。研究发现，Wnt/β-catenin 还可将小肠祖细胞转变成肝母细胞；但在小鼠研究中并未得到明确的作用，故 Wnt 信号对肝脏发育的影响仍有待进一步研究。

（三）肝母细胞的扩增和分化

肝母细胞的增殖受到邻近原始横膈中内皮细胞及间质细胞的调节，Wnt 属于重要的正性调节信号。在小鼠 E15，持续活化的 β-catenin 促进肝脏扩大，如果 β-catenin 受到抑制则会降低肝母细胞增殖，增加其凋亡，最终形成小肝脏。Wnt 信号协同 HGF（hepatocyte growth factor，肝细胞生长因子）和 FGF 信号通路促进肝母细胞增殖。β-catenin 磷酸化、HGF 受体 MET 及 FGF 介导的核转位都可以激活 Wnt 信号通路。

双向潜能的肝母细胞在门静脉间质可分化形成肝细胞和胆管细胞，这一过程受到 TGF-β、Notch、Wnt、BMP 和 FGF 的调节。TGF-β2 和 TGF-β3 的表达在门静脉周围形成 TGF-β 活性梯度，其在门静脉周围间质活性最高，能够促进肝母细胞向胆管细胞分化。Notch 信号可促进肝母细胞向胆管细胞分化。编码 Notch 配体的 Notch2 或 JAG1 基因发生突变，可引起胆管细胞缺乏，导致 Alagille 综合征发生。

Wnt 能够促进胆管细胞分化、增殖和成活。在小鼠孕中期，β-catenin 的缺失可引起胆管结构缺陷，并且促进肝母细胞凋亡。非典型 Wnt 通路也参与胆管的发育。当 Wnt/PCP（planar cell polarity，细胞极性）通路遭到破坏则损害胆管形成。此外，敲除 Wnt5a 可增加胆管前体细胞数量，促进胆管细胞标志物的表达。

（四）肝细胞的成熟

细胞因子抑瘤素 M（oncostatin M，OSM）、HGF、Wnt 和糖皮质激素相结合促进肝细胞的分化、成熟。OSM 通过激活 gp130 受体和 JAK/STAT3 信号通路诱导代谢成熟，通过 K-ras 和 E 钙黏蛋白促进形态成熟。肿瘤坏死因子 α（tumor necrosis factor α，TNF-α）可拮抗 OSM，抑制肝细胞的成熟,维持胎儿肝细胞的增殖能力。

四、肝脏发育过程中的基因调节

FoxA 转录因子对维持肝脏胜任力(即对肝脏诱导信号的反应能力,进而能够发生肝脏特化过程)非常重要。研究发现,FoxA1、FoxA2 敲除的小鼠,肝脏特化基因将无法表达。GRG3 辅阻遏物能够结合 FoxA 转录因子从而抑制肝脏胜任力。在小鼠胚胎内胚层体内的 DNA 绑定研究中,发现 FoxA2 和 Gata4-6 因子与白蛋白基因增强子捆绑,以增强染色质的可及性并增强这种肝基因转录的能力或胜任力。在斑马鱼的研究中发现,尽管肝芽已经形成,GATA4、5、或 6 的缺失仍然会严重阻碍肝芽生长。GATA4、5、6 中任何两种的缺失都将阻断肝脏发育。GATA4 和 GATA6 参与肝母细胞的迁移以及维持肝脏转录因子的表达。它们通过结合 Hhex 的启动子来调控 Hhex 表达,进而调节肝母细胞发育。Hhex 编码一个同源结构域蛋白,同时表达于肝脏细胞核胆管上皮细胞中,对肝芽的形态形成是必需的。Hhex 突变的胚胎,虽然肝憩室能够形成,但细胞不能增殖和向原始横膈间质迁移。肝憩室中 Hhex 对于 Hnf4a、Hnf6 和 Hnf1b 的正常表达是必需的,Hhex 的突变可形成发育不全的囊性肝脏。Prox1 是肝母细胞表达的另一种同源框转录因子,它的缺失会阻碍肝母细胞向横膈间质的迁移以及扩增。Sox17 与内胚层的特化相关。基因学研究表明 Sox17 的主要功能是促进 $Pdx1^+$ 的胆胰祖细胞向肝外胆管系统的特化。当腹侧内胚层处于肝脏特化过程中时,Sox17 的表达则下调。

肝母细胞的分化受一系列的转录因子调控,其中包括 FoxA2、HNF1β、HNF1a、HNF4a、HNF6 及 NR5A2。肝母细胞缺乏 HNF4a,肝脏结构(包括内皮细胞结构)发生紊乱。在介导干细胞分化过程中,阻断 HNF4a 的表达则会阻断肝脏特化过程,同样也会阻断 FoxA1/2、GATA4/6 的表达。$Hhex^+$ 肝脏祖细胞的迁移需要 HHN6 和 Prox1,但随后的细胞分化需要不同的基因表达,比如肝细胞需要 Prox1 和 HNF4a,胆管细胞需要 HNF6、HNF1b、Sox9。肝母细胞中 Prox1 表达缺失导致胆管细胞的增殖代替肝细胞。HNF1b 敲除则会导致胆管缺失或胆管发育不良。

第二节　胆管的胚胎发育情况

尽管肝内胆管和肝外胆管的管腔内都有胆管上皮细胞,但他们起源于不同组织,肝外胆管和胆囊的胆管上皮细胞来源于肝憩室的尾部。研究表明肝外胆管发育更接近于十二指肠和胰腺的发育。小鼠模型中胆管细胞和胰腺祖细胞表达 Pdx1,而肝祖细胞中表达阴性就是很好的证明。一些基因在肝内胆管及肝外胆管的胆管上皮细胞的发生中均起着调控作用,而另外一些基因在胆管的发生中表现出不同的作用。例如,HNF6、HNF1b、Hhex 和 Notch 信号效应器 Hes1 在肝内胆管、胆囊及肝外胆管的发育中均起作用。而转录因子 Foxf1 的单倍体不足会导致肝外胆道缺如及胆囊发育不良,但肝内胆管却不受影响。

肝内胆管发育从第 8 周开始,伴随着门静脉从肝门向肝脏外周离心性生长。胚胎学分期可分为"胆管板期":门静脉分支周围的肝母细胞形成单层的扁平上皮细胞;"双层胆管板期":随后的几周,胆管板开始复制形成双层细胞结构;"迁移期":在胚胎发育的第 26 周,胆管板扩张形成管腔结构,同时与门静脉间质融合;"胆管期":在胚胎发育的第 30 周左右,小胆管重塑形成独立的胆管结构。在肝内胆管发育的起初阶段,胆管板沿着门静脉形成,然后从肝门向外周逐渐的重组而形成胆管结构。已分化的胆管细胞逐步形成连续的、均匀的腔隙网络,然后组织形成分级的网络系统,其中包括大导管和小导管。大导管沿着门静脉走行,而小胆管则形成网状结构包绕门静脉。肝内胆管上皮细胞分化及管腔结构的形成都是通过上皮细胞间或与其他肝实质细胞间的信号传导调节完成的。门静脉间质形成转化生长因子 β(TGF-β2 和 TGF-β3),在门静脉和肝实质间存在着梯度变化。TFG-β 刺激肝细胞向胆管细胞表型分化,当信号被阻断时,肝母细胞向胆管上皮细胞的分化过程受到抑制。发育中的胆管板可短暂表达 TGF-β 受体 Ⅱ(TβRⅡ),而已分化的胆管细胞抑制 TβRⅡ。Notch 信号通路在胆管树的发育过程中起了非常重要的作用,包括胆管板的形成,到胆管板重塑再到管腔形成。Notch 信号通路可通过改变肝脏转录因子表达来控制肝母细胞及成熟肝细胞向胆管细胞的分化,调节小胆管的形成。这些转录因子包括 HNF1b 和 Sox9,后者是胆管细胞最具特异性和最早的标志物,它能调控原始胆管的发育时机和成熟程度。经典型 Wnt 信号通路在胆管发育过程中也起到非常重要的作用,尤其是抑制肝细胞分化和促进胆管板重塑反面。LKB1 的缺乏会损害胆小管的形成,导致肝内胆管发育障碍。研究表明,胆管上皮细胞分化和胆管板的形成不需要 LKB1,但是胆管形态的形成需要 LKB1,因其可通过调节促进原始胆管结构成熟。MUC5AC 和 MUC6 只存在于胆管板期,而 MUC1 在肝内胆管发育四期中均存在,这可能与维持肝内胆管正常发育有关。

　　肝外胆道系统和胰腺的发育区别于肝脏的发育过程,其来源有明显的不同。肝外胆管发育要早于肝内胆管。在胚胎第 7 周,肝门处可见到肝胰芽,它是由一层立方形胚胎上皮细胞构成,周围包绕胚胎间质、肌肉和神经丛组织;第 8 周,肝胰芽形成肝外胆管、胆囊和胰腺,肝门处胆管板建立肝门肝外胆管;第 10 周,中远端肝外胆管逐渐开始建立和成形;第 20 周,肝动脉和毛细血管增殖,肝外胆管周围毛细血管丛形成;第 30 周,肝外胆管继续发育,胆管周围腺体出现;第 40 周,肝外胆管已形成,但不成熟,大量神经纤维包绕肝外胆管。参与肝外胆管发育的重要细胞信号包括:HNF1β、HNF6、Sox17 和 Hes1,它们的缺失会导致肝外胆管树发育畸形以及胆囊发育不全或缺失。Sox17,内胚层器官形成的重要调节蛋白,控制肝脏和胆道系统的特异性分化。Sox17 在内皮细胞中存在,是胆管结构形成的必备条件。在小鼠研究中发现,腹侧前肠中 Sox17 失活将导致肝外胆管缺失,形成异位的胰腺组织,而 Sox-17 错误表达会抑制胰腺的发育,形成管状上皮组织。故 Sox17 决定肝外胆管和胰腺的命运。Hes1 属于 Notch 信号通路,对于 Sox17 起到负调节作用,它对于胆道和胰腺上皮细胞的分离并各自形成时起重要作用。

　　由于肝外胆道是一个单一的管道解剖结构,这种特异性的结构形成具有独特的分子表达特性。胆管胚胎发育过程中某个环节的异常可能导致胆道闭锁发生。全基因组相关性研究表明,胆道闭锁的可疑致病基因包括 ADD3、GPC1、ARF6 基因。斑马鱼个体中 GPC1 基因突变会导致胆管发育缺陷。斑马鱼具有两种 ARF 同源染色体 ARF6a、ARF6b,其都在肝脏中表达。基因敲除试验表明 ARF 基因对早期胆管发育是必需的。有研究证实,胆囊和胆囊管的胚胎发育是由 Lgr4 基因决定。在小鼠试验中,Lgr4 基因突变,其肝和胆总管发育正常,但是其胆囊和胆囊管结构完全缺失。有研究表明,孕 15、16 周胆管上皮细胞核中表达 Hes1,之后则没有表达。相反,在肝外型胆道闭锁中发现 Hes1 存在持续表达,直至生后 3 个月,这可能与 Notch 信号通路下游的传导信号缺失有关。另外,JAG1 基因突变可发生于肝外胆道闭锁患儿,这可能与胆道闭锁形成有关。

(葛亮　詹江华)

参 考 文 献

[1] ROQUE BORT,MASSIMO SIGNORE,KIMBERLY TREMBLAY,et al. Hex homeobox gene controls the transition of the endoderm to a pseudostratified,cell emergent epithelium for liver bud development[J]. Developmental Biology,2006,290(1):44-56.

[2] ZARET KS,GROMPE M. Generation and regeneration of cells of the liver and pancreas[J]. Science,2008,322(5907):1490.

[3] FAN X,HAGOS EG,XU B,et al. Nodal signals mediate interactions between the extra-embryonic and embryonic tissues in zebrafish[J]. Developmental Biology,2007,310(2):363-378.

[4] SCHIER AF,TALBOT WS. Molecular genetics of axis formation in zebrafish[J]. Annual Review of Genetics,2005,39(1):561.

[5] GRAPIN-BOTTON A,CONSTAM D. Evolution of the mechanisms and molecular control of endoderm formation[J]. Mechanisms of Development,2007,124(4):253-278.

[6] VINCENT SD,DUNN NR,HAYASHI S,et al. Cell fate decisions within the mouse organizer are governed by graded Nodal signals.[J]. Genes & Development,2003,17(13):1646.

[7] MIZOGUCHI T,IZAWA T,KUROIWA A,et al. Fgf signaling negatively regulates Nodal-dependent endoderm induction in zebrafish[J]. Developmental Biology,2006,300(2):612.

[8] POULAIN M,FURTHAUER M,THISSE B,et al. Zebrafish endoderm formation is regulated by combinatorial Nodal,FGF and BMP signalling[J]. Development (Cambridge,England),2006,133(11):2189-2200.

[9] JOVANOVI Z,DUNJIĆ S,JANKULOVSKI A. The transcription factor Vox represses endoderm development by interacting with Casanova and Pou2[J]. Development,2013,140(5):1090-1099.

[10] YANG YP,ANDERSON RM,KLINGENSMITH J. BMP antagonism protects Nodal signaling in the gastrula to promote the tissue interactions underlying mammalian forebrain and craniofacial patterning[J]. Human Molecular Genetics,2010,19(15):3030-3042.

[11] LOH K,ANG LT,ZHANG J,et al. Efficient endoderm induction from human pluripotent stem cells by logically directing signals controlling lineage bifurcations[J]. Cell Stem Cell,2014,14(2):237.

[12] ZORN AM,WELLS JM. Vertebrate endoderm development and organ formation[J]. Annual Review of Cell & Developmental Biology,2009,25(1):221.

[13] SHIN D,SHIN CH,TUCKER J,et al. Bmp and Fgf signaling are essential for liver specification in zebrafish[J]. Development,2007,134(11):2041.

[14] WANG J,RHEE S,PALARIA A,et al. FGF signaling is required for anterior but not posterior specification of the murine liver bud[J]. Developmental Dynamics An Official Publication of the American Association of Anatomists,2015,244(3):431.

[15] CHUNG WS,CHONG HS,Stainier ADYR. Bmp2 Signaling Regulates the Hepatic versus Pancreatic Fate Decision[J]. Developmental Cell,2008,15(5):738.

[16] NAYE F,VOZ ML,DETRY N,et al. Essential roles of zebrafish bmp2a,fgf10,and fgf24 in the specification of the ventral pancreas[J]. Molecular Biology of the Cell,2012,23(5):945-954.

[17] MCLIN VA,RANKIN SA,ZORN AM. Repression of Wnt/beta-catenin signaling in the anterior endoderm is

essential for liver and pancreas development[J]. Development,2007,134(12):2207-2217.

[18] NEGISHI T,NAGAI Y,ASAOKA Y,et al. Retinoic acid signaling positively regulates liver specification by inducing wnt2bb gene expression in medaka[J]. Hepatology,2010,51(3):1037.

[19] POULAIN M,OBER EA. Interplay between Wnt2 and Wnt2bb controls multiple steps of early foregut-derived organ development[J]. Development,2011,138(16):3557-3568.

[20] SO J,MARTIN BL,KIMELMAN D,et al. Wnt/β-catenin signaling cell-autonomously converts non-hepatic endodermal cells to a liver fate[J]. Biology Open,2013,2(1):30-36.

[21] GOESSLING W,NORTH TE,LORD AM,et al. APC mutant zebrafish uncover a changing temporal requirement for wnt signaling in liver development[J]. Developmental Biology,2008,320(1):161.

[22] MCLIN VA,RANKIN SA,ZORN AM. Repression of Wnt/beta-catenin signaling in the anterior endoderm is essential for liver and pancreas development[J]. Development,2007,134(12):2207-2217.

[23] BERG T,ROUNTREE CB,LEE L,et al. Fibroblast growth factor 10 is critical for liver growth during embryogenesis and controls hepatoblast survival via β-catenin activation[J]. Hepatology,2007,46(4):1187-1197.

[24] ANTONIOU A,RAYNAUD P,CORDI S,et al. Intrahepatic bile ducts develop according to a new mode of tubulogenesis regulated by the transcription factor SOX9[J]. Gastroenterology,2009,136(7):2325-2333.

[25] LEMAIGRE FP. Molecular mechanisms of biliary development[J]. Progress in Molecular Biology & Translational Science,2010,97(97):103-126.

[26] KIYOHASHI K,SEI KAKINUMA,AKIHIDE KAMIYA,et al. Wnt5a signaling mediates biliary differentiation of fetal hepatic stem/progenitor cells in mice[J]. Hepatology,2013,57(6):2502-2513.

[27] SHIN D,MONGA SPS. Cellular and molecular basis of liver development[J]. Comprehensive Physiology,2013,3(2):799-815.

[28] GORDILLO M,EVANS T,GOUONEVANS V. Orchestrating liver development[J]. Development,2015,142(12):2094-108.

[29] STRAZZABOSCO M,FABRIS L. Development of the Bile Ducts:Essentials for the Clotman F,Lemaigre FP. Control of hepatic differentiation by activin/TGFβ signaling[J]. Cell Cycle,2006,5(2):168-171.

[30] ZONG Y,PANIKKAR A,XU J,et al. Notch signaling controls liver development by regulating biliary differentiation[J]. Development,2009,136(10):1727.

[31] LOZIER J,MCCRIGHT B,GRIDLEY T. Notch signaling regulates bile duct morphogenesis in mice[J]. PLoS One,2008,3:e1851.

[32] TCHORZ J S,KINTER J,MÜLLER M,et al. Notch2 signaling promotes biliary epithelial cell fate specification and tubulogenesis during bile duct development in mice[J]. Hepatology,2009,50(3):871-879.

[33] LEMAIGRE FP. Mechanisms of liver development:concepts for understanding liver disorders and design of novel therapies[J]. Gastroenterology,2009,137:62-79.

[34] RAYNAUD P,CARPENTIER R,ANTONIOU A,et al. Biliary differentiation and bile duct morphogenesis in development and disease[J]. Int J Biochem Cell Biol,2011,43:245-256.

[35] WOODS A,HESLEGRAVE AJ,MUCKETT PJ,et al. LKB1 is required for hepatic bile acid transport and canalicular membrane integrity in mice[J]. Biochemical Journal,2011,434(1):49.

[36] TANIMIZU N,KANEKO K,ITOH T,et al. Intrahepatic bile ducts are developed through formation of homogeneous continuous luminal network and its dynamic rearrangement in mice[J]. Hepatology,2016,64(1):175.

[37] JUST PA,PONCY A,CHARAWI S,et al. LKB1 and notch pathways interact and control biliary morphogenesis[J]. Plos One,2015,10(12):e0145400.

［38］ TERADA T. Human fetal ductal plate revisited：II. MUC1，MUC5AC，and MUC6 are expressed in human fetal ductal plate and MUC1 is expressed also in remodeling ductal plate，remodeled ductal plate and mature bile ducts of human fetal livers［J］. International Journal of Clinical & Experimental Pathology，2012，6(4)：571-585.

［39］ TERADA T. Development of extrahepatic bile duct excluding gall bladder in human fetuses：histological，histochemical，and immunohistochemical analysis. ［J］. Microscopy Research & Technique，2014，77(10)：832-840.

［40］ KOHSAKA T，YUAN ZR，GUO SX，et al. The significance of human jagged 1 mutations detected in severe cases of extrahepatic biliary atresia［J］. Hepatology，2002，36(4)：904-912.

第四章

肝脏大体解剖结构

第一节　肝　脏　解　剖

　　肝脏是人体最大的实质性脏器,承担着复杂的生理功能,其位于右上腹,结构复杂。肝脏的左右径约 25.8cm,前后径约 15.2cm,上下径约 5.8cm。它由 2 个门、4 个管道、2 个系统、5 个叶组合而成,肝脏的组织柔软而脆弱,血运丰富。成人的肝脏平均重量男性为 1 230~1 450g,女性为 1 100~1 300g,约占体重的 1/40~1/50。

一、肝脏的分区

　　肝脏传统直观上可以按脐静脉裂和镰状韧带将肝脏天然地分成两个叶,即肝左叶和肝右叶,自左叶间裂将左半肝分为左内叶和左外叶,左段间裂将左外叶分为上下两段。肝右叶间裂将右半肝分为右前叶和右后叶,右段间裂又将右前叶、右后叶分别分成上下两段。肝脏的外科划分可以根据肝的主门静脉裂和脐静脉裂将其大致分为左半肝、右半肝和左叶、右叶。在此基础上,如阻断肝门或门静脉左支的血管,也可以根据各区域的变色情况将左半肝的各肝段和右半肝的各肝叶正确地划分出来。对于肝脏的划分也可以用超声检查的方法;另外,术中超声引导下门静脉分支注入色素后,可以在肝表面正确划出右半肝的各个肝段及分支血管的支配范围。

　　肝脏宏观可区分为右叶,左叶,方叶和尾叶。这种区分方法与节段性区分为八段(或者九段,如果第 4 段细分为Ⅳa 和Ⅳb)不一致。肝脏的右叶和左叶以主平面或 Cantile line 为界。Cantile line 得名于解剖学家 Sir James Cantile,他首次准确地描述了肝脏的分区。肝脏的左右两半再细分别以左右裂为界分为两部分。左右两裂大致与左右肝静脉位置一致。

　　目前,可以利用 Couinaud 系统描述肝脏的分段。该系统提供了包括肝移植在内的所有主要肝脏手术的基础,主要是根据血管和胆汁的关系而不是外部的表面解剖学。目前外科手术学遵循 Couinaud 分段法(图 4-1)。根据肝脏内门静脉和肝静脉的位置,将肝脏按"段"进行分区,以尾状叶作为第一段,将肝脏分为八段。每个肝段都有自己独有的血管(除了肝静脉)和胆道系统。每段均被 Glisson 膜延伸的纤维鞘包绕。肿瘤手术的肝部分切除术或肝移植均沿着这些肝段边界解剖而非传统的分叶巨视解剖,达到剩余肝脏的止血。Ⅰ段为尾状叶,其余肝段顺时针标注。Ⅱ段为左外叶上段,Ⅲ段为左外叶下段,Ⅳ段为左内叶,Ⅴ段为右前叶下段,Ⅵ段为右后叶下段,Ⅶ段为右后叶上段,Ⅷ段为右前叶上段。另一种命名法是由澳大利亚布里斯班的国际肝脏-胰腺-胆道协会科学委员会制定的,这个定义的目的是为了

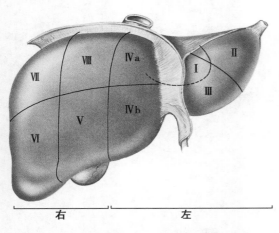

图 4-1　Couinaud 分段法

区别肝解剖学和手术学。这两种不同的定义在于后者对于左肝并没有根据左肝静脉分成两部分。左肝被定义为有一个外侧段（第Ⅱ段和第Ⅲ段）和内侧部分（第Ⅳ段）。左肝的分支上，由镰状韧带和脐裂之间的线组成。近期，我国中华医学会肝脏的分区方法是将肝脏依照 Cantile 线分为左右两半，右半肝沿右叶间裂分为右前叶和右后叶，后者分为上、下两段；左半肝沿左肝裂分为左内叶和左外叶，后者再分上、下两段。尾状叶单独分叶，并分成左右两段。

另外，山东省青岛大学附属医院的董蒨教授等，通过对 1 260 例数字化肝脏的门静脉血管形态、走行、支配肝脏区域进行分析，按照肝脏分段基本原则，将数字化肝脏分为 A、B、C、D 四种类型。除了占大部分的 A、B、C 型外，还有一定比例的 D 型，因此强调个性化的了解肝脏解剖对于精准肝切除具有重要意义。在此基础上进行归纳分析并为提出新的 Dong's 肝段分型体系，对于临床医师、医学生更加全面的认知肝脏解剖及指导精准肝切除手术具有重要意义。

Dong's 肝段分型：

1. 肝脏分段 A 型　根据门静脉主干及分支支配区域，A 型分为 8 段，共 537 例属于该类型，占 42.62%，其中Ⅰ段为尾状叶为主的区域，由二级门静脉血管的左右分支直接发出 3~6 支小的血管分支供应；Ⅱ、Ⅲ段由门静脉左支在三级分支后在肝左叶外上方和外下方分别发出四级门静脉分支；Ⅳ段为门静脉左支在三级分支后在左内叶发出四级门静脉分支供应；门静脉右支在二级分支后分为右前支与右后支。右前支分为两主支，由于两分支角度不同分为头侧支与尾侧支或腹侧支与背侧支，其中尾侧支与腹侧支供应区域为Ⅴ段，头侧支与背侧支供应区域为Ⅷ段；Ⅵ段为右后支在三级分支后向肝右叶外下方发出四级门静脉血管供应的区域；Ⅶ段为右后支在三级分支后向肝右叶外上方发出四级门静脉血管供应的区域。

2. 肝脏分段 B 型　根据门静脉主干及分支支配区域，B 型分为 9 段，共 464 例属于该类型，占 36.82%。其中Ⅰ段为尾状叶为主的区域，由二级门静脉血管的左右分支直接发出 3~6 支小的血管分支供应；Ⅱ、Ⅲ段由门静脉左支在三级分支后在肝左叶外上方和外下方分别发出四级门静脉分支。其供应的区域定为Ⅱ、Ⅲ段；Ⅳ段为门静脉左支在三级分支后在左内叶发出四级门静脉分支，其供应的区域定为Ⅳ段；门静脉右支在二级分支后分为右前支与右后支，右前支分为 3 主支，分别为尾侧支（P5）、头-背侧支（P8）、头-腹侧支（P9），供应区域对应为Ⅴ段、Ⅷ段、Ⅸ段；右后支在三级分支后向肝右叶外下方、外上方分别发出四级门静脉供应的区域分别为Ⅵ段、Ⅶ段。

3. 肝脏分段 C 型　肝右叶门静脉后支有时并没有分为明显的两支分别供应肝右叶外上方与外下方，而是以一条弓形主干发出 5~11 支呈扇形分布的门静脉分支供血肝脏右后区域，在行精准肝段切除时无法像 A、B 型那样单独切除Ⅵ段、Ⅶ段。占比不高，但具有重要的精准外科意义。合并 P8 门静脉者为 C-a 型（4.52%），同时合并 P8、P9 门静脉者为 C-b 型（3.57%）。

4. 肝脏分段 D 型　特殊变异型,共 157 例属于该类型,占 12.46%左右,包含较多特殊变异。较多见类型为门静脉主干分为右支与左支后自门静脉左支发出门静脉右前支;门静脉主干在肝门处呈三叉状分为左支、右前支和右后支;门静脉右前支呈花瓣状发出 4~8 支粗细近似的分支支配右肝内侧;门静脉右支分出 P7 门静脉后,自门静脉右前支发出 P6 门静脉;门静脉右前支为一支主干,扇形分出数支小分支;P2、P3 共干,自主干分出数支分支供应肝脏Ⅱ、Ⅲ段;门静脉右前支来自门静脉左支囊部等。

肝脏分型对于手术有指导作用,而肝脏周围的韧带对于肝脏有固定作用。包括:肝圆韧带、镰状韧带、冠状韧带和左右三角韧带等。肝圆韧带是脐静脉闭锁后形成的纤维索,自脐移行至脐切迹,经镰状韧带游离缘的两层腹膜之间到达门静脉左干的囊部与静脉韧带相连。镰状韧带将肝脏的膈面分为右大左小两部分,是左叶间裂在肝脏表面的标志。右冠状韧带的前后两叶之间有较大的间隙为裸区,左冠状韧带两叶之间距离很近。左右冠状韧带的前后页向外侧延伸,分别汇合成左右三角韧带,这两条韧带比较坚韧,尤其是左三角韧带比较宽厚,其内往往有血管和迷走胆管,肝脏切除时应予以妥善缝扎。

二、肝脏的动静脉系统

(一) 肝动脉

腹主动脉发出腹腔干分为肝总动脉、胃左动脉和脾动脉。其中肝总动脉发出胃十二指肠动脉后,延续为肝固有动脉,行走于胆总管左方,门静脉前方,其发出进入肝脏肝左、右动脉,肝右动脉从胆总管的后方穿过,很少在前方,到达右半肝,其中又分出胆囊动脉营养胆囊。

手术中要注意动脉的走行异常。有学者统计由肝固有动脉发出左右肝动脉的只占 67%;16%变异是由肝左动脉发自胃左动脉,或者直接起源于腹主动脉;17%的肝右动脉发自肠系膜上动脉,它在胰腺和十二指肠后方上行进入肝十二指肠韧带游离缘后到达肝脏;也有两种变异并存的情况,但起源于胃左动脉和起源于肠系膜上动脉的两条动脉同时存在的情况比较少见。此外,还有 5%的人像胚胎期一样,三条动脉同时存在。这种起源于腹腔动脉以外的肝动脉称为迷走肝动脉,如果肝脏没有起源于腹腔动脉的动脉供血时,此种异位起源的肝动脉称替代动脉,如果在常见肝动脉类型外,还有一支这种异位起始的动脉供应肝脏的一部分血流,这种肝动脉称副肝动脉。另外,肝固有动脉除发出左右肝动脉外,有 40%还发出肝中动脉,在肝外独立走行,一般认为其是营养左肝前叶的血管。

有学者应用影像学检查手段观察右侧肝动脉和其伴行的门静脉,测量其管径的直径,并计算右肝动脉直径与门静脉直径比。右侧肝动脉直径大于 1.5mm(敏感性 92%;特异性 87%;准确性 89%),或右肝动脉直径与门静脉直径的比值大于 0.45 的,可以提示存在胆道闭锁(敏感性 76%;特异性 79%;准确性 78%)。另外,有文献认为,年龄小于 30 天的胆道闭锁患儿肝动脉的直径远远小于年龄大于 30 天的患儿(84%)。这种肝动脉的扩大被认为是代偿性的,其病变发病机制仍不确定,可能与肝脏发生炎症纤维化有关。有学者发现在个别肝炎患儿中,也存在肝动脉的扩张(20%),可能这个肝动脉的继发性变化,是由于肝脏炎症造成的。

小儿肝移植时,由于儿童的体重相对较小、肝动脉口径较细,肝总动脉的细小可造成术后肝动脉供血不足,可能需要术中进行动脉血管搭桥。另外,由于婴幼儿肝动脉较细,容易形成肝动脉血栓。术后肝动脉血栓(hepatic artery thrombosis, HAT)一旦发生,临床上往往表现为转氨酶的急剧升高,彩超提示肝动脉血流速度降低或消失;一旦怀疑术后肝动脉血栓,应立即急诊行肝动脉造影以证实,动脉造影显示吻合口以上动脉不显影即可明确诊断。

（二）门静脉

门静脉系由肠系膜上静脉和脾静脉及其属支组成,收集腹盆腔除了肝脏外其他所有单一脏器的静脉血。门静脉内没有瓣膜。成人的门静脉长约8cm,通常起始于肠系膜上静脉和脾静脉,在胰腺颈部后汇合,存在广泛的变异,止于肝门部。门静脉有两层不同的肌肉层:内层相对薄,为环形,由平滑肌细胞构成;外层为纵行肌肉,带有丰富的血管滋养血管——结构类似胃肠道,门静脉直接供养。门静脉在肝门部比较有规律地分为右门静脉和左门静脉;左门静脉在其汇入肝实质之前供养尾叶和方叶,但是从门静脉主干到左右分支的分叉也有若干的变异。从胆囊回流的静脉汇入了门静脉的右分支。每段肝静脉都有门静脉特有分支供应。

门静脉的异常现象并非罕见,常见的是胰头前的异常位置(典型的与胆道闭锁综合征有关,又称十二指肠前门静脉)和一个与下腔静脉异常交通,这种交通可导致先天性门腔静脉分流。门静脉的异常一般以右支较多,15%可能性存在三支分叉。最特殊的异常是门静脉左右分叉部的缺如。也有学者报告128例移植患儿中,发现有41例(32.03%)患儿存在发育不全的门静脉。

为了对胆道闭锁患儿纤维斑块进行客观评价,有学者利用超声测量了门静脉右支前壁的厚度。纤维斑块阳性,右门静脉前壁回声的厚度大于4mm。另外,门静脉压力是评价婴儿是否有胆道闭锁的一个关键指标。根据潜在发病原因(如巨细胞病毒),其压力也有所变化。此外,门静脉压力与非侵入性的一些指数(如脾脏大小和天冬氨酸氨基转移酶/血小板指数比率)还具有一定的相关性,是评价胆道闭锁的预后以及发展成为门静脉高压的有效指标。

小儿肝移植时,移植术后门静脉血流量明显大幅度增加可能对移植肝功能有一定的损害,治疗及时可以逆转这种损害;尤其是伴有门静脉发育不良的胆道闭锁患儿,选择合适的门静脉吻合方式可以避免这种损害的发生。伴随门静脉血流量明显增加,肝动脉血流量有一定程度下降,来维持肝内血流动力学的相对平稳。

（三）肝静脉

肝静脉由肝左、中、右三支组成。肝右静脉在膈下1~1.5cm处汇入下腔静脉,为最长的一支肝静脉,90%肝右静脉单独注入下腔静脉。而80%以上的肝中、肝左静脉形成共干汇入下腔静脉。因此有学者建议在行肝左叶切除术时,注意避免损伤肝中静脉。也有资料统计,肝左、中、右静脉分别开口进入下腔静脉者占56.3%,肝中静脉与肝左静脉形成共干后进入下腔静脉者只占40.6%,而同时有4个开口于下腔静脉者占3.1%,其中另一开口为左后上缘静脉。另外还有直接汇入下腔静脉的分散的小肝静脉,临床上称为肝短静脉或肝背静脉系统。肝右静脉位于右叶间裂内,它主要收集来自肝右后叶(Ⅵ段、Ⅶ段)的血液,也回收部分肝右前叶(Ⅴ段、Ⅷ段)的血液。肝右静脉的分支类型、粗细和分布范围变化较大,与肝中静脉和右后侧肝静脉的关系密切,但是在外科手术中,由于肝右静脉位置比较深,术中容易造成难以控制的出血。肝中静脉位于正中裂内,接受来自左内叶和右前叶的血液,位置不深。有时,肝中静脉也接受来自右后叶下段的部分回血。肝左静脉本身不在肝左叶间裂内,而是与之呈锐角交叉,在裂内只是它的一个分支,它接受来自左外叶(Ⅱ段和Ⅲ段)的血流以及左内叶(Ⅳ段)的部分血流。

（四）下腔静脉

下腔静脉位于肝脏后方的腔静脉窝内,有许多来自肝右叶和尾状叶的肝短静脉直接进入下腔静脉,有些肝短静脉直径较粗。1981 年,Nakamura 博士将尾状叶的肝短静脉分为 3 类。下腔静脉通过下腔静脉韧带与尾叶和右肝叶保持着密切的关系。在下腔静脉后方,下腔静脉与右膈肌脚和右肾上腺在一起,右肾上腺有一些很短的静脉直接进入下腔静脉,膈静脉直接汇入下腔静脉。

三、胆管系统

肝脏的胆管系统分为肝内(图 4-2)和肝外胆管,肝门部的胆管成"T"形从门静脉上后方向走行。左、右肝管汇合处到各自 2 级分叉的主干的长度分别是:右侧(0.7±0.4)cm,左侧(1.3±0.5)cm。有学者研究,右后叶下段胆管大部分汇入右后叶支,少部分汇入右前下支。右前叶上段胆管 80% 汇入右前支,20% 汇入右后支。也有前段下段胆管大部分汇入右前支。除左右肝管外,其他的从肝发出的直接汇入肝总管、胆总管或胆囊管的肝管称为副肝管。一般副肝管的出现率在 10%~20% 左右,多数从右侧汇入肝总管。

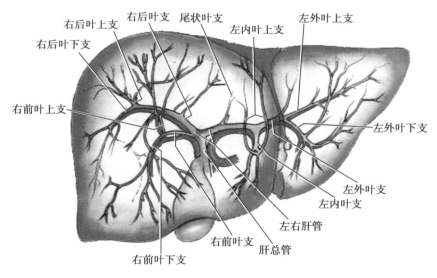

图 4-2 肝管系统

有学者研究,门静脉区胆管数量与面积比(BDP)代表 Kasai 手术胆汁流出的程度,是胆道闭锁预后的指标。另外,BDP 肝内胆管以盲端起自毛细胆管,最后汇合成肝内的肝左管和肝右管。应当注意的是,迷走胆管在切断而没有结扎三角韧带的时候是产生胆漏的一个原因。肝内胆管的变异还包括:肝右前叶和右后叶有 12% 共同汇合于肝左管,在手术时要十分注意。

如果经胆管造影证实胆道闭锁,则应行 Kasai 手术。这个手术是为了恢复从肝脏到近端小肠的胆汁引流。如果采取了肝门空肠引流手术,在未来数年或几十年内都不需要进行肝脏移植。从 1959 年开始的 Kasai 手术的历史文献显示,早期行 Kasai 手术(小于 3 个月)其存活率可达 35% 到 50%;而晚期(大于 3 个月)行 Kasai 手术时,其存活率只有 10%。

　　肝脏和胆道的发育和解剖结构(解剖来自于肝右叶胆道)有以下特点:一是体积和重量上右半肝要超过左半肝,引流的胆汁量相对较多,因此 Kasai 手术过程中如何引流右半肝的胆汁非常重要。肝门解剖时应注意这个特点,进行仔细查找,尽可能将右侧胆管或毛细胆管解剖出来。另一个特点,就是胆道的右前叶支也是注入左、右胆管的汇合部位;因此对于胆道闭锁的患儿解剖右前叶支的意义非常重要,如果手术过程中,进行精细或精准解剖,可以获得一定量的胆汁来缓解肝脏的淤胆压力。第三个特点是,从肝外胆道的走行情况看,右半肝的胆道较左半肝短,大约有一倍左右的差别;因此,Kasai 手术解剖左半肝胆道或毛细胆管相对容易一些,而右半肝相对差一些。这一点从临床上也可以得到证实,即肝门解剖时,左侧胆道或毛细胆管的胆汁相对容易获得,而右侧相对较差一些。

四、肝脏的神经支配

　　肝脏受腹腔神经丛、迷走神经前干的肝支和膈神经的分支支配,这些神经在肝固有动脉和门静脉周围形成肝丛,其中包括交感和副交感神经丛,多数神经纤维在肝门处进入肝内进行分布;右膈神经参与胆道的神经支配。

五、肝脏的淋巴回流

　　肝脏的淋巴回流为浅深两组淋巴网络组成。浅层的淋巴位于肝被膜内,分为膈面和脏面两部分。膈面的淋巴结注入膈上淋巴结、纵隔后淋巴结、胃左淋巴结和主动脉前淋巴结。脏面的淋巴结多注入肝门淋巴结。肝脏的深组淋巴分为升降两支,升支注入纵隔后淋巴结,降支注入浅组淋巴。

第二节　小儿肝脏结构特点

　　小儿肝脏和成人肝脏有自己特点,并不是成人肝脏的缩影,这个在业内已经达成共识。

一、小儿肝脏的投影

　　小儿肝的上界与成人差异不大,肝的下界随年龄减小逐步上移,肝的左端点逐渐移向内侧。有人认为,肝上界投影出生后位置较高(右锁骨中线为第 4 肋间隙),5 岁或 8 岁以后才降至第 5 肋间。

二、小儿肝脏的位置

　　肝脏占据了横膈下腹部右上象限的大部分,近乎完全被胸壁保护。体格检查可在右锁骨中线上进行肝脏边界的检查,正常肝脏下界范围为从第 5 肋间隙到肋弓下缘稍低。婴幼儿中,右肋弓下缘可明显触及是正常的。肝脏触诊和叩诊的范围可以通过以下内容来估算:<1 岁,4~5cm;1~5 岁,6~7cm;5~12 岁,8~9cm。苗华等学者研究了儿童肝脏后认为:新生儿肝相对较大,肝大部位于右季肋区、腹上区和右外侧区(100%),小部位于脐区(93.33%±4.56%)、左季肋区(86.67%±6.21%)和左外侧区(53.33%±9.11%)。出生后由于肝的增长速度相对变慢,下界下移。至学龄时,肝已接近成人的位置,即大部位于右季肋区和腹上区(100%),小部达左季肋区(66.67%±8.61%)和右外侧区(10.0%±5.48%)。

三、小儿肝脏的大小及重量

小儿的肝脏比例较成年人大，其与年龄成反比，年龄愈小，肝脏相对越大。随着年龄的增加，肝脏重量与体重之比逐渐减少，新生儿肝脏可以占腹腔体积的 2/5 左右，占体重的 4%，至成人时降至 2%。5 岁时小儿肝重约 650g，占体重的 3.3%；到青春期时，重约 1 200g，占体重的 2.5%~3.0%。多数儿童可在右侧肋弓下触及肝脏。肝脏与膈大部相贴，向前伸展至肋缘下方，向后可伸展距髂棘 1cm 处，肝脏左叶构成肝的 1/3，并覆盖在胃前壁的大部。在婴幼儿中，上腹部可触诊明显的肝脏左叶是正常的，但是在较大儿童则暗示存在病变。

小儿肝脏在胎儿时期，左叶较右叶小，随着时间的增长，其减少的比例得到改善，到足月新生儿时，左右肝的重量基本相等。小儿肝脏的再生能力远比成人旺盛，这一特点在新生儿尤为甚。到成年时，右半肝发育为新生儿的 9.2 倍，占绝对优势，而左半叶发育为新生儿的 6.5 倍，因此还是存在重量上和功能上的差异。另外，成年人肝的体积是新生儿的 10~11 倍，小儿随着身体的发育，生理需要增加，肝脏的增生能力逐渐增强。

四、小儿肝脏功能

肝脏是胎儿的造血器官，肝脏造血功能在出生前就已经停止，分泌酶的功能和合成功能在出生时尚未完全成熟。儿童肝脏代谢胆红素的负荷大于成人，产生相对过多，并且儿童胆红素与白蛋白联结运送的能力不足，血中白蛋白偏低，肝细胞摄取非结合胆红素的能力差，新生儿肝脏的葡糖醛酸转移酶不足，只有成人的 1%~2%，不能将非结合胆红素转变为结合胆红素，该酶在生后 1 周左右才开始增多，早产儿更晚，6~12 周后接近正常水平。新生儿胆红素生成增多，肝脏功能不成熟，易致血胆红素增高，临床易出现黄疸。小儿肝脏血管丰富，但肝细胞分化不全，肝功能较差，对感染等抵抗力差，反应特别敏感，肝功能指标反映肝脏的贮备功能。婴儿时期由于胆汁分泌较少，影响脂肪的消化与吸收。但是小儿肝细胞再生能力比较强，肝内结缔组织发育差，较少发生肝硬化。

（董　亮）

参 考 文 献

[1] LOWE MC, DANGELICA MI. Anatomy of hepatic resectional surgery[J]. Surg Clin North Am, 2016, 96(2): 183-195.

[2] COUINAUD C. Anatomic principles of left and right regulated hepatectomy: technics[J]. J Chir(Paris), 1954, 70(12): 933-966.

[3] STRASBERG SM. Nomenclature of hepatic anatomy and resections: a review of the Brisbane 2000 system[J]. J Hepatobiliary Pancreat Surg, 2005, 12(5): 351-355.

[4] MANZONI D, SPOTTI A, CARRARA B, et al. Anaesthesia for liver transplantation in two infants with an organic acidaemia[J]. Pediatr Transplant, 2006, 10(5): 623-628.

[5] NAKAMURA S, TSUZUKI T. Surgical anatomy of the hepatic veins and the inferior vena cava[J]. Surg Gynecol Obstet, 1981, 152(1): 43-50.

[6] KOGURE K, ISHIZAKI M, NEMOTO M, et al. Close relation between the inferior vena cava ligament and the caudate lobe in the human liver[J]. J Hepatobiliary Pancreat Surg, 2007, 14(3): 297-301.

[7] SKANDALAKIS JE, SKANDALAKIS LJ, SKANDALAKIS PN, et al. Hepatic surgical anatomy[J]. Surg Clin North Am, 2004, 84(2): 413-435.

［8］ DAVENPORT M,URE BM,PETERSEN C,et al. Surgery for biliary atresia—is there a European consensus ［J］. Eur J Pediatr Surg,2007,17(3):180-183.

［9］ OH M,HOBELDIN M,CHEN T,et al. The Kasai procedure in the treatment of biliary atresia［J］. J Pediatr Surg,1995,30(7):1077-1080.

［10］ HAYS DM,SNYDER WH. Life-span in untreated biliary atresia［J］. Surgery,1963,54:373-375.

［11］ HWANG SM,JEON TY,YOO SY,et al. Early US findings of biliary atresia in infants younger than 30 days ［J］. Eur Radiol,2018,28(4):1771-1777.

［12］ GU LH,FANG H,LI FH,et al. Preoperative hepatic hemodynamics in the prediction of early portal vein thrombosis after liver transplantation in pediatric patients with biliary atresia［J］. Hepatobiliary Pancreat Dis Int,2015,14(4):380-385.

［13］ SHALABY A,MAKIN E,DAVENPORT M. Portal venous pressure in biliary atresia［J］. J Pediatr Surg,2012,47(2):363-366.

［14］ DE MAGNÉE C,BOURDEAUX C,DE DOBBELEER F,et al. Impact of pre-transplant liver hemodynamics and portal reconstruction techniques on post-transplant portal vein complications in pediatric liver transplantation:a retrospective analysis in 197 recipients［J］. Ann Surg,2011,254(1):55-61.

［15］ 周显军,董蒨,朱呈瞻,等. 数字化重建技术在基于肝脏门静脉结构的肝段划分中的作用及意义［J］. 中华外科杂志,2018,56(1):61-67.

第五章

胆道闭锁发病的遗传学特点

胆道闭锁(biliary atresia,BA)是小儿胆汁淤积最常见的原因。全世界范围内新生儿发病率约为1/8 000~15 000,但各地区差异很大,亚洲人群高发,明显高于欧美地区报道的发病率。目前已报道的发病率最高的是波利尼西亚人,高达33.5/100 000活婴。这些研究表明胆道闭锁存在明显的种族差异,其发生与遗传背景相关。

一、胆道闭锁与遗传

胆道闭锁是小儿外科比较常见的胆道梗阻性疾病,其病因和发病机制尚不明确。胆道闭锁病例多为散发,虽有在同一家庭发生的报道,包括一例母亲胆道闭锁遗传给孩子的报道,但较少发生家族聚集现象,这与胆道闭锁双胎研究(特别是同卵双胞胎)的结果一致,揭示胆道闭锁并不符合严格的孟德尔遗传定律。然而,各地区之间的稳定发病率及种族差异,又提示该病存在一个明显的遗传倾向,且已有研究证实偏侧性缺陷和胆道闭锁动物模型与基因异常相关。

胆道闭锁临床上可分为两大类型:胚胎型(先天因素)和围生期型(获得因素)。只有约20%患儿出生时即有肝胆系统形态学异常,他们往往在出生前就可以检测到胆道系统的异常变化,如Hinds等对194例BA患儿产前超声的研究发现其中9例曾诊断为胆道囊性畸形(4.6%)。这些出生时即有肝胆系统形态学异常患儿又常伴有多脾或无脾、心血管缺损、内脏转位、肠旋转不良、门静脉和肝动脉先天异常等多发畸形。现认为这些先天异常是胚胎期形成的,因此认为此类胎儿型胆道闭锁可能与染色体异常、胆管发育调控基因和或决定内脏位置的基因突变有关。

约80%的胆道闭锁患儿为围生期型,出生时胆道系统未见形态学异常,而于生后在某些特定环境因素的刺激下肝内外胆管发生进行性炎性病变和纤维化,尽管可以通过肝肠吻合术重建胆汁排泄途径,但肝内胆管炎症及纤维化仍在进展,大部分患儿最终导致胆汁淤积性肝硬化,50%以上的胆道闭锁患儿最终需要肝移植。现认为这类围生期的胆道闭锁可能与某些炎症、免疫等调控基因的异常表达有关,这类患儿可能存在某些遗传易感因素。

二、胆道闭锁的细胞遗传学

Leyva-Vega等通过对35例胆道闭锁患者55万个基因组DNA缺失或重复的SNP位点拷贝数变异(genomic copy number variation,CNV)的研究发现2个无关男性患者的2号染色体长臂 3 区 7 带 3 亚带（2q37.3）有一个 1.76Mb 杂合缺失，而在 2 026 个对照者中未见。推测这些患者共有的 1.76-Mb 缺失（含包括 AGXT 在内的 30 个基因）可能存在着一个发育成胆道闭锁的易感因子。

英国 Allotey 等报道 5 例有明显先天性胆管异常（4 例胆道闭锁）婴儿伴有 22 号染色体不同形式的异常，2 例有典型的猫眼综合征（cat-eye syndrome），2 例有 22 号染色体部分重复，1 例是 22-三体的嵌合体。故认为可能有潜在的遗传因素对 BA 发病有影响。

机体内含有少量其他个体来源的细胞或 DNA 成分称为微嵌合体（Microchimerism），胎源性细胞或 DNA 成分在母体妊娠过后仍长期存在于母体血循环中，呈现微嵌合体现象。目前认为这些微嵌合体可能导致某些疾病的发生。有学者在 BA 中检测到母体微嵌合状态（Maternal Microchimerism）的存在，提示由此导致的免疫反应可能参与 BA 的发生。另外的一项研究则发现在 BA 的肝细胞中，存在着大量的母体嵌合的 CD8[+]T 淋巴细胞，进一步提示母体的免疫损伤可能在 BA 的发病中起重要作用。最近的一项研究表明，尽管在 BA 患儿的外周血中发现了母源性细胞，但在淋巴结中未发现微嵌合体的存在，该结果对这一假说提出了挑战。

三、胆道闭锁的遗传易感基因

尽管胆道闭锁不属于孟德尔遗传病，但通常认为胆道闭锁患儿可能存在某些易感基因，现将近年研究较多的与胚胎结构发育相关的易感基因和与感染免疫相关的易感基因介绍如下。

胚胎的原始器官（胚基）在迁移、变形及合并等形成正常内脏器官的发育过程中如有任何一个步骤被干扰，胎儿的内脏器官则会出现不同程度和不同表现的异常。大约 10% 的 BA 患儿伴发其他先天畸形，多属于左-右轴（left-right axis）畸形。动物模型已经显示左-右轴的畸形会影响胆道的发育。研究发现编码 CRYPTIC 蛋白的 CFC1 基因在建立左-右轴方面起着重要作用，因此与一些内脏异位有关。Bamford 等通过研究内脏异位患者 CFC1 基因，发现 CFCl 基因的功能性突变与人类左右偏离缺陷有关。Davit-Spraul 等也从 10 例胆道闭锁伴脾畸形患者中发现 5 例 CFC1 基因第 5 外显子 Ala145Thr（c.433G>A）杂合错义突变，其发生频率是对照组的两倍。胆道闭锁脾畸形综合征（Biliary atresia splenic malformation syndrom，BASM）的患者出现一些类似于纤毛疾病的表型，纤毛疾病是一组由编码纤毛蛋白的基因异常导致的遗传异质性疾病。纤毛蛋白有助于脊椎动物左-右轴的建立，并在多种细胞中表达，包括在胆管细胞表面，纤毛有助于胆汁的流动及胆管的形成。此外，有研究通过恒河猴轮状病毒诱导小鼠胆道闭锁模型，发现肝外胆管细胞中的初级纤毛大量丢失，证实了 BA 患儿肝外胆管的病理表现。胆管细胞纤毛功能或发育异常是否是胆道闭锁的基础仍然需要进一步的遗传学及免疫学分析。

近年来发现了一些与传统遗传方式不同的疾病，如 Bardet-Biedl 综合征，一种存在临床异质性的纤毛疾病，以寡基因方式遗传，突变存在多个基因上并相互作用而产生临床表型。胆道闭锁的多种表型可能和基因与基因的相互作用或异位显性相关。非孟德尔遗传同样可见于 Alagille 综合征，由 JAG1 或其受体基因 NOTCH2 单倍体不足造成。

有研究表明后天发病的胆道闭锁患儿可能存在某种遗传缺陷，导致机体对未知病原体的易感性增强,外来物质诱导刺激免疫细胞而激活先天性免疫系统,该系统与获得性免疫系统共同作用导致胆道闭锁的发生和进展。

HLA 分子是免疫系统的重要组成部分,有人认为它也是参与胆道闭锁免疫反应的重要成分。但 Donaldson 等研究 101 例胆道闭锁患儿和 134 例健康对照的 HLA A、HLA B、DRB1、DQA1、DQB1、DPB1 和白细胞介素-1 基因家族、白细胞介素 10 基因启动子序列、肿瘤坏死因子 α 启动子等基因多态性,结果显示两组间各基因型的比较没有任何统计学差异,他们认为胆道闭锁与 HLA 不相关,白细胞介素-1、白细胞介素 10 基因、肿瘤坏死因子等炎性因子基因多态性不是该病的危险因素。Lee 等经检测 53 例患胆道闭锁的中国台湾儿童和 904 例健康对照白介素 4 基因 (interleukin 4,IL-4) 的 -590 C/T、-33 C/T、和 8375 A/G 多态性位点,比较 IL-4 基因变异体的基因型、等位基因、携带者和单倍体频率,其结果显示 IL-4 基因多态性与胆道闭锁无关。Lee 等还曾对 50 例中国台湾地区 BA 患儿和 1 117 例健康个体的白介素-18 基因(interleukin-18,IL-18)的 -1297 T/C、-607 C/A、-137 G/C 和 $+105$ A/C 多态性位点进行研究,结果显示二组间的 IL-18 基因型、等位基因频率、携带者和单倍体频率等均无统计学显著差异。数据提示 IL-18 不是中国台湾地区 BA 儿童的主要遗传因素。另外,Lee 等还研究 50 例胆道闭锁患儿和 788 健康个体的 γ 干扰素(interferon gamma,IFN-γ)IFNG 基因 -1615 C/T、-183 G/T、$+874$ A/T 和 $+2197$ A/G 多态性位点,结果显示两组这些位点的不同基因型和等位基因频率无显著差异。

Shih 等为了观察内毒素受体基因 CD14 和肿瘤坏死因子基因 TNF-alpha 启动子区单核苷酸多态性与胆道闭锁、自发性新生儿期胆汁淤积的相关性,研究了 90 例胆道闭锁和 28 例自发性新生儿期胆汁淤积患者,以及 42 例成人乙型病毒肝炎相关肝硬化和 143 例健康儿童作为对照。结果发现胆道闭锁患者组和自发性新生儿期胆汁淤积患者组 CD14-159 启动子多态性位点 T 等位基因频率(61.7%,67.9%)和 T/T 基因型频率(42.2%,53.6)明显增高,而 TNF-alpha-308 启动子多态性与 BA 患者无关。提示 CD14-159 单核苷酸多态性可能是胆道闭锁和自发性新生儿期胆汁淤积的易感因素。Chou 等研究显示早期胆道闭锁患者肝脏 CD14 mRNA 的表达和血浆可溶性 CD14 浓度显著高于晚期胆道闭锁患者,然而血浆内毒素水平无论在早期胆道闭锁还是晚期胆道闭锁患者都显著高于正常对照组。提示可能在胆道闭锁形成早期内毒素刺激肝细胞生成 CD14 以便清除内毒素,然而在胆道闭锁晚期内毒素信号可能诱导肝损伤破坏可溶性 CD14 的合成。

细胞间黏附分子-1(intercellular adhesion molecule-1,ICAM-1)对各种炎性反应进程都十分重要,它损伤炎症应答。人类 ICAM 基因是位于 19 号染色体上的单拷贝基因,含有两个多态性位点,即位于第 4 外显子的 G241R 和位于第 6 外显子的 K469E。Vejchapipat 等研究发现 ICAM-1 基因型 K469E 及其等位基因在 83 例胆道闭锁患儿组和 115 例正常对照组人群没有明显的差异。Arikan 等对 19 例平均年龄 1 岁的 BA 患者、38 例慢性肝病(chronic liver disease,CLD)和 123 例健康对照的 ICAM 基因型研究发现,BA 患者组 ICAM 基因 G242R 的 A 等位基因频率明显高于 CLD 组和健康对照组。单变量分析显示 ICAM 基因 G241R 多态性位点与 BA 显著相关,提示 ICAM-1 的 241R 多态性位点与胆道闭锁有明显的相关性。

巨噬细胞游走抑制因子(migration inhibitory factor,MIF)是多效淋巴细胞和巨噬细胞的细胞因子,MIF 在一些炎性疾病中表达增强,可能在先天免疫中起重要作用。Arikan 等研究

18 例平均年龄 1 岁诊断为 BA 的患者、36 例慢性肝病患者和 103 例健康对照的 MIF 基因 173G/C 多态性对 BA 易感性的作用,结果发现 BA 患者组 MIF-173C 等位基因频率显著高于其他二组。单变量分析显示 MIF-173G/C 基因型与 BA 显著相关(GC genotype,OR = 6,95% CI 2.8~11.5,$P = 0.000$),提示 MIF 基因的-173C 等位基因可能与 BA 的易感性有关。

　　随着基因芯片技术及生物信息学的发展为研究分子与分子间复杂的相互作用提供了新手段。赵瑞等利用约含 48 000 个人类基因的表达谱芯片对 9 例胆道闭锁和 2 例 3 个月内发病的胆总管囊肿患儿的肝活检标本进行基因表达谱的研究,经显著性基因表达趋势及信号通路分析显示在胆道闭锁的发病过程中大量促炎症的细胞因子表达,涉及的显著性通路主要为细胞凋亡调控、细胞基质代谢以及细胞黏附、花生四烯酸类物质的合成。推测持续的炎症反应导致肝脏淤胆、损伤以及细胞基质的重建,最终引起肝脏硬化。同时发现胆道闭锁中肿瘤亮氨酸拉链下调基因(leucine zipper down-regulated in cancer,LDOC1)的表达较胆总管囊肿明显增高($P = 0.021$),提示 LDOC1 基因在胆道闭锁形成过程中可能起关键调控作用。LDOC1 基因位于 Xq27,含一个类亮氨酸拉链的基序和一个富含脯氨酸区,被认为是一个肿瘤抑制基因,其编码的蛋白在正常组织及肿瘤细胞系都广泛表达,与早期细胞凋亡有关。推测 LDOCl 基因可能通过核因子-κB(nuclear factor kappa B,NF-kappa B)信号通路参与调节转录子的应答,以调控胆道上皮的凋亡和损伤。

　　胆道闭锁是以肝内/肝外胆管进行性炎症和纤维性梗阻为特征,从而导致胆汁淤积以及进行性肝纤维化和肝硬化,不明原因的胆汁性肝硬化也是导致新生儿胆管切开术和儿童肝移植最常见的原因。Huang 等通过研究胆道闭锁患者肝组织样本 DLK 基因(Delta-like homologue),发现 DLK1 基因在胆道闭锁的早期表达增强,而在疾病的后期表达减低。DLK1 蛋白主要分布在活化的肝星状细胞中,而肝星状细胞是参与肝纤维化的重要细胞。推测 DLK1 蛋白可能会促进肝星状细胞转化为成肌纤维细胞,引起肝纤维化。

　　香港大学 Garcia-Barcelo 等为 200 个中国胆道闭锁患者和 481 个种族配对对照个体,用全基因组关联分析的方法(genome-wide association study,GWAS)在近 50 万个单核苷酸多态性(SNP)中查找胆道闭锁易感基因。结果发现有 10 个 SNP 位点与胆道闭锁相关。然后针对这 10 个位点基因型,以另 124 例胆道闭锁患者和 90 例正常对照为验证对象进行分析,发现其中最高度相关的是位于 10q24.2 上的一个与炎性介质代谢有关的可溶性 X-脯氨酰氨肽酶 P1 基因[X-prolyl aminopeptidase(aminopeptidase P)1,XPNPEP1]下游和内收蛋白 3 基因(adducin 3,ADD3)间的 SNP rs17095355 位点。该位点为 C/T 转换,产生 2 个或断裂为 3 个转录因子结合位点(transcription factor binding site,TFBS),T 为与胆道闭锁关联的等位基因。该研究显示胆道闭锁的发生可能受包括 XPNPEP1 和 ADD3 基因在内的 129kb 区域内 DNA 变异的影响,而与之最相关的 SNP rs17095355 就坐落在该基因间区域。XPNPEP1 遗传缺陷可能会导致胆道闭锁炎症反应控制的失调。内收蛋白 3 在肝细胞内和胆管上皮细胞内表达,与组装细胞-细胞之间血影蛋白-肌动蛋白-膜蛋白的网络结构有关。有缺陷的 ADD3 可能会导致肌动蛋白和肌球蛋白过度沉积,促进胆管纤维化。对一汉族人群 BA 患儿的深度测序研究发现 5 个 SNP 位点与胆道闭锁相关,其基因型与 ADD3 蛋白表达量下降有关。一个在高加索人群中的 GWAS 研究表明,在 ADD3 的第一内含子区域存在 SNP 位点与胆道闭锁相关,尽管其基因型与 ADD3 蛋白表达无关。

在一个独立的 BA 队列研究中,通过 DNA 拷贝数全基因组关联分析发现了另一个潜在胆道闭锁易感区域,位于染色体 2q37.3。磷脂酰肌醇蛋白聚糖 1(glypican 1,GPC1)是该区域的唯一基因。尽管之前没有 GPC1 与肝发育或功能相关的报道,但磷脂酰肌醇家族成员参与了肝细胞和胆管细胞的多种信号及发育通路。作者在 BA 患者的胆管细胞中检测到 GPC1 表达变异,同时通过斑马鱼模型证实基因敲除 GPC1 可导致胆管异常。

个体的遗传差异可以极大地影响疾病的严重程度,尽管胆道闭锁存在表型基因异质性,到目前为止尚未发现能够预测 HPE 术后转归的基因。一些研究者认为与胆道功能相关的基因如 A1AT、JAG1 及 CFTR 可能与基因修饰相关。

在过去的 10~15 年里,已经积累了大量的证据,表明肝脏有很强的处理胆汁负荷的能力,从细胞膜到细胞质通过改变核转录来处理胆汁,特别是通过核受体家族成员,如胆汁酸受体基因。然而这一能力在胆汁淤积性肝脏疾病的患者身上如胆道闭锁,显得不足,提示可能存在补偿机制失常,与非生理性压力有关。

四、胆道闭锁相关基因的 DNA 甲基化问题

DNA 甲基化是 DNA 最常见化学修饰的一种形式,能在不改变 DNA 序列的前提下,改变遗传的现象。目前认为其可能参与调控多种生物学过程,包括基因转录、X 染色体的活化、基因印记和染色体的修饰。DNA 甲基化改变可由药物、毒素和遗传缺陷诱导。Matthews 等的实验研究证明由遗传或药物抑制斑马鱼幼虫 DNA 甲基化可造成其肝内胆汁输送障碍和 γ 干扰素-应答基因(IFNγ-responsive genes)活化,使之形成胆道闭锁(BA)特性。糖皮质激素治疗可使由 DNA 甲基化抑制产生的胆汁缺乏(biliary defects)现象逆转。与其他婴儿期胆汁淤积疾病比较 BA 患者胆管细胞 DNA 甲基化明显减少,故提出 BA 可能的新机制,提示 DNA 甲基化的抑制、IFN-γ 信号通路的激活及 BA 之间可能存在一定的因果联系。同时发现,在人类 BA 患者的肝组织中 DNA 甲基化水平较正常肝组织低,进一步支持 DNA 低甲基化可能与 BA 发病有关。董瑞等研究发现 BA 患儿 CD$^+$T 细胞的淋巴细胞功能相关抗原基因(lymphocyte function-associated antigen 1,ITGAL)启动子区存在高甲基化状态,并对 mRNA 表达产生影响。提出 CD$^+$T 细胞 ITGAL 基因启动子区的高甲基化可能是宿主对病毒易感性增加的主要因素。最近,Zenobia C. Cofer 应用甲基化微阵列芯片的方法发现了一些新的基因的甲基化改变与 BA 相关,如 ARHGEF10、ADAP1、RAP1GAP、ZEB2、PRICKLE4 和 PDGFA 等。其中甲基化变化最大的区域靠近 PDGFA 基因,编码血小板衍化生长因子(PDGF)。PDGF 在肌成纤维细胞活化和纤维生成过程中起重要作用,PDGFA 基因甲基化的减少可能通过多种机制导致 BA 的发生。

综上所述,胆道闭锁发病机制至今未明。肝胆管先天发育异常患儿多与细胞遗传学有关,后天发病的患儿可能自身存在某些遗传易感基因,在胆道系统发育的关键时期遭遇外来因素打击(病毒、毒素等环境因素)时,机体免疫系统被异常激活,免疫功能的失调促进疾病进行性恶化。总之,胆道闭锁可能是遗传与环境因素相互作用的结果,患者免疫遗传易感性可能是进行性炎症和硬化过程的关键。

(舒剑波)

参 考 文 献

［1］AKIZU N，SILHAVY JL，ROSTI RO，et al. Mutations in CSPP1 lead to classical Joubert syndrome［J］. Am J Hum Genet，2014，94：80-86.

［2］ALLOTEY J，LACAILLE F，LEES MM，et al. Congenital bile duct anomalies（biliary atresia）and chromosome 22 aneuploidy［J］. J Pediatr Surg，2008，43（9）：1736-1740.

［3］ANNEREN G，MEURLING S，LILJA H，et al. Lethal autosomal recessive syndromewith intrauterine growth retardation，intra-and extrahepatic biliary atresia，and esophageal andduodenal atresia［J］. Am J Med Genet，1998，78：306-307.

［4］ARIKAN C，BERDELI A，KILIC M，et al. Polymorphisms of the ICAM-I gene are associated with biliary atresia［J］. Dig Dis SCi，2008，53（7）：2000-2004.

［5］ARIKAN C，BERDELI A，OZGENC F，et al. Positive association of macrophage migration inhibitory factor gene-173G/C polymorphism with biliary atresia［J］. J Pediatr Gastroenterol Nutr，2006，42（1）：77-82.

［6］BAMFORD RN，ROESSLER E，BURDINE RD，et al. Loss-of-function mutations in the EGF-CFC gene CFCl are associated with human left-right laterality defects［J］. Nat Genet，2000，26（3）：365-369.

［7］BOON M，SMITS A，CUPPENS H，et al. Primary ciliary dyskinesia：critical evaluation of clinical symptoms and diagnosis in patients with normal and abnormal ultrastructure［J］. Orphanet J Rare Dis，2014，9：11.

［8］BURGERS WA，BLANCHON L，PRADHAN S，et al. Viral oncoproteins targetthe DNA methyltransferases ［J］. Oncogene，2007，26（11）：1650-1655.

［9］CHARDOT C，BUET C，SERINET MO，et al. Improving outcomes of biliary atresia：French national series 1986-2009［J］. J Hepatol，2013，58（6）：1209-1217.

［10］CHENG G，TANG CS，WONG EH，et al. Common genetic variants regulating ADD3 gene expression alter biliary atresia risk［J］. J Hepatol，2013，59：1285-1291.

［11］CHIU CY，CHEN PH，CHAN CF，et al. Biliary atresia in preterm infants in Taiwan：a nationwide survey［J］. J Pediatr，2013，163（1）：100-103. e1.

［12］CHOU MH，CHUANG JH，ENG HL，et al. Endotoxin and CD14 in the progression of biliary atresia［J］. Journal of Translational Medicine，2010，8：138.

［13］CHUANG JH，CHOU MH，WU CL，et al. Implication of Innate Immunity in the Pathogenesis of Biliary Atresia［J］. Chang Gung MedJ，2006，29（3）：240-225.

［14］CHU AS，RUSSO PA，WELLS RG. Cholangiocyte cilia are abnormal in syndromic and non-syndromic biliary atresia［J］. Mod Pathol，2012，25：751-757.

［15］CUI S，LEYVA-VEGA M，TSAI EA，et al. Evidence from human and zebrafish that GPC1 is a biliary atresia susceptibility gene［J］. Gastroenterology，2013，144：1107-1115.

［16］DAVIT-SPRAUL A，BAUSSANC，HERMEZIB，et al. CFC1 Gene Involvement in Biliary Atresia WithPolysplenia Syndrome［J］. Journal of Pediatric Gastroenterology and Nutrition，2008，46（1）：111-112.

［17］DONALDSON PT，CLARE M，CONSTANTINI PK，et al. HLA and cytokine gene polymorphisms in biliary atresia［J］. Liver，2002，22：213-219.

［18］EDOM PT，MEURER L，DA SILVEIRATR，et al. Immunolocalization of VEGF A and its receptors，VEGFR1 and VEGFR2，in the liver from patients with biliary atresia［J］. Appl Immunohistoche Mol Morphol，2011，19（4）：360-368.

［19］ENGELMANN C，MAELZER M，KREYENBERG H. Absence of Maternal Microchimerism in Regional Lymph Nodes of Children With Biliary Atresia［J］. J Pediatr Gastroenterol Nutr，2016，62（6）：804-807.

［20］　GARCIA BARCELO MM，YEUNG MY，MIAO XP，et al. Genome-wide association study identifies asuscepti-bility locus for biliary atresia on 10q24. 2［J］. Human Molecular Genetics，2010，19（14）：2917-2925.

［21］　GIRARD M，JANNOT AS，BESNARD M，et al. Biliary atresia：does ethnicity matter［J］. J Hepatol，2012，57（3）：700-701.

［22］　GUNASEKARAN TS，HASSALL EG，STEINBRECHER UP，et al. Recurrence of extrahepatic biliary atresia intwo half sibs［J］. Am J Med Genet，1992，43：592-594.

［23］　HINDS R，DAVENPORT M，MIELI-VERGANI G，et al. Antenatal presentation of biliary atresia［J］. J Pediatr，2004，144（1）：123-125.

［24］　HORANI A，BRODY SL，FERKOL TW. Picking up speed：advances in the genetics of primary ciliary dyski-nesia［J］. Pediatr Res，2014，75：158-164.

［25］　HYAMS JS，GLASER JH，LEICHTNER AM，et al. Discordance for biliary atresia in two sets of monozygotic twins［J］. J Pediatr，1985，107：420-422.

［26］　HUANG CC，CHUANG JH，HUANG LH，et al. The human Deltalikehomologue is implicated in the progres-sion of liver fibrosisin biliary atresia［J］. J Pathol，2004，202（2）：172-179.

［27］　HUANG YH，HUANG CC，CHUANG JH，et al. Upstream stimulatory factor 2 is implicated in the progression of biliary atresia by regulation of hepcid in expression［J］. J Pediatr Surg，2008，43（11）：2016-2023.

［28］　JAEQUERNIN E，CRESTEIL D，RAYNAUD N，et al. CFCI gene mutation and biliary atresia with polysplenia syndrome［J］. J PediatrGastroenterol Nutr，2002，34（3）：326-327.

［29］　KARPEN SJ，TRAUNER M. The new therapeutic frontier nuclear receptors and the liver［J］. J Hepatol，2010，13：455-462.

［30］　KARPEN SJ. Nuclear receptor regulation of hepatic function［J］. J Hepatol，2002，36：832-850.

［31］　KENNEDY MP，OMRAN H，LEIGH MW，et al. Congenital heart disease and other heterotaxic defects in a large cohort of patients with primary ciliary dyskinesia［J］. Circulation，2007，115：2814-2821.

［32］　KOBAYASHI K，KUBOTA M，OKUYAMA N，et al. Mother-to-daughteroccurrence of biliary atresia：a case report［J］. J Pediatr Surg，2008，43：1566-1568.

［33］　LEE HC，CHANG TY，YEUNG CY，et al. Genetic variability of interleukin4 gene in Taiwanese children with biliary atresia［J］. Cytokine，2012，57（3）：402-405.

［34］　LEE HC，CHANG TY，YEUNG CY，et al. Association of polymorphisms in the interleukin-18 gene with sus-ceptibility to biliary atresia［J］. JPGN，2011，52（5）：607-611.

［35］　LEE HC，CHANG TY，YEUNG CY，et al. Association of interferon-Gamma gene polymorphismsin Taiwanese children with biliary atresia［J］. J ClinImmunol，2010，30：68-73.

［36］　LEE HC，CHANG TY，YEUNG CY，et al. Genetic Variation in the vascular endothelial growth factor gene is associated with biliary atresia［J］. J Clin Gastroenterol，2010，44（2）：135-139.

［37］　LEYVA-VEGA M，GERFEN J，THIEL BD，et al. Genomic alterations in biliary atresia suggest region of po-tential disease susceptibility in 2q37. 3［J］. Am J Med Genet，2010，152A：886-895.

［38］　LIVESEY E，CORTINA BORJA M，SHARIF K，et al. Epidemiology of biliary atresia in England and Wales（1999-2006）［J］. Arch Dis Child Fetal Neonatal Ed，2009，94（6）：F451-455.

［39］　MACK CL. The pathogenesis of biliary atresia：evidence for a virus-induced autoimmune disease［J］. Semi-nars in Liver Disease，2007，27（3）：233-242.

［40］　MACK CL，SOKOL RI. Unraveling the pathogenesis and etiology of biliary atresia［J］. Pediatr Res，2005，57：87-94.

［41］　MACK CL，TUCKER RM，SOKOL RJ，et al. Armed CD4+ Th1 effector cells and activatedmacrophages participate in bile duct injury in murine biliary atresia[J]. Clin Immunol,2005,115:200-209.

[42] MATTHEWS RP,EAUCLAIRE SF,MUGNIER M,et al. DNA hypomethylation causes bile duct defects in zebrafish and is a distinguishing feature of infantile biliary atresia[J]. Hepatology,2011,53(3):905-914.

[43] MORGUTTI M,DEMORI E,PECILE V,et al. Genomic organization and chromosome mapping of the human homeobox gene HHEX Cytogenet[J]. Cell Genet,2001,94:30-32.

[44] OZCELIKC,BIT-AVRAGIM N,PANEK A,et al. Mutations in the EGF-CFC gene Cryptic are infrequent cause of congenital heart disease[J]. Pediatr Cardiol,2006,27(6):695-698.

[45] POOVORAWAN Y,CHONGSRISAWAT V,TANUNYTTHAWONGSE C,et al. Extrahepatic biliary atresia in twins:zygosity determination by short tandem repeat loci[J]. J Med Assoc Thai,1996,791:S119-124.

[46] ROCK N,MCLIN V. Liver involvement in children with ciliopathies[J]. Clin Res Hepatol Gastroenterol,2014,38:407-414.

[47] SCHREIBER RA,BARKER CC,ROBERTS EA,et al. Biliary atresia:the Canadian experience[J]. J Pediatr,2007,151(6):659-665.

[48] SCHÖN P,TSUCHIYA K,LENOIR D,et al. Identification,genomic organization,chromosomal mapping and mutation analysis of the human INV gene,the ortholog of a murine gene implicated in left-right axis development and biliary atresia[J]. Hum Genet,2002,110:157-165.

[49] SILVEIRA TR,SALZANO FM,HOWARD ER,et al. Extrahepatic biliary atresia and twinning[J]. Braz J Med Biol Res,1991,24:67-71.

[50] SMITH BM,LABERGE JM,SCHREIBER R,et al. Familial biliary atresia in three siblings including twins[J]. J Pediatr Surg,1991,26:1331-1333.

[51] SOKOL RI,MACK C,NARKEWCZ MR,et al. Pathogenesis and outcome of biliary atresia:Current concepts[J]. J PediatrGastroenterolNutr,2003,37:4-21.

[52] SHIH HH,LIN TM,CHUANG JH,et al. With biliary atresia and idiopathic neonatal cholestasis promoter polymorphism of the CD14 endotoxin receptor gene is associate[J]. Pediatrics,2005,116(2):437-441.

[53] TIAO MM,TSAI SS,KUO HW,et al. Epidemiological features of biliary atresia in Taiwan,a national study 1996-2003[J]. J Gastroenterol Hepatol,2008,23(1):62-66.

[54] VEJCHAPIPAT P,JIRAPANAKORN N,THAWOMSUK N,et al. There is no association between K469E lCAM-1 gene polymorphism and biliary atresia[J]. World J Gastroenterol,2005,11(31):4886-4890.

[55] VEJCHAPIPAT P,CHONGSRISAWAT V,CHIRATHAWORN C,et al. Analysis of connective tissue growth factor promoter polymorphism in thai children with biliary atresia[J]. J Med Assoc Thai,2007,90(2):251-257.

[56] WADA H,MURAJI T,YOKOI A,et al. Insignificant seasonal and geographical variation in incidence of biliary atresia in Japan:a regional survey of over 20 years[J]. J Pediatr Surg,2007,42(12):2090-2092.

[57] WARE SM,PENG J,ZHU L,et al. Identification and functional analysis of ZIC3 mutations in heterotaxy and related congenital heart defects[J]. Am J Hum Genet,2004,74:93-105.

[58] WATSON MR,KAREN WK,GIELING RG,et al. NF-κB is a critical regulator of the survival of rodent and human hepatic myofibroblasts[J]. Journal of Hepatology,2008,48(4):589-597.

[59] YUAN S,SUN Z. Expanding horizons:ciliary proteins reach beyond cilia[J]. Annu Rev Genet,2013,47:353-376.

[60] 董瑞,赵瑞,郑珊,等.胆道闭锁患儿外周血 T 细胞 ITGAL 基因启动子区甲基化状态及其 mRNA 表达[J].中国循证儿科杂志,2011,6(3):220-224.

[61] 方燕彬,李索林,徐伟立.先天性胆道闭锁发病机制的研究进展[J].中华肝胆外科杂志,2014,8(20):

612-616.

[62] 黄磊,魏明发.胆道闭锁的基因学研究进展[J].中华小儿外科杂志,2007,28(4):216-218.

[63] 侯文英,吴建新,李龙,等.同源异形盒基因 HEX 单核苷酸多态性与胆道闭锁病因的相关性中华小儿外科杂志,2008,29(5):277-280.

[64] 张金山,李龙.胆道闭锁的病因和致病机制的研究进展[J].中华小儿外科杂志,2009,30(10):728-731.

[65] 赵瑞,郑珊,肖现民.胆道闭锁基因表达谱特点及生物信息学分析[J].中华小儿外科杂志,2009,30(7):447-450.

第六章

胆道闭锁免疫学特点

胆道闭锁(biliary atresia，BA)是新生儿胆汁淤积的常见原因,其病理特征表现为肝内外胆管的进行性炎症和肝纤维化。虽然外科手术(Kasai 手术)可以通过肝肠吻合术重建胆汁排泄通路,改善胆道梗阻状况,但术后肝内胆管的进行性免疫炎症并未能完全阻止,肝纤维化仍在进展,约有 40%~50% 的患儿在成年以前发展至肝硬化,最终需要进行肝移植。

BA 的病因和病理过程目前尚不清楚,从而影响 BA 的预防和治疗策略。目前研究认为BA 的发生可能与遗传因素、病毒感染、免疫损伤、外源性毒素侵袭等多种因素有关。由病毒感染而引发胆管上皮自身免疫损伤已成为 BA 发病原因的主流学说,在此过程中遗传易感性也起到了一定的作用。病毒感染可能通过以下一些途径触发自身免疫应答:病毒感染或外源性的毒素侵入,导致胆管上皮产生新的抗原或其自身抗原发生改变,或病毒蛋白与胆管上皮细胞蛋白结构相似,产生"分子模拟"现象。这种新的或者改变了的抗原多肽通过与抗原递呈细胞中的人类白细胞抗原(human leucocyte antigen，HLA)Ⅱ类分子组成复合体呈递给未分化的辅助 T 淋巴细胞(Th0)。Th0 细胞激活后,分化为 Th1 或 Th2 细胞并分泌一些细胞因子引发一系列的免疫反应。

胆道闭锁胆管损伤的免疫反应包括固有免疫和适应性免疫,两者在疾病的发生发展过程中错综复杂,相互交织。固有免疫包括巨噬细胞、树突细胞、自然杀伤细胞和中性粒细胞,其中树突细胞和巨噬细胞作为适应性免疫的基础分子,将固有免疫系统和适应性免疫系统连接在一起,树突细胞、巨噬细胞和 B 细胞将抗原递呈给 T 细胞使之活化。适应性免疫对二次暴露的病原体及抗原产生免疫应答,包括 T 细胞介导的细胞免疫和 B 细胞介导的体液免疫。

一、胆道闭锁与固有免疫

病毒感染激活人体固有免疫系统,释放肿瘤坏死因子($TNF-\alpha$、IL-1、IL-6)等炎性介质,迅速产生非特异性炎症反应。巨噬细胞参与固有免疫和适应性免疫,BA 患儿肝脏汇管区巨噬细胞和 Kupffer 细胞大量浸润,数量增多,体积增大,血浆中巨噬细胞产物 IL-18 水平增高,后者与 IL-12 在炎症反应中促进 Th1 细胞分化。在巨噬细胞相关基因多态性研究上,BA 患儿 CD14/159 基因启动子 T 等位基因和 T/T 纯合子显著增加。T/T 纯合子与单核细胞 CD14表达增强相关,CD14 是巨噬细胞表面糖蛋白,能够识别内毒素和激活 $TNF-\alpha$,在病毒感染的调控方面发挥重要作用。循环血中可溶性 CD14 是中和内毒素重要的介质,巨噬细胞通过CD14 启动子多态性过度激活引起机体固有免疫过度反应,从而导致胆管损伤。固有免疫系统包括两种主要的受体:膜结合受体 TLR 和胞质核苷酸结合寡聚结构域受体,统称为模式识别受体(pattern recognition receptor,PRR)。PRR 不仅在固有免疫细胞表达,而且在胆管上皮细胞表达。PRR 可以识别感染细胞的病原相关分子(pathogen associated molecular pattern,PAMP),包括脂多糖、脂蛋白、dsRNA 和单链病毒 RNA(ssRNA)。Saito 等发现 BA 患儿肝脏组织中 TLR8 表达上调,接受肝移植的 BA 患儿肝脏 TLR3 和 TLP7 水平较没有接受肝移植的 BA 患儿显著升高,而这些 TLP 既是双链 RNA(dsRNA)也是单链 RNA(ssRNA)受体。另一项研究发现,与胆总管囊肿患儿相比,BA 患儿 TLR7 水平增高,免疫组化显示 TLR7 在胆管上皮、Kupffer 细胞和中性粒细胞中表达增强。TLR7 是病毒 ssRNA 受体,并通过 MxA 信号分子进一步激活干扰素-1(IFNs-1)。胆管上皮细胞在固有免疫当中通过 TLR3 通路诱导凋亡,导致胆管阻塞。BA 患儿的胆管上皮细胞表达 TLR3,后者能够识别呼吸道肠道病毒等 dsRNA,dsRNA 促进胆管上皮产生 MxA 和 IFNs-1,上调 TNF 相关凋亡诱导配体的表达,诱导胆管细胞凋亡。研究认为 BA 的固有免疫是一个持续不断的应答反应过程,不会产生耐受而停止,最终导致慢性炎症,胆管上皮细胞受损害。

二、胆道闭锁与适应性免疫

(一) 胆道闭锁与细胞免疫

研究认为参与 BA 的细胞免疫以汇管区浸润的 CD4$^+$ 和 CD8$^+$T 细胞为主,T 淋巴细胞激活后产生 Th1 细胞因子 IL-2,IFN-γ 和 TNF-α。这些细胞侵入胆管上皮细胞之间,引起肝内胆管损伤。T 细胞高度活化,表达细胞表面标志物 CD71,激活 CD25 和淋巴细胞功能相关抗原 1。对 BA 肝脏和肝外胆管 T 细胞受体可变区研究揭示 T 细胞是寡克隆,提示 BA 患儿 T 细胞只对病毒蛋白或胆管上皮蛋白等特异性抗原发生增殖反应。利用基因芯片技术在 BA 患者肝穿刺组织中检测到 IFN-γ 等促纤维基因。IFN-γ 是一种重要的免疫调节基因,小鼠感染恒河猴轮状病毒(RRV)一周后,汇管区的 CD4$^+$T 淋巴细胞分泌 IFN-γ 和 TNF-α,感染两周后出现 CD8$^+$T 淋巴细胞和巨噬细胞浸润。

细胞因子产生和激活通常定位于靶器官,但炎症加重时细胞因子产生增加,可进入血液循环,从而可以在血浆中检测。为了识别 BA 血浆中生物标记物,Narayanaswamy 等连续检测 Kasai 手术患儿血浆中 Th1(IL-2、IFN-γ),Th2(IL-4、IL-10)和巨噬细胞细胞因子(IL-18,TNF-α)以及黏附分子(ICAM-1、血管细胞黏附分子)。除 IL-10 外,其余所有细胞因子和黏附分子血浆内含量在术后 6 个月内均升高,提示炎症过程仍在进展,没有因手术而改善。可溶性细胞间黏附分子(sICAM-1)可能作为提示疾病严重程度的生物标记物,血浆中 sICAM-1 水平与胆红素水平呈正相关,在术后第一年里,血浆高水平的 sICAM-1 预示可能需要肝移植。以前发现 ICAM-1 在 BA 肝组织中表达上调,近期的研究表明 BA 血浆中 sICAM-1 水平也升高。对 ICAM-1 基因多态性进行分析,发现 ICAM G241R 多态性与 BA 显著相关,提示多态性在 BA 发病机制中发挥一定作用。ICAM-1 作为黏附分子,表达于炎症部位的多个细胞系,通过内皮细胞介导白细胞和粒细胞迁移,促进抗原特异性 T 细胞增殖。年长 BA 患儿(中位数为 9 岁)血清 IL-18 和 IFN-γ 显著升高,IL-18 水平与黄疸严重程度相关。IL-18 与 IL-12 协同作用,促进 Th1 细胞分化,从而产生干扰素。Dong 等发现 BA 组患儿血清 IL-33 水平较对照组显著升高,而且升高程度与 γ-谷氨酰转肽酶(γ-GT)水平呈相关性。此外在肝活检标本中 IL-33mRNA 和蛋白水平也较对照组升高,发现提示 IL-33 过表达可能在 BA 炎症损伤中发挥重要作用。

利用基因表达微阵列技术分析,发现包括干扰素和骨桥蛋白(osteopontin,OPN)等促炎症基因子在 BA 活检肝组织中水平上调。OPN 是由多种细胞类型分泌的 Th1 型细胞因子,在免疫细胞聚集到炎症部位以及细胞外基质形成和纤维化中起关键作用。OPN 在 BA 肝组织胆管上皮细胞中表达增强,与肝脏胆管增生和纤维化相关。此外,在 OPN 与 NF-B(上游转录因子激活 OPN)及 TGF-β(下游效应分子与纤维化)之间存在正相关。OPN 水平上调在 BA 中持续存在,年长 BA 患儿(平均年龄,8.2 岁)的血浆 OPN 水平也明显高于对照组,而持续性黄疸或门静脉高压患者的 OPN 水平最高。

(二)胆道闭锁与体液免疫

体液免疫应答是由 B 细胞对特定抗原识别启动的,B 细胞克隆的活化和增殖,在效应阶段分泌抗体吞噬抗原。婴儿出生时几乎所有的 IgG 都是来源于母体,在出生后前 3~6 周,IgG 呈指数下降,在 1.5~3 个月达到最低点。这正是新生儿 IgG 开始合成的时间点,直到 5 岁才达到成人 IgG 水平。相反,IgM 抗体水平在生命最初几个月迅速上升,到 1 岁时达到成人水平的 75%。研究发现新生儿存在"天然自身抗体",这些新生儿 IgM 对选择性的自身抗原做出反应,其中许多是自身免疫性疾病自身抗原的目标,这是由于在 IgM 抗体库中包含了一些主要疾病相关的自体抗原,在其他良性"自然"自身免疫调节时出现失误,导致病理性的自体免疫性疾病。引发"良性自身免疫失误"的原因包括病毒感染或环境毒素。

有关 BA 体液免疫自身免疫的报告很少。Feldman 等用恒河猴轮状病毒(RRV)诱导的野生型和 B 细胞缺陷型(Ig-α-/-)2 组 BA 小鼠模型,发现 B 细胞缺陷组较野生型组小鼠在无 BA 疾病生存方面有明显差异(76.8% vs 17.5%),B 细胞缺陷组小鼠没有发生胆道梗阻或高胆红素血症,肝脏的炎症因子及 Th1 细胞相关因子的表达均低于野生型组,这说明 B 细胞介导的体液免疫在 BA 发病中具有重要作用。Hadchouel 等发现 IgM 和 IgG 在 128 例 BA 患儿当中的 44 例肝外残留胆管上皮细胞基底膜上沉积。在年龄较大 BA 患儿肝脏标本汇管区也证实了 IgG 沉积。关于血清自身抗体存在的数据也很少。Vasiliauskas 等报道 11 例胆道闭锁患者中有 10 例血清 IgG 和 IgM 抗中性粒细胞胞浆抗体阳性,与其他肝脏疾病相比,BA 患儿血清 IgM 抗中性粒细胞胞浆抗体水平更高。Lu 等发现,40% BA 血清样本 IgM 和 IgG 抗烯醇化酶抗体有显著升高。抗烯醇化酶抗体已经在包括自身免疫性肝病在内的其他自身免疫性疾病中发现,提示该抗体可能是自身免疫性疾病的非特异性标记。但目前研究样本量较少,并且使用兔肌肉烯醇化酶而不是人烯醇化酶作为 ELISA 研究的抗原来源,两者仅具有 80% 物种间的同源性。Mack 等在体液免疫的研究中发现 RRV 诱导的 BA 小鼠的肝脏汇管区有免疫球蛋白沉积,并通过 Western bolt 检测发现针对胆管上皮细胞来源的多种抗体,推测可能有针对胆管上皮的自身抗体的存在。他们的研究小组在后来的研究中还发现 BA 小鼠模型血清中存在针对胆管上皮细胞的抗体,并通过质谱分析发现与抗体发生特异性反应的胆管上皮细胞抗原为 α-烯醇酶(α-enolase)。通过 enolase 和病毒蛋白抗体的交叉实验以及 enolase 与轮状病毒编码的蛋白具有相似的氨基酸序列推测分子模拟现象可能是其抗体产生的原因。

(三)胆道闭锁的免疫失调

在上述炎症反应过程中,免疫调节 T 细胞(Treg)起了重要的调控作用,出生第 1 天小鼠体内免疫调节 T 细胞极少,腹腔注射轮状病毒后小鼠肝脏中免疫调节 T 细胞也没有增加。但给出生后第 7 天的小鼠注射轮状病毒后,免疫调节 T 细胞迅速增加至 10 倍以上。体内免疫调节 T 细胞的过继转移可以减轻胆汁淤积和胆管损害,当体内免疫调节 T 细胞减少时,胆管损害增加,同时观察到肝脏 CD8$^+$ 细胞增加并且对树突细胞刺激的能力增强。识别 Treg 细胞的转录因子 Foxp3+在感染轮状病毒小鼠肝脏中的百分比和绝对数量均显著下降,但在小鼠脾脏中却没有变化,提示 Treg 细胞在感染小鼠肝脏中的运输或归巢过程中存在缺陷,从而导致特异性活性分子如 CD25、黏附分子(CD44、CD62L)表达下降。新生儿出生后调节性 T 细胞显著增加,5 天可达到成人水平。调节性 T 细胞可阻止自身反应性 T 细胞的激活,BA 患儿调节性 T 细胞的数量或功能缺陷会使炎症过度发展。外周血 Treg 定量显示,BA 患儿的 Treg 频率显著低于对照组,在对 CMV 呈阳性反应的 BA 患者中更明显。在 BA 患儿中,调节性 T 细胞的大量减少会导致炎症或自身免疫反应的抑制作用下降,从而导致胆管损伤。

(四) 胆道闭锁的细胞自身免疫

BA 胆道损伤过程可以用自体免疫介导的"旁观者"激活途径解释。胆管受到病毒损害后,受损的胆管上皮细胞可表达"自我"抗原,诱导自身反应性 Th1 细胞介导的炎症反应,B 细胞产生针对胆管上皮细胞的自身抗体。另外,病毒蛋白在结构上可能与胆管上皮蛋白相似,并可能通过分子模拟引起细胞和/或体液自身免疫。分子模拟需要 T 或 B 细胞对微生物抗原产生反应,同时对自身抗原具有交叉反应。对小鼠的研究已证实,自身反应性 T 细胞和自身抗体均靶向胆管上皮细胞。对于人类的研究只有间接证据证实胆道闭锁发病存在自身免疫损伤。胆道闭锁患儿胆管上皮细胞主要组织相容性复合体 Ⅱ 类(major histocompatibility complex Ⅱ,MHC Ⅱ)异常表达,HLA Ⅱ 类 DR 在肝内外胆管上皮细胞表达增强。有关 HLA 与 BA 的关联已有报道,结果并不一致。一项欧洲研究对 101 名 BA 患儿进行了 HLA 基因型分析,发现与对照组相比没有显著差异。相比之下,日本一项对 392 例 BA 研究发现 BA 和 HLA-DR2 之间存在显著的关联,以及与高频率的 hla-a24-b52-dr2. 65 连锁失衡。

总之,BA 是导致儿童肝移植的主要疾病,病因及发病机制仍不明确,先天性和适应性免疫在 BA 胆管损伤机制中具有重要作用,多种免疫细胞和细胞因子参与其中,导致肝内外胆管持续性的免疫损伤。了解 BA 发生的免疫机制,阻断进行性的免疫损伤,从而减缓疾病的进展,可改善 BA 患儿的预后。

(李乐　余家康)

参 考 文 献

[1] SCHWARZ KB,HABER BH,ROSENTHAL P,et al. Extrahepatic anomalies in infants with biliary atresia:results of a large prospective North American multicenter study[J]. Hepatology,2013,58:1724-1731.

[2] MIRZA B,IQBAL S,SHEIKH A. Biliary atresia associated with polysplenia syndrome,situs inversus abdominus,and reverse rotation of intestine[J]. APSP J Case Rep,2012,3:14.

[3] JIMENEZ-RIVERA C,JOLIN-DAHEL KS,FORTINSKY KJ,et al. International incidence and outcomes of biliary atresia[J]. J Pediatr Gastroenterol Nutr,2013,56:344-354.

[4] NAKAMURA K,TANOUE A. Etiology of biliary atresia as a developmental anomaly:recent advances[J]. J Hepatobiliary Pancreat Sci,2013,20:459-464.

[5] TUCKER RM,FELDMAN AG,FENNER EK,et al. Regulatory T cells inhibit Th1 cell-mediated bile duct injury in murine biliary atresia[J]. J Hepatol,2013,59:790-796.

[6] PETERSEN C,DAVENPORT M. Aetiology of biliary atresia:what is actually known[J]. Orphanet J Rare Dis,2013,8:128.

[7] ALVAREZ F. Is biliary atresia an immune mediated disease[J]. J Hepatol,2013,59:648-650.

[8] SHIH HH,LIN TM,CHUANG JH,et al. Promoter polymorphism of the CD14 endotoxin receptor gene is asso-

ciated with biliary atresia and idiopathic neonatal cholestasis[J]. Pediatrics,2005,116:437-441.

[9] LANE T,LACHMANN HJ. The emerging role of interleukin-1beta in autoinflammatory diseases[J]. Curr Allergy Asthma Rep,2011,11:361-368.

[10] HARADA K,NAKANUMA Y. Cholangiopathy with respect to biliary innate immunity[J]. Int J Hepatol, 2012,20(12):793569.

[11] SAITO T,HISHIKI T,TERUI K,et al. Toll-like receptor mRNA expression in liver tissue from patients with biliary atresia[J]. J Pediatr Gastroenterol Nutr,2011,53:620-626.

[12] HUANG YH,CHOU MH,DU YY,et al. Expression of toll-like receptors and type 1 interferon specific protein MxA in biliary atresia[J]. Lab Invest,2007,87:66-74.

[13] HARADA K,SATO Y,ITATSU K,et al. Innate immune response to double-stranded RNA in biliary epithelial cells is associated with the pathogenesis of biliary atresia[J]. Hepatology,2007,46:1146-1154.

[14] MACK CL,TUCKER RM,SOKOL RJ,et al. Biliary atresia is associated with CD4+ Th1 cell-mediated portal tract inflammation[J]. Pediatr Res,2004,56:79-87.

[15] ZHENG S,ZHANG H,ZHANG X,et al. CD8+ T lymphocyte response against extrahepatic biliary epithelium is activated by epitopes within NSP4 in experimental biliary atresia[J]. Am J Physiol Gastrointest Liver Physiol,2014,307:G233-240.

[16] GUO C,ZHU J,PU CL,et al. Combinatory effects of hepatic CD8+ and NK lymphocytes in bile duct injury from biliary atresia[J]. Pediatr Res,2012,71:638-644.

[17] MACK CL,FALTA MT,SULLIVAN AK,et al. Oligoclonal expansions of CD4+ and CD8+ T-cells in the target organ of patients with biliary atresia[J]. Gastroenterology,2007,133:278-287.

[18] AHMED AF,OHTANI H,NIO M,et al. CD8+ T cells infiltrating into bile ducts in biliary atresia do not appear to function as cytotoxic T cells:a clinicopathological analysis[J]. J Pathol,2001,193:383-389.

[19] SHIVAKUMAR P,SABLA G,MOHANTY S,et al. Effector role of neonatal hepatic CD8+ lymphocytes in epithelial injury and autoimmunity in experimental biliary atresia[J]. Gastroenterology,2007,133:268-277.

[20] BEZERRA JA,TIAO G,RYCKMAN FC,et al. Genetic induction of proinflammatory immunity in children with biliary atresia[J]. Lancet,2002,360:1653-1659.

[21] NARAYANASWAMY B,GONDE C,TREDGER JM,et al. Serial circulating markers of inflammation in biliary atresia—evolution of the post-operative inflammatory process[J]. Hepatology,2007,46:180-187.

[22] BROOME U,NEMETH A,HULTCRANTZ R,et al. Different expression of HLA-DR and ICAM-1 in livers from patients with biliary atresia and Byler's disease[J]. J Hepatol,1997,26:857-862.

[23] FENG J,LI M,GU W,et al. The aberrant expression of HLA-DR in intrahepatic bile ducts in patients with biliary atresia:an immunohistochemistry and immune electron microscopy study[J]. J Pediatr Surg,2004, 39:1658-1662.

[24] GHONEIM EM,SIRA MM,ABD ELAZIZ AM,et al. Diagnostic value of hepatic intercellular adhesion molecule-1 expression in Egyptian infants with biliary atresia and other forms of neonatal cholestasis[J]. Hepatol Res,2011,41:763-775.

[25] ARIKAN C,BERDELI A,KILIC M,et al. Polymorphisms of the ICAM-1 gene are associated with biliary atresia[J]. Dig Dis Sci,2008,53:2000-2004.

[26] VEJCHAPIPAT P,POOMSAWAT S,CHONGSRISAWAT V,et al. Elevated serum IL-18 and interferon-gamma in medium-term survivors of biliary atresia[J]. Eur J Pediatr Surg,2012,22:29-33.

[27] DONG R,DONG K,WANG X,et al. Interleukin-33 overexpression is associated with gamma-glutamyl transferase in biliary atresia[J]. Cytokine,2013,61:433-437.

[28] HONSAWEK S,VEJCHAPIPAT P,CHONGSRISAWAT V,et al. Association of circulating osteopontin levels with clinical outcomes in postoperative biliary atresia[J]. Pediatr Surg Int,2011,27:283-288.

［29］ HOLLADAY SD,SMIALOWICZ RJ. Development of the murine and human immune system：differential effects of immunotoxicants depend on time of exposure［J］. Environ Health Perspect,2000,3：463-473.

［30］ MERBL Y,ZUCKER-TOLEDANO M,QUINTANA FJ,et al. Newborn humans manifest autoantibodies to defined self molecules detected by antigen microarray informatics［J］. J Clin Invest,2007,117：712-718.

［31］ FELDMAN AG,TUCKER RM,FENNER EK,et al. B cell deficient mice are protected from biliary obstruction in the rotavirus-induced mouse model of biliary atresia［J］. PLoS One,2013,8：e73644.

［32］ HADCHOUEL M,HUGON RN,ODIEVRE M. Immunoglobulin deposits in the biliary remnants of extrahepatic biliary atresia：a study by immunoperoxidase staining in 128 infants［J］. Histopathology,1981,5：217-221.

［33］ VASILIAUSKAS E,COBB L,VIDRICH LA,et al. Biliary atresia-an autoimmune disorder［J］. Hepatology,1995,22：87.

［34］ LU BR,BRINDLEY SM,TUCKER RM,et al. alpha-enolase autoantibodies cross-reactive to viral proteins in a mouse model of biliary atresia［J］. Gastroenterology,2010,139：1753-1761.

［35］ MACK CL,TUCKER RM,LU BR,et al. Cellular and humeral autoimmunity directed at bile duct epithelia in murine biliary atresia［J］. Hepatology,2005,44：1231-1239.

［36］ LAGES CS,SIMMONS J,CHOUGNET CA,et al. Regulatory T cells control the CD8 adaptive immune response at the time of ductal obstruction in experimental biliary atresia［J］. Hepatology,2012,56：219-227.

［37］ DONALDSON PT,CLARE M,CONSTANTINI PK,et al. HLA and cytokine gene polymorphisms in biliary atresia［J］. Liver,2002,22：213-219.

［38］ YUASA T,TSUJI H,KIMURA S,et al. Human leukocyte antigens in Japanese patients with biliary atresia：retrospective analysis of patients who underwent living donor liver transplantation［J］. Hum Immunol,2005,66：295-300.

第七章

胆道闭锁早期筛查

在日常临床工作中,我们常常见到家长抱着黄疸的孩子来医院就诊。通常情况下,这样的小孩大多之前在消化内科治疗过,治疗后黄疸症状不缓解或出现白陶土便才转到外科门诊,这时患儿年龄往往超过 3 个月,错过了胆道闭锁手术治疗的最佳时间。分析原因多是由于基层医护人员对该疾病的认识不够,而延误了手术时机。因此,目前来讲,胆道闭锁知识的普及和早期筛查方法的建立是改善胆道闭锁患儿预后的重要环节之一。知识的普及有助于进行早期筛查,并区分内科性黄疸和外科性黄疸。这是临床工作中亟需解决的问题,也是目前小儿出生后,儿童保健医护人员需要做的重要工作之一。

第一节　胆道闭锁早期筛查方法建立

胆道闭锁(BA)是婴儿期常见的胆道梗阻性疾病之一,以肝内、外胆管进行性炎症和纤维性梗阻为特征,从而导致胆汁淤积以及进行性的肝损害和肝脏纤维化过程,如不及时外科手术治疗,患儿常在两岁前死亡。目前 BA 外科手术治疗的首选方法是 1959 年由日本小儿外科医生 Morie Kasai 提出的肝门纤维斑块切除术和肝门空肠 Roux-en-Y 吻合术,但对于就诊较晚的 BA 患儿和 Kasai 手术失败患儿则需进行肝脏移植手术来延长生命。目前普遍认为 BA 的早期诊断、早期行 Kasai 手术可有效改善患儿预后、延长自体肝生存时间,这也是提倡 BA 早期筛查的意义所在。

一、早期筛查的重要性

BA 患儿肝纤维化呈持续性进展,随着胆汁淤积程度加重,持续时间延长,患儿肝脏受损情况也越严重。因此需要及早作出正确诊断,尽快施行有效的 Kasai 手术以获得胆汁引流,从而改善预后。目前胆道闭锁患儿的总体预后情况并不乐观,影响其预后的因素多而复杂,绝大多数为不可改变性因素,包括 BA 临床类型,胆道残余解剖结构,肝脏的组织学改变,Kasai 手术时门静脉压力,BA 相关先天畸形(如多脾综合征);少数可控性因素主要包括:手术年龄,医师经验、手术技巧,术后胆管炎的发生率,胆汁湖形成,术后营养支持。近年来随着医疗水平的不断进步,各大型儿科医疗中心在 BA 的诊断技术、手术器械、手术方式、医师经验以及营养支持等各方面都有很大提高;术后积极应用利胆剂、抗生素和激素综合治疗以防治胆管炎的发生,使 BA 的治疗效果有很大的改善。目前综合分析,手术年龄是影响预后最重要的可控性因素。数据资料显示患儿生后 60 天以后手术,每推迟 10 天,成功率降低 1/4;

90 天以后已不宜行 Kasai 手术,120 天以后再行手术治疗已无长期存活病例。2007 年,Schreiber 等公布了加拿大 12 个医疗中心收治的 349 例 BA 患儿 17 年的随访结果:平均手术日龄为 55 天,生后<30 天、31～90 天、>90 天,术后 4 年的自体肝存活率分别为 49%、36%、23%。Lin 等总结中国台湾地区 1997—2011 年的 540 例 BA 患儿发现,术时年龄在≤60 天和>60 天患儿的肝移植率分别为 25.6% 和 32.2%,术时年龄越早的患儿肝移植需求越少,早期行 kasai 术有利于延长患儿自体肝生存时间,可获得较好的预后情况。长期大量的临床随访资料也显示,生后 90 天前接受手术者 20 年生存率(28%)远高于 90 天后接受手术者(13%)。研究表明,Kasai 手术越早,其预后越好,总体生存率越高。尽管近年来肝移植手术备受关注,BA 患儿移植术后 5 年存活率高达 90% 以上,但是选择肝移植的同时风险也相应提高了,另一方面经济的原因也使得部分家长对于肝移植望而却步;因此成功的 Kasai 手术目前仍然是 BA 患儿的最佳治疗手段。临床医师正在尝试各种方法尽可能早地对 BA 患儿作出正确诊断,以应用到 BA 的早期筛查工作中去。如何应用简单、易行、可靠的筛查方法早期对 BA 患儿作出正确的诊断,是 BA 早期筛查的重要意义。

二、早期筛查方法

(一) 粪便彩色卡片法

目前许多国家和地区大力提倡和最有前景的早期筛查方法是可用来鉴别大便是否缺乏色素沉着的粪便彩色卡片法(简称粪卡法)。粪卡法是将粪便颜色分为正常组和异常组,异常组(上排)包括白陶土色至浅黄色;正常组(下排)包括黄色至绿色,制作成卡片。同时医疗机构的电话和传真也会印在卡片上,这些卡片将随新生儿保健卡一起发给家长,如发现大便颜色异常应尽快与医疗机构取得联系。新生儿出生后 1 个月内应系统地检查婴儿皮肤和粪便颜色变化,这是观察胆汁排泄情况非常敏感的方法。大范围使用粪卡筛查 BA 最早由日本学者 Maki 等报道,筛查了 147 337 例婴儿,占总出生人数的 85%,86 例(0.06%)婴儿生后 1 个月出现苍白色大便,其中 10 例婴儿最终确诊为 BA,另有 5 例 BA 患儿并无明显大便颜色改变,结果显示粪卡筛查法敏感性为 67%,特异性为 99.9%。Chen 等调查中国台湾地区应用粪卡筛查 BA 的情况,2002 年 3 月—2003 年 12 月,婴儿回访率大约为 65.2%(78 184 例),其敏感性、特异性、阳性预测值分别为 89.7%、99.9% 和 28.6%,其中 58.6% 的 BA 患儿在生后 60 天内接受 Kasai 手术。因此,目前普遍认为粪卡是一项简单、经济、有效、可行的早期筛查方法。2002 年这项粪卡筛查工作在中国台湾地区个别医院开展,并在 2004 年扩展至整个中国台湾地区。Hsiao 筛查了 2004 年 1 月—2005 年 12 月中国台湾地区的全部活产儿,研究发现,2004 年应用粪卡在患儿生后 60 天内筛查出 BA 的敏感性为 72.5%,2005 年上升至 97.1%;这与 BA 基本知识的普及以及对疾病认识的提高密切相关。另外,近期 Shen 等提出利用 HSV 颜色模型,饱和度值低于 60% 的粪便图片即被认为是异常情况,该筛查方法的灵敏度和特异度较高,分别为 100% 和 85%,并相应地设计了手机 APP 应用程序,且在国内部分地区应用。由于早期施行 Kasai 手术,术后 3 个月无黄疸(总血胆红素<20mg/L)的比例为 59.5%,明显高于 1976—2000 年未使用粪便色卡筛查时期的数值(37.0%)。值得注意的是,粪卡筛查在早产儿中的 BA 患儿有其独特的优势,相比足月 BA 患儿,其对早产儿的敏感性更高,更易发现早产儿中的 BA 患儿。Chiu 等研究发现,足月儿和早产儿 BA 发生率分别为 1.43/10 000 和 2.37/10 000,早产儿患胆道闭锁的风险是足月儿的 1.65 倍,粪卡筛查生后 60 天内 BA 早产儿的敏感性明显高于足月儿(96.3% vs 92.8%),BA 早产儿生后 60 天内

的 Kasai 手术率明显低于足月儿（44.4% vs 68.7%），术后 18 个月自体肝生存率明显降低（50.0% vs 72.7%），与足月儿相比，粪卡筛查更易于发现早产儿中的 BA 患儿，早产儿的预后往往较差。回顾文献发现，有报道证实早产是 BA 发生的独立危险因素之一，具体原因还不十分清楚，可能与不健全的免疫功能有关等，因此粪卡筛查对发现早产儿中的 BA 患儿尤为重要，使 Kasai 手术时间提前，改善患儿预后情况。因此，粪便色卡筛查法因其简便、廉价、可行已被广泛接受，并将粪卡筛查方法列入儿童保健的常用项目之一，这对疾病早诊率的提高具有重要意义。目前我国大陆地区尚没有开展大规模的粪卡筛查，仅在部分地区如北京、上海、深圳及天津等地发放粪卡并进行 BA 初步筛查工作。

（二）血清直接胆红素水平检测

生后 1 周出现黄疸是新生儿时期比较常见的临床症状，约占总出生人数的一半以上，也是患儿早期就诊的主要原因。胎儿期红细胞破坏后产生的胆红素经胎盘被母亲肝脏代谢后排出体外，而生后转由新生儿自行进行胆红素代谢。胆红素代谢包括胆红素产生与胆红素排泄。非结合胆红素转变为结合胆红素的代谢过程是在生后逐渐发育成熟的。初生时胆红素产生大于胆红素排泄量，因此大多数足月儿出生后出现"暂时性总胆红素增高"，传统称为"新生儿生理性黄疸"。大部分黄疸可自然消退，但由于胆红素的毒性，少数患儿可出现严重高胆红素血症甚至胆红素脑病，导致神经功能损害。因此对新生儿进行适时、有效、安全的干预，尽早明确病因对于疾病的诊治至关重要。相关研究证实，生后 3 周仍有黄疸的婴儿中约 95% 是健康的，至少 20% 母乳性黄疸可持续到生后 2~3 周甚至更长。2007 年，美国儿科学会建议：如果婴儿黄疸持续 3 周及其以上，评估高结合胆红素血症应被列入常规访问日程，早期诊断胆道疾病不容忽视。临床研究表明，BA 的胆汁淤积现象在生后早期并不一定完全显现，血、尿胆汁酸的病理性升高甚至到生后 2~4 周才凸显出来；而且 BA 和其他胆汁淤积性肝病的胆汁酸水平具有一定的重叠性，虽然检测血、尿胆汁酸水平有助于 BA 的早期筛查，但不能作为单独评价的标准。2003 年，Powell 等研究表明，测定血清结合胆红素对筛查新生儿肝病的敏感性为 100%，特异性为 99.6%；生后 6~10 天检测血清直接胆红素是筛查新生儿肝病的可靠指标，有望改善这些患儿的生存率和生存质量。2015 年研究报道发现，胆道闭锁患儿总胆红素水平在新生儿期逐渐下降，1 个月后再缓慢升高；且并不是一开始就表现为以直接胆红素升高为主的高胆红素血症，出生后 20 天内其临床症状与婴儿肝炎综合征相似，均表现为以间接胆红素升高为主的黄疸。年龄小于 2 个月的婴儿，直接胆红素/总胆红素比值超过 0.7 可以作为诊断胆道闭锁的依据之一。经皮测定胆红素水平，可提供血清总胆红素水平的估计值，同时具有无创性、简单易行等优点，可用于新生儿黄疸的早期筛查工作。如果经皮测定胆红素水平测定显示轻度黄疸时，应密切注意梗阻性黄疸的可能，同时应进行相关的血清学以及超声影像学检查来进一步排除 BA。如何使用简单、微量血的方法来测定直接胆红素的水平是目前临床亟须解决的问题，使用试纸比色方法初步筛查血中胆红素的水平，便于早期筛查和诊断 BA。

（三）B 超检查

B 超是目前应用较广泛的一种早期、简便、无创、快速的检查方法，并可重复动态检测观察。BA 和婴儿肝炎综合征（infant hepatitis syndrome，INS）是引起婴儿阻塞性黄疸的常见疾病，INS 为肝脏的感染或代谢异常，仅需内科治疗；BA 为肝内或肝外胆管的狭窄或闭锁，晚期可出现胆汁淤积性肝硬化、门静脉高压、肝功能衰竭，及时诊断、尽早手术对 BA 预后至关重要。在临床上这两种疾病极易混淆，超声检查根据 BA 和 INS 的图像差异，综合分析胆囊大小、形态、充盈程度、收缩功能及肝脏大小、实质回声变化、肝门区结构情况,可为临床提供早期诊断和鉴别依据。1996 年 Choi 首先报道 TC 征即肝门或左右肝管汇合部三角形或条索状高回声区诊断 BA 有高达 90%以上的灵敏度和特异度,但是 B 超医生应具有一定的临床经验,可以判断出胆囊的发育情况、胆囊的收缩能力以及肝门部"三角征",而且超声仪器的敏感程度对疾病的诊断也有密切关系。文献报道,超声检查对先天性 BA 诊断的准确度为71.0%~95.6%,敏感度为 72.0%~91.9%,特异度为 69.0%~96.7%。BA 患者实验室检查和超声表现多样,依靠单一的指标分析,会导致假阴性或假阳性。研究认为当综合运用白便、胆囊异常及谷酰转肽酶(gamma-glutamyl transpeptidase,γ-GT)>197U/L 诊断 BA 时,敏感度和阳性预测值最高,分别为 95%和 95%。国内一项研究综合肝功能检查和超声征象中最具价值的指标行系列实验发现,γ-GT>306U/L 和超声胆囊异常联合诊断 BA 时准确度可高达 92.8%,提示对于 γ-GT>306U/L,腹部超声提示胆囊异常患者,应尽早行术中造影以明确诊断。

三、早期筛查存在的问题以及应对方法

生理性和病理性黄疸的界定是决定是否需要采取干预措施的关键。虽然"新生儿高胆红素血症""新生儿生理性黄疸""新生儿病理性黄疸"等名词早已被我国医生熟悉和使用,但由于新生儿期生理性黄疸受诸多因素影响,不仅有个体差异性,也与种族、地区、遗传、性别、喂养方式等有关,故很难制定一个为大家普遍接受的生理性和病理性黄疸的分界点,因此常常出现由于对新生儿早期胆红素监测的不足而延误诊断等问题。

目前的研究发现识别异常粪便颜色的平均日龄为 27.8 天,而实施 Kasai 手术的平均日龄为 54.6 天,其中从发现粪便异常到首次就诊需要 15.8 天,从首次就诊到实施手术还要经历 11 天,这其中延误了很多宝贵的治疗时间。Lai 等的一项研究发现,95.2%的 BA 患儿早期会表现出白陶土色或泛黄色异常大便,仍有 4.8%的 BA 患儿早期大便颜色完全正常,临床上也很难发现这部分患儿。生后早期出现大便颜色变白,可能原因包括 BA、新生儿肝炎综合征、胆总管囊肿、肝内胆汁淤积症、病毒感染等。大多数家长认为早期出现的黄疸通常与母乳喂养有关,而忽视甚至并不考虑病理性黄疸的可能;即使是已经确诊 BA 的患儿,仍有许多家长由于情感上的不接受或对手术治疗的排斥而错过了最佳手术治疗时间窗。为了缩短从就诊到手术的时间,1982 年制定了一项快速可行诊断 BA 的 3 天协议,但是很多情况下仍然需要经历一段重要的时期来排除感染、遗传、代谢及与 BA 类似的胆道疾病避免患儿接受不必要的开腹探查手术。

目前早期诊断 BA 仍然是一项复杂而艰巨的工作。粪便色卡因其简便、廉价、可行性以及较高的灵敏性和特异性已成为目前最可行的早期筛查方法;患儿一旦怀疑 BA,需进一步行影像学检查,快速微量血测定胆红素水平和 B 超检查对疾病进行进一步判定,剖腹探查术、术中胆管造影(金标准)以及术中肝组织活检可以明确诊断。早期、及时行 Kasai 手术治疗,能够延长 BA 患儿的自体肝生存时间,获得良好的预后。

第二节　胆道闭锁早期筛查结果

目前胆道闭锁的早期筛查工作已经在部分地区和单位展开,并取得了初步效果。天津市儿童医院自 2005 年起开展了大规模胆道闭锁早期筛查工作,印制了粪便色卡并将其分发

到医院预诊处、消化科、天津及周边地区各级保健院。天津及周边地区各级医院怀疑或诊断胆道闭锁后均会转诊到天津市儿童医院,仅存在极少数病员流失现象,能够基本反映天津及周边地区胆道闭锁的发病趋势和诊治现状。通过对天津市儿童医院近 17 年来胆道闭锁患儿诊治情况的分析,评估天津及周边地区胆道闭锁的发病情况,结果如下:

1. 胆道闭锁发病率呈现逐年上升趋势(图 7-1)。

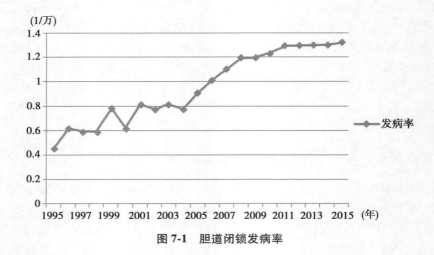

图 7-1　胆道闭锁发病率

2. 基层医院转诊的胆道闭锁患儿分布情况见图 7-2 和图 7-3。天津周边地区基层医院主要包括宁河医院、静海区医院、北辰中医医院、蓟县人民医院、汉沽医院、塘沽妇幼保健院、第五中心医院、北辰医院、大港妇幼保健院、大寺医院、武清医院和宝坻医院。

3. 胆道闭锁手术年龄呈现明显下降趋势(图 7-4)。

筛查结果显示,天津及周边地区胆道闭锁发病率呈逐年上升趋势,尤其在 2005 年之后,增长率也有所提高;天津周边基层医院怀疑或发现胆道闭锁并转诊的患儿呈现明显不均态势;分析具有代表性的两家基层医院新发病例数可见,2005 年以后转诊数量显著增加。而来自基层医院的患儿平均手术年龄明显大于首次就诊于天津市儿童医院的患儿。分析原因主要包括以下几个方面:①本地区年平均人口出生率不断上升,病婴数量随之上升。②环境方面:病毒感染是胆道闭锁最可能的致病因素之一,日益加剧的环境污染很可能导致胆道闭锁的发生。③患者方面:随着社会的进步、生活水平的提高,人们越来越重视自己及家人的健康状况,一旦发觉异常,大多选择及时就诊并积极配合治疗,从而使就诊人数显著增多;不仅

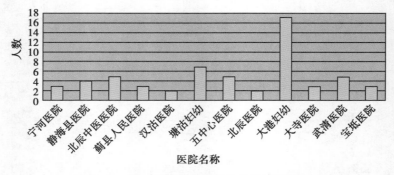

图 7-2　基层医院胆道闭锁患儿转诊分布图

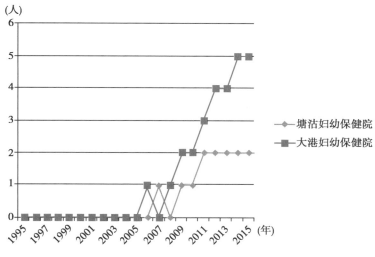

图 7-3　基层医院新发病例分布图

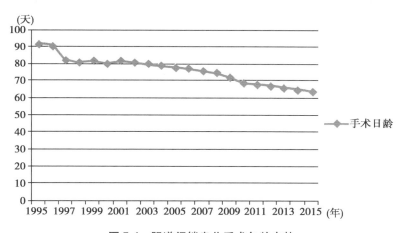

图 7-4　胆道闭锁患儿手术年龄走势

如此,随着人们文化知识水平的提高,互联网信息的便捷,对黄疸性疾病也有了一定的了解,结合医院近年来对胆道闭锁早期筛查的宣传活动,越来越多的家长对 BA 有所认识,大部分患者做到了早期发现、早期就诊。相比 10 年前,大家对胆道闭锁的概念知之甚少,延误诊治甚至由于经济窘迫放弃治疗的现象屡见不鲜。④医生方面:尽管新生儿黄疸非常常见,特别是母乳性黄疸,但是部分基层医师,特别是一些初级护理医师在其职业生涯中仅见过 1~2例胆道闭锁患儿,缺乏对胆道闭锁临床症状和疾病严重性的认识,作为第一个接诊胆道闭锁患儿的基层医师,很难由黄疸想到胆道闭锁,加之基层医院缺乏有效的辅助检查手段,因而会造成许多漏诊或误诊,最终使很多胆道闭锁患儿丧失治疗机会。英国的研究表明,胆道闭锁发生率只占生后 2~3 周持续黄疸患儿的 1/500。本研究统计了近年来天津周边地区 12家卫生院转诊到笔者医院的胆道闭锁患儿数量,存在显著不均的现象;大港妇幼保健院 17年来共转诊 17 名胆道闭锁患儿,塘沽妇幼保健院共转诊 7 名胆道闭锁患儿,其他基层医院则寥寥无几。分析原因,发病率具有地区差异的可能性微乎其微,而基层医师对胆道闭锁的认识水平参差不齐,是造成大量漏诊应该是其主要原因,因此,之前的低发病率并不能代表当时的实际情况。其次,胆道闭锁患儿的高结合胆红素血症往往表现轻微,很难与母乳性黄疸患儿表现的中度高非结合胆红素血症相鉴别。不仅如此,母乳喂养导致的高非结合胆红素血症还可能掩盖 BA 的高结合胆红素血症,使黄疸看起来并没有那么严重。近年来,胆道闭锁受到越来越多小儿外科医师的关注,手术方式逐渐改善,术后管理以及营养支持逐渐加强,致力于延长患儿的生存时间,改善患儿的生存质量。目前已有多个国家开展了胆道闭锁大范围早期筛查活动,胆道闭锁的早诊率及预后均得到了显著的提高。天津市儿童医院也开展了相关粪便彩色卡片筛查工作,将其派发到预诊处、新生儿科、消化科、各级妇幼保健院等,增强了各级医师对胆道闭锁的认识,早诊率也随之提高,效果非常显著。除此之外,近些年随着医疗水平的提高,在胆道闭锁的发病机制、手术方式、术后管理,医师经验、诊断方法、诊断技术等方面均取得了很大的进步,使得诊断水平有了大幅度的提高。自天津市儿童医院开展 Kasai 手术以来,各级医师加强了对胆道闭锁相关知识的学习,阅读了大量国内外文献,并结合自身临床工作发表了多篇文章;手术技能也日渐成熟,吸引了很多天津及周边地区甚至外省市胆道闭锁患儿家属慕名前来,就诊人数明显增加。

除此之外,天津市儿童医院目前正在研制微量血测直接胆红素法,如果研制成功将其推广到各级产院和地方保健院,与粪便色卡共同协助各级医生筛查胆道闭锁患儿,将会大大提高筛查的敏感性和特异性,从根本提高胆道闭锁患儿的生存率和改善患儿的生存质量。

第三节　胆道闭锁早期筛查的展望

黄疸是新生儿期最常见的临床症状之一,大约 60% 的新生儿可以出现不同程度的黄疸;大部分黄疸可以自然消退。对于新生儿黄疸进行适时、有效、安全、经济的干预,避免胆红素脑病发生,减少不必要的治疗和医疗资源浪费,是国内外医学界多年来努力的方向。目前对于内科性黄疸的治疗,越来越受到人们的重视;美国儿科学会经常对关于新生儿黄疸的治疗指南进行更新,对于新生儿黄疸的诊断和治疗方面,国内也有相应的指南出台。但是对于外科性黄疸如何诊断和鉴别,目前缺乏这方面的资料支持,尚未引起人们的广泛关注。对于外科性黄疸的治疗,时间是一个非常关键的因素。如何做出早期诊断,早期治疗,关系到胆道闭锁患儿长期生存问题。对于胆道闭锁的早期筛查,目前国内、外同仁做了大量的工作,同时也取得了初步的成绩。例如粪卡筛查方法被许多国家和地区所接受,认为这是一种简单、易行的方法,可以用于胆道闭锁的初步筛查方法,同时,新生儿粪便比色卡已由最初的图片到数字图像分析再发展至近期推出的手机 APP 应用程序,在颜色比对方面更加接近于新生儿排出粪便的实际情况,更有利于 BA 的早期筛查。另外一种是 B 超检查,由于其无创性、无损伤性、动态可反复多次检查的特点,可以用于新生儿黄疸的筛查工作;条件要求是超声仪器敏感度高,医生具有一定的工作经验,这是限制这项技术开展的原因。微量血检测直接胆红素水平,也是胆道闭锁早期筛查的方向。内科性黄疸表现为肝细胞损伤和破坏为主,外科性黄疸以胆道梗阻为主;如果可以选择比较简单、易行、快速、可靠的方法检查出血清中直、间胆红素的水平,可以对黄疸患儿提早做出初步的判断,从而使胆道闭锁患儿及早进行手术干预,改善患儿预后。

目前在大型医院里,普遍都在采用粪卡法筛查早期胆道闭锁,这是一个非常有效和可靠的方法,且可以推广到各级基层医院和单位中,由于其操作简单,患儿的母亲能够配合医生来完成筛查工作,应用该方法已经取得非常良好的效果。

在将来的工作中,如何建立良好运行的筛查体系是我们工作的重要方向。首先,进行宣教工作,使得各级产院的医护人员了解外科性黄疸的基本知识,对于初为人母的年轻妈妈进行辅导。何谓生理性黄疸,何谓病理性黄疸？如何区分正常和异常粪便颜色,并发放粪卡;发生哪些情况时,应该到医院进行检查,进行哪些方面的检查,出现哪些情况应该到上一级医院继续进行诊治,等等。这些基本知识的普及有助于胆道闭锁的早期诊断,早期治疗,从根本上提高胆道闭锁自体肝的生存率。

粪卡筛查是普遍认可的简便、廉价、有效、可行的 BA 早期筛查方法,但基于我国国情,我国大陆地区尚未大规模推行粪卡筛查项目,应呼吁政府和医疗机构建立网络系统来宣传 BA 相关知识,早日将胆道闭锁的筛查列入新生儿健康筛查项目工作中,将粪便比色卡放入新生儿健康手册中,以提高民众对 BA 的早期认识,改善 BA 患儿总体预后情况。据悉,2018 年 6 月 28 号,天津市妇女儿童基金会在天津倡议开展"与你同行,让爱延续"活动,天津地区的胆道闭锁粪卡筛查活动正式拉开序幕,并联合各级妇幼保健机构开展天津市新生儿黄疸的筛查工作。希望这项工作可以在国内大部分区域开展,粪卡筛查项目的开展势在必行！

（陈　扬　詹江华）

参 考 文 献

[1] MIELI-VERGANI G,VERGANI D. Biliary atresia[J]. Semin Immunopathol,2009,31(3):371-381.

[2] 詹江华. 我国胆道闭锁早期筛查现状与对策[J]. 天津医药,2015,43(1):1-3.

[3] 詹江华,冯杰雄. 胆道闭锁何时完成 Kasai 手术[J]. 中华小儿外科杂志,2016,37(5):321-326.

[4] ALTMAN RP,LILLY JR,GREENFIELD J,et al. A multivariable risk factor analysis of the portoenterostomy(Kasai)procedure for biliary atresia:twenty-five years of experience from to centers[J]. Ann Surg,1997,226(3):348-355.

[5] SANTOS JL,CARVALHO E,BEZERRA JA. Advances in biliary atresia:from patient care to research[J]. Brazilian Journal of Medical and Biological Research,2010,43(6):522-527.

[6] KIELING CO,SANTOS JL,VIEIRA SM,et al. Biliary atresia:we still operate too late[J]. J Pediatr,2008,84(5):436-441.

[7] DUCHE M,FABRE M,KRETZSCHMAR B,et al. Prognostic value of portal pressure at the time of Kasai operation in patients with biliary atresia[J]. J Pediatr Gastroenterol Nutr,2006,43(5):640-645.

[8] SOKOL RJ,SHEPHERD RW,SUPERINA R,et al. Screening and outcomes in biliary atresia:summary of a National Institutes of Health workshop[J]. Hepatology,2007,46(2):566-581.

[9] CHITTMITTRAPAP S,CHANDRAKAMOL B,POOVORAWAN Y,et al. Factors influencing outcome after hepatic portoenterostomy for biliary atresia:a logistic regression analysis[J]. J Med Assoc Thai,2005,88(8):1077-1082.

[10] STRINGER MD,DAVISON SM,RAJWAL SR,et al. Kasai portoenterostomy:12-year experience with a novel adjuvant therapy regimen[J]. J Pediatr Surg,2007,(42):1324-1328.

[11] WILDHABER BE,MAJNO P,MAYR J,et al. Biliary atresia:Swiss national study,1994-2004[J]. J Pediatr Gastroenterol Nutr,2008,46(3):299-307.

[12] SCHREIBER RA,BARKER CC,ROBERTS EA,et al. Biliary atresia:the Canadian experience[J]. J Pediatr,2007,151(6):659-665.

[13] LYKAVIERIS P,CHARDOT C,SOKHN M,et al. Outcome in adulthood of biliary atresia:a study of 63 patients who survived for over 20 years with their native liver. Hepatology,2005,41(2):366-371.

[14] SHEN Z,ZHENG S,DONG R,et al. Saturation of stool color in HSV color model is a promising objective pa-

rameter for screening biliary atresia[J]. J Pediatr Surg,2016,51(12):2091-2094.

[15] PAPEL,OLSSON K,PETERSEN C,et al. Prognostic Value of Computerized Quantification of Liver Fibrosis in Children with biliary atresia[J]. Liver transplantation,2009,15:876-882.

[16] SOKOL RJ. Biliary atresia screening:why,when,and how[J]. Pediatrics,2009,123(5):951-952.

[17] HABER BA,ERLICHMAN J,LOOMES KM. Recent advances in biliary atresia:prospects for novel therapies [J]. Expert Opin Investig Drugs,2008,17(12):1911-1924.

[18] MAKI T,SUMAZAKI R,MATSUI A. Mass screening for biliary atresia[J]. Jpn J Pediatr Surg,1999,31:242-246.

[19] CHEN SM,CHANG MH,DU JC,et al. Screening for biliary atresia by infant stool color card in Taiwan[J]. Pediatrics,2006,117:1147-1154.

[20] HSIAO CH,CHANG MH,CHEN HL,et al. Universal screening for biliary atresia using an infant stool color card in Taiwan[J]. Hepatology,2008,47(4):1233-1240.

[21] TYRELL M,HINGLEY S,GILES C,et al. Impact of delayed screening for prolonged jaundice in the newborn [J]. Arch Dis Child Fetal Neonatal Ed,2009,94(2):154.

[22] 钟志海,潘静,蒋宏. 胆道闭锁患儿早期胆红素变化[J]. 临床小儿外科杂志,2015,2(14):106-109.

[23] 李秋平,封志纯. 美国儿科学会最新新生儿黄疸诊疗指南[J]. 实用儿科临床杂志,2006,21(14):958-960.

[24] CY CHIU,PH CHEN,CF CHAN,et al. Biliary Atresia in Preterm Infants in Taiwan:A Nationwide Survey [J]. J Pediatr,2013,163(1):100-103.

[25] 詹江华,管志伟,张辉. 重视新生儿胆汁淤积:提高胆道闭锁的早诊率[J]. 中华实用儿科临床杂志,2014,29(11):803-806.

[26] 詹江华,罗喜荣.《胆道闭锁诊疗流程》草案[J]. 中华小儿外科杂志,2013,34(2):147-149.

[27] 孙颖华,郑珊,钱蔷英. 超声检查在胆道闭锁鉴别诊断中的运用价值[J]. 临床小儿外科杂志,2008,7(4):3-6.

[28] 苏英姿,袁新宇,张玉林,等. 超声检查在新生儿阻塞性肝炎与先天性胆道闭锁鉴别诊断中的应用价值[J]. 中华妇幼临床医学杂志,2010,6(1):22-24.

第八章

胆道闭锁的超声诊断

第一节 超声波基本原理及检查须知

一、基本原理

超声波是指频率在 20 000Hz 以上的声波,它具有穿透性,可用于人体器官扫查。而频率低于 20Hz 为次声波,频率在 20~20 000Hz 间为声波,是人耳可听到的声波。医学上常用的超声波频率为 2~15MHz。低频率声波具有穿透力强而分辨率低,高频率声波具有穿透力低而分辨率高的特点。因此表浅病变、小器官(眼、甲状腺、睾丸等)及新生儿、小婴儿可应用高频率探头扫查以达到最高分辨率。电子技术的不断发展使超声诊断仪器的功能不断增强,分辨率也进一步提高,微小病变的发现率不断提高。胆道闭锁的诊断就得益于超声技术的提高。

20 世纪 90 年代后期有关胆道闭锁超声诊断研究报道不断增多,并提出了诊断标准,此后不断有学者就此展开研究并提出新的超声诊断标准。由于超声检查具有无创、快捷、经济、无放射性损害、便于重复检查及患者无需特殊准备等优势,其成为诊断胆道闭锁的首选检查方法。

二、超声检查前准备

常规胆道检查禁奶约 4~6 小时,如果进行胆道闭锁的筛查时,应该禁食、水的时间略长一些,大约是 6~8(或 12)小时左右;在做检查时携带奶粉及奶瓶,由于胆道闭锁的患儿,其胆囊的发育情况都不十分满意,因此需要观察禁食时胆囊的形态及喂奶以后胆囊的收缩情况,根据这些检查结果来判断是否有胆道闭锁的可能性。

三、检查中的注意事项

在进行胆道闭锁筛查时,常规扫查肝、胆、胰、脾、肾及腹腔,特别是多个断面扫查胆囊及第一肝门,确定胆囊是否存在、大小及形态,胆囊壁是否规则,黏膜是否清晰;胆总管是否可见及宽度;门静脉主干及分支前方是否有条索状回声增强,记录条索厚度;肝动脉宽度;肝脾是否肿大、回声是否均匀,是否存在肿瘤以及合并其他畸形。

第二节　超声检查胆道闭锁的特异性改变

目前,随着超声医师的逐渐专业化,高端彩超仪的开发及引进,国内外超声医师共同发现了胆道闭锁患者特征性的声像图改变,这些特征性的改变包括:①肝门部征象:包括肝门部三角征(triangular cord sign,TC 征)、肝门部孤立小囊肿。②胆囊改变:胆道闭锁患儿常伴胆囊及胆管发育差,表现为空腹胆囊形态不规则,壁僵硬粗糙、厚薄不均,缺乏光滑黏膜线、串珠样。囊腔瘪小,甚至呈实心条索状即"痕迹胆囊"甚至无胆囊,且进餐后通常胆囊收缩不良或无明显收缩,胆总管未探及等。③彩色多普勒血流显像(color Doppler flow imaging,CD-FI):胆道闭锁组肝动脉内径增宽,肝被膜下血流阳性。④弹性成像:弹性成像可间接提示胆道闭锁患儿肝纤维化程度,可以为二维超声诊断胆道闭锁提供肝脏硬度信息,并为临床医师选择胆道闭锁患儿手术时机和判断预后提供重要佐证。⑤其他改变:包括肝脾大小、回声,是否存在肝硬化改变及腹水情况,肝门区淋巴结肿大,以及 BA 常见的并发症,如多脾综合征、无脾畸形、门静脉畸形,内脏异位、环状胰腺、多囊肾、消化道闭锁等。这些方面的改变可以辅助医生做出临床诊断。

一、肝门部征象

1. TC 征　TC 征最早由 Choi 等于 1996 年提出,即在左右肝管汇合部头侧存在高回声纤维条索样斑块,为诊断胆道闭锁的直接征象(图 8-1、图 8-2),病理学上,TC 征为增生的胆小管和纤维化的管壁组织所构成,是国内外学者公认的诊断胆道闭锁的特征性指标,可使胆道闭锁诊断准确率显著提高。Lee 等发现,以门静脉右支前壁厚度大于 4mm 确定肝门区纤维斑块存在诊断胆道闭锁的敏感性、特异性分别为 80%、98%,国内外学者研究发现 TC 征特异性甚至高达 100%。然而 Kim 和 Stringer 报道 TC 征诊断胆道闭锁的敏感性仅为 58%、62%。据 Zhou 等对 1998—2015 年发表的有关超声诊断胆道闭锁的文章进行 Meta 分析显示 TC 征的敏感性、特异性、准确度分别为 74%、97%、97%。在我们的实际工作中也发现肝门区纤维斑块的显示率较低这一问题,这可能与病变早期仅为胆管增生、纤维化,纤维斑块尚未形成或形成过小有关,也可能与广泛门静脉周围炎或肝硬化时周围组织与纤维斑块的声阻

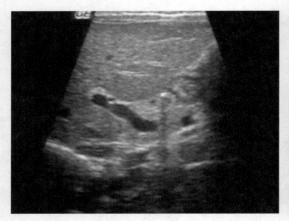

图 8-1　女 90 天,门静脉主干前方三角强回声—三角征

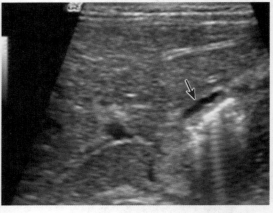

图 8-2　女 66 天,胆囊 1.2cm×0.3cm 形态不规则僵硬

抗减低造成不易识别有关,当然肝门区纤维斑块的识别,与超声检查者的经验与手法也有很大关系,这也降低了其敏感性。Choi 等报道,TC 征最早可出现于 13 天的婴儿,年龄越低,其诊断敏感度越低。所以虽然 TC 征是诊断胆道闭锁的直接征象,但其敏感性低,特别是胆道闭锁早期超声检出率更低。同时超声医师也应区别因感染等原因引起的胆管壁弥漫性增厚,回声增强,而非斑块形成。

2. 肝门区孤立性囊肿　囊肿型胆道闭锁(cystic biliary atresia,CBA)是胆道闭锁的特殊类型,约占婴幼儿胆道闭锁的 8%~11%,超声医师易将囊肿型胆道闭锁误诊为胆总管囊肿,尤其在疾病的早期,临床表现不典型,实验室资料也较难区分这两种疾病,但两者的预后及手术方式截然不同。因此超声医师必须掌握二者的鉴别点,为临床医师提供更准确的诊断信息,以免选择错误的手术方式及错过最佳窗口期。通常,多数胆道闭锁表现为肝内外胆管闭锁,超声下不能显示肝门区的胆总管,表现为肝门区的纤维斑块等,与胆总管囊肿之间容易鉴别,但囊肿型胆道闭锁表现为肝门区胆管呈小囊状扩张,囊肿近端及远端闭锁,这类胆道闭锁,在超声图像里,表现为肝门区孤立的囊性包块,囊肿不与肝内胆管相通,所以囊肿体积较小,闭锁的胆管壁会出现纤维化改变,故囊壁较厚。手术时发现囊状扩张胆管内为少量的绿色液体,称"胆汁湖"。而先天性胆总管囊肿的发生基础为胆总管管壁的支撑组织存在先天性缺损,或存在异位胰腺组织使管壁处于低张状态,胆汁通过肝内胆管排入薄弱的胆总管并聚积形成薄壁的囊肿,所以囊肿体积较大,相邻的肝内胆管扩张,由于胆汁存留时间较长未及时排出,囊肿内容易形成胆泥沉积现象。病理性黄疸患儿肝门区发现孤立、厚壁、小囊肿,结合 TC 征或胆囊特征性改变,诊断囊肿型胆道闭锁可能性极大。一项临床产前检查研究发现最早在孕 17~22 周,该类型胆道闭锁患儿产前三维超声检查可发现肝门区囊肿样结构,所以有学者推测该类型胆道闭锁发病时间集中在孕早期或胚胎发育早期。囊肿型胆道闭锁数量少,但国内外学者发现该型胆道闭锁自体肝生存率明显高于其他类型胆道闭锁。宋再等总结 158 例胆道闭锁患儿 Kasai 术后 2 年自体肝生存情况发现,囊肿型患儿例数最少仅 19 例,但该类型自体肝生存率(68.4%)明显高于其他 3 种类型(CMV 相关性 57.1%,特发性 54.4%,合并畸形类 52.7%),后 3 种类型的生存率比较差异无统计学意义。

二、胆囊改变

胆囊异常是国内外学者广泛认可的诊断胆道闭锁又一特征性征象,Zhou 等对 1998—2015 年发表的有关超声诊断胆道闭锁的文章进行 Meta 分析显示以胆囊异常诊断胆道闭锁的敏感性、特异性、准确度分别为 85%、92%、94%。胆道闭锁患儿常伴胆囊及胆囊管发育差,胆囊壁不同程度纤维化,术中常见胆囊呈条索样改变,即"痕迹胆囊",或胆囊萎瘪,极少数形态发育尚可。超声探及胆囊小,或萎缩呈条索状强回声带,甚至无法探及胆囊,胆囊形态不规则,壁僵硬粗糙、厚薄不均,缺乏光滑黏膜线、类串珠样。但小胆囊并非胆道闭锁特征性改变,Mohamed 等以胆囊长径<20.5mm 作为诊断标准,敏感度及特异度达 81.4% 和 70.3%;TanKendrick 以胆囊长径<19mm 作为诊断胆道闭锁的临界点;Gubernick 等以胆囊长轴<15mm 诊断为小胆囊;但笔者也见过胆囊长径超过 40mm 的狭长胆囊被证实为胆道闭锁;Farrant 等在研究中发现少部分 Alagille 综合征、α1-抗胰蛋白酶缺失症及婴儿肝炎综合征的患儿胆囊也可呈瘪小状态,胆囊大小与胆道闭锁十分相似,所以笔者认为仅以胆囊大小作为诊断标准有一定的局限性。而胆囊形态不规则,壁僵硬粗糙、厚薄不均,缺乏光滑黏膜线诊断胆道闭锁更有意义。对于表现不典型的胆道闭锁,餐后胆囊收缩率可以作为补充观察内

容,孙颖华等观察哺乳前后胆囊的收缩率来诊断胆道闭锁,若以收缩率<25%来诊断,其符合率为100%,正确率为92%。李士星等以胆囊收缩功能进行测定,研究观察至餐后3小时,所有婴儿肝炎综合征患儿胆囊收缩率均>50%,而胆道闭锁患儿胆囊收缩率<50%或无收缩,同时也发现少数胆道闭锁病例胆囊收缩率>50%,术中造影发现胆总管远端部分畅通或胆囊与十二指肠旁路相通。同时胆汁过度黏稠及部分患儿肝、胆管发育差,也可影响胆囊收缩功能,所以胆囊收缩良好可以证明胆囊以下胆管通畅,胆囊收缩不良可以辅助诊断胆道闭锁。

胆总管显示情况也是诊断胆道闭锁的重要依据,Azumz等研究发现,在未探及胆总管的情况下诊断胆道闭锁,敏感度83%,特异度71%,阳性预测值90%,阴性预测值56%(图8-3)。

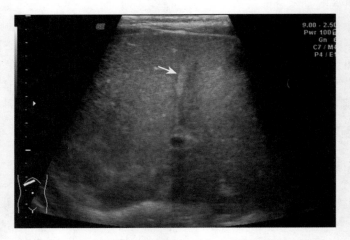

图8-3 男13天,胆囊呈长1.9cm条索状强回声没有腔隙

三、CDFI

胆道闭锁患儿肝内门管区的肝动脉分支会增生和肥大。Burgener等对狗腹膜内注射聚乙烯醇引起门脉高压和门静脉周围纤维化,然后进行血管造影、血流动力学和组织学检查,发现肝动脉血流增多,且只有在发展至肝纤维化时才发现肝动脉分支增多且内径增宽。Kim等报道,以肝动脉内径>1.5mm为界点值,诊断胆道闭锁的敏感度为92%,特异度为87%,准确度为89%;Mittal等的诊断标准也是肝动脉内径>1.5mm;而EI-Guindide等的标准为肝动脉内径>2.05mm。湖南省儿童医院研究示胆道闭锁组的肝动脉内径明显大于非胆道闭锁组和对照组($P<0.001$)。他们的研究提示在胆道闭锁患者均可见扩张的肝动脉和肝动脉血流延伸至肝表面。肝包膜下血流阳性诊断的敏感性、特异性、阳性预测值和阴性预测值分别为95%、93%、91%、96%。所有手术的胆道闭锁患儿,术中发现有肝包膜下毛细血管扩张,显微镜下可见扩张的血管的存在,看起来像肝包膜下区域的肥大的肝动脉。Zhou等对近18年发表的有关超声诊断胆道闭锁的文章进行Meta分析显示以肝动脉扩张诊断胆道闭锁的敏感性、特异性、准确度分别为79%、75%、83%(图8-4)。

四、弹性成像

1991年Ophir等提出了超声弹性成像技术,之后该技术以其简便、准确、价格低廉、无

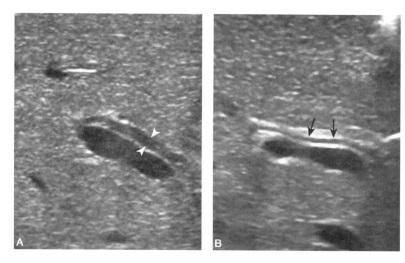

图 8-4
A.胆道闭锁门静脉前方扩张之肝动脉(白箭头);B.对照正常婴儿门静脉
前方肝动脉(黑箭头)

创、可重复性强等优点受到广泛关注和迅猛发展,并广泛应用于临床。欧洲新的超声弹性成像指南将弹性成像技术分为两大类:准静态(压迫式)弹性成像和动态剪切波弹性成像。准静态弹性成像主要是实时组织弹性成像(real-time tissue elastography,RTE),动态剪切波弹性成像则包括瞬时弹性成像(transient elastography,TE)、声辐射力弹性成像(acoustic radiation force impulse imaging,ARFI)和实时剪切波弹性成像(shearwave elastography,SWE)。准静态弹性成像反映的是组织的相对硬度,其基本原理是恒定压力作用于物体表面引起组织形变,通过采集施压前后组织射频回波信息得到组织应变信息,RTE 是基于此原理的弹性成像技术。新一代 RTE 技术可检测心脏搏动压迫肝组织产生的形变,采用组织弥散定量分析技术对弹性图像进行分析,自动获得肝纤维化指数等 11 项参数。动态剪切波弹性成像反映的是组织的绝对硬度(杨氏模量)。TE(包括 Fibroscan 肝纤维化扫描仪)是最常用的一种基于剪切波的弹性成像技术,是由一个外部的驱动器产生机械脉冲,基于反射回的超声波估算组织位移,从而评估组织硬度。ARFI 利用声辐射在组织中传播,通过检测剪切波传播速度对感兴趣区进行模量估计。SWE 则是通过声辐射力脉冲在组织不同深度上连续聚焦,使局部组织产生横向剪切波,通过超高速成像技术探测并彩色编码后实时显示组织的弹性图,并定量分析组织杨氏模量值。

目前弹性成像技术在成人中应用取得了较好的效果,但在儿童中的应用很少,故尚需大样本多中心进一步研究验证其在儿童患者中成像的稳定性及结果的可靠性,虽有研究认为超声弹性成像可判断儿童有无肝纤维化或肝硬化,但对具体肝纤维化分级的诊断效能及其影响因素尚不十分明确。尽管如此,超声弹性成像技术扩展了常规超声的诊断范围,弥补了传统超声的不足,为传统超声图像提供了补充信息,将具有更加广阔的应用前景。

第三节　超声诊断依据

超声诊断胆道闭锁应综合多种超声表现综合分析,包括 TC 征、肝门区孤立小囊肿。胆囊是否存在,胆囊的大小、形态、壁的改变,餐后胆囊收缩率及胆总管显示情况。肝被膜下血流及肝动脉扩张等各种表现。

一、首要参考指标

1. TC 征　即在左右肝管汇合部存在高回声条索样斑块,肝门区孤立小囊肿。

2. 无法探及胆囊或胆囊萎缩呈条索状强回声,即"痕迹胆囊",或胆囊瘪小,形态不规则,壁僵硬粗糙、厚薄不均、缺乏光滑黏膜线、类串珠样是诊断胆道闭锁的重要依据。

二、次要参考指标

餐后胆囊收缩不良,胆总管不显示,肝动脉内径增宽,肝被膜下血流阳性。首要参考指标作为诊断胆道闭锁的准确性和特异性最高,可作为诊断的直接依据。次要参考指标在诊断胆道闭锁中敏感性较高,但特异性相对较低,仅凭其一种改变作为诊断胆道闭锁的依据缺乏说服力,易与其他疾病混淆,故其作为诊断胆道闭锁的辅助条件。临床上如果见到典型的超声改变时,可以诊断胆道闭锁。

其他还包括弹性成像评估肝脏硬度、肝脾肿大、肝门区淋巴结肿大、肝硬化和腹水情况,以及胆道闭锁常见的并发症,如多脾综合征、无脾畸形、门静脉畸形、内脏异位、环状胰腺、多囊肾、消化道闭锁等。这些可以作为诊断胆道闭锁的参考。

第四节　胆道闭锁与其他原因黄疸的超声鉴别

一、TC 征

TC 征是胆道闭锁的直接征象,前者发生率明显高于后者。肝门区小囊肿是另一重要的征象,即术中见到的局限性胆管囊状扩张,内含无色液体。黄疸患儿胆囊形态不典型且合并有肝门区囊肿,胆道闭锁的诊断可能性极大。

二、胆囊缺如

胆囊缺如也是胆道闭锁的特异性表现之一。胆囊是充满液体的结构,有作者报告,在妊娠的 13 周以后,超声检查就可见胆囊结构,并可测量其直径。在妊娠的 6 个月以后,可以通过超声检查证实胆囊是否发育良好;如果在妊娠 6~9 个月以后,产前或产后超声检查没有看到正常胆囊结构,则高度怀疑有胆道闭锁发生的可能。产前超声检查胆囊时,通常在妊娠6 个月以后进行,大约有 1/875 没有发现胆囊,但是出生的新生儿发生胆道闭锁的情况是1/8 000~1/10 000 左右;远低于这个发生的结果,有一部分胎儿胆囊可以继续发育;提示密切随访这样的胎儿,可以排除一些胆道闭锁。

三、胆囊大小

胆道闭锁的胆囊瘪小一般≤1.5cm,形态不规则,壁僵硬粗糙、厚薄不均、缺乏光滑黏膜线,其他原因黄疸患儿的胆囊多≥2.0cm,形态规整,收缩状态下黏膜线明显。胆囊收缩率,前者奶后无收缩或收缩不良,而后者收缩明显。

四、肝动脉扩张、肝被膜下血流

肝动脉扩张、肝被膜下血流阳性，前者发生率也明显高于后者。

年龄在 3 个月以内的胆道闭锁患儿，肝脾表现为轻中度肿大，肝脏被膜光整，回声均匀，尚无增粗改变，无门脉压力增高征象。大于 3 个月的黄疸患儿，肝脏损害加重，除见到上述异常形态胆囊外，还可显示不同程度的肝硬化改变，即肝被膜凹凸不整，肝脏回声粗糙，肝裂增宽。随着月龄增大，进而出现门脉高压征象，表现为脐旁静脉重新开放，肝内门脉周围见细小迂曲的侧支循环，横断面呈蜂窝状无回声区。脾脏明显肿大。出现腹水时可将肝被膜的不光整衬托得更加清晰。

因为涉及尽早手术，胆道闭锁需与非闭锁性黄疸鉴别，主要是新生儿肝炎综合征。新生儿期的病毒感染造成肝细胞损害，肝管损伤并肿胀，导致胆汁通路不畅，另外炎症使胆汁黏稠，排出不畅，均造成黄疸。此类黄疸患儿大多胆囊形态正常，充盈良好或不佳，但胆囊形态均较自然，边缘平滑，即便是未充盈的胆囊，也可见发育较好的两层相贴的胆囊壁结构。但仍有少部分病例胆囊较小，充盈极差或未充盈，形态稍僵硬，不易与胆道闭锁区别，此时可行餐后 1~2 小时复查，部分病例胆囊较前充盈明显，可考虑为乳儿肝炎。另一部分胆囊小形态僵且餐后无变化者则与胆道闭锁鉴别较为困难，需治疗 1~2 周后复查。少数合并肝门区囊肿病例需与先天性胆总管囊肿鉴别。

第五节　超声检查队伍的专业化

随生物工程技术的飞速发展，超声仪的性能、技术大大提高，超声检查对胆道闭锁的诊断地位已经远远超过了其他影像学检查。但是其对操作者的依赖性较强，操作者的经验及临床阅历等与检查结果息息相关。操作者的不同造成超声检查结果会有很大差异，对于每年完成 20 例以上胆道闭锁手术的儿科诊疗中心，胆道闭锁的超声诊断结果可以信任。超声检查一定与临床手术结果进行对应分析，这样才可以增加超声诊断胆道闭锁的准确性，降低假阳性或假阴性的比例。另外，超声仪器的高分辨对胆道闭锁的诊断有很高的敏感性、特异性，也是决定诊断是否准确的关键。

总之，超声对于伴有胆囊缺如或痕迹胆囊的胆道闭锁可以提供直接的诊断依据或重要线索；对于胆囊形态良好或胆囊充盈不良的病例，可以应用脂餐实验来判断胆囊的收缩功能，借以间接分析胆道闭锁的可能性。近几年胆道闭锁的超声诊断发展迅猛，通过对胆囊形态及周边结构（包括 TC 征、小囊肿等）的细微观察、肝脏被膜下血流的检测、肝脏弹性成像技术的应用使超声医师更加有信心，诊断越来越全面、精准。

（裴广华　徐魏军）

参 考 文 献

[1] MITTAL V, SAXENA AK, SODHI KS, et al. Role of abdominal sonography in the preoperative diagnosis of extrahepatic biliary atresia in infants younger than 90 days [J]. AJR Am J Roentgenol, 2011, 196 (4): W438-445.

[2] AZIZ S, WILD Y, ROSENTHAL P, et al. Pseudo gallbladder sign in biliary atresia—an imaging pitfall [J]. Pediatr Radiol, 2011, 41 (5): 620-626.

［3］ SUN Y,ZHENG S,QIAN Q. Ultrasonographic evaluation in the differential diagnosis of biliary atresia and infantile hepatitis syndrome［J］. Pediatr Surg Int,2011,27(7):675-679.

［4］ LEE MS,KIM MJ,LEE MJ,et al. Biliary atresia:color doppler US findings in neonates and infants［J］. Radiology,2009,252(1):282-289.

［5］ ROQUETE ML,FERREIRA AR,FAGUNDES ED,et al. Accuracy of echogenic periportal enlargement image in ultrasonographic exams and histopathology in differential diagnosis of biliary atresia［J］. J Pediatr,2008,84(4):331-336.

［6］ LI SX,ZHANG Y,SUN M,et al. Ultrasonic diagnosis of biliary atresia:a retrospective analysis of 20 patients［J］. World J Gastroenterol,2008,14(22):3579-3582.

［7］ TAKAMIZAWA S,ZAIMA A,MURAJI T,et al. Can biliary atresia be diagnosed by ultrasonography alone［J］. J Pediatr Surg,2007,42(12):2093-2096.

［8］ CHOI SO,PARK WH,LEE HJ,et al. "Triangular cord":a sonographic finding applicable in the diagnosis of biliary atresia［J］. J Pediatr Surg,1996,31:363-366.

［9］ PARK WH,CHOI SO,LEE HJ. The ultrasonographic "triangular cord" coupled with gallbladder images in the diagnostic prediction of biliary atresia from infantile intrahepatic cholestasis［J］. J Pediatr Surg,1999,34:1706-1710.

［10］ PARK WH,CHOI SO,LEE HJ,et al. A new diagnostic approach to biliary atresia with emphasis on the ultrasonographic triangular cord sign:comparison of ultrasonography,hepatobiliary scintigraphy and liver needle biopsy in the evaluation of infantile cholestasis［J］. J Pediatr Surg,1997,32:1555-1559.

［11］ LEE HJ,LEE SM,PARK WH,et al. Objective criteria of triangular cord sign in biliary atresia on US scans［J］. Radiology,2003,229:395-400.

［12］ TAN KENDRICK,PHUA KB,OOI BC,et al. Biliary atresia:Making the diagnosis by the gallbladder ghost triad［J］. Pediatr Radiol,2003,33:311-315.

［13］ HUMPHREY TM,MHSC,DMU,et al. Biliary Atresia:US diagnosis［J］. Radiology,2007,244:845-851.

［14］ VISRUTARATNA P,WONGSAWASDI L,LERTTUMNONGTUM P,et al. Trianglar cord sign and ultrasound features of the gall bladder in infants with biliary atresia［J］. Diagnostic Radiology,2003,47:252-256.

［15］ KIM MJ,PARK YN,HAN SJ,et al. Biliary atresia in neonates and infants:Triangular area of high signal intensity in the porta hepatic at T2-weighted MR cholangiography with US and histopathologic correlation［J］. Radiology,2000,215:395-401.

［16］ IKEDA S,SERA Y,OHSHIRO HAJIME,et al. Gallbladder contraction in biliary atresia:a pitfall of ultrasound diagnosis［J］. Pediatr Radiol,1998,28:451-453.

［17］ KIM WS,CHEON JE,YOUN BJ,et al. Hepatic arterial diameter measured with US:Adjunct for US diagnosis of biliary atresia［J］. Radiology,2007,245:549-555.

［18］ KANEGAWA K,AKASAKA Y,KITAMURA E. Sonographic diagnosis of biliary atresia in pediatric patients using the "triangular cord" sign versus gallbladder length and contraction［J］. AJR Am J Roentgenol,2003,181(5):1387-1390.

［19］ 李林,裴广华,王世城,等.婴儿胆道闭锁超声诊断价值［J］.临床儿科杂志,2011,29(5):490-492.

［20］ SHEN O,RABINOWITZ R,YAGE R,et al. Absent gallbladder on fetal ultrasound:prenatal findings and postnatal outcome［J］. Ultrasound Obstet Gynecol,2011,37:673-677.

［21］ Hill SJ,Clifton MS,Derderian SC,et al. Cystic biliary atresia:a wolf in sheep's clothing［J］. Am Surg,2013,79(9):870-872.

［22］ Lee JH,Kim SH,Kim HY,et al. Early experience of laparoscopic choledochal cyst excision in children［J］. J Korean Surg Soc,2013,85(5):225-229.

［23］ 夏清蓉,段星星,等.超声弹性成像在儿童肝脏中的应用进展［J］.中国医学影像技术,2016,32(8):

1302-1305.

［24］ JIN-PENG HE,YUN HAO,XIAO-JIN YANG,et al. Comparison of different noninvasive diagnostic methods for biliary atresia:a meta-analysis［J］. World J Pediatr,2016,12(1):35-43.

［25］ LUYAO ZHOU,QUANYUAN SHAN,WENSHUO TIAN,et al. Ultrasound for the diagnosis of biliary atresia:a meta-analysis［J］. AJR,2016,206:73-82.

［26］ EL-GUINDI MA,SIRA MM,KONSOWA HA,et al. Value of hepatic subcapsular flow by color Doppler ultrasonography in the diagnosis of biliary atresia［J］. J Gastroenterol Hepatol,2013,28(5):867-872.

［27］ EL-GUINDI MA,SIRA MM,SIRA AM,et al. Design and validation of a diagnostic score for biliary atresia［J］. J Hepatol,2014,61:116-123.

［28］ HANQUINET S,COURVOISIER DS,ROUGEMONT AL,et al. Contribution of acoustic radiation force impulse(ARFI) elastography to the ultrasound diagnosis of biliary atresia［J］. Pediatr Radiol,2015,45:1489-1495.

［29］ KIANIFAR HR,TEHRANIAN S,SHOJAEI P,et al. Accuracy of hepatobiliary scintigraphy for differentiation of neonatal hepatitis from biliary atresia:systematic review and meta-analysis of the literature［J］. Pediatr Radiol,2013,43:905-919.

［30］ KIM GC,CHOE BH,LEE SY,et al. Triangular cord sign in biliary atresia:does it have prognostic and medicolegal significance［J］. Radiology,2012,263:621-622.

第九章

胆道闭锁的影像学检查

第一节　CT 检查

由于对肝门区结构的显影较差,CT 平扫对诊断胆道闭锁的诊断帮助不大。CT 胆系成像技术(CTC)主要包括静脉法 CT 胆系成像和口服法 CT 胆系成像,其原理是通过对比剂经胆道系统排泄来使肝外胆管显影,如果不能观察到正常的胆道结构,则对胆道闭锁的诊断有很大的提示意义。利用螺旋 CT 三维重组技术可较清晰显示胆总管、肝总管、左右肝管、胆囊和胆囊管,部分患者可显示 2 级和 3 级胆管结构。螺旋 CT 因电离辐射的危害和检查前的准备较为繁琐,因此 CT 胆系成像在儿童中的应用受到限制。

第二节　MRI 检查

(一) MRI 平扫及 MRCP 技术

当今可用于对胆道闭锁与新生儿肝炎进行诊断与鉴别诊断的影像学方法以 MRCP 的效果最为突出。MRCP 即磁共振胆胰管造影,其成像原理是根据人体内液体具有长 T2 弛豫值的特性,综合应用磁共振扫描序列和参数,主要是选择采用快速采集序列获得重 T2 加权像(T2WI),即长重复时间(TR)加特长的回波时间(TE),利用重 T2 的效果使含水器官显影。常用序列包括快速自旋回波(FSE)、单次激发自旋回波(SSFSE)等,分 2D 和 3D 两种成像方法。薄层冠状位 SSFSE 扫描具有成像速度快、液体成分显影清楚的特点,该序列采用单体素成像,最大优点是采集时间短、运动伪影小,采用更长 TE 时间背景抑制效果更佳。增强后薄层冠扫 SSFSE 序列可作为胆道闭锁重要的补充检查手段,对比剂经由血液循环进入肝实质、胰腺以及十二指肠肠壁,绝大部分被上述组织摄取;因钆(Gd)对比剂的顺磁性效应使得上述组织结构

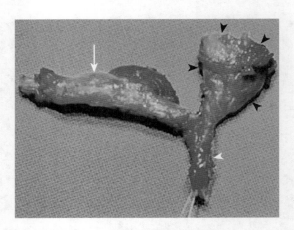

图 9-1　胆道闭锁术后大体病理标本
闭锁的胆囊(白箭);肝门区结缔组织团块(黑箭头);闭锁的胆总管(白箭头)

在 SSFSE 序列上信号强度进一步降低,使肝内外胆道的显示均获得了良好的背景噪声对比,继而优化了 SSFSE 的胆道成像效果(图 9-1~图 9-3)。

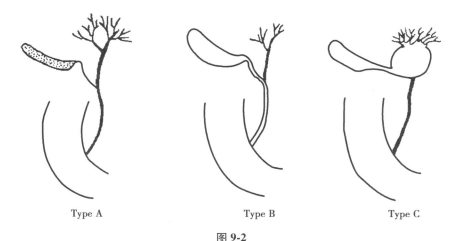

Type A　　　　　　　Type B　　　　　　　Type C

图 9-2

A 型:全部肝外胆道闭锁,胆囊发育不良;B 型:胆总管发育不良;肝总管闭锁;胆囊发育良好;C 型:胆总管闭锁;肝总管囊性扩张并与胆囊相通;胆囊发育良好。三型中以 A 型最常见

1. MRI 检查前的准备　胆道闭锁患者多为小婴儿,且 MRI 检查时间长,因此多数患儿需在药物镇静下进行 MRI 扫描。MRI 检查前患儿需禁食水 4~6 小时以上,以便使正常胆囊处于充盈状态。

2. MRI 平扫及 MRCP 影像学表现　肝外胆管闭锁是主要表现,通常胆总管完全闭锁,肝内胆管可正常或稀少。在 T2WI 上肝门部可见类似三角形的高信号,类似于超声的三角条索征(triangular cord sign,TC 征),这是由于肝门周围纤维化、胆管增生以及混合性炎性浸润(图 9-4、图 9-5)。另外,胆囊形态较小或不显影高度提示胆道闭锁,但并非特异性征象。胆

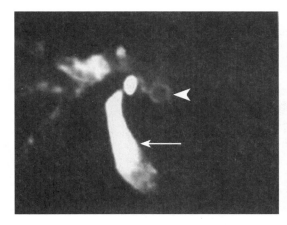

图 9-3　口服法 CT 胆系成像显示胆囊和部分胆管结构,胆囊(白箭);胆总管结石(白箭头)

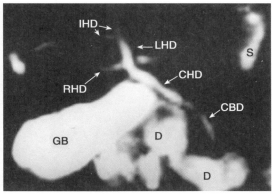

图 9-4　薄层 T2WI 图像 MIP 重组显示正常胆系结构

GB＝胆囊,CBD＝胆总管,CHD＝肝总管,RHD＝右肝管,LHD＝左肝管,IHD＝肝内胆管,D＝十二指肠,S＝胃泡

道闭锁继发改变为肝脾大、肝硬化和肝周包膜下可有少量积液。薄层冠扫 SSFSE 特别是增强后图像对正常胆总管走行区邻近解剖结构的辨识程度较高，沿门静脉右支逐渐移行至主干区、肝门区及十二指肠上部、胰头部后方多角度追踪，均未见胆道走行或部分胆道未显影则有助于该病的诊断。囊肿型的肝外胆道闭锁可见肝门区囊性肿块，信号强度均匀，呈水样，此种情况与先天性胆总管囊肿鉴别有困难。Tipnis 等研究的一组病例显示 MRCP 诊断的敏感性达到 90%，特异性 77%，阴性预测值 91%，和其他检查方法（包括 ERCP、肝脏活检）相差无几。笔者结合本院经手术证实的胆道闭锁患者的 MRI 表现认为胆囊小或不显影，此间接征象对诊断胆道闭锁价值较大（图 9-6~图 9-8）。由于婴幼儿肝外胆道较为细小，加之设备因素，清晰显示正常肝外胆道较为困难，因此无法通过肝外胆道不显影的征象来判断有无胆道闭锁。诊断时需密切结合患儿临床病史及 MRI 显示的胆囊形态及肝内胆管数量、形态等表现，若患儿持续黄疸伴胆囊萎瘪或未见显示，肝内胆管稀少，应考虑到胆道闭锁的可能。

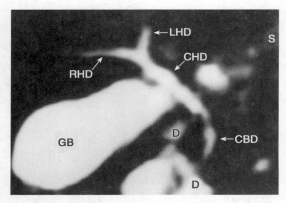

图 9-5　薄层 T2WI 图像 MIP 重组显示正常胆系结构
GB＝胆囊，CBD＝胆总管，CHD＝肝总管，RHD＝右肝管，LHD＝左肝管，D＝十二指肠，S＝胃泡

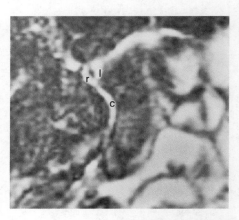

图 9-6　女，3 个月。MRI 平扫 T2WI 冠状重建图像显示正常肝外胆道，左肝管（l），右肝管（r），胆总管（c）

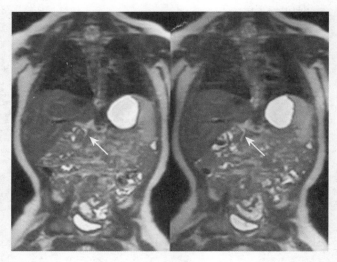

图 9-7　男，9 个月。箭头所示为部分胆总管，可见右图（MRI 增强图像）较左图（MRI 平扫图像）显示更为完整。增强后肝脏及十二指肠肠壁信号强度有所降低，使得胆道与周围组织结构的组织对比度明显提高

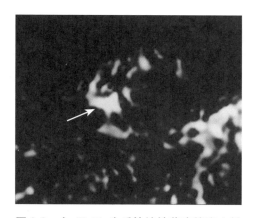

图 9-8　女，59 天，生后持续性黄疸伴陶土样粪便。斜冠状面 MRCP 显示肝门区三角形长 T2 信号影（箭头），即 TC 征。胆囊及正常肝外胆道未显影

最近有文献报道利用 DTI 序列扫描小鼠肝脏，发现 ADC 值和 FA 值在检出肝脏早期纤维化及监测纤维化进程方面有潜在价值。有研究测得胆道闭锁组的 ADC 值显著低于其他组，提示胆道闭锁患儿肝脏随着病情进展容易出现胆管纤维化和肝硬化，继而影响水分子在肝组织内的扩散程度；而 FA 值在胆道闭锁组与其他组之间存在差异不具有统计学意义，提示尚不能完全利用这些参数进行肝脏纤维化的分级评估，但可以通过 ADC 值或 FA 值大致判断胆道闭锁患儿的肝脏纤维化的趋势，两者间的相关性仍有待进一步验证。

（二）MRI 肝胆功能性成像

MRI 肝胆功能性成像的对比剂主要为钆塞酸二钠（Gd-EOB-DTPA）。Gd-EOB-DTPA 是一种新型肝细胞特异性对比剂，具有非特异性细胞外对比剂的性质，且分子中顺磁性的 Gd 可缩短 T1，起到强化作用。肝细胞特异性对比剂的性质在于其分子中存在一个亲脂的 EOB 基环，使它与血浆蛋白结合，进而通过肝细胞膜上的阴离子转运系统被肝细胞选择性吸收，在 T1WI 上呈现明显高信号。该对比剂的肝强化动力学报道为 20 分达到峰值，在肝胆系统中持续达 120 分钟。注射对比剂 20 分钟后，胆道系统成像中胆道树的显示大多较满意，通常可以显示小的肝内胆管结构，而由于高信号肝组织背景的影响，在采用常规浓度时，肝内胆管于注射对比剂后 45～60 分钟时显示才最清晰。若静脉注射对比剂 20 分钟后胆道或十二指肠内仍无对比剂显影，则证明胆道系统梗阻，且胆道闭锁的可能性非常大。

Gd-EOB-DTPA 增强 MR 胆管成像能提供胆汁流动的动力学信息，对细小胆管分支的显示能力较好，在胆管疾病的诊断应用中具有明显优势。但为了采集肝强化和胆汁排出的早期和延迟序列，MR 采集时间相对较长；在肝功能障碍或高胆红素血症患者，Gd-EOB-DTPA 的吸收会减少，影响成像质量。

总之，MRI 技术目前是诊断胆道闭锁的重要手段，其三维图像可多方位显示病变区域及其胆道梗阻两端的情况，对新生儿、婴幼儿胆道闭锁的诊断会更加准确、全面。

第三节　放射性核素肝胆动态显像

（一）放射性核素肝胆动态显像的成像原理

^{99m}Tc-IDA 类化合物可以被肝细胞从血液中摄取，继而分泌到毛细胆管与胆汁一起经胆道系统排至肠道内，作为跟踪剂可以使胆道系统显影。

（二）放射性核素扫描的检查方法

婴幼儿需在镇静下进行扫描。所有患者检查前禁食水 6 小时，静脉注射 ^{99m}Tc-EHIDA 185MBq（5mCi），患者仰卧于探头下，视野为腹部（包括肝、胆、小肠、大肠）。于 5、10、15、20、30、60 分钟，3、6 小时分别采集，必要时 24 小时行肝胆显像。每帧采集 500k 计数，必要时加摄其他体位以确定放射性显影部位。

（三）诊断标准及其优缺点

胆道闭锁的患儿由于示踪剂不能经胆道排泄至肠道内,因此表现为肠道无放射性。若注射后早期(如 60 分钟)扫描不见肠道内有核素聚集,便延至 24 小时扫描,动态显像再不显示核素聚集,即可明确诊断胆道闭锁。乳儿肝炎综合征由于严重的肝细胞功能损害或小胆管胆汁淤积也可表现为 24 小时观察肠道和胆囊内未出现放射性物质,故核素肝胆动态显像诊断存在假阳性可能。放射性核素检查的优势在于显示胆道的排泌情况,但不能显示胆道的细微解剖结构,且检查时间较长、检查前准备繁琐是其主要缺点。

（赵滨　闫喆）

参 考 文 献

［1］陈文娟,何静波,胡原,等.超声检查在先天性胆道闭锁的诊断及鉴别中的应用价值［J］.中国超声医学杂志,2006,22(12):923-925.

［2］陈文志.高频超声诊断胆道闭锁的临床价值［J］.临床超声医学杂志,2006,8(12):743-744.

［3］SUGAI M,ENDOH M,HADA R. Monitoring of hepatic artery resistance index and optimal timing of liver transplantation for biliary atresia［J］. Med Ultrasonics,2007,34(1):232-234.

［4］邵国强、侯桂华、刘岱,等.肝胆动态显像对先天性胆道闭锁和乳儿肝炎综合征的诊断价值［J］.中国现代普通外科进展,2007,10(1):81-82.

［5］黄志华.淤胆型婴儿肝炎综合征与胆道闭锁的早期鉴别诊断［J］.实用儿科临床杂志,2007,22(23):1763-1766.

［6］杨吉刚,马大庆,李春林.胆道闭锁的临床及影像学诊断［J］.实用儿科临床杂志,2006,21(23):1668-1670.

［7］TIAO MM,TSAI SS,KUO HW,et al. Epidemiological features of biliary atresia in Taiwan［J］. J Gastroenterol-Hepatol,2007,27(5):415-421.

［8］NWOMEH BC,CANIANO DA,HOGAN M. Definitive exclusion of biliary atresia in infants with cholestatic jaundice:the role of percutaneouscholecysto-cholangiography［J］. PediatrSurg Int,2007,29(2):268-272.

［9］周代全,黎川,王健,等.口服法螺旋 CT 胆系成像术的可行性研究［J］.第三军医大学学报,2004,26(21):191-193.

［10］TIPNIS NA,WERLIN SL. The use of magnetic resonance cholangiopancreatography in children［J］. Curr Gastroenterol Rep,2007,9(3):225-229.

［11］RYEOM HK,CHOE BH,KIM JY. Biliary Atresia:Feasibility of MangafodipirTrisodium-enhanced MR Cholangiography for Evaluation［J］. Radiology,2005,235(10):250-258.

［12］HUMPHREY TM,STRINGER MD. Biliary atresia:US diagnosis［J］. Radiology,2007,244(3):845-851.

［13］TAKAHASHI T,KOBAYASHI H,KUWATSURU R,et al. Magnetic resonance angiography versus endoscopy for the assessment of gastroesophageal varices in biliary atresia［J］. Pediatr Surg Int,2007,23(10):931-934.

［14］JAW TS,KUN YT,LIU GC. MR cholangiography in the evaluation of neonatal cholestasis［J］. Radiology,1999,212(8):249-256.

［15］CHARDOT C. Biliary atresia［J］. Orphanet Journal of Rare Diseases,2006,1(3):28.

［16］GERHOLD JP,KLINGENSMITH WC,KUNI CC. Diagnosis of biliary atresia with radionuclide hepatobiliary imaging［J］. Radiology,1983,146(8):499-504.

［17］SOKOL RJ,SHEPHERD RW,SUPERINA R,et al. Screening and outcomes in biliary atresia:summary of a National Institutes of Health Workshop［J］. Hepatology,2007,46(2):566-581.

［18］LIN WY,LEE HJ,LEE SM,et al. Comparison technetium of Tc-99m disofenincholescinti-graphy with ultrasonography in the differentiation of biliary atresia from other forms of neonatal jaundice[J]. Pediatr Surg Int, 2006,12(1):30-33.

[19] C METREWELI, NMC SO, WCW CHU, et al. Magnetic resonance cholangiography in children[J]. The British Journal of Radiology,2004,77:1059-1064.

[20] HU YL, HUANG ZH, XIA LM. MR Cholangiography and dynamic examination of duodenal fluidin the differential diagnosis between extrahepatic biliary atresiaand infantile hepatitis syndrome[J]. Journal of Huazhong University of Science and Technology,2006,26(6):725-727.

[21] MESUDE T, NAGIHAN I, HASAN TS, et al. Diagnostic performance of conventional diffusion weighted imagingand diffusion tensor imaging for the liver fibrosis and inflammation[J]. European Journal of Radiology, 2013,82:203-207.

[22] CHEUNG JS, FAN SJ, GAO DS, et al. Diffusion tensor imaging of liver fibrosis in an experimental model[J]. Journal of Magnetic Resonance Imaging,2010,32:1141-1148.

[23] CHEN X, QIN L, PAN D, et al. Liver diffusion-weighted MR imaging:reproducibility comparison of ADC measurements obtained with multiple breath-hold, free-breathing, respiratory-triggered, and navigator-triggered techniques[J]. Radiology,2014,271(1):113-125.

[24] WANG Y, GANGER DR, LEVITSKY J, et al. Assessment of chronic hepatitis and fibrosis:comparison of MR elastography and diffusion-weighted imaging[J]. American Journal of Roentgenology, 2011, 196(3): 553-561.

[25] DO RK, CHANDARANA H, FELKER E, et al. Diagnosis of liver fibrosis and cirrhosis with diffusion-weighted imaging:value of normalized apparent diffusion coefficient using the spleen as reference organ[J]. American Journal of Roentgenology,2010,195(3):671-676.

[26] YUAN HM, FU SJ, MING CH, et al. Hepatic ADC value correlates with cirrhotic severity of patients with biliary atresia[J]. European Journal of Radiology,2011,80:e253-e257.

[27] KIM JH, HONG SS, EUN HW, et al. Clinical usefulness of free-breathing navigator-triggered 3D MRCP in non-cooperative patients:comparison with conventional breath-hold 2D MRCP[J]. Eur J Radiol, 2012, 81 (4):e513-518.

[28] ITATANI R, NAMIMOTO T, KAJIHARA H, et al. Preoperative evaluation of the cystic duct for laparoscopic cholecystectomy:comparison of navigator-gated prospective acquisition correction-and conventional respiratory-triggered techniques at free-breathing 3D MR cholangiopancreatography[J]. Eur Radiol, 2013, 23(7): 1911-1918.

[29] 王宏,穆学涛,吴春楠,等.活体肝移植供体胆管造影-磁共振胆管水成像和莫迪司增强胆管造影对比 [J].生物医学工程与临床,2009,3:193-197.

第十章

胆道闭锁的诊断及婴儿肝炎
综合征的鉴别诊断

第一节 胆道闭锁的诊断

胆道闭锁的早期诊断与预后密切相关,早期诊断、早期干预能大大改善患儿预后。在任何具有高结合胆红素血症(结合胆红素比>20%)的新生儿出生 14 天后,需要通过证实肝外胆管的通畅来排除胆道闭锁。当前早期诊断胆道闭锁仍然存在困难,特别是将其与新生儿胆汁淤积的其他原因确切区分开来还具有较大的挑战性。尽管人们在超声技术、放射性核素肝胆动态显影、磁共振胰胆管显影(magnetic resonance cholangiopancreatography,MRCP)、肝脏病理活检、内镜逆行胆管造影(endoscopic retrograde cholangiopancreatography,ERCP)等诊断技术方面取得了较大进展,但仍没有一种方法本身就足以明确诊断胆道闭锁。

一、临床表现

患儿往往出生 1~2 周后生理性黄疸不退,或者在生理性黄疸消退后再次出现巩膜、皮肤黄染,并持续加重,尿色也随之加深直至浓茶色。部分患儿生后大便正常,随着黄疸的加重粪便颜色逐渐变浅,最终呈白陶土色;少数患儿生后大便颜色就浅甚至成白色陶土样;病程较长患儿大便的颜色可以由淡黄色变为白色,一段时间后再变为淡黄色,这是由于血液中胆红素浓度过高,少量胆红素经过肠腺排入肠腔与大便混染所致。有统计显示胆道闭锁患儿中 83%~94.7%有陶土色粪便,非胆道闭锁的胆汁淤积患儿为 45.7%~56.5%,在胆道闭锁的情况下,陶土色大便的特异性和敏感性分别为 74%~86%和 83%~100%。

随着黄疸的加重,患儿腹部逐渐膨隆,肝脏逐渐增大、变硬,同时出现脾脏增大。疾病后期、病情严重者可以有腹壁静脉曲张、腹水、食管静脉曲张破裂出血等门脉高压等表现。

患儿最初 3 个月内一般营养状态尚可,但随着年龄增加,病程进展,逐渐出现营养发育障碍。因胆管长期梗阻出现胆汁性肝硬化,肝功能受损而导致脂肪及脂溶性维生素吸收障碍,出现出血、缺钙等表现。若得不到及时合理治疗,多数患儿在 1 岁左右因肝硬化、门静脉高压、肝功能衰竭而死亡。

二、新生儿筛查

由于胆道闭锁的诊断时间相对比较迟,早期诊断率不高,有必要在新生儿期进行筛查。目前应用比较广泛的筛查手段是粪便彩色卡片,方法是将粪便颜色(共 7 种颜色)划分为正常和异常,异常组包括白色陶土样至浅黄色,正常组包括黄色至绿色;将其照片制作成卡片,通过多种途径发给家长,并要求家长根据婴儿的粪便颜色比对填写卡片,有异常者及时到医生处就诊。使用婴儿大便色卡作为新生儿胆道闭锁筛查工具的主要是日本和瑞士等几个地区,我国大陆地区也有少数地方已经开展。现在已经有手机 APP 软件粪便比色卡方便应用。粪便比色卡方法已将胆道闭锁诊断中位时间从 47 天提前到 43 天,并且使在 60 天内接受肝门空肠吻合术患者的百分比从计划前的 60% 增加到实施后的 74%。粪便彩色卡片正在成为筛查胆道闭锁的一项重要工具。

三、实验室检查

(一) 血液生化检查

由于胆道闭锁是完全梗阻性黄疸,血清胆红素显著升高,特别是直接胆红素升高显著,占总胆红素的 50% 以上时,是诊断胆道闭锁最重要的实验室检查指标。每周一次动态观察血胆红素,如不断增高对诊断胆道闭锁更有意义。一些研究提出谷氨酰转肽酶(γ-GT)是胆道闭锁可靠的鉴别指标,γ-GT 水平高于 300U/L 时的敏感性为 83.1%,特异性为 98.1%,准确度为 65.6%。单纯肝功能检查对诊断胆道闭锁缺乏特异性,但可以反映肝脏的损害程度。病程越长,肝脏功能损害越严重。

(二) 血清胆汁酸定量测定

胆道闭锁患儿明显增高,血清总胆汁酸可达 7~294μmol/L,动态观察有助于与新生儿肝炎鉴别。Zhou 等检测 48 例胆道闭锁、16 例新生儿肝炎和 5 例非胆汁淤积婴儿血清胆汁酸的水平,发现胆道闭锁和肝炎血清中具有显著升高的胆汁酸水平。胆道闭锁血清中表现出明显的胆汁酸特征,其特征在于胆道闭锁比肝炎中出现更高的牛磺脱氧胆酸水平和鹅脱氧胆酸水平,二者可能是诊断胆道闭锁的潜在生物标志物。

(三) 十二指肠液检查

根据胆道闭锁患儿胆汁不能从肝脏经胆道排入十二指肠,因而十二指肠液中没有胆红素原理,对十二指肠液进行胆红素测定来诊断胆道闭锁。置入胃管,当确定进入十二指肠后,注入 25% 的硫酸镁 5~10ml,促使胆汁分泌,若收集的十二指肠液呈黄绿色,胆红素值大于 1mg/dl 时,可排除胆道闭锁。此法需要患儿镇静、反复试行插管才可能使胃管恰好位于十二指肠乳头附近,同时由于没有消化道梗阻,十二指肠液难以收集,即使收集到十二指肠液,当十二指肠引流液胆红素浓度没有远远超出血浆浓度时,其敏感度较低,造成了诊断和操作上的困难,本方法在临床上已较少使用。

四、影像学检查

(一) 非侵入性检查

1. 超声检查　超声检查是一种在新生儿胆汁淤积诊断和鉴别诊断中容易应用、可以反复使用、非侵入性和经济性的诊断手段。超声诊断胆道闭锁的首要参考指标包括肝门纤维斑块(TC 征)、胆囊形态学改变、胆囊收缩功能及胆总管有无显示。肝动脉直径、肝动脉与门静脉直径比值、肝包膜下血流、肝硬度、血管畸形及多脾综合征也具有参考价值。

文献报道腹部超声在诊断胆道闭锁的敏感性为 50%~86.7%,特异性为 71%~100%,肝门区纤维三角块标志被认为是肝门外胆管纤维化残留于门静脉分叉前的回声反射增强的焦点区域,该标志反映胆管残留物的纤维化程度,在诊断中具有较高的敏感性和特异性,是胆道闭锁的特定诊断特征。正常情况下,在肝十二指肠韧带内,门静脉分成左右两支进入肝脏,而在门静脉分支的上方为左右肝管汇合出肝门之处。此处可有正常的肝管,超声下可探测到管状结构。胆道闭锁患儿此处无左右肝管,为一略呈三角形的纤维块,彩超检测为索带状高回声。超声还可以在胆道闭锁中检测到小的萎瘪胆囊,如果胆囊不可见或者长度小于1.9cm,则认为胆囊异常。胆囊的形态学改变及收缩功能的测定非常重要。测量进食前后胆囊大小的变化,若胆囊发育好,进食后胆囊可缩小至原来的体积50%以上。若胆囊呈一细长空瘪的囊甚至探测不到,进食前后胆囊体积没有明显变化,则可以考虑胆道闭锁。有学者提出使用改良三角区厚度和胆囊分类等更细致精确的方法来优化胆道闭锁的超声诊断。部分研究认为肝门区纤维三角块在超声诊断胆道闭锁中的灵敏度不高,原因包括:①纤维三角块太小而不能识别;②超声医生不能正确识别纤维三角块;③检查时年龄过小,纤维三角块尚未形成;④纤维三角块不是唯一的诊断胆道闭锁的标准。

为了提高超声检查在诊断胆道闭锁中的灵敏度,近年来提出了测量肝动脉直径、使用高频彩色多普勒超声、测量肝包膜下血流以及肝硬度等手段。胆道闭锁婴儿的肝动脉直径显著大于非胆道闭锁婴儿(2.2m±0.59mm vs 1.6mm±0.40mm,$P<0.001$)。使用高频超声检查纤维三角块可以使胆道闭锁诊断灵敏度、特异性和准确度分别提高到91.3%、92.9%和92.2%。超声剪切弹性成像(SSWE)是一种基于高帧率剪切波技术的新开发的弹性成像系统,可以准确检测早期肝纤维化,用于测量患有高结合胆红素血症婴儿的肝硬度,在鉴别胆道闭锁与非胆道闭锁中有一定价值。超声检查发现胆道闭锁肝脏肝包膜下血流频率明显高于非胆道闭锁患儿(96.3% vs 3.7%),肝包膜下血流的存在,在预测胆道闭锁中具有96.3%的灵敏度和特异性。

2. 放射性核素肝胆动态显影 用^{99m}TC-IDA类化合物经静脉注射,到肝脏后被多角细胞吸收,并迅速分泌到毛细血管,经肝管、胆囊和胆总管排入肠腔,在体外进行动态显像扫描,即可获得肝、胆显像的系列图像,可以判断胆道的通畅情况。正常人静脉注射显像剂后3~5分钟肝脏显像清晰;0~15分钟见到胆囊及肝内胆管影像;30分钟后肝及左右肝管显影消失,胆囊和胆总管显影,大部分放射性物质进入肠道。对于胆道闭锁患儿,因为胆管的阻塞或缺失,显影剂不能通过胆管系统释放到肠中而缺乏胆囊或肠的可见影像,以此来诊断胆道闭锁。

Nadel等报道^{99m}锝-甲溴苯宁显像诊断胆道闭锁的准确率为91%,灵敏度与特异度分别是97%、82%,^{99m}TC-EHIDA的准确度>95%。由于大多数胆道闭锁婴儿预期没有排泄到小肠中的示踪剂,放射性核素肝胆动态显影在鉴别新生儿肝炎和胆道闭锁方面表现良好(DOR=32.90,AUC=0.918 4,Q值=0.851 5),灵敏度达93%。这表明放射性核素肝胆动态显影假阴性结果极其罕见。但是放射性核素肝胆动态显影在诊断胆道闭锁方面特异性较低(69%),假阳性结果是其主要缺点。检查前口服苯巴比妥、采用新型放射性示踪剂、不同的给药和成像方案等在一定程度上能增加检查特异性。Sevilla等研究发现在注射显影剂4~6小时后对不显影的患儿行SPECT,诊断胆道闭锁的灵敏度、特异度和准确率分别达到100%、90%和93%。

3. 磁共振胰胆管显影(MRCP) 在影像学中若能完全显示左右肝管及其汇合后的胆总

管就可以排除胆道闭锁。这种检查必须可靠、非侵入性、低辐射负荷并且在新生儿中可行。磁共振胰胆管显影(MRCP)可能是候选的最佳手段之一。Pascale Siles 等对年龄小于 3 个月的无肝胆疾病婴儿和新生儿进行 MRCP 检查来确定其对肝外胆管的显示情况,仅有 62.5% 出现了肝外胆管汇合影像。MRCP 诊断胆道闭锁的指标是基于肝外胆管的可视化缺乏。由于这种可视化缺乏发生在 37.5% 的正常小于 3 个月的婴儿,因此该检查假阳性的概率比较高。有报道磁共振成像对胆道闭锁的诊断准确性为 71%~82%。钆乙氧基苄基二亚乙基三胺五乙酸可能对胆道结构的显示有增强作用,因为它具有更好的胆汁排泄作用,但它在部分国家不可获得,并且未被美国 FDA(food and drug administration,食品及药物管理局)批准用于儿科患者。Liu 等用三维磁共振胰胆管造影诊断胆道闭锁,诊断准确率为 70.53%,灵敏度为 99.04%,特异性为 36.05%。

He 等对上述不同非侵入性影像学诊断方法诊断胆道闭锁的效率进行荟萃分析发现:对于胆道闭锁诊断,超声检查、放射性核素肝胆动态显影和磁共振胆管显影(MRCP)的灵敏度分别为 74.9%、94.4% 和 89.7%,特异性为 93.4%、69.2% 和 64.7%,结果表明没有一种非侵入性方法的准确率为 100%。没有任何非侵入性方法可以永远固定。因此不同检查方法的适当组合对于准确诊断很重要。

(二) 侵入性检查

1. 内镜逆行胰胆管造影(ERCP)　在直视下纤维十二指肠镜通过十二指肠乳头插入胆管进行造影,显示肝外胆道系统来排除胆道闭锁。然而 ERCP 目前尚难以在年龄小于 3 个月的婴儿进行,因为它需要更纤细的特殊十二指肠镜设备和专门技术。此外 ERCP 是一种具有潜在并发症的侵入性手术,可以诱发胰腺炎和胆管炎,婴儿人群中,ERCP 比成人更难执行和更危险。

2. 腹腔镜下胆道探查造影检查　近年来随着腹腔镜技术的不断成熟,腹腔镜已经常规用于胆道闭锁的诊断与鉴别诊断。对胆汁淤积的患儿,常规检查不能确诊时,应在 6~8 周内进行腹腔镜探查和肝活检。腹腔镜可以清楚地观察到肝脏淤胆及肝外胆道、胆囊发育情况,若肝脏呈绿色,淤胆严重,胆囊瘪小或仅胆囊痕迹,无法注入造影剂进行胆道造影,肝十二指肠韧带及肝门无胆管,则胆道闭锁诊断可成立,继而直接手术治疗。若疑为胆道闭锁,可在直视下或把胆囊牵出腹外将穿刺针刺入胆囊,注入造影剂,在 X 线下观察有无正常肝内胆管,造影剂能否进入胆囊、胆管系统和十二指肠。若左右肝管、胆总管和十二指肠均能清晰显示形态,则可以排除胆道闭锁。若左右肝管、胆总管和十二指肠只有一端显影,尚不能轻易诊断胆道闭锁,因为有可能一端胆汁过于黏稠堵塞而造成假阳性,需要反复冲洗或高压注射造影剂,或选择胆总管近远端的一端临时阻断后注入造影剂造影,甚至需解剖肝外胆道系统来精确诊断胆道闭锁,避免误诊。

五、肝脏活检病理检查

胆道闭锁的基本病理特征涉及胆管反应(胆管增生)、胆栓形成、胆汁淤积、汇管区炎症细胞浸润、汇管区纤维化及桥接坏死、胆管板发育异常等方面。Chen 等设计了 8 个病理特征(肝纤维化、胆小管增生、汇管区胆栓形成、胆汁淤积、肝细胞病变、汇管区炎症细胞浸润、髓外造血、胆管板发育异常)总分为 21 分的半定量肝病理评分系统进行病理诊断,通过肝脏活检建立客观评分系统,其对胆道闭锁诊断敏感性94.7%,特异性86.2%,准确度91.9%,当分值≥8分时支持诊断胆道闭锁可能性大。肝活检是一种侵入性诊断方法,胆道闭锁的发展在出生后6周内是进行性加重的,如果活检在疾病的早期进行,则可能导致假阴性诊断。此外,在确定特定病理特征时难以完全避免主观性。Mokhtari M 在胆道闭锁手术时用细针抽吸(fine needle aspiration,FNA)进行病理学检查,以确定 FNA 是否能在其诊断中代替肝活检。在细胞学检查中观察到胆道闭锁的肝脏胆汁淤积,胆管阻塞,肝细胞玫瑰样胆管改变,肝细胞和炎性细胞羽状变性。有报道 FNA 活检对胆道闭锁诊断准确度高达93%~94%。与活检相比,FNA 的创伤较少,患者更易耐受,但其在非肿瘤性肝病诊断中的作用尚未得到广泛研究,因此,FNA 在胆道闭锁诊断中暂时不能完全替代肝活检。同时胆道闭锁的几种组织病理学特征可能与新生儿胆汁淤积的其他疾病有着较多重叠。另外由于肝胆系统疾病互为因果,仅仅由肝实质病变程度去推导其肝外胆道情况受到病理医生经验、疾病发展阶段等主客观因素制约。

鉴于胆道闭锁诊断的复杂性和及时诊断的必要性,胆道闭锁的诊断需要建立一套多方法组合、多学科配合、多途径管理的诊断系统。

第二节 胆道闭锁与婴儿肝炎综合征的鉴别诊断

胆道闭锁和婴儿肝炎综合征均是起病于新生儿期及婴儿期的疾病,尤其后者是临床最常见的新生儿黄疸性疾病,是具有黄疸、肝脏增大和肝功能损伤的临床综合征。而胆道闭锁发病机制尚不清楚,病理特点为进行性肝内外胆管炎症和肝纤维化,并最终发展为肝硬化、肝功能衰竭。胆道闭锁和婴儿肝炎综合征二者在临床症状及实验室检查上有很多共同点,加之患儿幼小,胆管结构细微,影像学检查往往很难鉴别。然而胆道闭锁和婴儿肝炎综合征却有不同的发病原因、治疗方案、治疗时机和不同预后,准确掌握两病的特点及鉴别方法在临床工作中极为重要。本节主要叙述胆道闭锁和婴儿肝炎综合征的鉴别诊断。

一、临床表现

胆道闭锁和婴儿肝炎综合征具有相似的临床表现:即生理性黄疸迁延不退或消退后再次出现黄疸或黄疸持续性加重,伴有或不伴有大便颜色改变,大便可从正常黄绿色逐渐变淡甚至呈陶土样便。查体:肝脏或肝脾均增大、质地异常。临床医生在询问病史及体格检查中,以下几点值得注意。

(一)大便颜色

胆道闭锁患儿较早出现淡黄色便或白陶土样大便,且持续时间较长,而婴儿肝炎综合征患儿大便颜色一般为黄色,部分可有变化,时淡时深。1994年日本学者 Matsui 首先提出并使用大便比色卡,即根据婴儿大便颜色诊断胆道闭锁的方法。2002年中国台湾学者 Cheng 再次提出该方法,并整理统计出6种具有鉴别意义的大便颜色用于筛查新生儿中的胆道闭锁。我国天津、广州、深圳等医院也相继在新出生婴儿保健册中添加婴儿大便比色卡,方便家长比对,提高了家长对大便颜色的重视,及早发现胆道闭锁可疑患儿。

（二）肝脏触诊

胆道闭锁患儿比婴儿肝炎综合征患儿肝脏肿大明显，一般大于肋下4cm，且质地韧硬、边缘较钝。

（三）治疗情况

胆道闭锁虽经治疗黄疸可稍有所减轻，但一定时间后不再减轻，大多还会继续加重。该病患儿多合并脐疝、鞘膜积液、腹股沟斜疝等。婴儿肝炎综合征经过消炎、退黄、对症治疗后，绝大部分明显好转。

二、血清学检查

婴儿肝炎综合征和胆道闭锁患儿的血清学检查均会出现异常，而且早期不易鉴别。胆道闭锁和婴儿肝炎综合征患儿丙氨酸转氨酶ALT、天冬氨酸转氨酶AST、谷氨酰转移酶γ-GT、碱性磷酸酶ALP、血清总胆红素TB、结合胆红素DB和血清白蛋白ALB均可表现为异常。而胆道闭锁是以直接胆红素升高为主的高胆红素血症，婴儿肝炎综合征则是以间接胆红素升高为主的高胆红素血症。因而，在血清学检查中，需注意以下几个具有重要参考价值的指标。

（一）胆红素指标

生后1个月内的黄疸患儿，两种疾病均可表现为间接胆红素升高。但胆道闭锁患儿随日龄增加，直接胆红素水平可持续上升。因此，应充分考虑年龄因素，对于小于1月龄的患儿需动态监测胆红素水平，对年龄大于1个月的婴儿，若直接胆红素占总胆红素水平超过0.7，可作为诊断胆道闭锁的重要线索。

（二）血清γ-GT

血清γ-GT是反映肝内胆汁淤积的灵敏指标。在胆道闭锁中γ-GT显著升高，常常超过300U/L，而在婴儿肝炎综合征中血清γ-GT轻中度升高，罕有超过该值。故当血清γ-GT>300U/L时，应考虑胆道闭锁。

（三）碱性磷酸酶

碱性磷酸酶在胆道闭锁和婴儿肝炎综合征中均有增高，如超过40U/L，对诊断胆道闭锁有一定意义。

三、影像学等辅助检查

近年来，彩色多普勒超声显像、放射性核素肝胆显像（ECT）及磁共振胰胆管造影（MRCP）大大提高了新生儿及婴儿期梗阻性黄疸病因诊断的准确率、敏感性及特异性。除此以外，十二指肠引流液检查、ERCP、肝穿刺活检对两者的鉴别也有一定价值。

（一）彩色多普勒超声显像

彩色多普勒超声即彩超是目前运用最广泛的检查方法。彩色多普勒超声可观察胆总管、肝总管是否存在、胆囊的形态和大小、胆囊收缩率、肝门三角纤维块、肝动脉直径及肝动脉门静脉直径比以及先天畸形等，能较早做出正确诊断。当彩色多普勒超声提示"未见胆囊""胆囊发育不良""胆囊充盈不佳"时，应首先考虑胆道闭锁的诊断，如果可探及肝门部的三角形纤维块则具有诊断特异性，另外也可以通过观察进食前后胆囊收缩率来排除胆道闭锁的诊断。但对于年龄较小的患儿，如出生1个月内的患儿，或个别纤维块明显较小的患儿,难以做出诊断。彩色多普勒超声对于仪器分辨率及操作者熟练度的要求较高,有一定不确定性。彩色多普勒超声作为一种无创的检查方法,能够清晰的观察肝门部位解剖结构,具有简便易行、无创低廉、易于接受等优势。随着仪器的进一步精密,探头频率的进一步提高,将可获取肝门部更清晰图像。该方法是鉴别两种黄疸疾病的首选,也是胆道闭锁的最常用筛查方法。

(二) 放射性核素肝胆显像

放射性核素肝胆显像是一种无创、安全、有效的检查方法,对于胆道闭锁的诊断有较高临床价值。经静脉注入^{99m}Tc 标记的乙酰替苯胺亚氮二醋酸(IDA)放射性核素后,正常情况下,肝外胆管和肠道相继显影。如放射性核素积聚在肝内,肠道不显影,则提示胆道完全梗阻,胆道闭锁可能性大,对鉴别胆道闭锁和婴儿肝炎有重要意义。但是,对于同时存在梗阻性病变的婴儿肝炎综合征,ECT 的鉴别价值不大。因此建议 1 个月内进行该项检查效果较好。有研究中心建议检查前可口服苯巴比妥钠 5mg/(kg·d),连续 5 天,或静脉滴注皮质激素,增加胆汁排出,减轻局部水肿效果会更佳。

(三) MRI 检查

磁共振胰胆管造影(MRCP)可重塑胆道系统的三维构型,多方位、多角度观察肝内外胆管树,显示胰胆管合流异常以及胆管腔内病变。其肝外胆道显示率及清晰度明显高于超声,是超声等其他检查无法比拟的。若多方位观察均见不到肝外胆管或肝外胆管不连续,即是诊断胆道闭锁的重要征象,如未显示胆囊及胆囊形态异常,可高度提示胆道闭锁。MRCP 具有较高的特异性、灵敏度,是一种可靠的非损伤性诊断方法。静脉注射对比剂后,灵敏度和特异度均可提高。MRCP 也有其局限性:①患儿月龄小,受哭闹、呼吸干扰大,镇静效果差时无法检查或正常胆管影像衰减而显影不清。②婴儿胆管较细,MRI 分辨率有限。③患儿孤立胆囊正常大小时可误诊。④受医院条件、设备以及费用报销等影响,临床应用受到限制。

(四) 十二指肠引流液

胆道闭锁患儿胆汁不能流入消化道,十二指肠液中没有胆红素,故放置十二指肠引流管收集十二指肠液,根据有无胆汁鉴别胆道闭锁和婴儿肝炎综合征。胆红素使胆汁呈黄色,故若引流出的十二指肠液为黄色、淡黄色,表示胆道通畅,可除外胆道闭锁;若为微黄色和白色,说明胆道梗阻,为胆道闭锁可能。另外通过测定十二指肠液中的胆红素、胆汁酸、γ-GT 等诊断胆道闭锁,灵敏度、特异度和准确率均会提高。有研究指出,对十二指肠液中胆红素及 γ-GT 进行测定可鉴别胆道闭锁。胆道闭锁患儿十二指肠液中胆红素<8.5mmol/L,γ-GT 活性缺如或微量(<5IU/L)。婴儿肝炎综合征患儿十二指肠液中胆红素>8.5mmol/L,γ-GT ≥20IU/L。

十二指肠液引流检查具有简单、经济、直观、无创和可重复等优点。其缺点在于:①检查前需长时间禁食、静脉营养,置管后需拍片确保引流管的位置正常,增加了操作、费用。②严重的婴儿肝炎综合征患儿肝细胞受损严重、胆汁淤积使胆汁排泄障碍,易造成假阴性。③引流管有移位的可能。在临床上,十二指肠置管操作有一定难度,患儿有少许痛苦,且在诊断符合率上没有优势,故目前很少采用该检查。

(五) ERCP

在纤维十二指肠镜直视下通过十二指肠乳头将导管插入胆管内进行造影,既可收集十二指肠液进行检查,也可通过造影显示胆道系统的解剖及病变。胆管不显影或仅部分显影则考虑为胆道闭锁。但 ERCP 需全麻和小儿用的微型十二指肠镜,且容易诱发胰腺炎和胆管炎,操作难,成功率低,不能显示梗阻以上胆道情况,如不连续的胆道闭锁等,目前临床应用较少。

（六）肝穿刺活检

肝穿刺是一项有创性检查,需反复多次、多位置的肝穿刺。胆道闭锁和婴儿肝炎综合征早期的病理变化相似,胆道闭锁典型征象如胆小管增生、汇管区纤维化多在 9 周后出现,故必须连续行肝穿刺活检,临床一般不用于胆道闭锁的诊断和鉴别诊断,而常用于肝硬化水平及肝移植标准的评估。

（七）腹腔镜检查

随着腹腔镜技术的广泛开展和应用,其清晰、准确、微创得到普遍认同。对于诊断不明确的梗阻性黄疸患儿,应行腹腔镜手术探查。在腹腔镜下观察肝脏有无淤胆,以及肝外胆道情况,如胆道闭锁,胆囊塌陷或萎缩、空瘪;胆管及左右肝管显示不清、肝门区空虚等。腹腔镜下还可行胆道造影,并可行肝活检术。腹腔镜下游离胆囊后,提出胆囊底于腹壁外,穿刺胆囊,观察回抽液的颜色,如为黄色液体或抽出黄色丝状物,可判断出肝内胆汁通过左右肝管、肝总管、胆囊管进入胆囊,此时再行经胆囊胆道造影,见造影剂进入十二指肠,则排除胆道闭锁。如穿刺胆囊抽不到黄色液体或黄色丝状物,多提示肝总管以上胆管不通,再经造影剂可证实胆道不通,则可诊断胆道闭锁。腹腔镜下胆道造影创伤小,可直接观察到肝脏的情况、肝外胆管和胆囊,直接判断是否胆道闭锁,并行 Kasai 手术。

总之,胆道闭锁与婴儿肝炎综合征在早期的临床表现不典型,易于混淆,目前鉴别诊断的方法有很多,各方法均有利弊,临床医生应该通过详细的询问病史,认真比对大便色卡,动态观察血清学变化,合理而全面的普通检查,初步鉴别胆道闭锁与婴儿肝炎综合征。若医疗机构能进一步开展相对复杂的检查或腹腔镜手术,一般不难做出鉴别。

（唐维兵　任红霞）

参 考 文 献

［1］KONG YY,ZHAO JQ,WANG J,et al. Modified stool color card with digital images was efficient and feasible for early detection of biliary atresia-a pilot study in Beijing, China［J］. World J Pediatr, 2016, 12（4）: 415-420.

［2］GU YH,YOKOYAMA K,MIZUTA K,et al. Stool color card screening for early detection of biliary atresia and long-term native liver survival:a 19 year cohort study in Japan［J］. J Pediatr,2015,166（4）:897-902.

［3］SILES P,ASCHERO A,GORINCOUR G,et al. A prospective pilot study:can the biliary tree be visualized in children younger than 3 months on Magnetic Resonance Cholangiopancreatography［J］. Pediatr Radiol,2014, 44（9）:1077-1084.

［4］MOKHTARI M,KUMAR PV,SALIMI A. A study to demonstrate the use of FNA cytology rather than biopsy in the diagnosis of neonatal biliaryatresia［J］. Cytopathology,2014,25（5）:336-339.

［5］AĞıN M,TÜMGÖR G,ALKAN M,et al. Clues to the diagnosis of biliary atresia in neonatal cholestasis［J］. Turk J Gastroenterol,2016,27（1）:37-41.

［6］HE JP,HAO Y,WANG XL. et al. Comparison of different noninvasive diagnostic methods for biliary atresia:a meta-analysis［J］. World J Pediatr,2016,12（1）:35-43.

[7] ZHOU K,WANG J,XIE G,et al. Distinct Plasma Bile Acid Profiles of Biliary Atresia and Neonatal Hepatitis Syndrome[J]. J Proteome Res,2015,14(11):4844-4850.

[8] ZHOU LY,JIANG H,SHAN QY,et al. Liver stiffness measurements with supersonic shear wave elastography in the diagnosis of biliary atresia:a comparative study with grey-scale US[J]. Eur Radiol,2017.

[9] HU Y,HUANG Z,XIA L. MR cholangiography and dynamic examination of duodenal fluid in the differential diagnosis between extrahepatic biliary atresia and infantile hepatitis syndrome[J]. J Huazhong Univ Sci Technolog Med Sci,2006,26(6):725-727.

[10] ZHOU LY,WANG W,SHAN QY. Optimizing the US diagnosis of biliary atresia with a modified triangular cord thickness and gallbladder classification[J]. Radiology,2015,277(1):181-191.

[11] JIANG LP,CHEN YC,DING L,et al. The diagnostic value of high-frequency ultrasonography in biliary atresia[J]. Hepatobiliary Pancreat Dis Int,2013,12(4):415-422.

[12] LIU B,CAI J,XU Y,ET AL. Three-dimensional magnetic resonance cholangiopancreatography for the diagnosis of biliary atresia in infants and neonates[J]. PLoS One,2014,9(2):e88268.

[13] SHAH I,BHATNAGAR S,RANGARAJAN V,et al. Utility of Tc99m-Mebrofenin hepato-biliary scintigraphy (HIDA scan) for the diagnosis of biliary atresia[J],2012,33(1):62-64.

[14] EL-GUINDI MA,SIRA MM,KONSOWA HA,et al. Value of hepatic subcapsular flow by color Doppler ultrasonography in the diagnosis of biliary atresia[J]. J Gastroenterol Hepatol,2013,28(5):867-872.

[15] 中华医学会小儿外科分会新生儿外科学组,小儿肝胆外科学组. 中国大陆地区胆道闭锁诊断及治疗(专家共识). 中华小儿外科杂志,2013,34(9):700-704.

[16] 薛萍,陈功,郑珊,等. 肝病理评分在胆道闭锁诊断中的作用[J]. 中华小儿外科杂志,2015,36(12):898-903.

[17] 赵丽,胡晓丽,赵林胜,等. 肝组织病理学评分在肝外胆道闭锁鉴别诊断中的意义[J]. 临床与实验病理学杂志,2015,31(10):1102-1106.

[18] 蒋宏,刘钧澄. 胆道闭锁的早期诊断及误诊原因分析[J]. 临床小儿外科杂志,2015,1:7-9.

[19] YANG LY,FU J,PENG XF,et al. Validation of aspartate aminotransferase to platelet ratio for diagnosis of liver fibrosis and prediction of postoperative prognosis in infants with biliary atresia[J]. World J Gastroenterol,2015,21(19):5893-5900.

[20] 孟庆娅,詹江华. 胆道闭锁病因学研究进展[J]. 天津医药,2008,36(10):826-828.

[21] 陈小爱,杨继鑫,冯杰雄. 胆道闭锁病因及其发病机制研究进展[J]. 中华实用儿科临床杂志,2015,30(19):1516-1518.

[22] 冯杰雄,郑珊. 小儿外科学[M]. 北京:人民卫生出版社,2014:125-128.

[23] KIM S,KIM M,LEE M,et al. Ultrasonographic Findings of Type IIIa Biliary Atresia[J]. Ultrasonography,2014,33:267-274.

[24] KWATRA N,SHALABYRANA E,NARAYANAN S,et al. Phenobarbital-enhanced hepatobiliary scintigraphy in the diagnosis of biliary atresia:two decades of experience at a tertiary center[J]. Pediatr Radiol,2013,43(10):1365-1375.

[25] GUAN YX,CHEN Q,WAN SH,et al. Effect of different time phases of radionuclide hepatobiliary scintigraphy on the differential diagnosis of congenital biliary atresia[J]. Genet Mol Res,2015,14(2):3862-3868.

[26] ZHAO D,HAN L,HE Z,et al. Identification of the plasma metabolomics as early diagnostic markers between biliary atresia and neonatal hepatitis syndrome[J]. Plos One,2014,9(1):e85694.

[27] SUN Y,ZHENG S,QIAN Q. Ultrasonographic evaluation in the differential diagnosis of biliary atresia and infantile hepatitis syndrome[J]. Pediatr Surg Int,2011,27(7):675-679.

［28］ HU Y,HUANG Z,XIA L. MR cholangiography and dynamic examination of duodenal fluid in the differential diagnosis between extrahepatic biliary atresia and infantile hepatitis syndrome［J］. J Huazhong Univ Sci Technolog Med Sci,2006,26(6):725-727.

［29］ SIRA MM,TAHA M,SIRA AM. Common misdiagnoses of biliary atresia.［J］. Eur J Gastroenterol Hepatol,2014,26(11):1300-1305.

第十一章

胆道闭锁肝功能异常指标解读

第一节 胆红素和胆汁酸

血清胆红素筛查是胆道闭锁（BA）最常见的筛查方法之一。然而半数以上新生儿在生后一周左右会出现生理性黄疸；即使确认了是病理性黄疸，BA仍需与新生儿其他疾病相鉴别。

一、胆红素的种类、生理功能和代谢

胆红素是胆汁的重要成分之一，是血红蛋白和其他含亚铁血红素蛋白中的亚铁血红素被降解后的产物，与脂类的消化吸收以及黄疸的形成有重要关系。常见的胆红素检测包含三种：总胆红素（total bilirubin，TB），结合胆红素（conjugated bilirubin，CB，又称直接胆红素），非结合胆红素（unconjugated bilirubin，UCB，又称为间接胆红素或游离胆红素）。通常来讲，TB和CB为测量得到的值，而非结合胆红素为前二者相减得到的计算值。

在生理状况下，胆红素与血清白蛋白构成复合物转运到肝脏，在肝内与葡萄糖醛酸结合后溶解度增加，然后通过胆管转运进入肠道。胆红素在肠腔内被肠道细菌作用分解形成尿胆原，进而被氧化成尿胆素、粪胆素等黄棕色的胆色素，这些色素大部分随粪便排出体外，是粪便颜色的来源；少部分由肠道吸收，经门静脉回到肝脏，其中大部分又被肝细胞摄取再转变为CB并再排入肠腔（该过程为胆红素的肠肝循环），少部分从门静脉入体循环后进入肾脏，随尿排出。尿中的尿胆素原被氧化为尿胆素，是尿液颜色的主要来源。

血中胆红素浓度受到胆红素产生和代谢的影响，在正常情况下保持相对恒定。胆红素代谢异常时，临床表现为黄疸，通过监测几种不同胆红素含量，可以初步判断代谢异常的原因。根据引起黄疸的原因不同，临床通常将黄疸分为溶血性黄疸、肝细胞性黄疸和梗阻性黄疸。溶血性黄疸是红细胞破坏增多引起的胆红素水平增高，主要以间接胆红素升高为主，总胆红素升高幅度较小；肝细胞性黄疸包括肝细胞摄取非结合胆红素能力降低和肝细胞转化胆红素能力降低等，总胆红素升高较溶血性黄疸严重，直接胆红素和间接胆红素都有升高趋势；梗阻性黄疸主要原因是肝细胞及肝内外胆红素分泌排泄功能障碍，主要表现为直接胆红素升高，总胆红素升高最为明显。

二、生理性黄疸和病理性黄疸

导致新生儿黄疸可能的原因很多，包括生理性黄疸和病理性黄疸。超过半数的新生儿

在生后 2~7 天会出现生理性的黄疸,直接原因是胆红素生成增加和胆红素代谢能力有限。胆红素生成增加主要原因是胎儿期血氧分压低,代偿性红细胞数量增加,生后血氧分压升高,故随之红细胞破坏增加,胆红素水平上升;胆红素代谢主要依赖肝脏和肠道,新生儿肝脏功能不成熟,合成蛋白质功能有限,且葡萄糖醛酸转移酶活性不足,抑制间接胆红素的生成,同时新生儿肠道菌群未及时建立,转化胆红素功能较低,两者共同导致胆红素代谢速度低于生成速度,造成黄疸。正常的生理性黄疸多具有自限性,随着新生儿生长发育,大部分可以自然消退,这个过程经常延续到生后两周。

根据第 7 版《儿科学》新生儿黄疸的诊断标准,足月儿总胆红素>220.6μmol/L,或出生后 24 小时内出现黄疸且总胆红素>102.6μmol/L 为病理性黄疸。时间上,足月儿黄疸 2 周后未消退,早产儿 4 周后未消退者为病理性黄疸。发生病理性黄疸时,首要明确是间接胆红素为主还是直接胆红素为主。间接胆红素水平升高可导致新生儿高胆红素血症,由于胆红素毒性较大,严重者造成神经系统不可逆损害甚至胆红素脑病,对肝肾功能,心肌也有一定影响。如果以直接胆红素升高为主,即总胆红素<85.5μmol/L 时,结合胆红素>17.1μmol/L;或总胆红素>85.5μmol/L 时,结合胆红素占总胆红素的 20% 以上,则应考虑为胆汁淤积性疾病。

新生儿胆汁淤积性疾病原因复杂,主要包括胆道闭锁、婴儿肝炎综合征和一部分遗传代谢性疾病。由于这些疾病都发生胆汁淤积性黄疸,所以在临床症状和实验室检查上有一定程度的相似性,如伴有肝脾肿大,肝功能损害,大便颜色变浅,直接胆红素升高,肝酶升高等,然而这些疾病由于治疗方案完全不同,所以这类疾病早期的鉴别诊断尤为重要。

三、胆汁酸的生理功能和代谢

胆汁酸(bile acid)是肝脏利用胆固醇的分解代谢的一类有机酸的总称,主要以胆酸、鹅脱氧胆酸及脱氧胆酸等为主,能帮助肠道内脂类物质的溶解。胆汁酸在肝脏合成后,随胆汁进入肠道,在肠道帮助脂类消化吸收,并被肠道细菌分解成游离型胆汁酸;绝大部分胆汁酸由肠壁重新吸收,由门静脉回肝脏,再合成为结合型胆汁酸分泌入胆汁。这个过程又称胆汁酸的肠肝循环,每日约进行 6~12 次,胆汁酸通过肠肝循环发挥其调节胆固醇代谢,促进脂类消化和促进胆汁分泌的生理功能。

血清胆汁酸水平可以既可以反映肝细胞合成、摄取及分泌功能,胆汁淤积程度,也可以反映门静脉分流情况和肠道吸收功能。BA、新生儿肝炎和其他胆汁淤积性肝病患者胆汁酸水平均表现为升高,相比依赖单次检测结果,动态观察胆汁酸水平更适用于这类疾病的鉴别诊断。

四、胆红素、胆汁酸与 BA 肝纤维化进展

通常 BA 患儿总胆红素和直接胆红素水平显著升高,直接胆红素常>100μmol/L,可以作为和婴儿肝炎综合征(HIS)与新生儿肝内胆汁淤积综合征(NICCD)等胆汁淤积性疾病鉴别诊断的指标之一。

BA 患儿在刚出生后,常常不表现出明显的黄疸等症状,随着病情发展,胆红素逐渐升高,出现明显黄疸,但黄疸出现时间和生理性黄疸常有部分重合。如果新生儿黄疸持续 3 周以上,应对其胆红素及其组分进行评价,以排除 BA 和其他胆汁淤积性疾病。观察胆红素的动态变化,对 BA 的诊断比单纯测量一次更有意义,可以反映病程的发展。直接胆红素和间接胆红素比值,或者直接胆红素占总胆红素的比例,对 BA 鉴别诊断有一定意义,但部分 BA 患儿会出现先以间接胆红素升高为主,逐渐向直接胆红素升高过渡的情况。由于 BA 患者

在 60 天内手术效果较为理想,所以,60 天内鉴别诊断是否为 BA 对疾病的转归意义重大。按肝纤维化程度将 BA 患儿分为 1~6 级,各级之间胆红素水平有一定差异,肝纤维化 1~4 级时总胆红素和直接胆红素缓慢上升,肝纤维化 5~6 级时病情趋于严重,总胆红素和直接胆红素明显呈下降趋势(图 11-1)。

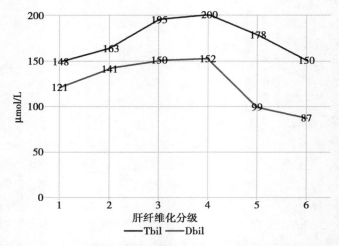

图 11-1　肝纤维化程度不同病人胆红素组分差异

由于出生时 BA 患者并无明显的胆汁淤积现象,因此胆汁酸血清水平也并不表现出异常,通常生后 2~4 周,胆汁酸水平才逐渐上升。由于胆汁酸可综合反映肝细胞损伤和胆汁淤积程度,对黄疸患儿来说,胆汁酸升高预示着黄疸可能是病理性而非生理性的。和胆红素不同的是,随着 BA 患者肝细胞纤维化程度增加,外周血 TBA 水平持续增加,表明肝细胞损害影响了其合成、摄取及分泌胆汁酸的功能。肝纤维化达到 6 级时,胆汁酸水平才出现明显下降,表明肝功能已严重受损。

五、术后监测胆红素水平的意义

Kasai 术后监测应常规检测胆红素水平,如果胆红素升高要考虑术后并发胆管炎的可能性。此时,应进行感染相关指标的实验室检查,以对症治疗和预防病情恶化。

肝移植手术后也应监测胆红素水平,但发生排斥反应等并发症时肝酶升高较胆红素升高更早,因此,通常不单纯以胆红素水平作为判定并发症依据。

第二节　肝功能酶学检查

肝酶学检查是肝功能检测最常见的一部分项目,在了解肝脏功能状态、检查和评估肝脏损伤等方面有着重要意义。最常见的有丙氨酸氨基转移酶(ALT)以及天冬氨酸氨基转移酶(AST)、胆碱酯酶(CHE)等反映肝细胞损害的酶和碱性磷酸酶(ALP)、γ-谷氨酰转肽酶(γ-GT)等反映胆汁淤滞为主的酶。

一、ALT、AST 生理功能和代谢

ALT 和 AST 都属于转氨酶,前者催化氨基在丙氨酸和 α-酮戊二酸之间的转移,生成丙

酮酸和谷氨酸,后者催化天冬氨酸和 α-酮戊二酸之间氨基转移,生成谷氨酸与草酰乙酸,它们是反映肝细胞损害最直接和最敏感的指标。

ALT 和 AST 广泛分布于人体各组织,如心脏、肝脏、肾脏、骨骼肌、胰腺、脾脏等组织中。当组织发生损伤或坏死时,ALT 和 AST 即从细胞中释放入外周血,其血清浓度迅速升高,因此,可作为组织损伤早期的标志物。由于 ALT 大部分来源于肝脏,其血清浓度增加可提示肝炎、肝硬化、阻塞性黄疸、肝癌以及慢性酒精中毒等疾病,其他组织病变时,通常 ALT 仅有轻微增加。AST 除在肝脏中分布,在心脏等组织中亦广泛存在,因此,除上述肝组织病变外的其他组织病变,如心肌梗死也会导致 AST 明显升高。所以和 ALT 相比,AST 对诊断上述肝组织病变的特异性相对较低。

ALT 主要分布在细胞质中,AST 大部分分布在细胞线粒体中,小部分分布在细胞质中。因此,细胞发生轻微损伤时,ALT 升高较 AST 明显;而细胞损伤严重时,ALT 升高幅度可低于 AST 升高幅度。根据以上原理,临床常用二者的比值来判定病情严重程度:通常病程短,肝实质损害轻,预后较好时 AST/ALT<1;慢性化程度高,肝实质损害重,预后较差时 AST/ALT>1 甚至 AST/ALT>2;需要注意的是,肝功能衰竭患者由于正常肝细胞数量少,会出现"胆酶分离"现象,此时转氨酶已不能反映肝细胞损害程度。

综上,ALT 和 AST 都可以反映肝细胞损伤,ALT 比 AST 敏感度和特异性更高,升高后持续时间也更长。AST/ALT 比值是判断肝脏损害程度和预后的指标之一,但上述指标不适用于重症已发生"胆酶分离"的患者。

二、ALP、γ-GT 生理功能和代谢

ALP 是一组在碱性条件下水解磷酸单酯类化合物的酶,γ-GT 是一种催化 γ-谷氨酰基转移的酶,ALP 和 γ-GT 在胆汁淤积或胆道功能异常时均表现为显著升高。

ALP 在人体中分布广泛,主要集中于肝脏、肾脏、骨髓、小肠、胎盘等组织中,是一组同工酶。ALP 参与多处组织器官代谢,血清 ALP 主要来自肝脏和骨骼,极小部分来自于小肠。因此 ALP 是肝胆疾病或骨骼疾病的辅助诊断指标,在骨骼生长发育活跃的儿童中和胎盘生长活跃的孕妇中 ALP 可见生理性升高。ALP 分布在肝细胞的血窦侧,毛细胆管膜上,小肠黏膜的微绒毛,以及成骨细胞中。γ-GT 主要分布于肾、肝、胰、小肠等组织中,在肝脏内主要分布在肝细胞和肝内胆管上皮中。血清中的 γ-GT 主要由肝细胞线粒体产生,因此 γ-GT 主要用于肝胆疾病的诊断和监测,也是酒精性肝病的特异性指标,在急性胰腺炎或应用某些药物时也可发现血清 γ-GT 活性增高。由于和 ALP 相比,γ-GT 不受骨骼代谢影响,如果 ALP 和 γ-GT 同时升高时,应首要考虑发生肝胆疾病的可能性。

肝内合成亢进或经胆道排泄受阻都会导致 ALP 和 γ-GT 水平升高,发生阻塞性黄疸时,ALP 和 γ-GT 随胆汁代谢受阻,逆流入血,因此 ALP 和 γ-GT 均表现明显升高,γ-GT 可上升至正常水平的 5~30 倍;而仅肝细胞受损时 ALP 和 γ-GT 可仅见轻、中度上升。

三、肝酶变化对 BA 鉴别诊断和术后监测的意义

不同肝功能指标的临床意义不同,ALT 和 AST 是肝细胞损伤的灵敏指标,而 ALP 和 GGT 对胆汁淤积的严重程度有相关性。对新生儿肝功能的综合评价可以用于肝胆疾病的鉴别诊断,尤其是 BA 与婴儿肝炎综合征和一些遗传代谢类疾病鉴别诊断。这一类疾病除黄疸、粪便颜色变浅等临床症状相似外,胆红素升高都以直接胆红素为主,因此引入肝功能指

标帮助鉴别诊断有重要意义。

BA 患者早期 ALT 和 AST 水平正常或稍偏高,ALP 和 γ-GT 水平显著升高;随着纤维化程度增加,肝细胞炎症加重,ALT 和 AST 水平持续升高,可以达到300U/L 以上,同时 ALP 和 γ-GT 水平始终保持在相对较高的水平;纤维化程度超过 3 级后,各种肝酶浓度明显降低,提示肝细胞已经出现广泛损伤,ALT、AST 和 γ-GT 水平迅速降低,ALP 水平也逐渐降低,出现"胆酶分离",预示肝损伤已较为严重(图 11-2)。综合评价这些指标,可以帮助临床判断疾病进展,以选择更适合的干预手段。

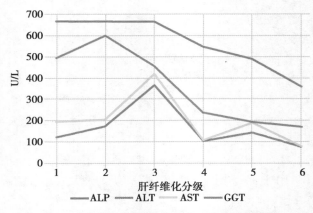

图 11-2　肝纤维化程度不同病人肝功能酶学差异

婴儿肝炎综合征患者,由于病变以肝细胞损伤和破坏为主,因此和 BA 相比,病程早期ALT 升高更为明显。随着 BA 病情发展,ALT 和 AST 水平上升并超过肝炎患者,由于肝损伤进行性加重,AST 水平升高较 ALT 升高更明显。婴儿肝炎综合征患者血清 γ-GT 水平高于正常新生儿,但升高水平低于 BA 患者,当 γ-GT 水平超过 300U/L 时,诊断 BA 的特异性高达98.1%。血清 ALP 水平对鉴别婴儿肝炎综合征和 BA 无明确意义。

作为一种遗传性代谢障碍疾病,新生儿肝内胆汁淤积综合征(NICCD)也与 BA 有相似的临床症状,同时肝功能各项指标也有不同程度的升高。需要注意的是,BA 患者 γ-GT 水平明显高于 NICCD 患者。此外,血糖、总蛋白和白蛋白等基础代谢性指标在 NICCD 患者中较BA 患者偏低,所以也可以用于这两种疾病的辅助鉴别诊断。

肝酶监测对于 BA 患儿的意义还在于对 Kasai 术后和肝移植术后治疗效果、恢复和并发症的评价。对于 Kasai 术实施较晚的患儿,由于肝损伤较为严重,术后易并发急性肝功能衰竭,因此应积极监测肝功能指标。肝移植术后并发症,如肝动脉血栓、胆道狭窄,以及排斥反应,都可以反映为肝酶水平升高,此时应结合其他临床表现鉴别并发症种类进行处理。

第三节　典型病例

一、BA 术后病例

(一)病例 1

患儿,女,生后 15 天皮肤黄染,治疗后消退,1 个月时复现,大便颜色变白,小便颜色加深,于生后 40 天来院就诊。入院查体皮肤、巩膜黄染,腹膨隆,稍胀,肝肋下 2cm 可及,质韧。入院后经腹腔镜探查术,确诊为 BA,行肝门-空肠吻合术,术后恢复良好。术后 4 周,发生高热,经诊断为术后并发胆管炎,经抗感染治疗后好转,出院并在门诊随访。其生化指标变化见表 11-1:

表 11-1　生化指标

项目	单位	日期					
		首诊	首诊后 6 天	术后 2 周	术后 4 周	术后 3 个月	术后 4 个月
TB	μmol/l	129.3	164.6	127.5	169.4	128.9	169.2
DB		98.1	125.5	98.1	128.2	117.7	143.4
IB		31.2	39.1	29.4	41.2	11.2	25.8
胆汁酸		68	83	65	110	100	126
ALT	IU/L	100	142	292	484	281	276
AST		119	199	228	348	174	200
ALP		531	506	283	438	456	459
γ-GT		281	293	254	802	1197	852

病例分析:该患儿总胆红素 >85.5μmol/L,直接胆红素占总胆红素 75.9%,初步诊断为胆汁淤积性疾病。患儿胆汁酸水平偏高,ALT 和 AST 高于正常参考值上限(40IU/L)2 倍,6 天后复查时,胆汁酸、ALT、AST 水平都有不同程度的上升,两次 ALP、γ-GT 水平差异不大,且 γ-GT 水平较高,提示患儿尚处于肝纤维化前期。术后,患儿胆红素、ALP 和 γ-GT 分别有一定程度的下降,但 ALT 和 AST 仍可见上升趋势。术后 4 周因高热就诊时,胆红素、胆汁酸及各种肝酶均较术后 2 周时明显升高,此时 WBC 12.87×10^9/L,CRP 154mg/L,临床诊断为术后胆管炎。胆管炎治愈后,胆红素、ALT、AST 可见明显下降,但胆汁酸、γ-GT 仍维持在较高浓度水平。

(二) 病例 2

患儿,女,生后 3 天出现皮肤黄染,由颜面向躯干、四肢蔓延。大便颜色浅黄,于生后 38 天来我院就诊。入院查体皮肤、巩膜黄染,肝肋下 4cm 可及,质中边略钝,脾肋下 2cm 可及,质软。入院后,经内科治疗 5 日后,黄疸无消退,转至外科。经腹腔探查术,确诊为 BA,行肝门-空肠吻合术,术后逐渐恢复,出院并在门诊随访。其生化指标变化见表 11-2:

表 11-2　生化指标

项目	单位	日期						
		首诊	首诊后 7 天	首诊后 10 天	术后 3 天	术后 6 天	术后 12 天	术后 6 周
TB	μmol/l	162.7	224.5	195.5	207.1	234.7	213.2	145.5
DB		135.3	191.6	157	179.6	205.7	176.3	133.5
IB		27.4	32.9	38.5	27.5	29	36.9	12

续表

项目	单位	日期						
		首诊	首诊后 7 天	首诊后 10 天	术后 3 天	术后 6 天	术后 12 天	术后 6 周
胆汁酸		118	147	137	185	229	182	205
ALT	IU/L	123	112	109	105	83	95	109
AST		198	188	154	98	141	157	156
ALP		517	411	406	286	373	321	520
γ-GT		734	581	638	380	449	672	1 061

病例分析:该患儿总胆红素>85.5μmol/L,直接胆红素占总胆红素 83.2%,初步诊断为胆汁淤积性疾病。患儿胆汁酸水平偏高,ALT 和 AST 高于正常参考值上限(40IU/L)3 倍,7 天、10 天后复查时,胆汁酸水平升高,肝酶水平有不同程度的下降,提示患儿肝纤维化较为严重。术后,患儿除 ALP 和 γ-GT 分别有一定程度的下降,其余指标变化不明显。出院后随访时,其血清胆红素水平有所下降,ALT 和 AST 变化不明显,而 ALP、γ-GT 水平均有所回升,可能与手术时已有较严重的肝损伤有一定关系。

(三) 病例 3

患儿,男,生后 3 天出现皮肤黄染,由颜面向躯干、四肢蔓延,大便颜色浅黄。咳嗽、腹胀 3 天,在下级医院内科治疗 2 天无好转,于生后 25 天就诊。入院查体皮肤黄染,肝肋下 2cm 可及,质软。对新生儿肺炎采取对症治疗并积极寻找病因,病原检测 CMVpp65 及 IgM 均阳性,进行抗病毒治疗。感染情况好转后,黄疸持续,小便颜色深黄,于生后 41 天转至外科。经腹腔探查术,确诊为 BA,行肝门-空肠吻合术,术后恢复平稳后出院。其生化指标变化见表 11-3:

表 11-3　生化指标

项目	单位	日期			
		首诊	首诊后 14 天	术后 7 天	术后 12 天
TB	μmol/L	189.1	199.1	185.7	233.4
DB		97.9	165	100.7	146.2
IB		91.2	34.1	85	87.2
胆汁酸		95	145	152	120
ALT	IU/L	79	194	93	107
AST		184	346	178	165
ALP		445	344	144	118
γ-GT		450	484	320	349

病例分析:该患儿总胆红素>85.5μmol/L,直接胆红素仅占总胆红素 51.8%。患儿胆汁酸水平偏高,ALT 高于正常参考值上限(40IU/L)2 倍,AST/ALT 约为 2,提示可能存在肝实质损伤。14 天后复查时,胆红素中直接胆红素占比增加至 82.9%,由直胆、间胆各占一半发

展为直接胆红素为主。胆汁酸、ALT、AST 水平都有不同程度的上升，ALP 有所下降，γ-GT 保持在相对较高的水平，提示患儿尚处于肝纤维化前期。术后，患儿胆红素、胆汁酸变化不明显，各项肝酶分别有一定程度的下降，预示手术后肝功能得到一定程度的改善。

（四）病例 4

患儿，男，生后 1 周出现皮肤、巩膜黄染，服药后好转，2 天后复现。大便颜色逐渐变白，小便颜色加深，于生后 2 个月就诊。入院查体皮肤、巩膜黄染，腹膨隆，稍胀，肝肋下 2cm 可及，质韧。入院后经腹腔探查术，确认为 BA，行肝门-空肠吻合术，术后恢复良好。术后 24 天再次入院，入院时全身皮肤、巩膜黄染，大便颜色变浅，呼吸音粗，肝肋下 3cm 可及，质中。经诊断为术后并发胆管炎，X 线显示肺炎，经抗感染治疗后黄疸好转，呼吸道症状缓解出院。患儿生化指标见表 11-4：

表 11-4　生化指标

项目	单位	日期		
		首诊	术后 9 天	术后 25 天
TB	μmol/L	155.1	134.5	96.5
DB		128.2	82.3	84.2
IB		27	52.2	12.3
胆汁酸		115	124	53
ALT	IU/L	158	112	237
AST		172	149	135
ALP		705	345	315
γ-GT		154	319	645

病例分析：该患儿总胆红素>85.5μmol/L，直接胆红素占总胆红素 82.6%，初步诊断为胆汁淤积性疾病。患儿胆汁酸水平偏高，ALT、AST、γ-GT 高于正常参考值上限（40IU/L）4 倍，ALP 水平亦较高。术后，患儿胆红素、ALT 和 AST 分别有一定程度的下降，胆汁酸无明显变化，但 γ-GT 仍可见上升趋势。术后 25 天因出现白陶土样便就诊时，ALT、γ-GT 较术后 9 日时明显升高，此时 WBC 10.93×10^9/L，CRP<8mg/L，临床诊断为术后胆管炎和肺炎。

二、鉴别诊断病例

（一）病例 5：BA

患儿，女，生后 2 天皮肤黄染，治疗后消退。1.5 个月时皮肤黄染复现，大便颜色逐渐变白，小便颜色加深，于生后 2 个月就诊。入院查体皮肤、巩膜黄染，腹膨隆，稍胀，肝肋下 1cm 可及，质韧。入院后经腹腔探查术，确诊为 BA，家属拒绝行肝门-空肠吻合术，伤口恢复后出院。

（二）病例 6：胆汁淤积性肝炎

患儿，女，生后出现皮肤黄染，无明显加重或缓解，大便颜色逐渐变浅至浅黄色，小便颜色加深，于生后 44 天就诊。入院查体皮肤、巩膜黄染，腹膨隆，稍胀，肝肋下 2cm 可及，质韧。入院病原检测 CMVpp65 及 IgM 均阳性，进行抗病毒治疗。皮肤巩膜黄染逐渐减退，肝功能改善后出院。出院小结确诊为巨细胞病毒感染引起的胆汁淤积性肝炎。

（三）病例 7：胆道发育不良

患儿，男，生后出现皮肤黄染，由颜面向躯干、四肢蔓延，大便颜色浅黄于生后 2 个月就诊。入院查体皮肤、巩膜黄染，肝肋下 2cm 可及，质软边锐，内科对症治疗后转入外科行腹腔探查术，除外 BA，确诊为胆道发育不良。

三名患儿生化指标见表 11-5：

表 11-5　生化指标

项目	单位	日期		
		病例 5	病例 6	病例 7
TB	μmol/L	141.7	116.7	172.6
DB		125.1	88.7	130.3
IB		16.6	28	42.3
胆汁酸		156	176	92
ALT	IU/L	71	48	23
AST		147	74	31
ALP		612	508	462
γ-GT		919	76	74

病例分析：3 名患儿胆红素水平均>85.5μmol/L，且以直接胆红素升高为主，直胆占总胆红素比例均超过 75%，初步诊断符合胆汁淤积性疾病指征。胆汁酸水平病例 7 明显低于另两名患儿，结合入院查体体征，可能是由于胆道发育不良尚未引起较严重的肝损伤。3 例患儿 AST/ALT 均大于 1，但观察 ALT、AST 浓度值可见，BA 患儿（病例 5）明显高于其他两例，提示 BA 患者肝细胞损伤较胆汁淤积性肝炎和胆道发育不良更为严重。ALP 水平在 3 名患儿中比较差别不大，但 γ-GT 差异明显。由于 γ-GT 不单存在于肝细胞中，还存在于胆管上皮中，因此 γ-GT 水平升高提示 BA 患儿（病例 5）胆道损伤较为严重，而另两名患儿未发生明显的胆道损伤。综上，γ-GT 是鉴别诊断 BA 的重要指标，而胆汁酸、ALT 和 AST 仅可以用于辅助诊断。

（张嘉懿）

参 考 文 献

[1] 罗喜荣,管志伟,詹江华.胆道闭锁的病因及早期筛查的研究进展[J].国际生殖健康/计划生育杂志,2013,32(4):313-316.

[2] BENCHIMOL EI,WALSH CM,LING SC. Early diagnosis of neonatal cholestatic jaundice:test at 2 weeks[J]. Can Fam Physician,2009,55(12):1184-1192.

[3] WELLS C,AHMED A,MUSSER A. Strategies for neonatal hyperbilirubinemia:A literature review[J]. MCN Am J Matern Child Nurs,2013,38(6):377-382.

[4] DE BRUYNE R,VAN BIERVLIET S,VANDE VELDE S,et al. Clinical practice:neonatal cholestasis[J]. Eur J Pediatr,2011,170(3):279-284.

[5] 晓明,王卫平.儿科学[M].北京:人民卫生出版社,2008:114-117.

[6] 刘婉文,梁永锋,刘映志,等.胆红素与总胆汁酸联合测定在新生儿黄疸期的临床应用[J].中外医学研

究,2012,10(30):30.

[7] 管志伟,詹江华,胡晓丽,等.APRI 胆道闭锁肝脏纤维化程度的临床评估及其意义[J].中华小儿外科杂志,2012,33(11):815-819.

[8] 刘丹丹,詹江华,高伟,等.胆道闭锁 Kasai 术后胆管病理改变的研究[J].中华小儿外科杂志,2014,35(4):248-253.

[9] SERINET MO,WILDHABER BE,BROU P,et al. Impact of age at Kasai operation on its results in late childhood and adolescence:a rational basis for biliary atresia screening[J]. Pediatrics,2009,123(5): 1280-1286.

[10] ERNEST VAN HEURN LW,SAING H,TAM PK. Cholangitis after hepatic portoenterostomy for biliary atresia:a multivariate analysis of risk factors[J]. J Pediatr,2003,142(5): 566-571.

[11] MOYER V,FREESE DK,WHITINGTON PF,et al. Guideline for the evaluation of cholestatic jaundice in infants:recommendations of the North American Society for Pediatric Gastroenterology,Hepatology and Nutrition[J]. J Pediatr Gastroenterol Nutr,2004,39(2):115-128.

[12] OHURA T,KOBAYASHI K,TAZAWA Y,et al. Clinical pictures of 75 patients with neonatal intrahepatic cholestasis caused by citrin deficiency(NICCD)[J]. J Inherit Metab Dis,2007,30(2):139-144.

第十二章
胆道闭锁与遗传代谢性疾病鉴别诊断

各种基因突变引起的遗传性婴儿胆汁淤积症是儿童期肝病死亡或致残的重要原因。遗传性胆汁淤积症总的发病率仅次于胆道闭锁,是婴儿胆汁淤积的第二大类原因。遗传代谢性胆汁淤积症与胆道闭锁在某些临床表现及实验室检查方面有共同点,如均可有黄疸、肝大、大便颜色浅、尿色深及直接胆红素升高等。但病因不同决定两者的治疗方法截然不同,婴儿肝内胆汁淤积症多仅需内科医生根据病因采取相应的对症治疗,而胆道闭锁则需手术治疗。由于胆道闭锁患儿存在手术时机问题,手术最佳年龄为 30~45 天左右,并且随着病情进展,胆道闭锁在婴儿期即可发展成胆汁性肝硬化、肝衰竭,因此胆道闭锁与肝内胆汁淤积症的早期鉴别诊断十分重要。在过去的十余年间,随着分子医学的迅速发展,一系列的遗传因素引起的婴儿肝内胆汁淤积症及其相关基因突变在世界范围内被发现和认识,包括进行性家族性肝内胆汁淤积症(progressive familial intrahepatic cholestasis,PFIC)1 型、2 型和 3 型,Alagille 综合征,Citrin 缺陷引起的新生儿肝内胆汁淤积症(neonatal intrahepatic cholestasis caused by Citrin deficiency,NICCD),各种胆汁酸合成缺陷病(HSD3B7、AKR1D1、CYP7B1 等基因突变)等,相关基因检测有助于遗传代谢性肝病的诊断,但费时较长。临床医生只有充分认识各类遗传代谢性胆汁淤积症临床表现、辅助化验或检查特点,才能避免误诊为胆道闭锁。本章就儿童某些遗传代谢性胆汁淤积症的特点及如何与胆道闭锁鉴别做一介绍。

第一节 Alagille 综合征

Alagille 综合征是具有表型特征的慢性胆汁淤积的最常见原因,是一种累及多系统的常染色体显性遗传性疾病。该综合征在 1969 年由 Alagille 等首次报道,并在 1975 年得到进一步阐述。Alagille 综合征涉及的脏器包括肝脏、心脏、骨骼、眼睛和颜面等,国外报道该病的发病率约为 1/70 000。95% 左右的 Alagille 综合征因位于染色体 20p12 的 JAG1 基因突变引起,少部分 Alagille 综合征因 NOTCH2 基因的突变引起。Alagille 综合征的临床表现在肝脏上常常表现为不同程度的胆汁淤积,致胆汁淤积性慢性肝病,大便颜色可以为黄色、淡黄色或白陶土色,3~5 月龄后常常皮肤瘙痒明显。心脏杂音是 Alagille 综合征第二常见的主要体征,杂音主要因肺动脉流出道或外周肺动脉的狭窄引起。外周肺动脉狭窄可单独发生,也可合并心内异常,包括法洛四联症、室间隔缺损、房间隔缺损等。Alagille 综合征患者可有脊椎异常,主要表现为蝶状椎骨。特征性的蝶状椎骨表现见于约 33%~87% 的患者。眼部异常涉及角膜、虹膜、视网膜及视神经乳头等。角膜后胚胎环是最具有特征性的眼部改变,可见于

56%~95%的患者,但8%~15%的正常人亦可见此表现。Alagille综合征的面部特征为前额突出、眼窝深陷伴眼距中度增宽、尖下颌、鞍形鼻并前端肥大等。特殊面容可能早在婴儿期即已存在,小婴儿以前额突出和耳发育不良多见,随年龄增长,其他各项特征渐突出。Alagille综合征的次要临床表现主要涉及肾脏、胰腺、气管或支气管、空肠、回肠和脑血管等的一些异常。Alagille综合征也可有体格和精神发育障碍、大运动发育迟缓、异常的视觉、听力和其他体觉异常、肌力减退和震颤等。肝脏活检病理发现小叶间胆管减少或缺乏曾被认为是Alagille综合征的最重要的恒定特征。然而,近年研究发现有些Alagille综合征患者在婴儿早期可无小叶间胆管消失或减少,其小叶间胆管消失是在生后逐渐发生的。有研究发现,6月龄前进行肝脏穿刺活检,仅有约60%的患者有小叶间胆管缺乏;6月龄后进行肝活检,95%的患者可表现小叶间胆管缺乏。

Alagille综合征诊断标准如下:若肝脏病理提示肝内胆管缺乏,符合包括慢性胆汁淤积、特殊面容、心脏杂音、眼部异常、蝶形椎骨等5个主要临床表现3项或以上;如未进行肝脏病理检查,或病理显示肝内胆管不缺乏,符合5项主要临床表现中4项或以上者;如有已知致病基因突变,符合2个主要临床表现通常即可确诊。

Alagille综合征患儿胆汁淤积、大便颜色较浅甚至白陶土色、血γ-GT较高、放射性核素肝胆显像显示排泄受阻、胆道造影肝内胆管不能显影等,都是导致误诊为胆道闭锁的原因。国内外均有Alagille综合征误诊为胆道闭锁行Kasai手术的病例报道,有学者认为Alagille综合征患儿行Kasai手术后病情恶化,需较早进行肝移植手术。对于临床疑似胆道闭锁的患儿,要注意有无Alagille综合征特征性面容和心脏杂音,必要时进行椎骨摄片、眼科检查、心脏超声检查等,如有Alagille综合征的相关表现,注意排除该病,慎重行Kasai手术。相关基因检查可进一步确诊Alagille综合征。

第二节　进行性家族性肝内胆汁淤积症

进行性家族性肝内胆汁淤积症(progressive familial intrahepatic cholestasis,PFIC)是一组常染色体隐性遗传疾病,因基因突变导致胆汁排泌障碍,临床以肝内胆汁淤积为主要表现,通常在婴儿期或儿童期起病,部分患儿最终发展为肝衰竭。根据其致病基因不同,PFIC主要分为三型:PFIC1由ATP8B1基因突变引起,导致该基因编码的P型ATP酶FIC1缺陷;PFIC2源于编码胆盐外运泵(bile salt export pump,BSEP)蛋白的基因ABCB11突变;PFIC3为编码多药耐药糖蛋白(MDR3)的ABCB4基因的突变。新近报道的有紧密连接蛋白2(tight junction protein 2,TJP2)编码基因突变引起的PFIC4、法尼醇X受体(farnisoid X receptor,FXR)编码基因突变引起的PFIC5和MYOTINVB(MYO5B)编码基因突变引起的PFIC6等。他们的共同特点是生命早期(通常在出生后几周)发病,结合胆红素和血总胆汁酸升高,可伴有瘙痒,胆固醇水平正常。影像学或造影技术显示肝内和肝外胆管都无异常。除PFIC3外,PFIC1、2、4、5、6生化检查显示γ-谷氨酰转肽酶(γ-GT)的活性正常甚至低于正常值,很少超过70U/L,可和胆道闭锁相鉴别。PFIC1通常转氨酶活性仅略高,可同时具有一些肝外表现,包括生长发育落后、感音神经性耳聋、水样泻、胰腺炎、汗液电解质浓度升高,以及甲状腺功能低下等。PFIC2没有PFIC1的肝外症状,而肝病的临床表现及病情进展却较PFIC1剧烈,可很快进展为急性肝衰竭,生化检查转氨酶和血清甲胎蛋白比PFIC1高很多。PFIC3通常发病稍晚,在生命的头几年,少数会在学龄期甚至青少年时期才起病,表现为胆汁淤积和瘙痒,血生化 γ-GT 活性增高是其特征。PFIC 患儿胆汁淤积、大便颜色浅,要注意与胆道闭锁鉴别,他们的鉴别要点在于 PFIC1、2、4、5、6 型患儿血 γ-GT 的活性正常甚至降低,皮肤瘙痒明显,部分 PFIC 患儿较胆道闭锁病情进展快,较早出现肝脏合成功能异常的表现;PFIC3 所致胆汁淤积性肝病和黄疸出现的时间常常较胆道闭锁晚,少数会在学龄期甚至青少年时期才起病,除有胆汁淤积,还有皮肤瘙痒的表现。放射性核素肝胆显像对于区分 PFIC 和胆道闭锁也有一定的作用。

第三节 Citrin 缺陷病

希特林蛋白缺陷病(Citrin deficiency)是由于 Citrin 缺乏或功能不足,导致一系列生化代谢紊乱,并表现为不同临床表型和预后差异的一种常染色体隐性遗传代谢病,至少包括成年发作 Ⅱ 型瓜氨酸血症(type Ⅱ citinllinemia,CTLN2)和希特林蛋白缺乏所致新生儿肝内胆汁淤积症(neonatal intrahepatic cholestasis caused by citrin deficiency,NICCD)两大类型。其病因是 SLC25A13 基因突变。SLC25A13 基因位于染色体 7q21.3,编码的蛋白质称希特林蛋白(citrin)。本病多于 0~1 岁发病。Citrin 缺陷病主要临床表现有:①新生儿或婴儿期起病,有肝大、黄疸等婴儿肝病表现,部分患儿可有凝血功能障碍,可有白内障等半乳糖血症表现;②可有低出生体重和发育迟缓;③血生化检测可发现胆红素(直接胆红素为主)、胆汁酸、酶学指标(如 GGT、ALP、AST、ALT 等)等升高,AST>ALT,白蛋白降低,同时可有不同程度低血糖、高血氨、高乳酸血症,往往伴甲胎蛋白明显增高;④血氨基酸分析可发现瓜氨酸、苏氨酸、蛋氨酸、酪氨酸和精氨酸增高;⑤尿液分析可有半乳糖、半乳糖醇和半乳糖酸等半乳糖血症标志物的增高;⑥肝脏病理明显脂肪变性。Citrin 缺陷病的这些临床特点有助于和胆道闭锁相鉴别。

第四节 酪氨酸血症 Ⅰ 型

酪氨酸血症 Ⅰ 型(tyrosinemia type Ⅰ)是一种常染色体隐性遗传病,是由于编码 FAH 的基因发生突变导致酪氨酸代谢过程的终末酶延胡索酰乙酰乙酸水解酶(fumarylacetoacetate hydroxylase,FAH)缺陷,导致体内酪氨酸及其代谢产物琥珀酰丙酮、4-羟基苯乳酸及 4-羟基苯丙酮酸等蓄积,对机体造成损害。该病主要累及肝脏及肾脏,严重者可危及生命。总患病率约为 1/120 000~1/100 000,在加拿大魁北克省的某些地区可高达 1/2 000,我国此病的患病率尚不清楚。酪氨酸血症 Ⅰ 型的临床表现与胆道闭锁有所不同,可于任何年龄发病,但多数患者于新生儿及婴儿时期发病,临床表现多种多样,急性型多于生后 6 个月内发病,出生后即可出现呕吐、腹泻、体重不增、肝大、黄疸和腹水,出血、低血糖及水肿也较常见。如不及时治疗,病情可迅速进展为肝衰竭、严重的凝血功能异常,患者多于生后 6~8 个月内因肝衰竭死亡;幸存者进入慢性期,最终发展为慢性肝功能不全、肝硬化或肝细胞癌。实验室检查多数患者肝功能检查异常,血浆转氨酶及胆红素水平升高;多伴有低蛋白血症,凝血因子减少,凝血功能异常明显。肾小管功能受损,出现蛋白尿、氨基酸尿和高磷尿,而血磷降低;因血红素合成受抑制,可有贫血;血浆甲胎蛋白水平显著升高;血串联质谱检测发现血酪氨酸及琥珀酰丙酮增高;尿气相色谱质谱检测琥珀酰丙酮水平升高可明确诊断,进一步与胆道闭锁鉴别。

第五节　α1-抗胰蛋白酶缺乏症

α1-抗胰蛋白酶缺乏症(α1-antitrypsin deficiency)是 α1-抗胰蛋白酶(AAT)基因突变导致的血浆中蛋白酶抑制剂 AAT 的缺乏,从而使中性粒细胞弹性蛋白酶与蛋白酶抑制剂之间的平衡遭到破坏,引起的常染色体隐性遗传性疾病;是以婴儿期出现胆汁淤积性黄疸、进行性肝功能损害和青年期后出现肺气肿为主要临床表现的一种常染色体隐性遗传性疾病。患儿出生体重多低于正常,常在出生后一周出现胆汁淤积,可持续 2~4 个月后渐消退,其他表现还有食欲不振、呕吐、嗜睡、易激惹、肝脾肿大。患儿尿色深黄,大便呈白陶土色,易误诊为胆道闭锁。但该病的肝脏病理特征是在小叶周围的肝细胞内有圆形或卵圆形的沉积物,该沉积物直径为 2~20μm,这些球状物随年龄增长而增大,HE 染色可见在肝细胞浆内呈嗜伊红染色包涵体,用淀粉酶处理后 PAS 染色分辨最明显。肝病理还可见胆汁淤积、巨肝细胞形成、肝纤维化、胆管发育不良。电镜下可见肝细胞内扩张的粗面内质网内含特征的形态性不一的沉积物,而高尔基体内则无此沉积物,沉积物的量个体差异很大,胆管细胞内也可见到。肝脏病理及血清 α-胰蛋白酶检测低下,有助于 α1-抗胰蛋白酶缺乏症与胆道闭锁的鉴别诊断。

第六节　先天性胆汁酸合成缺陷

先天性胆汁酸合成障碍(bile acid synthesis defect,BASD)约占儿童胆汁淤积性疾病的 1%~2%。BASD 是一种罕见的遗传性疾病,多属于常染色体隐性遗传,由胆汁酸合成过程中的酶缺陷所致。在胆固醇转变成胆汁酸的过程中涉及 16 个酶催化的 17 步反应。目前已发现 11 个酶缺陷可引起相关疾病,从儿童到成人,可出现不同的疾病谱,如新生儿肝衰竭、儿童期肝内胆汁淤积症、高胆固醇血症、脑腱黄瘤病及进行性神经系统病变等。其中固醇核环结构修饰作用中的酶缺陷,多数表现为进行性胆汁淤积性肝病;侧链修饰作用中的酶缺陷则常表现为神经系统功能紊乱,如感觉神经障碍、智力低下、白内障等,而无或仅轻度肝病临床表现,如仅轻度肝转氨酶升高;另外一些患者为胆汁酸合成过程中的酰化作用缺陷,虽也可表现为胆汁淤积症状,但它最主要的临床表现是严重的脂溶性维生素吸收不良。

以胆汁淤积为主要表现的先天性胆汁酸合成障碍临床上主要表现为黄疸、肝脾肿大、脂肪泻。年龄相对较大的患儿主要表现为佝偻病、生长发育迟缓,一般无瘙痒,只有极少数患儿可有瘙痒症状。实验室检查表现为直接胆红素升高、转氨酶升高、脂溶性维生素缺乏,但血清 γ-GT 正常,血清总胆汁酸多数在正常范围或仅轻微升高。对患者尿液的快原子轰击质谱(FAB-MS)和气相色谱-质谱(GC-MS)检测发现大量 3β,7α-二羟或 3β,7α,12α-三羟胆烷酸等异常胆汁酸。肝病理可表现为肝巨细胞样变和炎症性改变、胆汁淤积,部分胆管紊乱或少量胆管增生、肝纤维化等。根据先天性胆汁酸合成障碍患儿 γ-GT 正常、血清总胆汁酸多数在正常范围的生化特点以及尿液快原子轰击质谱(FAB-MS)和气相色谱-质谱(GC-MS)检测可与胆道闭锁患儿鉴别。

除上述胆汁淤积症之外,还有许多目前已认知的基因突变导致的婴儿遗传代谢性胆汁淤积症,而且随着分子诊断技术的发展以及人类对儿童胆汁淤积疾病认识的不断发展,将有越来越多的遗传代谢性胆汁淤积症被发现。临床医生可通过充分认识各类遗传代谢性胆汁淤积症的临床表现、辅助化验或检查特点与胆道闭锁进行鉴别。

（谢新宝　王建设）

参 考 文 献

［1］ VAJRO P，FERRANTE L，PAOLELLA G. Alagille syndrome：an overview［J］. Clin Res Hepatol Gastroenterol，2012，36（3）：275-277.

［2］ TURNPENNY PD，ELLARD S. Alagille syndrome：pathogenesis，diagnosis and management［J］. Eur J Hum Genet，2012，20（3）：251-257.

［3］ LI L，DEHERAGODA M，LU Y，et al. Hypothyroidism Associated with ATP8B1 Deficiency［J］. J Pediatr，2015，167（6）：1334-1339.

［4］ QIU YL，GONG JY，FENG JY，et al. Defects in MYO5B are associated with a spectrum of previously undiagnosed low γ-glutamyltransferase cholestasis［J］. Hepatology，2017，65（5）：1655-1669.

［5］ WANG NL，LI LT，WU BB，et al. The features of GGT in patients with ATP8B1 or ABCB11 deficiency improve the diagnostic efficiency［J］. PLoS ONE，2016，11（4）：e0153114.

［6］ OH SH，LEE BH，KIM GH，et al. Biochemical and molecular characteristics of citrin deficiency in Korean children［J］. J Hum Genet，2017，62（2）：305-307.

［7］ GONG Z，XU WJ，TIAN GL，et al. Neonatal Intrahepatic Cholestasis Caused by Citrin Deficiency Differentiated from Biliary Atresia［J］. Eur J Pediatr Surg，2016，26（3）：255-259.

［8］ HENAO MP，CRAIG TJ. Understanding alpha-1 antitrypsin deficiency：A review with an allergist's outlook［J］. Allergy Asthma Proc，2017，38（2）：98-107.

［9］ 方玲娟，王建设. 先天性胆汁酸合成障碍与胆汁淤积性肝病［J］. 临床肝胆病杂志，2010，26（6）585-588.

［10］ 王建设. 婴儿持续黄疸6个月：婴儿胆汁淤积性黄疸的诊断和鉴别诊断［J］. 中华儿科杂志，2011，49（9）：698-701.

第十三章

胆道闭锁误诊原因分析

第一节　新生儿阻塞性黄疸的发生原因

　　胆道闭锁的治疗临床上遵循先行 Kasai 手术,效果不佳时行肝移植手术,而 Kasai 手术是目前我国大多数胆道闭锁治疗的首选方式。Kasai 手术最佳的手术时间是在出生后 60 天左右进行,太迟可影响胆道闭锁的疗效。但胆道闭锁的诊断,往往困扰着小儿内科和外科的医生,在进行鉴别诊断的过程中,可能使患儿失去最佳的手术年龄,往往需到近 90 天左右才行 Kasai 手术,更有长达 120 天以上的。使患儿错失了 Kasai 手术治疗胆道闭锁的最佳时机。但胆道闭锁与新生儿和婴幼儿的其他梗阻性黄疸临床表现相似,目前又没有特异性的诊断方法,鉴别诊断有难度。经常在长时间的鉴别诊断中,使患儿错过了 Kasai 手术的最佳时间。

　　临床上需进行外科手术的新生儿和婴儿阻塞性黄疸的疾病有三大类。

　　1. 胆道梗阻性疾病　①胆道闭锁;②先天性胆管扩张症(以往称先天性胆总管囊肿);③胆汁黏稠综合征:由于胆汁淤积在微胆管中,使结合胆红素排泄障碍;④胆管结石、胆管占位性病变等;⑤大量应用肠外营养的所致胆汁淤积。

　　2. 新生儿(婴儿)病毒性肝炎　如巨细胞病毒、轮状病毒,以及风疹病毒、疱疹病毒、乙型肝炎病毒、弓形虫病毒、埃克病毒、柯萨奇病毒、水痘病毒、呼肠病毒等,侵犯并使肝脏受损,表现为肝内外胆管出现了不全性的梗阻。

　　3. 先天性代谢缺陷病　如 α1-抗胰蛋白酶缺乏症、囊性纤维化、胆酸合酶缺乏症、半乳糖血症、果糖不耐受症、糖原累积病及脂质累积病等,这类疾病也可引起黄疸,需与胆道闭锁进行鉴别。

第二节　胆道闭锁延误诊治的原因分析

　　目前的经验证明,胆道闭锁患儿 60 天左右是手术的最佳时间,90 天以后手术效果明显差于 60 天左右,120 天以后无长期存活病例。无论是小儿内科或外科,能在 60 天左右得到确诊和手术的比例仍不高。据统计,近 1/5 的患儿在 90 天后才得到手术治疗。如何使胆道闭锁的患儿及早得到诊治,仍然是临床医生为之努力的目标。现分析延误诊治方面的几个常见原因。

　　1. 医生对本病延误诊治带来的不良后果认识不足。由几家儿童医院收治近的 500 例患儿,据统计平均首次就诊年龄均在 30 天左右,但手术日龄为 64~74 天,说明患儿从就诊到进行手术要 1 个月以上。特别是儿内科医师的诊断性治疗,往往持续 2~4 周,患儿在经过包括护肝等治疗后,可有短暂时间的胆红素下降,此时误认为治疗有效,可以排除胆道闭锁。其实对胆红素的监测应动态测应看整个趋势,而不是靠一两次的测定而确诊。另外由于我国的医疗不平衡,基层、边远山区的医疗水平差,使首诊医生不懂如何诊断胆道闭锁、不认识胆道闭锁延误诊断带来的严重后果。往往是患儿出现黄疸后,一级级医院往上送,辗转几家医院的病例屡见不鲜。患儿找到外科医生时,已接近或超过最佳的手术时间。外科医生也有延误治疗的情况,如把腹腔镜探查与 Kasai 手术分开进行,而行腹腔镜检查后认为需在两周以上才能进行 Kasai 手术,白白错过手术最佳的时间。还有腹腔镜探查加胆道造影后诊为胆道闭锁,误为是肝内胆道闭锁,无法手术,直接劝家属放弃治疗。家长对胆道闭锁危害性更缺乏认识,对患儿能否经受得起手术有顾虑、犹豫是否选择手术,过多的考虑导致浪费了更多的时间。

2. 本病早期临床表现不典型,60 天以内的肝脏仍较软,大便颜色的改变、皮肤黏膜黄疸情况也不明显,与婴儿肝炎不易区别。60 天以后临床表现才明显,此时肝脏质地多偏硬。而梗阻性黄疸的鉴别诊断,往往要花费很多时间。新生儿肝炎、α1-抗胰蛋白酶缺乏、家族性进行性胆汁淤积症、巨细胞病毒性肝炎、胆道发育不良和囊性纤维病的临床表现和检查结果与胆道闭锁易相混淆。

3. 目前诊断胆道闭锁的方法很多,比起 20 多年前有了明显进步,但仪器性能、操作医生的经验、患儿肝胆道疾病的类型,可影响超声检查诊断本病的正确率。虽然超声检查观察肝门纤维块,有较敏感和较准确检查率,但仍然有较多医院的超声检查医生没有掌握这一检查方法,而临床医生又不重视胆道闭锁患儿胆囊的表现。胆道闭锁患儿多因肝内胆管本身就先天发育不良,尽管肝外胆道出现阻塞,但肝内胆管并不会因此出现类似成人胆道阻塞的肝外胆道扩张的改变。有些临床医生总是把诊断的注意力放在有无肝内胆管扩张,忽略了胆道闭锁的肝外胆管并不扩张这一事实,而做出错误的诊断。还有一些超声检查医生不了解胆囊与胆道的胚胎发育不同,胆道闭锁患儿多有独立但发育不良的胆囊。所以空腹检查时,胆囊未见显示或发育不良多提示胆道闭锁。此时应动态观察进食前后胆囊的变化,从而做出正确判断。

4. 胆道闭锁患儿肝外胆道病理类型的特殊性也会影响检查结果,有种特殊类型的Ⅲ型胆道闭锁患儿,其胆囊、胆总管与十二指肠相通,此类患儿超声检查可见胆总管,若仅凭有胆总管存在便排除胆道闭锁,往往会出现误诊。同时如果行胆道造影,可见胆囊、胆囊管、胆总管与十二指肠是相通的,但肝总管和左右肝管却呈闭锁状态。这类患儿仍需行 Kasai 手术。超声检查的医生观察肝门纤维块,需要 B 超仪器和探头比较精密,检查者要耐心细致、有经验。有时多次的超声检查方能确诊。也有患儿年龄小,肝门纤维块也较小、较薄,超声检查不易观察到,随年龄增大,肝门纤维块增大增厚,才可观察到。同时极个别患儿没有肝门纤维块,也使超声检查诊断不准确。

5. 如前面所述,肝胆核素检查操作上的错误也可引起胆道闭锁的误诊。如果肝胆核素检查与超声检查两者结合,可提高准确率。笔者的经验是,患儿年龄小于 1 个月,血胆红素升高不明显,用于排除是否胆道闭锁,肝胆核素检查比超声检查较准确。而年龄超过 1 个月,黄疸较重的患儿,肝胆核素检查多显示胆道不通,此时超声检查观察肝门纤维块比肝胆核素检查准确。

6. 同时主诊医生应仔细询问患儿黄疸发展过程、大便颜色改变的时间,医生需亲自观察大便颜色。患儿大便颜色的改变还会由各种因素的影响,如吃母乳与人工喂养颜色不同,食物和药物也会影响大便的颜色。对难以鉴别诊断的患儿,在观察大便颜色期间,停止服用影响大便颜色的药物和食物,以求得到患儿真实的大便颜色。主诊医生应亲自看患儿的大便,防止出现主观原因所致的误诊。

　　根据上述的原因,笔者认为采取下列措施可减少延误治疗。①对阻塞性黄疸的患儿仔细询问病情,认真体检,亲自观察大便的颜色,胆道闭锁的患儿比同龄婴儿肝炎患儿的肝脏硬,但必须对每一病例仔细检查才有体会,大便的颜色通过不断动态观察才能有丰富的经验。②超声检查的内容包括观察肝门纤维块,胆囊进食前后的变化,超声检查医生应了解胆道闭锁胆囊形态的特点,学会辨认肝门纤维块在超声检查下的表现。③肝胆核素检查,应防止含有放射的尿液污染腹部,排除腹壁沾有放射物,造成误诊。检查当日尽量不进行大量静脉补液,减少核素在体内分解水化。④对影像学的检查应结合临床表现综合分析,不能过分依赖其结果,而忽略对胆道闭锁有意义的临床表现。应使基层医生和儿科医生懂得胆道闭锁延误诊治的危害性,使患儿获得早期诊断及治疗。

(刘钧澄)

参 考 文 献

[1] CHOI SO,PARK WH,LEE HJ,et al. 'Triangular cord':a sonographic finding applicable in the diagnosis of biliary atresia[J]. J Pediatr Surg,1996,31(3):363-366.

[2] CHOI SO,PARK WH,LEE HJ. Ultrasonographic "triangular cord":the most definitive finding for noninvasive diagnosis of extrahepatic biliary atresia[J]. Eur J Pediatr Surg,1998,8(1):12-16.

[3] PARK WH,CHOI SO,LEE HJ. The ultrasonographic 'triangular cord' coupled with gallbladder images in the diagnostic prediction of biliary atresia from infantile intrahepatic cholestasis[J]. J Pediatr Surg,1999,34(11):1706-1710.

[4] LINUMA Y,NARISAWA R,LWAFUCHI M,et al. The role endoscopic retrograde cholangipancreatography in infants with cholestasis[J]. J Pediatr Surg,2000,35:545-549.

[5] KIM MJ,PARK YN,HAN SJ,et al. Biliary atresia in neonates and infants:triangular area of high signal intensity in the porta hepatis at T2-weighted MR cholangiography with US and histopathologic correlation[J]. Radiology,2000,215(2):395-401.

[6] FARRANT P,MEIRE HB,MIELI-VERGANI G. Ultrasound features of the gall bladder in infants presenting with conjugated hyperbilirubinaemia[J]. Br J Radiol,2000,73(875):1154-1158.

[7] KOTB MA,KOTB A,SHEBA MF,et al. Evaluation of the triangular cord sign in the diagnosis of biliary atresia[J]. Pediatrics,2001,108(2):416-420.

[8] FARRANT P,MEIRE HB,MIELI-VERGANI G. Improved diagnosis of extraheptic biliary atresia by high frequency ultrasound of the gall bladder[J]. British Journal of Radiology,2001,74(886):952-954.

[9] KANEGAWA K,AKASAKA Y,KITAMURA E,et al. Sonographic diagnosis of biliary atresia in pediatric patients using the "triangular cord" sign versus gallbladder length and contraction[J]. Am J Roentgenol,2003,181(5):1387-1390.

[10] HUMPHREY TM,STRINGER MD. Biliary atresia:US diagnosis. Radiology,2007,244(3):845-851.

[11] KIM WS,CHEON J-E,YOUN BJ,et al. Hepatic arterial diameter measured with US:Adjunct for US diagnosis of biliary atresia[J]. Radiology,2007,245(2):549-555.

[12] VAN BREDA VRIESMAN AC,ENGELBRECHT MR,SMITHUIS RH,et al. Diffuse gallbladder wall thickening:differential diagnosis[J]. Am J Roentgenol,2007,188(2):495-501.

［13］ LEE MS,KIM MJ,LEE MJ,et al. Biliary atresia:color doppler US findings in neonates and infants［J］. Radiology,2009,252(1):282-289.

［14］ 黄格元,钟浩宇.改善胆道闭锁葛西手术治疗效果的策略［J］.临床小儿外科杂志,2012,11(6):401-403.

［15］ 郑珊.胆道闭锁的规范化诊断和治疗进展［J］.临床小儿外科杂志,2012,11(4):241-243.

［16］ 钟志海,潘静,蒋宏,等.胆道闭锁患儿早期胆红素变化［J］.临床小儿外科杂志,2015,14(2):106-110.

［17］ ZHOU LU-YAO,WANG WEI,SHAN QUANYUAN,et al. Optimizing the US Diagnosis of Biliary Atresia with A Modified Triangular Cord Thickness and Gallbladder Classification［J］. Radiology,2015,277(1):181-191.

［18］ 周路遥.多模态超声评估胆道闭锁的临床研究［J］.中山大学博士论文,2017,11:16.

第十四章

胆道闭锁 Kasai 手术术前准备

第一节　手术准备概述以及主要事项

胆道闭锁(biliary atresia,BA)的治疗目前比较公认的方法是在合适的日龄时间里完成 Kasai 手术,有接近 1/3 的患儿可以解决胆汁的排出问题,并获得长期自体肝脏生存的机会,这只是对症治疗,胆道闭锁患儿暂时缓解症状;目前尚没有直接针对胆道闭锁病因方面的治疗方法,多数患儿需要完成 Kasai 手术来等待肝移植手术。手术对于每个家长都是不受欢迎的,都是不得已而为之;尽管医生非常有把握,并向家长进行保证,但是每个母亲也都不希望自己的小孩做手术。因此,术前心理和身体准备非常必要,每个医护应花费时间做好充分的准备。手术以前,需要给患儿以及家长进行充分的沟通,使患儿从身体方面和患儿家长从心理方面做好充分的准备,对于接受手术以及手术可能出现的问题有所了解,并对手术效果有充分的心理准备,接受手术前、后可能出现的问题,面对问题,配合医生完成治疗过程。在实际临床工作中,医生和家长扮演的角色虽然不同,但是目的都只有一个,即通过我们不懈的努力,尽心尽力去挽救每一个患儿的生命。

手术前医患之间的良好的沟通,对于完成医疗过程非常重要。我国小儿外科创始人张金哲院士提出小儿外科手术应该做到"四满意":①外科手术做得漂亮,疗效达到较高标准,应该说是圆满完成手术,这是医生满意。②如果术前做好沟通,与患儿家长交待手术可能出现的问题,以及医生如何去解决这些问题,让患儿家长放心地将患儿交给可靠的医生或朋友完成手术,如果做到这一点,可以做到家长满意。③如果患儿可以顺利生长发育,进入社会,可以学习、工作,这达到社会满意。④我国现行的医疗付费制度,使得医生在进行每项治疗以前,一定还得考虑经济问题,因为这是每个胆道闭锁患儿所必须面临的问题:是否有足够的经济条件支撑完成胆道闭锁的续贯治疗计划,因为每个患儿都有可能有不好的结果,将来都有可能面临肝移植手术。在进行 Kasai 手术之前,应与家长进行交待,并获取家长的信任,然后才开始手术治疗,这是达到经济满意。

手术前准备以及与家长沟通对于保护患儿以及医护人员具有非常重要意义,由于患儿较多,加之医生、患儿家长比较繁忙,见面的时间非常有限;因此手术以前的讲解和沟通时间非常短暂;如何更好地利用这个有限的时间进行相互交流是摆在每一位医生面前的问题。在交流过程中,医生需要介绍病情,以及手术过程中可能存在的问题,家长需要准备充足的问题,便于与医生进行沟通。从胆道闭锁的手术前准备来看,其共性方面包括以下几方面内容:通过询问病史来诊断患儿的疾病,明确疾病后进入围术期准备程序,包括心理准备和身体准备,以及患儿家长所应该做的相应准备。但对于胆道闭锁患儿,医生还应将胆道闭锁将来可能出现的问题与患儿家长进行交待,说明这种手术方式不是针对病因所进行的手术,手术的目的主要是缓解患儿目前的黄疸症状,而真正针对病因治疗是肝移植手术。但肝移植手术可能会面临较大的经济问题,需要支付较高的医疗费用,眼前的手术是为了将来患儿有时间等到肝移植手术机会,而不能认为 Kasai 手术是针对病因并可以治愈胆道闭锁的手术,这一点对于保护患儿、保护我们医生都是非常重要的。

第二节　手术时间的选择

胆道闭锁手术属于限期手术,即该疾病虽不能立刻危及生命,但是延迟手术过久可能会对机体造成难以逆转的危害,严重影响其生存质量。时间对于胆道闭锁的患儿非常重要,如果延误较长时间,势必造成肝纤维化和肝功能失代偿。胆道闭锁在 60 天以内进行手术的患儿,其黄疸消退率在 90%左右;而在 90~120 天手术的患儿,其黄疸消退率在 30%以下;即便有较好的胆汁引流情况,其肝脏硬化情况也得不到缓解,如果不实施肝脏移植手术,将来大部分患儿死于肝功能衰竭。因此,胆道闭锁的手术年龄最好在生后 6~8 周,不宜超过生后 90 天。但是手术时间不是最主要的影响预后的因素。另外一个问题是患儿的肝硬化程度是否会有进展,且这种进展会影响到患儿术后肝功能的恢复。这些方面相关知识的介绍便于家长理解疾病的进程,为了将来的续贯性治疗做好心理方面的准备。

第三节　手术前常规准备

一、心理准备

胆道闭锁手术患儿手术时的年龄都比较小,其心理准备极具挑战性,但这个年龄段的小儿能够接受任何对其友善的人,很少因为与父母分开而发生烦躁不安。患儿初次来到医院,对于病房的新环境有陌生的感觉,即便患儿较小,也应该注意应安慰患儿。患儿对于接触医护人员,可能会产生恐惧心理,这时也应该注意心理安慰,多进行抚摸、安慰的语言尽可能使之安静平稳地接受手术治疗。对于患儿父母的安抚工作需要较长的时间,因为这样的患儿家长都是初为父母,对于新生儿关爱备至,不承认自己的孩子会患有这样的疾病,需要有一段适应的过程。另外一个担心是他们不能控制在手术室发生的一切情况,希望医生做出相应的承诺。作为医生应介绍疾病的发生以及具体的后果,需要讲明实施手术的具体过程,手术可能的风险以及挽救措施,手术的效果如何。相对而言,对于家长的安抚工作,并做好心理安慰远较新生儿要困难一些。过多介绍手术可能存在的风险会使得患儿家长变得极其焦虑,但介绍的太少,会提高医生的风险。因此,给家长提供合适准确的信息会减少家长的焦虑,同时也可以让家长放心,同意接受医生的手术治疗。

二、全面详细的身体检查

除了为诊断而应该做的详细物理检查和特殊检查以外,手术前应对患儿进行全面的评估,了解患儿的生长发育情况,体重、营养状况以及体温、脉搏、呼吸、血压等。检查心、肺、肝、肾等重要脏器功能;四肢和神经系统检查有无异常。一般化验检查还应该包括血、尿、便三大常规,血型,出血和凝血项目检查,胸片和心电图检查;特殊检查项目包括超声、CT 或 MRI 检查;术前应进行 HIV 检查,还应做病毒筛查,TORCH 病毒检查(toxoplasmosis,other viruses,rubella,cytomegalovirus,and herpes simplex virus,TORCH),CMV-pp65 检查等相关病因方面检查。针对这些检查,患儿家长应做好充分准备,配合医生进行检查。

三、术前用药

维生素缺乏常能降低患儿对手术的抵抗力,且可以引起各种并发症。如维生素 A、D 缺乏,可以产生术后喉痉挛及惊厥;维生素 B 缺乏可以促成心力衰竭,并延长肠麻痹时间;维生素 C 不足则影响切口愈合,易发生切口裂开。因此,术前在一定时间内给予足量的维生素是完全必要的。维生素 K 不足则易出血,因此,对于胆道闭锁的患儿术前应给予维生素 K,避免出血倾向的发生。对于抗生素的选择应该谨慎使用,尽量选择通过肾脏代谢的药物,避免加重肝脏负担。常规口服抗生素进行肠道准备,术前半小时给予静脉抗生素预防术后伤口感染。

四、术前消化道准备

(一) 术前禁食

新生儿及婴儿因胃排空时间较快,且进食的母乳或牛奶是液体,而液体排出时间相对较短,因此禁食时间不必过长;除了必要的禁食外,婴儿应在术前 4 小时开始禁食;为了防止麻醉后发生呕吐或误吸,胆道闭锁患儿适当延长禁食时间,控制在 6~8 小时为宜。

(二) 胃肠减压

胆道闭锁患儿由于可能行肝管、空肠 Roux-en-Y 吻合手术,因此术前常规放置胃肠减压;其目的是减少胃内容物,体积变小,增加手术操作空间;另外可以减少术后消化液通过吻合口,影响伤口愈合;另外,肠吻合手术以后,吻合口水肿,早期进食会影响吻合口愈合,发生破裂的可能。胃肠减压留置期间,应定期进行检查防止折曲或管腔内阻塞,影响减压效果。胃肠减压术后留置时间一般为 3~5 天,患儿排气、排便及肠鸣音恢复以后,可以拔出胃肠减压,恢复进食。

(三) 洗肠

术前应用等渗温盐水进行保留灌肠,清洁结肠内的粪便;保留灌肠的目的是减少结肠内的积存粪便,便于手术过程中操作。另外一个目的是空肠代替胆道是从结肠后通过,结肠内容物少可以减少结肠压迫引起胆汁引流不畅。适当清洁结肠对于手术恢复有益处。

五、备血

胆道闭锁的手术较复杂,肝门处的血管、胆管以及发育畸形的情况经常见到;因此,分离肝门时除做到胆大心细以外,必要的准备是保证患儿安全度过手术风险的相应措施。术前备血是非常必要的。

六、保温和吸氧

胆道闭锁的患儿手术时年龄较小,新生儿期体表面积相对较大,皮下脂肪相对较少,温度调节能力较差,如果暴露时间较长,造成低体温,会影响到胆道闭锁患儿术后恢复。因此手术转运和手术过程中,保暖非常必要;此点往往易被忽视。在患儿的转运过程中,应使用密闭性和保暖性较好的装置维持患儿的温度。在患儿转运过程中,一定要保持患儿平卧位,且头部略抬高,这样便于观察患儿情况,再有是避免误吸。手术过程中,应使用保温毯,并进行加热处理,或应用保温膜覆盖新生儿身体大部分,防止温度下降过快而影响术后恢复。手术以后应将其置于保温箱中,保温并给予一定量的氧气。小儿,尤其是婴幼儿体温调节功能不完善,体温变化大,危险大,如果在温度低的手术间内暴露时间长,会影响机体恢复和伤口愈合。手术间的室温调节在 24~26℃,湿度 60%;应在手术间内备有保温箱,预先将接触皮肤或体内组织的液体加温(37℃),避免在做消毒备皮或腹腔内冲洗时引起小儿体温波动变化;这种温度的变化会影响到术后患儿的康复情况,影响到切口的愈合情况。

七、皮肤准备

手术前日应给小儿洗澡或擦洗,以保持手术区域清洁。注意擦洗过程中,应注意给新生儿保暖,避免感冒。在做手术区域的清洁过程中,一般不用剃毛,因小孩皮肤细嫩,汗毛较少,且不合作,易造成损伤。

八、经济方面的准备

目前国内各家大型的儿童医院都可以完成 Kasai 手术,但是完成的病例数多少不等,提示其手术的熟练程度不同,术后恢复情况不尽相同。一般情况下,如果手术过程顺利,术后恢复过程中没有并发症的出现情况下,单纯胆道造影的费用在 1 万元左右,完成 Kasai 手术费用在 2 万~3 万元之间;而需要进行肝移植的费用在 20 万元左右。如果患儿家长考虑对患儿进行一系列的治疗,在经济方面也应该做适当的准备,避免开始治疗以后,因为经济方面的原因而耽搁治疗过程。

九、如何避免取消手术

(一) 禁食时间不足

取消手术或手术延后的原因很多,在手术前准备的任何一个过程都有可能导致该结果发生,例如术前禁食时间不足,或家长不忍心看到患儿哭闹不安而给予喂水或喂奶造成。因此,术前的反复宣传和讲解对于保证手术的顺利实施非常重要。

(二) 实验室检查存在异常

实验室检查指标的异常是另外一种取消手术的原因之一。手术安排妥当,电解质化验检查出现异常表现,钾、钠、钙等离子水平异常增加手术的风险;凝血机制异常可能导致手术过程中出血;这些检查结果都可能成为取消手术的原因。

(三) 出现发热等其他系统疾病

伴有其他急性或慢性疾病发作时,手术可能会因此取消。最常见的原因是急性呼吸道感染。

总之,手术前准备非常必要,但准备时间不宜过长,一般在 3~5 天内完成。为控制胆道炎症反应,术前 3 天口服或静脉滴入广谱抗生素;胆道闭锁的患儿,其肝、肾功能都有不同程度的损害,维生素代谢异常,凝血机制异常等,应补充葡萄糖,维生素 B、C、K,术前如有贫血、低蛋白血症时,及时输全血、血浆或白蛋白,在血红蛋白在 100g/L,血浆白蛋白 30.0g/L 以上时,手术为宜。

第四节　预防围术期低体温的发生是手术的重要环节

一、什么是低体温

低体温(hypothermia)是指机体的核心温度(core body temperature,CBT)由于各种因素逐渐下降到 36℃ 以下;而发生在围术期的体温下降,临床上又称之为围术期低体温。对于体温调节中枢尚未发育完善的新生儿、早产儿来说围术期低体温的发生率可能会更高。围术期低体温是指麻醉及手术导致的最常见的体温调节中枢失调,目前临床统计数据显示围术期低体温的发生率高达 50%~70%。这种现象的出现首先是由于在麻醉和手术过程中,患儿机体过长时间暴露在低温环境,体温调节中枢出现紊乱;其次是麻醉药物使用使机体血管处于扩张状态以及肌肉松弛,使机体散热增加,造成机体过多地丢失热量。CBT 正常情况下波动于 36.5~37.5℃ 之间;机体可以通过体温调节中枢来调节产生热量维持体温,例如寒战过程中可以使得血管收缩,低循环状态,避免热量的过分丢失。

二、新生儿围术期低体温

新生儿体温调节中枢发育不完善,体温调节能力差,容易受环境的影响,而全身麻醉可抑制体温调节中枢,使中枢对体温变化的敏感性下降,容易造成新生儿低体温的发生。

生理上,婴幼儿的体温调节系统发育尚未成熟,皮下血管多、皮肤薄、脂肪层薄,易散热、热传导性强、体温调节能力较弱,容易受环境温度的影响,出现体温异常。当外周环境温度低于其皮肤温度时,使其皮肤散失热量增加易发生低体温并可出现重要脏器组织损伤。此外,婴幼儿由于其身体比例关系,实施腹部手术时,术中可保温体表面积相对较成人少,容易发生术中体温下降。而且婴幼儿相对体表面积大(体表面积/体重),散热快,在手术室暴露环境下,更容易发生低体温。由于儿童的体温调节中枢尚发育不完全,其体温易随周围环境变化而变化。一般 3 岁以下儿童常温下进行手术 1 小时的体温可下降 1℃ 左右,手术2 小时及以上可则下降 2~5℃。儿童的年龄越小其基础代谢率越低,体温随周围环境的变化越大。

新生儿手术过程中长期体腔脏器暴露造成机体热量丢失过多,再有新生儿期皮下缺乏棕色脂肪的产热作用,暴露的体表面积相对较大,且缺乏保温的皮下脂肪,周围血管舒缩控制作用差,其出汗及寒战反应均不良,故易于引起体温下降。麻醉药物干扰正常体温调节机制,椎管内麻醉及安氟醚吸入麻醉使周围血管扩张,肌松药使肌肉松弛产热减少,麻醉期间更易出现体温下降现象。手术室温度尤其儿童周围环境的温度是决定小儿体温的重要因素,室温低,手术范围广,脏器外露,冷消毒液冲洗及体表消毒,输注冷液体,会加重患儿体温下降。体温过低可增加肺动脉阻力,又恢复胎儿型循环而导致低氧血症的危险,还可增加氧和葡萄糖的消耗诱发患儿低血糖症,引起苏醒延迟,呼吸抑制,心率、血压、心排出量下降及术后并发硬肿症等,故麻醉期间应注意保暖。已有的临床资料显示,在患儿处于全麻的状态下,体温下降幅度可由原有的 0.2℃ 增加至 4℃,同时应用区域阻滞麻醉可以进一步阻滞患儿的传入、传出神经,干扰患儿身体温度感受器及效应器,并协同抑制患儿的正常体温调节,使患儿体热逐渐由深部向外传递,进而使体温降低。再有应用肌松药物会令患儿全身骨骼肌处于松弛状态,血管扩张散热严重,同时减弱了肌紧张以及肌肉寒战运动产热,也会导致体温显著下降。

三、避免低体温发生的重要性

术中低体温产生的后果包括增加患儿心脏做功,增加氧耗;低体温抑制免疫功能,导致凝血机制紊乱,术后伤口渗血增多,切口感染率增加;术中低体温使术中与术后交感神经张力增高,外周血管收缩,循环阻力增加。在婴幼儿,严重的低体温还可以诱发室颤,进而导致心搏骤停。对围术期新生儿保暖具有更重要意义,新生儿体温调节中枢发育不完善,体温易随环境温度而变化。当患儿皮肤与外周环境温差变大时会加快其散热,致使体温下降。中心体温每下降 1.5℃,心动过速和心脏疾病的发生率就会增加 2 倍,而术中保暖减少了低体温所造成的寒战、躁动的发生,降低了氧耗,使心率趋于稳定,低体温可使组织的耗氧量增加4~5 倍,氧合血红蛋白的亲和力增加,使组织的氧利用率减少,导致机体缺氧。

四、预防围术期低体温的方法

近年来术中低体温给机体带来的不良后果引起了人们充分的重视。目前临床上预防围术期低体温的方法较多,如麻醉诱导开始以前进行预加温,术中输加温液体、患者肢体加盖保温毯、冲洗液加温等。临床上公认的最有效的术中保温方法是应用充气式保温毯,此方法将高对流加温装置、可选性加温垫应用在腹部手术患者时,常规覆盖会阴部以下的双下肢,可以有效地降低机体的散热,且在麻醉状态机体产热减少的情况下,具有加热作用,尤其适合年龄小,手术时间较长的患儿术中保温。

尽管临床上已经采取以上这些措施,由于婴幼儿的体形及生理特点,保温效果有时仍不够理想。围术期低体温问题对于小婴儿,尤其是新生儿围术期的保温工作仍然是一个难题,值得临床护理工作者进行深入细致的研究。

(郎荣蓉)

第十五章

胆道闭锁 Kasai 手术过程中医护配合

一、术前配合准备

手术开始前调节手术间的温度至 25℃，相对湿度 40%～60%，检查仪器设备、吸引器完好，麻醉及手术用物准备齐全。预先将接触患儿皮肤或体腔内的液体在保温箱中加温至 37℃，避免术前消毒备皮，腹腔冲洗时引起患儿体温波动而影响患儿术后的恢复。准备加温毯和保温薄膜，配备腹部手术包，以及特殊手术器械，包括解剖肝门纤维斑块的弯头组织剪，无损伤镊子和细小直角钳等，预先配制好 1∶10 000 的盐酸肾上腺素盐水用于纤维斑块切除后局部创面止血。接送患儿应用保温转运箱。

二、术中配合

患儿取仰卧位，背部置一棉枕垫高右侧季肋部，妥善固定肢体，背部、臀部及下肢受压部位放置防压贴，避免手术时间长引起局部皮肤出现压疮。为了稳定气管插管的位置，头颈下垫"C"形凝胶头垫保持体位。提前放置好胆道造影片盒，避免术中搬动患儿，影响体位。整理好各种管线，避免手术过程中因管线脱落影响手术操作。每间隔 30 分钟观察受压部位，检查防压贴有无移位、拖出。肝门-肠吻合手术以后，背部棉枕撤出，撤出棉枕时应注意保护各种管线，避免将其带出。

胆道闭锁手术涉及的物品较多。尤其是近年来采用腹腔镜胆道造影检查，更增加手术物品的管理难度。采取的措施，先准备腹腔镜手术包，进行胆道探查和胆道造影检查，证实是胆道闭锁以后，改成开腹手术器械。铺置大、小两个无菌台，普通开腹手术器械，使用频率高，摆放在容易拿取位置；另外一个无菌台，摆放手术特殊器械。两台靠紧无缝隙，常用物品、器械放在大无菌台，其他放在小无菌台并用治疗单覆盖。这样既便于器械护士操作，又能避免物品、器械长时间暴露于空气中产生污染。与巡回护士共同核对术中所用器械、缝针、纱布等，于手术开始前，关闭切口前、后及缝合皮肤后均需认真清点，仔细登记，术中增减物品及时记录，以免将物品遗留在腹腔内，造成差错。腹部消毒后，常规铺巾，覆盖手术薄膜，电刀、吸引器妥善固定。

（一）术中造影配合

腹腔镜手术时采用脐部及右下腹切口，分别放置镜管和操作钳，直视下置入造影管，洗手护士注意妥善固定管路，打造影剂后，床旁拍 X 光片证实胆道闭锁后，转为开腹手术。巡回护士在拍片前,C 臂机器加无菌防护罩,拍片时用铅围领遮挡患儿颈部,保护甲状腺,拍片后撤出 X 线片盒。

(二) 肝门解剖和纤维斑块切除后止血的手术配合

从手术解剖的角度考虑,存在纤维斑块,其胆汁引流的可能性较大,而且术中完整切除纤维斑块,出血相对较少;没有明显纤维斑块,术中解剖存在盲目性,容易造成出血,因此手术配合更应将止血器械及物品准备妥当,以方便及时使用。目前认为肝门纤维斑块的解剖和切除是决定 Kasai 手术成功的关键一步,因此这个阶段的手术配合相当重要。肝门解剖和纤维斑块切除时,注意保护伤口和拉钩位置,压迫肠管会引起缺血。为避免术中肠管暴露时间较长,水分丢失过多,使用生理盐水湿润的大纱垫保护切口和肠管;手术过程中应用温盐水不断湿润纱布。肝门纤维斑块切除时,根据医生需要递送弯头剪刀剪除纤维斑块;使用小块纱布填塞肝门部位,进行压迫止血。胆道闭锁肝门部位解剖后,由于担心会损伤毛细胆管,不可以用电刀止血,多采用压迫止血。将预先配制好的 1∶10 000 的盐酸肾上腺素盐水滴在纱布上,放置于肝门纤维斑块切除部位,用于止血。10 分钟以后取出纱布,观察止血效果,有 10% 的病例出现止血效果不佳而使用止血纱布进行压迫止血后,效果良好。

(三) 肝门空肠吻合的手术配合

切除肝门纤维斑块后,确定有胆汁流出,然后行肝门空肠吻合手术。将准备好的肠钳递到医生手中,进行肠管管腔阻断,距离屈氏韧带 20cm 处横断空肠,准备碘伏纱球消毒肠腔,远端用 3-0 丝线关闭肠腔;并经横结肠下方提到肝门处,行肝门-空肠端侧吻合手术;吻合手术时,后壁用 5-0 PDS 可吸收缝线于门静脉下方进行端侧吻合术,为了避免胆瘘,采用连续缝合;而前壁吻合则应用间断缝合。距离肝门空肠吻合 30cm 处,胆汁输出襻与近端空肠行端侧吻合术,使用 5-0 PDS 可吸收缝线进行肠管吻合;同时做矩形瓣防反流。3-0 丝线关闭系膜裂孔。进行这部分吻合时,需时间较长,为保证暴露的肠管湿润,使用 37℃ 的温盐水纱布垫保持肠管的湿度和温度,避免水分丢失过多而影响患儿术后恢复。

(四) 引流管放置及关腹前手术配合

将 37℃ 的生理盐水中放置纱布垫,器械护士拧干后递给医生,应用长镊子进行腹腔内积血,积液的清洁,不要用水冲洗,避免发生污染物扩散及遗留盆腔积液。将 15 号硅胶引流管剪成 2~3 个侧孔,于下腹部戳窗,并将引流管放置于肝门-空肠吻合处,避免术后由于胆瘘的发生而产生局部积液。每次冲洗腹腔后,器械护士应更换新的盐水纱布垫重新进行腹腔内的清洁工作,避免反复应用同一块纱布垫而造成医源性污染。

三、术后配合

婴幼儿,尤其是新生儿对于疾病程度、麻醉以及手术过程的应激反应与成人有较大区别。在处理过程中,不应以成人的标准来对待,而要关注其特殊性。胆道闭锁患儿在接受 Kasai 手术时,年龄多数在出生后 1~3 个月内,因体表面积相对较大,皮下脂肪相对较少,体温调节功能较差,如不加强体温管理,易造成低体温,影响胆道闭锁患儿术后恢复。因此手术转运和手术过程中,保暖、液体加温措施非常必要。手术器械的管理,安全核查制度、物品清点制度的落实,是手术顺利进行和手术过程安全性的重要保障。

四、手术医生的准备

患儿及家长做好准备以后,手术医生是否也做好充分准备了吗? 这一点是非常重要的。完成如此大的手术,对于手术医生也是非常重要的责任。笔者曾经遇到这样一位医生,每到有大的手术的日子,前一天的晚上一定要早睡,手术当日不开车上班,而是要求家里人送到医院,进食非常清淡的早餐,不进行剧烈运动,手术过程中要求放舒缓的音乐,使得手术医生本人在完全放松的心情下完成手术;这些小的方面反映其对工作的态度和对患儿认真负责的工作作风。在我们的实际工作中,应该提倡这种工作态度,做事认真踏实,也只有这样的医生才可以得到广大患儿家长的信任和喜爱。

另外,手术医生在开始诊治患儿之前,应先问自己如下问题:①对病情是否了解;②手术是否属于你的专业范围;③所在医院是否有资质;④你本人是否有能力完成手术? 如果回答都是 Yes,那么你可以进行手术的准备工作了。手术之前,医生应该制订完整的手术计划书;手术计划书中应包括手术的具体步骤,完成手术可能用到的手术器械,这些器械术前是否已经准备好了。例如胆道闭锁手术的手术计划中应包括如下内容:情况 1,术中造影提示胆道闭锁,采取 Kasai 手术;肝功能分级情况如何? 情况 2,术中胆道造影提示胆汁黏稠,冲洗。在手术过程中,如果有血管损伤时,应备有血管吻合缝线;如果需要做胆道造影检查,造影需要的放射性机器是否完好? 造影需要的各种不同尺寸的塑胶管是否已经备好;需要进行胆-肠吻合时,应备有可吸收缝线,等等。手术之前应与手术室器械护士和麻醉师做好沟通,希望得到配合和提出这些要求,在手术前将这些工作完成。这些点滴的工作都是为顺利完成手术,希望能对各位同道起到借鉴作用,使得胆道闭锁 Kasai 手术更加完美。

（郎荣蓉）

参 考 文 献

［1］ 王果.小儿外科学.北京:人民卫生出版社,2009.

［2］ 张金哲.张金哲小儿外科学.北京:人民卫生出版社,2013.

［3］ SANTOS JL,CARVALHO E,BEZERRA JA. Advances in biliary atresia:from patient care to research［J］. Brazilian Journal of Medical and Biological Research,2010,43:522-527.

［4］ LEE WS,CHAI PF. Clinical Features Differentiating Biliary Atresia from Other Causes of Neonatal Cholestasis ［J］. Ann Acad Med Singapore,2010,39:648-654.

［5］ CAUDURO SM. Extra-hepatic biliary atresia:diagnostic methods［J］. J Pediatr（Rio J）2003,79（2）: 107-114.

［6］ 乐霄,郭月,赵体玉.国内外术前访视模式研究进展［J］.护理学报,2015,22（13）:13-17.

［7］ 刘洋,张彤,刘洁.术前访视彩图手册在失访患者中的应用及效果观察［J］.护士进修杂志,2015,30 （3）:274-275.

［8］ ROWLEY B,KERR M,VAN POPERIN J,et al. Perioperative Warming in Surgical Patients:A Comparison of Interventions［J］. Clin Nurs Res,2015,24（4）:432-441.

［9］ ERDLING A,JOHANSSON A. Core temperatures-the intraoperative difference between esophageal versus nasopharyngeal temperatures and the impact of prewarming, age, and weight: a randomized clinical trial[J]. AA-NA J, 2015, 83(2): 99-105.

[10] 郎荣蓉, 邹萍. WHO 2009 手术安全核对表实施情况调查[J]. 中国医药导报, 2013, 10(11): 148-150.

[11] 郎荣蓉. 预防婴幼儿围术期低体温的研究进展[J]. 天津护理, 2016, (4): 360-362.

[12] 郎荣蓉, 张艳. 婴幼儿胆道闭锁 Kasai 手术护理配合体会[J]. 天津护理, 2014, (6): 496-497.

第十六章

胆道闭锁 Kasai 手术麻醉管理

胆道闭锁是由于多种原因引起的胆道完全阻塞的病理状态,是严重的以持续性黄疸为特征的新生儿或婴儿期疾病,如果不给予及时治疗,患儿将不可避免的出现死亡。早期手术是治疗胆道闭锁的有效手段,但手术患儿年龄小、手术复杂,加之肝脏功能存在着不同程度的损害,各脏器的功能及代偿功能不足,因此,如何对胆道闭锁行手术的患儿施行有效而安全的麻醉,有针对性地进行围术期的麻醉管理,是摆在小儿麻醉医师面前的一个重要问题。

第一节　麻醉前准备

由于手术时机的要求,胆道闭锁手术患儿年龄较小,一般情况差,某些脏器功能尚未发育完善,又常伴有其他异常情况,这些无疑增加了手术麻醉的风险。因此,做好充分的麻醉前准备是保证围麻醉期安全和手术顺利进行的必备条件。术前麻醉医师应对胆道闭锁的患儿进行细致的访视和准备,目的是预知潜在的并发症,最大程度地减少患儿的危险。

一、术前访视

术前麻醉医师必须对患儿进行访视,术前访视的目的是了解全面患儿病情,预知潜在的并发症以及处理方法。应与患儿家长进行充分的沟通,耐心解答相关麻醉问题,他们了解的相关信息越多,担心和焦虑就会越少。术前访视尚需了解患儿的病史,确定患儿的一般情况,应特别注意疾病所累及的相应器官系统,有无上呼吸道感染,注意有无出血倾向,有无早产史及呼吸困难或呼吸暂停史。应了解与麻醉有关并发症的家族史,如家族性疾病、恶性高热或神经肌肉阻滞延长史等。

体格检查时应特别注意肝脏及黄疸情况:肝脏是药物生物转化的主要场所,胆道闭锁患儿肝脏功能受损严重,表现为丙氨酸氨基转移酶、天冬氨酸氨基转移酶、碱性磷酸酶、谷氨酰转肽酶及其他肝内酶增高,高胆红素血症,严重者出现肝硬化、低血浆蛋白性水肿腹水。这些都将严重影响药物的分布和消除,容易发生药物蓄积,导致药物作用时间延长、苏醒延迟,增加麻醉风险。

术前还应了解患儿合并畸形情况:先天原因造成的胆道闭锁可伴有其他先天性畸形,其发生率在 7%～32% 之间,常见为异常脾(多脾、双脾、无脾)、心血管病畸形、肠旋转不良和内脏异位等。这些畸形可单独并发,也可多种同时存在,这些合并畸形的存在,不但增加了手术难度和风险,也给麻醉带来巨大的挑战。

此外还应详细了解患儿气道、心肺功能情况以及神经系统发育情况,注意有无发热、贫血、脱水等症状。术前应了解各种辅助检查结果,查看有无贫血、凝血障碍、低蛋白、低血糖、低血钙、低血钾及急性感染等情况,必要时在术前对上述异常指标予以纠正,尽可能调节患儿到最佳状态再行手术。

麻醉医师应充分估计术中可能的出血情况,向外科医师了解备血情况,因为胆道闭锁的患儿年龄较小,体内总血容量较少,应做好术中及时补充失血的准备,以维持术中循环的稳定。

麻醉医师应结合患儿的病史、体格检查及实验室检查等术前访视结果,进行综合性分析,评估麻醉风险,并告知患儿父母麻醉和监测计划及预期的风险和对策。

二、术前禁食

术前禁食的目的是减少术中胃内容物反流、误吸的危险。小儿长时间的禁食可能导致脱水及低血糖,尤其是代谢率较高的婴儿,所以小儿应尽量减少禁食时间。目前认为,术前 6 小时应禁食固体食物及牛奶;术前 4 小时应停止母乳哺育,术前 2~3 小时应禁水。

三、术前用药

对胆道闭锁的婴儿,应根据患儿术前情况及麻醉的需要,术前给予必要的药物。为了减少口、鼻、咽腔和气道分泌物,预防麻醉操作及手术过程中可能出现的迷走神经反射,术前应给予足量的抗胆碱药,可于术前半小时皮下或肌内注射阿托品或东莨菪碱 $0.01 \sim 0.02$ mg/kg。需注意胆道闭锁患儿的凝血指标,这些患儿常有凝血因子不足,可于术前数日起给予肌注维生素 K $1 \sim 2$ mg/kg,每日一次。

胆道闭锁的婴儿年龄较小,通常可不给予镇静药。

第二节　麻醉方法及麻醉药物的选择

一、麻醉方法

对于胆道闭锁的患儿,选择麻醉方法时应尽量考虑到有利于减少肝脏的缺血缺氧,从而减轻对肝脏的损害,还要兼顾良好的镇静镇痛效果,保证充分的麻醉深度,而对呼吸和循环功能的影响应降到最低,以确保患儿的安全。对于胆道闭锁患儿的麻醉方法,一般选用气管性内插管全身麻醉。由于手术时间较长,手术操作在患儿的上腹部进行,手术时膈肌受到牵拉挤压、双肺活动受限,施行气管插管进行控制通气,有利于气道保持通畅,便于呼吸道管理,防止术中及术后出现低氧血症。

二、麻醉药物的选择

对于胆道闭锁的患儿,麻醉药物的选择应考虑到其对肝脏功能的影响,原则上不应加重肝脏的负担,以免造成肝脏功能的进一步损害。

现在常用的吸入类麻醉药物有安氟烷、异氟烷、地氟烷、七氟烷等,它们主要以原形随呼吸从肺脏排出,不受肝脏功能的影响,也不会导致肝脏细胞及其合成功能的变化,对于肝脏及其他内脏器官的血流量以及心血管系统血流动力学的稳定影响较为轻微。更为重要的是,低龄婴儿对于这类药物的摄取及排出均较成年人迅速,所以对于胆道闭锁患儿手术的麻醉较为适用。目前,小儿首选的吸入类麻醉药物为七氟烷,其血/气分配系数较低,麻醉起效及恢复迅速,麻醉深度易于调节。该药无色透明、微带香味而无刺激性,容易被患儿接受,对于胆道闭锁的手术患儿,无论是麻醉诱导,还是麻醉维持,都是一个不错的选择。有研究表明梗阻性黄疸患儿吸入七氟烷后,其气管插管的最低肺泡有效浓度(MAC)与无黄疸患儿无异,但其清醒 MAC 值却较无黄疸婴儿降低,因此胆道闭锁患儿吸入七氟烷麻醉后,其苏醒时间较其他患儿稍长。

对于胆道闭锁的患儿,选用静脉麻醉药也应以不影响肝脏功能、在体内代谢较为迅速的短效药物为原则。丙泊酚是一种速效、短效的静脉全麻药,具有麻醉效能强、起效快、持续时间短、苏醒迅速而平稳、不良反应少的特点。已有研究表明,对胆道闭锁患儿丙泊酚血药浓度进行测定,其清除率并无明显下降,丙泊酚的药代动力学未出现明显变化。故而,若对胆道闭锁的患儿施行静脉麻醉,丙泊酚是一种较为理想的麻醉药物。但应注意,丙泊酚在体内清除迅速,需要使用推注泵连续静脉输注,方可达到所需的稳态血药浓度,以维持满意的麻醉及镇静效果。

肌松药可选用阿曲库铵 0.5mg/kg 静脉注射,而顺式阿曲库铵更佳,其剂量为 0.5mg/kg,因为这两种肌松药不依赖肝肾功能,而可在体内消除,其通过非特异性酯酶水解和 Hofman 消除自行降解,在体内不易蓄积,对肝肾功能影响较小,对循环也无抑制作用。术中可酌情追加上述肌松药,以维持肌松及控制呼吸。

对于胆道闭锁的患儿,在使用阿片类镇痛药时,推荐使用瑞芬太尼。瑞芬太尼是一种人工合成的新型超短效的阿片类药物,有着独特的药理学特性。其化学结构中含有甲酯键,故易于被广泛存在于血液及组织中的非特异性胆碱酯酶水解代谢。瑞芬太尼的消除受年龄、性别和体重的影响不大,甚至不依赖于肝、肾功能。该药起效快、作用时间短、消除迅速,半衰期为 3 分钟,停药 5~10 分钟后自主呼吸即可恢复,连续输注无蓄积,可安全用于新生儿、小婴儿及肝肾功能障碍患儿的麻醉。而其他阿片类药物,如芬太尼、舒芬太尼等,主要在肝脏进行生物转化,肝功能损害重的患儿,其代谢时间延长,易于发生蓄积,导致术后呼吸抑制,胆道闭锁患儿麻醉时应尽量少用。

对于胆道闭锁的患儿,不建议在麻醉中使用苯二氮䓬类药物,因为该类药物主要经由肝肾代谢,在合并使用阿片类药物时,其对呼吸的抑制会增加,作用时间也可延长,从而引起患儿的呼吸恢复及苏醒延迟。

第三节　围术期麻醉管理

一、麻醉诱导

吸入麻醉诱导或静脉麻醉诱导,都可用于胆道闭锁手术的患儿。

(一) 吸入诱导

对于胆道闭锁患儿的吸入麻醉诱导,可采用七氟烷浓度递增法,即开始时经面罩给予患儿一个低浓度的七氟烷吸入,随后逐渐开大吸入七氟烷浓度,直至完成麻醉诱导;也可采用潮气量法,开始即吸入高浓度的 8% 七氟烷,同时给予高新鲜气流量,待患儿意识消失后,再降低七氟烷吸入浓度,这样可使患儿较快地达到所需麻醉深度。完成麻醉诱导后,可进行静脉通路开放,给予其他麻醉药物,完成气管插管。

（二）静脉诱导

对于进入手术室前静脉通路已经开放的胆道闭锁患儿,也可采用丙泊酚静脉麻醉诱导。先经静脉注射 2~3mg/kg 丙泊酚,待患儿意识消失后,给予 1~3μg/kg 瑞芬太尼、0.5mg/kg 阿曲库铵,或 0.1mg/kg 顺式阿曲库铵,2~3 分钟后,待肌松药完全起效时完成气管插管。

（三）气管插管

胆道闭锁的患儿,多在月龄 3 月以内进行手术,所以可选用内径 3.5~4.0 号的气管导管进行气管插管。该龄患儿与成人及大龄儿童相比,喉头位置较高且前倾,声门不易暴露,在气管插管时,应采取中间位或颈部轻度屈曲位,则较易暴露声门。胆道闭锁的患儿,其呼吸道最为狭窄处为声门下的环状软骨水平,此处有假复层纤毛上皮细胞和周围的组织疏松结合,因此,损伤后易导致气道水肿,操作时应特别注意动作的轻柔。气管插管后,一定要仔细听诊两肺呼吸音,确保双侧呼吸音一致,也可经呼气末二氧化碳监测,证实气管导管确在气管中,以免导管误入食管或单侧支气管。调整气管导管深度,达合适位置后,妥善固定好导管。当手术体位摆放好后,应再次进行双肺听诊,确保气管导管位于正确位置。

二、麻醉维持

在对患儿完成麻醉诱导后,可持续吸入七氟烷,其浓度为 2%~3%,或连续静脉输注丙泊酚,其速度为 4~12mg/（kg·h）,以维持麻醉。术中,可根据患儿的情况及麻醉深度,对七氟烷的吸入浓度或丙泊酚的输注速度进行适当地调整。也可同时给予静脉麻醉和吸入麻醉,以静吸复合的麻醉方法来维持麻醉。术中的有效镇痛可通过 50%N_2O+O_2 吸入或静脉连续输注 0.25~1mg/（kg·min）瑞芬太尼来维持,为了保持肌松效果,可静脉连续输注 0.5~0.6mg/（kg·h）的阿曲库铵［或 1~5μg/（kg·min）顺式阿曲库铵］,也可间歇追加肌松药,约每 20~30 分钟,追加初始剂量的 1/3。

三、术中监测

胆道闭锁的患儿年龄较小,手术时间较长、术中循环与呼吸的变化较大,所以,应当加强麻醉后的术中监测,发现异常情况及时纠正。对此类患儿,其术中的常规监测项目应包括:心肺听诊、体温、心电图、心率、血压、脉搏氧饱和度（SpO_2）、呼吸频率、潮气量、气道压力以及呼末二氧化碳（$PetCO_2$）、吸入麻醉药浓度等。为了便于观察患儿循环功能的变化,如果可能,应尽量行有创动脉压和中心静脉压监测,以及时发现其异常改变,采取有效的干预措施。小婴儿的桡动脉和中心静脉穿刺可能较为困难,因为其血管更为细小,可采用超声引导下的可视化技术,提高其穿刺及置管的成功率。对于肝功能严重损害的患儿,可行肌松监测,随时了解肌松恢复情况。对于小婴儿,目前尚无适当的仪器设备可以监测其麻醉深度,因此,还需麻醉医师根据实际临床情况综合分析,对其术中的麻醉深度加以客观的判断。

虽然有各种监测设备的支持,但术中仍需麻醉医师对患儿进行细致地临床观察,同时认真分析各种监测数据所提供的信息,综合评估患儿的病情变化,这更为重要。麻醉医师应该密切观察外科手术的进程,随时关注患儿生命体征的改变,发现问题,及时处理。

四、麻醉管理

（一）循环管理

为了保证术中的安全,应高度重视胆道闭锁手术患儿在麻醉期间的循环监测和管理。

胆道闭锁的特征性病理改变是进行性的胆管破坏和肝脏的纤维化,由于胆汁引流的不通畅,可导致胆盐增高,从而致使自主神经功能失调,刺激迷走神经张力增高,常出现心动过缓,因此,术中易于发生心律失常和低血压。

而胆道闭锁患儿术中加重肝细胞的损害的因素包括:缺氧、低血压、阻断肝血流时间过长、长时间使用血管收缩剂、增加肝糖原的消耗以及使用经肝脏代谢的药物等。为了减少对患儿肝脏功能的损害,术中这些因素均应注意,尽量予以避免。

彻底剪除肝门的纤维块是 Kasai 根治手术的关键操作,手术时要使剪除断面的侧面达到门静脉入口处的肝实质,而纵向则达到门静脉后壁的水平。因此,从隔膜下面分离肝脏时,必定会使肝脏向前产生旋转;外科医生为了有良好的视野来暴露肝门,需要用拉钩上下进行撑开牵引,以利于进行空肠和肝门处的吻合,此时,约有半数患儿会出现一定程度的低血压,这是由于手术操作导致下腔静脉回流受阻所致,此时可能会同时伴有心动过缓及心律失常。出现这种情况,应考虑到上述因素,及时进行静脉补液补血,适当地减浅麻醉,必要时可以与外科医师沟通暂停手术,缓解手术的刺激,以使患儿的血压、心率恢复到正常。如果循环改善不明显,可以酌情给予小剂量多巴胺,以改善血流动力学情况,同时增加肝脏和肾脏的血流量,减轻肝脏因缺血所致的损伤,促进肝脏功能的恢复。在此期间,需密切注意心电图、血压和中心静脉压的变化,及时发现异常情况并进行相应的处理,以保证患儿术中的循环稳定。

(二) 呼吸管理

胆道闭锁的患儿,在完成麻醉诱导行气管插管后,需接呼吸机,进行控制通气。小婴儿,可采用容量控制呼吸,但更多人主张采用压力控制模式,根据患儿的情况,常规设定呼吸参数,以 $PetCO_2$ 维持在 $35\sim40mmHg$,SpO_2 在 95% 以上为佳。术中应随时判断患儿通气是否适当,通过观察胸廓起伏幅度、听诊双肺呼吸音并结合 $PetCO_2$ 监测或 $PaCO_2$ 检测值来判定患儿的呼吸通气情况。在术中,有一些操作对患儿呼吸及通气的影响较大,如探查肝脏及胆道、暴露肝门、剪除肝门纤维块或行肝门肠管吻合时,均需充分暴露手术视野,肝脏部位向上尽量提拉,胸廓与膈肌均受到严重挤压,导致肺的顺应性明显降低、呼吸道阻力明显加大,出现血氧饱和度下降和二氧化碳的蓄积。出现这些情况时,应适当增加呼吸的频率,加大吸气压力,以利于改善通气情况,同时也应注意因气道压过高引起肺损伤的可能。必要时,应与外科医师及时沟通,暂时停止手术,停止机械通气,改为手控呼吸,待各项呼吸参数及监测指标正常时,再恢复手术及机械通气。

(三) 液体管理

对胆道闭锁患儿术前应尽可能纠正电解质紊乱,改善患儿状态。维持液体出入量平衡是胆道闭锁手术中的关键问题,如果围术期对液体的管理不当,无论输入过多或不足,均可导致诸多问题,严重者甚至易危及生命。由于患儿年龄较小,肝脏功能多有严重损伤,凝血功能较差,而患儿术中生命体征变化较大,因此,术中进行合理的液体补充十分重要。

胆道闭锁患儿围术期的液体管理应遵循婴幼儿液体管理的一般原则,除了生理需要量,还应补充术前因禁食水所致的液体欠缺及术中所致的丢失量,总补液量为以上几项相加之和,以 $8\sim12ml/(kg\cdot h)$ 为宜,保证患儿术中尿量不低于 $1ml/(kg\cdot h)$。其术中输液可以乳酸林格液等电解质平衡液为主。当失血量小于 10% 血容量时,可仅输平衡液,补充液量与失血量之比为 3:1;当失血量在 10%~14% 时,可按 1:1 的容量补充胶体液;若失血超过 14% 血容量时,应当根据出血量输入等量红细胞混悬液或全血。

此类患儿年龄较小、肝功能较差,为避免出现低血糖,维持液应加入适当的葡萄糖,并应常规监测血糖。与成人梗阻性黄疸不同,胆道闭锁患儿术中无需用利尿剂或过多的容量负荷预防肾衰,因为这在该年龄组是不会发生的。应密切关注患儿的出血量,只要超过估计血容量的 10%,就要考虑输入加温血。这些患儿的腹水通常不明显,但是如果有较多腹水,可给予含 4.5%白蛋白的 0.9%氯化钠来替代丢失量。

(四) 保温管理

新生儿与小婴儿体温调节中枢发育不全,体温容易随外界环境温度变化而变化;其皮下脂肪菲薄、体表面积又相对较大,散热率约为成人的 4 倍;全身麻醉可进一步削弱患儿体温调节功能,进而使体温发生明显变化;患儿手术初期身体暴露消毒、手术切口较大、术中体腔的开放、腹腔内脏器长时间的暴露、反复冲洗腹腔、输注大量低温液体等,都会引起患儿热量丢失,从而导致患儿体温下降。因此,胆道闭锁患儿术中易于出现低体温。低温可使患儿心血管异常事件增加,如心律失常及心肌缺血;影响组织灌注及氧的传递,使得机体组织缺氧;中枢神经系统抑制,药物代谢减慢,术后出现苏醒延迟;呼吸抑制,易于诱发低氧血症;凝血功能障碍,导致异常出血;术后并发硬肿症、延长伤口恢复时间、增加伤口感染的风险等。因此,做好对患儿术中的保温,防止低体温迟发生,具有十分重要的意义。

对于胆道闭锁的患儿,体表各部位温度差异较大,核心温度更为可靠,术中患儿的核心温度应不低于 36℃。建议围术期连续监测其核心温度,如食管、鼻咽、鼓膜、直肠、膀胱等部位,以及时发现低体温的发生并采取有效的处理措施。

对胆道闭锁的患儿,术前应制定完善的保温措施,积极防止低体温的发生。

低体温的防治可以通过主动与被动两个方面进行:主动防治包括预热皮肤消毒液和腹腔灌洗液、输注加温液体和库血、加温吸入气体、使用保温毯等;被动防治主要是减少热量从皮肤的辐射和对流,如调高手术室环境温度,尽量缩短患儿暴露时间,手术期间应用温盐水纱布覆盖在暴露的创面和内脏等。

第四节　术后麻醉复苏及管理

吸入麻醉药物或持续输注的静脉麻醉药物可于手术结束前 3~5 分钟时停止,并对患儿的神经肌肉功能进行评估,必要时给予肌松拮抗剂。手术结束后待患儿肌张力恢复良好,自主呼吸恢复至潮气量不低于 8ml/kg,无明显二氧化碳蓄积,在吸入空气时,SpO_2 不低于 90%,患儿哭闹睁眼时,充分清理口咽分泌物,拔除气管导管。为防止发生误吸,拔管后患儿体位取侧卧位或垫一薄枕于肩下,头偏向一侧。如果患儿出现舌后坠,可置入口咽或鼻咽通气道,以保持呼吸道通畅,防止出现呼吸道梗阻,待患儿情况稳定后,由麻醉医师陪同手术护士一起护送入麻醉苏醒室。若患儿自主呼吸恢复不满意,可暂不拔除气管导管,行辅助呼吸或机械呼吸,护送回 PICU,待患儿恢复至符合拔管条件时,再拔除气管导管。

患儿进入苏醒室后,苏醒室医护人员应与麻醉医师应做好交接。对于进入苏醒室的患儿,应常规监测其呼吸、循环及体温等生命体征,并注意密切观察患儿一般情况及各项监测指标,发现异常变化,及时处理。

患儿在苏醒期中应常规吸氧,避免低氧血症的发生,更应高度重视呼吸系统的管理。尽管患儿在离开手术室时大多能够维持气道通畅,但对于婴幼儿来说在拔管和转运后物无任何刺激的情况下,发生气道梗阻的情况并不少见。由于麻醉药物的残余作用、术后切口疼痛以及胃肠胀气等因素,均可引起术后通气不足,导致低氧血症,而低氧血症可进一步抑制呼吸,导致通气不足。早期低氧血症的临床症状可不明显,需监测脉搏-氧饱和度始能发现。单用或合用拉伸颈部、张口和提起下颌这些方法,往往足以纠正此类问题。

喉痉挛是小儿常见的严重呼吸不良事件,其危险因素包括患者儿、麻醉和手术等相关因素,1~3 个月婴儿发生率最高。轻度喉痉挛有吸气性喉鸣音,中重度喉痉挛气道会出现明显的梗阻。对于轻中度喉痉挛,通常使用呼吸囊或面罩加压纯氧通气,同时托起下颌,多能缓解。可以给予小剂量的丙泊酚,有助于缓解喉痉挛。如出现重度喉痉挛,采用上述措施后,缺氧症状不能较快缓解,甚至出现心动过缓时,要果断应用短效肌松药,迅速进行气管插管,待小儿完全清醒后再拔管。

舌后坠是小儿术后呼吸道梗阻的常见原因。婴儿因头大、颈短、舌大、会厌长等解剖特点,苏醒期易引起舌后坠。影像学研究发现,舌后坠所致的气道梗阻主要发生在会厌和软腭水平。若患儿出现舌后坠,可垫高患儿肩部并使头偏向一侧,托起下颌,也可将患儿置于侧卧位或放置口咽通气道,这样即有利于解除梗阻,也可使分泌物流出口外。

在患儿苏醒期间,应加强对循环功能的观察和管理,注意心电图、血压和心率的变化,各种监测设备的报警音处于开启状态,应尽量维持患儿血容量和心排量的正常,纠正各种异常情况,适当补充液和电解质。

对于胆道闭锁术后苏醒期的婴儿,仍需警惕低体温的发生,常规监测体温,时刻注意体温变化。术后低体温可引起患儿低氧血症、酸中毒、呼吸暂停、残余肌松药及麻醉药作用时间将延长,甚至心律失常。因此,手术后必须注意保温,有条件者,应置于暖箱内观察及护理。

术后恶心呕吐是婴幼儿较常见的麻醉恢复期并发症,是导致误吸的潜在因素,也是患儿延迟离开 PACU 的主要原因。据报道,3 岁以上小儿术后恶心呕吐的平均发生率为 40%,约为成人的两倍,而婴幼儿其发生率则更高。因此,胆道闭锁的患儿,苏醒期应严密观察。为了减少术后恶心呕吐的发生,应将麻醉药物因素降到最低,如麻醉诱导和维持期使用丙泊酚,术中积极补液,避免使用吸入麻醉药等。也可预防性地使用止吐药,如地塞米松 0.2 ~ 0.5mg/kg、昂丹司琼 0.1mg/kg。患儿一旦发生恶心呕吐,应及时吸引,给予正确的治疗和护理,防止反流误吸的发生。

胆道闭锁患儿术后镇痛可以采用直肠内给予对乙酰氨基酚 40mg/kg,随后每 6 小时给予 20mg/kg,也可在手术切口给予 0.125%布比卡因局部浸润。有学者建议对小于 4 个月的胆道闭锁患儿采用硬膜外麻醉,给予小剂量局部麻醉药物后,连续输注 0.125%布比卡因,最大剂为 0.25 ~ 0.3mg/(kg·h),效果安全可靠,但同时需密切监测并发症的发生,如心动过缓、室性或房性早搏、呼吸暂停、药液渗漏等。吗啡也可用于胆道闭锁患儿的术后镇痛,每日剂量最大为 1mg/kg,加入 50ml 生理盐水中,然后以 0.5 ~ 2ml/h 或 10 ~ 40μg/(kg·h)的速度静脉持续泵入,但对于拔管后保持自主呼吸的胆道闭锁患儿,应注意吗啡所致的呼吸抑制作用。

（刘金柱）

参 考 文 献

[1] PAUL K,TAM H. Cholang it is after hepatic portoenterostomy for biliary atresia:amultivariate analysis of risk factors[J]. J Pediatr,2003,142:566-571.

［2］ MOYER V,FREESE DK,WHITINGTON PF,et al. Guideline for the evaluation of cholestatic iaundice in in-fants:recommendations of the North American Society for Pediatric Gastroenterology,Hepatology and Nutrition ［J］. J Pediatr Gastroenterol Nutr,2004,39(2):115-128.

［3］ RAMACHARY RT,SATHIAM SN,RAJENDRAN S. Syndromic biliary atresia detected on hepatibiliary scin-tigraphy:A rare case report［J］. J Nucl Med,2009,50:1048.

［4］ CONCEJERO A,CHEN CL,LIANG CD. Atrial septal defect in end-stage liver disease children before and af-ter liver transplantation［J］. Surgery,2008,143:271-277.

［5］ GARG R,GOILA A,SOOD R,et al. Perioperative anesthetic management of a patient with biliary atresia,situs inversus totalis,and kartegener syndrome for hepatobiliary surgery［J］. Journal of Anaesthesiology Clinical Pharmacology,2011,27 (2):256-258.

［6］ 陈煜,连庆泉. 当代小儿麻醉学［M］. 北京:人民卫生出版社,2011:597-614.

［7］ GREEN DW,ASHLEY EMC. The choice of inhalation anesthetic for major abdominal surgery in children with liver disease［J］. Paediatric Anaesthesia,2002,12:665-673.

［8］ CHEN SQ,YE HR,CHEN YJ. et al. MACEI and MA Cawake of sevoflurane in infants with obstructive jaun-dice［J］. Pediatric Anesthesia,2014,24(3):282-289.

［9］ RAOOF AA,VAN OBBERGH LJ,VERBEECK RK. Propofol pharmacokinetics in children with biliary atresia ［J］. British Journal of Anaesthesia,1995,74:46-49.

［10］ SIMPSON DA,GREEN DW. Use of atracurium during major abdominal surgery in infants with hepatic dys-function from biliary atresia［J］. Br J Anaesth,1986,58(11):1214-1217.

［11］ ALLEGAERT K. The clinical pharmacology of short acting analgo-sedatives in neonates［J］. Curr Clin Phar-macol,2011,6(4):222-226.

［12］ SURY MR,BOULD MD. Defining awakening from anesthesia in infants:a narrative review of published de-scriptions and scales of behavior［J］. Pediatric Anesthesia,2011,21(4):364-372.

［13］ GREEN DW,HOWARD ER,DAVENPORT M. Anesthesia,perioperative management and outcome of correc-tion of extrahepatic biliary atresia in the infant:A review of 50 cases in the King's College Hospital series ［J］. Paediatr Anaesth,2000,10:581-589.

［14］ CORMACK CR,SUDAN S,ADDISON R,et al. The pharamacokinetics of a single rectal dose of paracetamol (40mg/kg) in children with liver disease［J］. Paediatr Anaesth,2006,16:417-423.

［15］ MEUNIER JF,GOUJARD E,DUBOUSSET AM,et al. Pharmacokinetics of bupivacaine after continuous epi-dural infusion in infants with and without biliary atresia［J］. Anesthesiology,2001,95:87-95.

［16］ JACOB R. Anaesthesia for biliary atresia and hepatectomy in paediatrics［J］. Indian J Anaesth,2012,56 (5):479-484.

第十七章

胆道闭锁搬肝 Kasai 手术

　　胆道闭锁（biliary atresia，BA）是婴儿期特有的疾病，是免疫反应介导的炎症过程，表现为肝外胆道完全或部分纤维梗阻性疾病。胆道闭锁可导致严重的胆汁淤积和胆汁性肝硬化，如不治疗最终导致死亡。Kasai 手术是胆道闭锁患儿首选的治疗方式，建议在 2 月龄以内手术，患儿大于 2 个月后手术长期生存率随手术年龄增长而下降。与此同时，术者经验及手术技巧对患儿预后也有重要影响。若患儿月龄较大，同时存在严重的肝硬化、腹水等不宜行 Kasai 手术的情况，或 Kasai 手术术后黄疸消退效果不理想，可选择行肝移植手术，即所谓的序贯性治疗。

　　目前，Kasai 手术有传统开腹手术和腹腔镜手术两种途径，后者因肝门部解剖是否到位的问题等目前尚存在争议。腹腔镜 Kasai 手术要求手术医生掌握复杂的手术技术以及大量的解剖变异，患儿可以获得较好的伤口外观、较少的镇痛需求和呼吸支持，并可减少肠粘连和切口疝等术后并发症的发生，然而，由于技术难度和学习曲线导致的预后不佳使腹腔镜 Kasai 手术的发展受限。

　　本章重点讨论传统开腹 Kasai 手术。1957 年第一例 Kasai 手术实施至 1971 年，尽管以最初的 Kasai 手术为主，但各种胆道重建的改良陆续出现，其中包括肝门十二指肠吻合术并外引流术。1972 年，尽早手术的理念得到认同，同期双 Roux-en-Y 手术被用来预防胆管炎。肝门部纤维块解剖断面的水平对预后的意义至关重要，亦几经演变，目前强调适度剪除纤维块，完整剪除纤维块的同时保持肝被膜的完整，切忌过度解剖，防止瘢痕过度增生或新生肝脏组织堵塞肝门部小胆管。

一、手术步骤

　　取右肋缘下斜切口，开腹后根据肝脏色泽、质地以及胆囊的发育情况多可明确胆道闭锁的诊断，具体表现为肝脏色暗红或黄，表面不光滑，可有结节，多存在血管增生，质地较正常肝脏硬，胆囊多发育较差或呈条索状。若表现不典型、诊断困难，可经胆囊穿刺或置管行术中胆道造影，进一步明确诊断。若左右肝管显影且造影剂进入十二指肠，可排除胆道闭锁。若左右肝管不能显影，即探查肝门部，诊断明确后，依下列步骤手术。有条件可借助 2.5 倍手术放大镜操作更好。手术操作可在腹腔内完成，亦可离断肝脏左右三角韧带和镰状韧带，将肝脏托出腹腔外完成。现多将肝脏托出腹腔外操作，可降低手术的难度，使手术操作更加精准。

1. 用针形电刀自胆囊底向胆囊管方向剥离纤维变性的胆囊和胆囊管；游离、结扎呈条索状的胆总管远端，顺着胆总管用针形电刀向肝门方向游离胆总管，其近端即肝门部锥形纤维块。

2. 解剖肝门部锥形纤维组织块，针形电刀电凝自纤维组织块深面回流至门静脉的 4~6 支小静脉分支，使肝门部锥形纤维组织块的解剖平面达到门静脉分叉以上且完全游离（图 17-1）。

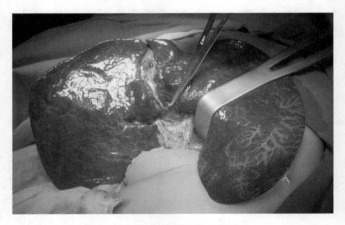

图 17-1　锥形纤维块完全游离

3. 用组织剪剪除肝门部游离的锥形纤维组织块，断面压迫止血；局部可加用 1/10 万的肾上腺素液，能起到更好的止血作用；尽量避免电凝止血。剪除纤维块后肝门部可有少量胆汁排出（图 17-2）。

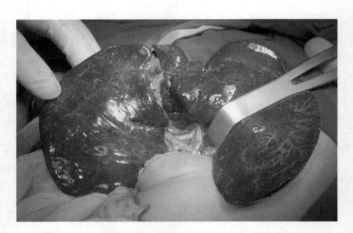

图 17-2　剪除游离的锥形纤维块，可见少量胆汁渗出

4. 肝门-空肠吻合采用端侧吻合，吻合口应 2cm 宽；在肝门部纤维块下方切缘紧贴门静脉处，预置 5~6 根 5-0 带针的吸收线，蚊氏钳依次钳夹预置针线并顺序摆放（图 17-3）；纤维块切缘上方与空肠前壁 5-0 吸收线单层吻合，间断缝合 5~6 针，吻合时肠壁进针，紧贴纤维块边缘出针；预置针线完成后壁的吻合；前、后壁吻合线结均打在肠腔的外面（图 17-4）。

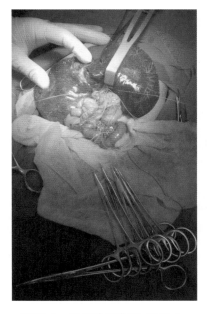

图 17-3　纤维块的背侧,预置 5~6 根 5-0 带针的吸收线,蚊氏钳依次钳夹并顺序摆放

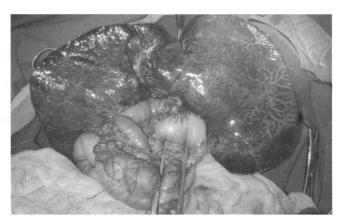

图 17-4　前、后壁吻合线结均打在肠腔的外面

5. 肝门-空肠 Roux-en-Y 吻合的胆支长度最好在 40cm 以上,同时做矩形瓣防止术后肠内容物向上反流(图 17-5~图 17-8)。该选择是基于两点考虑:一是可减少术后胆管炎的发生;二是为可能的肝移植做胆道准备。

6. 右侧肝肾隐窝置 16 或 18 号硅胶引流管。

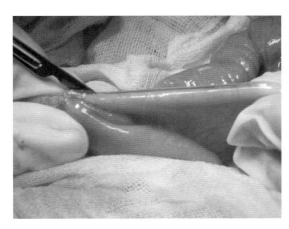

图 17-5　自吻合处向近端切开胆支肠管浆肌层 5cm

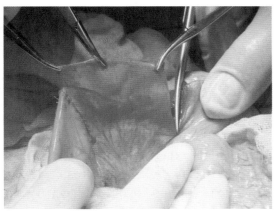

图 17-6　剪除剥离的呈矩形的浆肌层

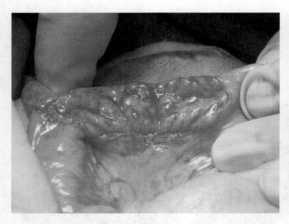

图 17-7　剪除剥离的呈矩形的浆肌层的切面失去支撑

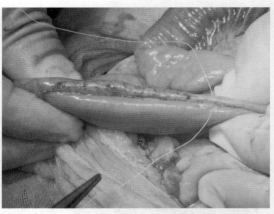

图 17-8　将失去支撑的胆支肠管切面与近端肠管间断缝合固定

二、术后处理

术后视腹腔引流情况拔除腹腔引流管,一般需放置 2~3 周。

术后常规静脉应用三代头孢菌素或碳青霉烯类抗生素 2 周,出院后可继续口服头孢菌素类 6 个月。术后还应同时应用糖皮质激素、丙种球蛋白减轻胆道水肿和肝脏炎症,配合口服熊去氧胆酸(UDCA)等清肝利胆类药物。

三、预后

BA 患儿在不行手术治疗的情况下 2 岁内会死亡。提示预后良好的指征包括:Kasai 术后黄疸早期清除(术后 3 个月内总胆红素<20μmol/L);肝脏组织活检未发现严重纤维化和巨细胞肝炎;不发生或不反复发生胆管炎。

在日本,BA 术后 5 年自体肝生存率为 80%,术后 12 年自肝生存率为 70%,术后 18 年生存率接近 60%。目前,Kasai 手术和肝移植术后总的 10 年生存率为 90%。对于 BA 患儿的长期严密随访是预防严重并发症、保证良好预后的必要条件。

(陈亚军)

参 考 文 献

[1] HSIAO CH,CHANG MH,CHEN HL,et al. Universal screening for biliary atresia using an infant stool color card in Taiwan[J]. Hepatology,2008,47(4):1233-1240.

[2] HARTLEY JL,DAVENPORT M,KELLY DA. Biliary atresia[J]. Lancet,2009,374(9702):1704-1713.

[3] 彭春辉,陈亚军. 胆道闭锁 Kasai 手术预后的影响因素[J]. 实用儿科临床杂志,2010,25(23):1835-1838.

[4] 王增萌,陈亚军. 胆道闭锁的发病机制及肝脏病理的研究进展[J]. 世界华人消化杂志,2012,20(27):2576-2582.

[5] 陈亚军. 肝移植时代肝门肠吻合术在胆道闭锁治疗中的地位[J]. 实用儿科临床杂志,2003,18(7):502-504.

[6] KHALIL BA,PERERA MT,MIRZA DF. Clinical practice:management of biliary atresia. Eur J Pediatr,2010,

169(4):395-402.

[7] 王增萌,陈亚军,张廷冲,等.胆道闭锁术时年龄及肝脏病理与近期预后的相关性研究.中华小儿外科杂志,2012,33(11):809-814.

[8] 张金哲.序言[M]//詹江华,朱志军.小儿胆道闭锁与肝移植.天津:天津科学技术出版社,2012.

[9] 邢国栋,陈亚军,张廷冲,等.胆道闭锁术前临床指标与术中肝脏标本早期肝硬化关系的研究[J].中华小儿外科杂志,2012,33(10):728-732.

[10] 黄格元,钟浩宇.改善胆道闭锁葛西手术治疗效果的策略[J].临床小儿外科杂志,2012,11(6):401-403.

[11] 陈亚军,李万福,张廷冲,等.胆道闭锁 Kasai 手术的精准处理[J].中华实用儿科临床杂志,2013,28(11):832-834.

[12] DAVENPORT M,ONG E,SHARIF K,et al. Biliary atresia in England and Wales:results of centralization and new benchmark[J]. J Pediatr Surg,2011,46(9):1689-1694.

[13] MCKIERNAN PJ,BAKER AJ,LLOYD C,et al. British paediatric surveillance unit study of biliary atresia:outcome at 13 years[J]. J Pediatr Gastroenterol Nutr,2009,48(1):78-81.

第十八章

胆道闭锁腹腔镜 Kasai 手术

胆道闭锁是危及婴幼儿生命的严重胆道疾病,是新生儿期梗阻性黄疸的主要原因之一,1828 年由 Donop 最先报道,病理上以进行性肝内外胆道纤维化闭塞为特征,从而导致肝内胆汁淤积以及进行性的肝纤维化和肝硬化。

胆道闭锁的临床命名经历了一个对于疾病的理解和认识过程而不断改变其名称。以前称为"先天性胆道闭锁",由于对其发病机制研究逐步深入,证实胆道闭锁不仅有胚胎型(embryonic)胆道闭锁,还有一种类型是围生期(perinatal)胆道闭锁。因此,近年来,将其命名进行修正,统一命名为胆道闭锁。

目前该病病因尚不十分清楚,尚未发现有关遗传因素。该病是目前诊治困难、预后较差的小儿外科疾病之一,未手术治疗的胆道闭锁患儿将发展为胆汁性肝硬化、门脉高压,通常于 1~2 岁死亡。

手术是治疗胆道闭锁的唯一手段,早期诊断并行肝门纤维块切除和 Kasai 手术是目前的手术方式,可以让大多数患儿病情得到缓解,甚至让少部分完全治愈。尽管目前小儿肝移植在发达国家已经是成熟技术,并且取得了良好的效果,但是治疗胆道闭锁首选还是 Kasai 手术,如果手术后胆汁引流效果不好,出现肝功能衰竭再选择肝脏移植。据统计有 70% 以上的患儿最终需肝移植才能长期存活。

Kasai 术是小儿腹部外科最复杂的手术之一,对患儿打击大。为减少患儿的创伤,有些学者开始探讨经腹腔镜行此手术的可行性,2002 年 Esteves 等首先实施该手术,国内李龙于 2003 年 2 月首次实施,其后国内外文献相继有小宗病例报道,但是例数少,经验不多。国内李龙等一些学者认为腹腔镜 Kasai 手术安全可靠,具有可行性。但因为缺少大宗病例报道,学术界对手术效果尚存在争议。

腹腔镜 Kasai 术通过腹腔镜的放大手术效应,使解剖肝门纤维块更加精细,能更清晰看到肝门纤维块内是否存在微细胆管,随着手术医生技术和熟练度的提高,手术效果与开腹 Kasai 术无明显弱势。如果切开的肝门部纤维块内可见微细胆管、有胆汁流出,则患儿术后效果较好;反之,如果纤维块内无胆管样结构,则患儿术后退黄效果欠佳,需尽早行肝移植手术。

一、适应证与禁忌证

(一)适应证

1. 确诊者最佳手术日龄是 60 天内;最迟最好不超过 90 天,超过 90 天患儿肝脏损害已不可逆转,肝硬化进展迅速,手术效果降低。

2. 当婴儿肝炎综合征患儿无法明确是否为胆道闭锁时,可行腹腔镜胆道探查、胆道造影,术中确诊为胆道闭锁则行 Kasai 术。

3. 如果患儿日龄在 90~120 天,手术探查肝硬化不严重,亦可实施该术式。

4. 肝功能 Child 分级 B 级以下。

（二）禁忌证

1. 确诊日龄已经大于 120 天,出现明显肝硬化、门脉高压的患儿,手术效果更差,多数不主张行 Kasai 术,直接等待肝移植。

2. 肝功能 Child 分级 C 级。

3. 严重先天性心脏畸形,评估认为不能耐受长时间手术和二氧化碳气腹者,不可实施腹腔镜 Kasai 术。

二、手术要点

（一）手术前准备

由于腹腔镜胆道闭锁 Kasai 手术难度大、风险大,同时该病预后较差,因此做好充分的术前准备对整个手术过程的顺利完成及术后康复极为重要。这个术前准备不仅仅是医疗专业方面的准备,和患儿家长的深度沟通亦非常必要和重要,让家长对该病及其转归,将来可能要面临的各种情况均有充分的认识,做好充足的准备。

1. 详细了解病史及全身情况,尽量缩短检查和准备时间,争取 60 天内手术。

2. 手术前常规检查:三大常规、肝肾功能、凝血四项、胸片、心电图等。

3. 肝胆超声初步检查了解肝脏胆道情况。有条件医院也可以行放射性核素显影、十二指肠引流液分析等检查。

4. 术前 2~3 天静脉补充维生素,尤其是维生素 K,纠正贫血、低蛋白血症,保肝治疗。

5. 胆道闭锁患儿通常肝功能异常,对于红细胞低、血小板低、凝血功能障碍的患儿应静脉输注红细胞、新鲜冰冻血浆和冷沉淀等进行调整,以防止术中、术后遇到难治性手术创面渗血问题。

6. 如医疗单位有条件,建议留置中心静脉置管,原因是胆道闭锁患儿术后通常需要长期应用抗菌药物治疗。

7. 常规术前禁食,输液,清理肠道等。

8. 手术前留置鼻胃管减压、避免胃膨胀妨碍手术显露,麻醉后留置尿管排空膀胱以增加手术操作空间及术中、术后监测尿量。

（二）手术步骤

对于Ⅰ、Ⅱ型可吻合型胆道闭锁(肝内和肝门部胆管扩张),主流是行胆管、空肠 Roux-en-Y 吻合术,只要切除闭锁的胆管,将正常胆管和空肠做胆管空肠吻合即可,较为简单,本文仅作简单描述,其他方法如胆囊十二指肠吻合术、胆管空肠吻合术为非常规方法,故在此不做过多讲述。本章主要对最常见的Ⅲ型胆道闭锁进行详细讲述手术操作步骤。

1. 麻醉、体位及切口设计

（1）麻醉:静吸复合+气管插管麻醉。

（2）体位:仰卧位,头高脚低 20°,将右季肋部垫高 2~4cm,双上肢外展置于托手架上,主刀位于右侧,助手位于左侧。

（3）切口：一般采用 4 个切口：观察孔，脐左缘纵切口，长约 10mm，置入 10mm 腹腔镜；主刀操作孔 1，腋前线肋弓下平肝下缘；孔 2，右下腹腹直肌外缘平脐或稍脐下，这 2 个操作孔放置 3mm Trocar；在左侧腋前线肋缘下放置辅助操作孔，置入 5mm Trocar。

（4）气腹压力：一般在 7~9mmHg 之间。

2. 针对Ⅰ、Ⅱ型胆道闭锁的胆管空肠吻合术

（1）探查肝脏和胆道：观察肝脏颜色、质地，胆道闭锁时肝脏肿大、质硬、淤胆，如果为胆总管远端闭锁，胆囊及肝总管发育均正常时则可诊断为Ⅰ型胆道闭锁；如果为肝总管远端闭锁，则左右肝管发育正常、但胆囊及胆总管萎缩，则可诊断为Ⅱ型胆道闭锁。如果不能确诊时可行经胆囊胆道造影术进行鉴别诊断。

（2）分离结扎胆囊动脉，切除胆囊，游离胆囊颈至胆囊管和肝总管汇合处，于汇合处横断肝总管，修剪肝总管断端成喇叭口状待吻合，此时注意保证良好血运，且需要观察胆管是否持续有胆汁流出，从而进一步证实诊断。

（3）分离、切除扩张胆总管：电刀切开肝十二指肠韧带，向下推压十二指肠，从扩张胆总管远端逐层游离，推离并切断胆总管壁上的小血管，直到胆总管远端盲端，并于其远端横断之。向上牵拉扩张胆总管，向近端游离至肝总管。

（4）腹腔镜下找到空肠起始部，扩大切口至 1.5~2.5cm，将空肠提出腹外行 Roux-en-Y 吻合术。吻合后于代胆道空肠袢末端对系膜侧纵行开口，直径与肝总管断端相近。

（5）重新放置 Trocar 建立气腹，将代胆道空肠袢经结肠后穿出上提至肝门，用 5-0 可吸收缝线分别单层连续缝合后壁和前壁，完成肝管空肠端侧吻合。横结肠系膜与穿过之空肠、结肠系膜及空肠系膜均间断缝合关闭人工孔隙。胆肠吻合口附近留置引流管于右中腹 Trocar 口引出。

3. 针对Ⅲ型胆道闭锁的肝门空肠吻合术（Kasai 手术）

（1）探查肝脏和肝外胆道：观察肝脏颜色、质地，胆道闭锁时肝脏肿大、质硬、淤胆；胆囊发育差、细小、萎陷、无胆汁；胆总管肝总管闭塞、条索状，甚至缺如。

（2）暴露肝门：在剑突下方肝镰状韧带的左侧经腹壁穿入 2-0 可吸收线缝合固定于镰状韧带、肝门前的方叶，然后将针从右肋缘下穿出腹壁，缝线拉紧后上提肝脏，与此同时助手下压十二指肠，大多数即可显露肝门满意，极少数显露不满意者可考虑切除方叶。

（3）分离肝外胆管：先游离胆囊及胆囊管，电刀切开肝十二指肠韧带表面的腹膜，沿胆囊管找到呈纤维索状改变的胆总管，将闭塞的胆总管分至十二指肠上缘后切断，然后提起胆总管近端及胆囊向上分离，直达肝门部。

（4）解剖分离肝门部纤维块：在左右门静脉汇合处的上方、左右肝动脉的内侧即为正常肝管出肝之处，胆道闭锁时，此处为一纤维结缔组织块。先用 3mm 电钩打开其被覆的脏腹膜，继续电钩挑起、切断纤维块与周围组织间的结缔组织，游离纤维块和门静脉之间时可见 2~3 条由门静脉发出、进入纤维块的小营养血管，可用电钩靠近纤维块侧予以电凝切断，也可用超声刀或 Ligasure 切断小血管。纤维块下方需分离至与门静脉完全分离，达到肝表面，左右需分离至与左右肝动脉入肝处完全分离。

（5）切除肝门部纤维块：先用剪刀在纤维块正中、纵行剪断纤维块至肝脏被膜，使纤维块一分为二，然后分别提起左右断端，在纤维块与肝门的纤维板之间用剪刀切除纤维块，至两侧门静脉入肝水平内侧，创面用纱布条压迫止血。剪除纤维块时不应该切入肝实质内，也不可留过多纤维块于肝门处，也不可使用电凝止血。切除部分肝组织，连同肝门纤维块及附

属的胆囊送病理检查,测量微小胆管的尺寸用于预后评估。

(6) 空肠 Roux-en-Y 吻合术:助手协助上翻横结肠,术者用抓钳提起距 Treitz 韧带 15cm 处空肠,稍扩大脐部切口至 1.5~2cm,将空肠提出腹壁外,在距离 Treitz 韧带 15cm 处横断空肠,封闭远端肠腔,将近端与距离远端 35~40cm 处空肠行端侧吻合。吻合后根据肝门的范围,劈开代胆道空肠袢最远端肠管的系膜对侧肠壁,将肠管送回腹腔。

(7) 肝门空肠吻合:切开结肠中动脉右侧无血管区的横结肠系膜,分离成直径 2cm 隧道。把代胆道空肠袢经结肠后隧道上提至肝下,用 5-0 可吸收缝线先缝合肝门的左角与肠管切口的内侧角,然后借用此线,将肠管的后壁与门静脉后方的肝纤维块的断面边缘相吻合,直至右侧角。再用另一针线从肝门左角与肠管的前壁相吻合,在吻合的右角处与前缝线汇合打结。另一种方法是肠管不吻合在肝门纤维块边缘,而是吻合在外围的脏腹膜上,该方法的优点是减少了胆肠愈合瘢痕对胆汁排泄的不利影响,通过近 100 例手术研究,胆漏等并发症无明显增加,效果满意。

(8) 将代胆道空肠袢肠管与周围的横结肠系膜孔固定 2 针,代胆道空肠袢系膜与横结肠系膜固定 1~2 针,防止术后形成内疝。于肝脏边缘用剪刀剪下一小块肝实质送病理检查,创面电凝止血。彻底冲洗腹腔,从右中腹 Trocar 孔导入引流管一枚,放置于肝门空肠吻合口旁,关腹。

三、注意事项

(一) 预防出血

由于右上腹肝外胆管周围血管较多,损伤后可引起大出血,甚至需立即中转开腹止血。因此预防血管损伤很重要。

术者要有丰富的腹腔镜肝胆手术经验,对肝胆的解剖分布应非常熟悉。术中操作要认真、仔细、准确,解剖层次清楚。应在良好的视野下进行操作,避免在视野不清或暴露不佳的情况下操作。一旦出血后应及时压迫出血点,吸净视野后仔细观察清楚损伤部位后再决定采用何种方式进行处理。如果是小血管出血可用超声刀、电凝止血;左右肝动脉出血无法修补时可选择结扎止血,门静脉损伤出血多数需开腹缝合止血。如对腔镜下止血没有经验,应立即转开腹后直视下缝合止血。

(二) 肝门纤维块切除的范围和深度是手术的最关键处

把肝门纤维块内大小不等的微小胆管与肠道接通,以达到引流胆汁是该手术的目的所在,所以恰到好处的纤维块剪除至关重要:在纤维块与肝门的纤维板之间用剪刀切除纤维块,既不能纤维块留太多,也不能剪到肝实质内。纤维块留太多导致未切开纤维块内的细小胆管胆汁引流不畅;切过深,损伤了肝实质则形成瘢痕,亦影响胆汁的排出。一般是切除肝门纤维块时肝表面上只保留很薄一层包膜。如果纤维块断面可见小胆管、且有胆汁不断溢出,术后效果多良好。

这里需要注意:剪除纤维块的创面止血要慎用电凝,特别是左右肝管进入肝实质处,此时压迫止血即可达到较好效果,必要时应用稀释的肾上腺素纱条压迫。

(三) 囊肿型胆道闭锁的处理

对囊肿型胆道闭锁,如果术中造影探查证实囊肿与近端胆管相同,可行胆管空肠吻合。但若是术中造影探查证实囊肿不与近端胆管相同,应完全切除囊肿,按经典的 Kasai 手术的操作做肝门空肠吻合,不应行囊肿空肠吻合。

（四）关闭各个孔道，避免形成内疝

将代胆道空肠袢肠管与周围的横结肠系膜孔固定 2 针，代胆道空肠袢系膜与横结肠系膜固定 1~2 针。如果患儿术后恢复顺利，这些人为的孔隙，可能不会出现问题，但是如果患儿术后肠蠕动恢复较慢，腹胀等原因，可能导致肠管从这些孔隙中穿过，从而形成内疝并发症，严重影响术后效果。

（五）代胆道空肠袢穿过横结肠系膜时防止螺旋

当将代胆道空肠穿过横结肠系膜放置好、行胆肠吻合前，务必检查方向是否正确，是否存在螺旋，不仔细检查，没有发现将会导致术后胆道排泄障碍，胆肠吻合口瘘等严重并发症。

四、术后处理

（一）术后常规处理

1. 吸氧，心电监护，胃肠减压，观察引流管、腹部、排便等情况。

2. 术后 3~5 天内予以禁食，输液治疗，加强营养，如果患儿营养差，可考虑留置中心静脉给予全量全胃肠外营养，如果患儿存在低蛋白血症，需在营养足量的前提下间断输注人血白蛋白。

3. 术后即开始持续静脉应用抗生素治疗，开始可用三代头孢抗生素，其后视病情决定可逐渐提高抗生素等级，治疗周期 1~2 月，随后改为口服小剂量抗生素以抑制肠道菌群的过度生长。因为抗生素的应用对于术后严重的并发症——反流性胆管炎的预防和治疗是非常必要的。

4. 若术后无胆漏表现，可于术后 5~7 天拔除腹腔引流管。

（二）术后特殊处理

予常规运用保肝利胆药物治疗，利胆药物以熊去氧胆酸应用最多，能显著改善必需脂肪酸的缺乏，降低胆红素水平，临床上推荐术后开始进食及长期口服熊去氧胆酸 10~20mg/（kg·d），一般维持 1~2 年。

由于胆管炎本身的炎症性质及相关的免疫机制异常可能与胆道闭锁的发病有关，故术后应用激素等药物来减少免疫介导的肝脏损伤，对改善胆汁引流、减少反流性胆管炎的发生率等是有效的，目前被国内医生广泛应用。一般术后 3 天即开始应用糖皮质激素治疗，静脉用药 4~8 周后改为口服，持续 3~4 个月。但目前激素的使用尚处于研究初期，具体是大剂量冲击还是小剂量用药尚未有循证医学证据。最近也有部分学者研究认为激素治疗不能改善自体肝生存率，而且术后的过早应用、大剂量应用也有影响吻合口、创口愈合之嫌。该问题尚需要进一步的深入研究，取得学术界的统一共识。

（王斌　冯奇）

参 考 文 献

[1] BESSHO K，BEZERRA JA. Biliary atresia：will blocking inflammation tame the disease？[J]. Annu Rev Med，2011，62：171-185.

[2] LAKSHMINARAYANAN B，DAVENPORT M. Biliary atresia：A comprehensive review[J]. J Autoimmun，2016，73：1-9.

[3] GOVINARAJAN KK. Biliary atresia：Where do we stand now？[J]. World J Hepatol，2016，8（36）：1593-1601.

［4］ CHIU CY,CHEN PH,CHAN CF,et al. Biliary atresia in preterm infants in Taiwan:a nationwide survey［J］. The Journal of pediatrics,2013,163(1):100-103.

［5］ NIO M,WADA M,SASAKI H,et al. Effects of age at Kasai portoenterostomy on the surgical outcome:a review of the literatur［J］. Surg Today,2015,45(7):813-818.

［6］ ESTEVES E,CLEMENTE NETO E,OTTAIANO NETO M,et al. Laparoscopic Kasai portoenterostomy for biliary atresia［J］. Pediatr Surg Int,2002,18(8):737-740.

［7］ 刘雪来,李龙,张军,等. 腹腔镜与开腹行肝门肠吻合术治疗小儿先天性胆道闭锁效果的对比研究［J］. 中国微创外科杂志,2006,6(10):761-763.

［8］ NAKAMURA H,KOGA H,CAZARES J,et al. Comprehensive assessment of prognosis after laparoscopic portoenterostomy for biliary atresia［J］. Pediatr Surg Int,2016,32(2):109-112.

［9］ CHAN KW,LEE KH,WONG HY,et al. From laparoscopic to open Kasai portoenterostomy:the outcome after reintroduction of open Kasai portoenterostomy in infant with biliary atresia［J］. Pediatr Surg Int,2014,30(6):605-608.

［10］ ASPELUND G,LING SC,NG V,et al. A role for laparoscopic approach in the treatment of biliary atresia and choledochal cysts［J］. J Pediatr Surg,2007,42(5):869-872.

［11］ DIAOM,LIL,CHENG W. Initial experience of single-incision laparoscopic hepaticojejunostomy using conventional instruments for correctable biliary atresia［J］. J Laparoendosc Adv Surg Tech A,2012,22(6):615-620.

［12］ NIO M,SASAKI H,TANAKA H,et al. Redo surgery for biliary atresia［J］. Pediatr Surg Int,2013,29(10):989-993.

［13］ WANG B,FENG Q,YE X,et al. The experience and technique in laparoscopic portoenterostomy for biliary atresia［J］. J Laparoendosc Adv Surg Tech A,2014,24(5):350-353.

［14］ CHUNG PH,WONG KK,TAM PK. Predictors for failure after Kasai operation［J］. J Pediatr Surg,2015,50(2):293-296.

［15］ WONG KK,FAN AH,LAN LC,et al. Effective antibiotic regime for postoperative acute cholangitis in biliary atresia-an evolving scene［J］. J Pediatr Surg,2004,39(12):1800-1802.

［16］ WADA M,NAKAMURA H,KOGA H,et al. Experience of treating biliary atresia with three types of portoenterostomy at a single institution:extended,modified Kasai,and laparoscopic modified Kasai［J］. Pediatr Surg Int,2014,30(9):863-870.

［17］ 詹江华,卫园园. 胆道闭锁患儿 Kasai 术后胆管炎病因及诊疗状况［J］. 天津医药,2016,(07):803-806.

［18］ LUO Y,ZHENG S. Current concept about postoperative cholangitis in biliary atresia［J］. World Journal of Pediatrics,2008,4(1):14-19.

［19］ DECHARUN K,LEYS CM,WEST KW,et al. Prophylactic Antibiotics for Prevention of Cholangitis in Patients With Biliary Atresia Status Post-Kasai Portoenterostomy:A Systematic Review［J］. Clinical pediatrics,2016,55(1):66-72.

第十九章

胆道闭锁再次手术

众所周知,胆道闭锁(BA)是以肝内、外胆管进行性炎症和纤维化为特征,导致肝内胆汁淤积、肝脏纤维化及硬化过程,是婴儿期最严重的肝胆系统疾病之一,如不及时治疗,常在2岁左右死亡。按照亚洲地区的发病情况以及每年新出生1 600万人口估算,大陆地区每年新发生的胆道闭锁人数在1 500~3 000之间。统计近年来天津地区胆道闭锁患儿的就诊情况,按照当地当年的出生人口计算平均为1.39/万,且有逐年上升的趋势。早期诊断胆道闭锁可以使得外科医生有机会在肝脏硬化之前对胆道闭锁患儿切除肝门纤维斑块,显露肝门处毛细胆管,行Kasai术,这样使得部分胆道闭锁患儿可得到相对长久的自体肝生存时间。

即便手术成功,Kasai手术以后仍然面临许多问题;其中胆管炎的发生是最严重的术后并发症之一,有近50%~80%的患儿术后都有不同程度的胆管炎发生。胆管炎的反复发作经常会导致胆汁引流减少甚至停止,并进一步导致肝脏功能衰竭,除非再次手术来解决这一问题。从这一角度考虑问题,再次Kasai手术或肝门肠吻合手术是清除肝门部位梗阻,恢复自体肝胆流的唯一希望;其缺点是再次Kasai手术由于第一次手术的广泛粘连,分离粘连时会引起局部出血和脏器损伤,延长肝移植的手术时间,并且为将来的肝移植手术增加难度,且二次手术的效果难于预料,故许多医生对再次Kasai手术存有一定疑虑。如何选择合适的时间和合适的指征进行再手术是目前争议的热点话题。Kasai术后再手术的指征是什么?Kasai术后什么时间选择再次手术?这些问题在小儿外科医生和肝移植医生之间争议较大,下面就以上问题进行详细阐述。

一、胆道闭锁再次 Kasai 手术指征

胆道闭锁再次手术主要临床指征必须满足以下两种情况:①患儿初次成功行Kasai手术,术后反复出现黄疸,而黄疸经过规范内科保守治疗不见消退;②患儿出现反复性胆管炎发作,胆流的突然中断,临床上没有肝脏进行性损害的直接证据,选择再次Kasai手术要好于肝移植手术。

对于初次Kasai术后再次手术观点目前争议较大,多数学者认为胆道闭锁患儿只有一次手术机会,操作应仔细认真,不留遗憾。而选择再手术还是肝移植目前观点不一,胆道闭锁Kasai手术以后由于引流效果不佳,近期再次手术进行肝门部清除及肝门肠吻合手术目前没有得到普遍认可;多数学者认为再手术其手术操作难度增加,疗效欠佳,不适合进行再次手术,而采取保守治疗或等待肝移植。但是在肝移植时代,胆道闭锁的再手术可以延长等待肝移植的时间,提高肝移植手术成功率,可以使得胆道闭锁患儿选择合适的时间、合适的手术

方式进行移植手术;同样也可以避免胆道闭锁患儿迅速出现肝脏功能恶化,增加死亡机会,因此再次手术的术前手术评估和手术指征选择意义重大。反对胆道闭锁术后再次手术的观点是胆道闭锁术后效果不佳,接近70%患儿将来需要进行肝移植手术,而再次行Kasai手术意义不大。还有的观点更加激进,反对胆道闭锁患儿进行初次Kasai手术,而直接等待进行肝移植手术。但是目前来自于胆道闭锁肝移植的资料统计来看,其胆道闭锁患儿年龄越大,其将来行肝移植手术生存的机会就越大,提出如有可能尽量应用一切手段来延长胆道闭锁患儿的自体肝生存时间,等待肝移植。

再次手术后是否会降低胆管炎发生次数目前也是各家争论的焦点问题。比较统一的观点是无论是初次手术,还是再次手术,术后都会有胆管炎发生,引起胆管炎发生原因是多方面的,其中包括胆汁反流、肝内胆管发育异常(图19-1,图19-2),胆汁引流不畅或肝内胆汁淤积是引起感染的基础;细菌或真菌感染引起胆管炎的发生。从手术中肝脏组织活检可见在汇管区周围有大量炎症细胞浸润(图19-3),并且有炎症反应存在,而汇管区周围巨噬细胞聚

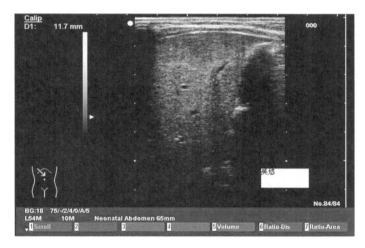

图 19-1 胆囊细小

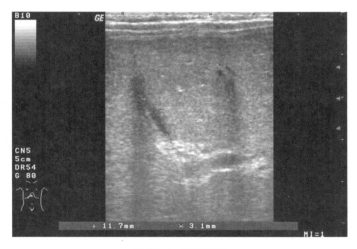

图 19-2 胆囊空虚

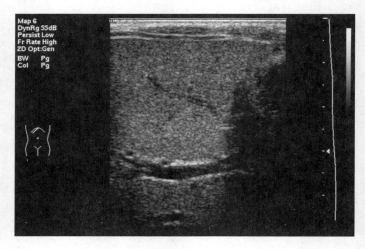

图 19-3　肝炎，未见肝门纤维块

集,造成免疫性损伤是引起胆管炎的潜在因素之一。术后胆管炎的诊断标准都是相同的,即体温在 38℃ 以上,伴有血清胆红素水平升高,特别是直接胆红素增高,C-反应蛋白增高,而同时没有肝外因素引起的感染表现。胆管炎的预防应加强抗感染,提高免疫力,加强利胆治疗。再次 Kasai 手术重新获得胆流以后,并不能减少胆管炎的发生次数和发生频率,同样也不能阻止由于反复发作的胆管炎引起的肝功能衰竭。因此,胆道闭锁再次手术的预后情况如何也是与其术后胆管炎发作次数密切相关。

胆道闭锁患儿术后胆汁流突然中断与术后胆管炎的发生及频率密切相关。Bondoc 统计 24 例再手术患儿的原因都是反复发作的胆管炎,引起黄疸不能消退;再手术后,54%(13/24)获得满意效果,其他 11 例中的 9 例由于肝功能恶化而选择进行肝移植手术。对于初次 Kasai 手术失败的患儿,黄疸没有消退的患儿不推荐进行再次 Kasai 手术。而对于初次 Kasai 手术后黄疸消退,3 个月内反复发作的胆管炎患儿,如果肝脏功能良好的情况下,建议再次行 Kasai 手术。临床上,胆汁引流减少,反复发生的黄疸是胆管炎的重要标志,但不能简单地认为这是再次行 Kasai 手术的指征。术后几周内发生的早期胆汁引流突然减少与肝脏纤维斑块内的胆管与肠黏膜愈合过程有关,这时发生的胆汁突然减少是可以恢复的;用激素冲击治疗可减轻水肿发生,促进胆汁排泄,防止吻合口瘢痕形成。而发生在 Kasai 术后 2~3 个月左右的胆汁减少,才被认为是再手术的指征之一。

有的中心提出 Kasai 术后再手术患儿按照亚急症处理的观点,建议手术应在胆汁停止后的 1 个月内完成,而不应等到肝硬化发生后再选择二次手术。胆管炎引起的反复发作性的黄疸是肝功能衰竭的主要原因,肝门部坏死组织可完全阻塞肝门部引起胆汁引流不畅,因此迅速的 Kasai 再次手术可以解决胆汁引流不畅问题。而对于 Kasai 术后长时间发生胆汁流停止的患儿,建议先给予抗炎、熊去氧胆酸、激素治疗,如果效果不佳再选择再次 Kasai 手术。

肝内囊肿(胆湖)的出现是否为胆道闭锁 Kasai 再次手术的指征之一,目前存在较大争议。胆湖是胆道闭锁 Kasai 手术比较常见的并发症,对有胆湖和没有胆湖的患儿进行比较,其预后和肝移植情况都有不同。胆湖情况出现,预示其远期生存效果不佳,应早期行肝移植手术。但也有的观点认为胆湖的出现与自体肝生存没有影响,但是否为再次 Kasai 手术的指征之一,目前说法不一。部分中心报道胆道闭锁 Kasai 手术以后发生肝门部梗阻,出现黄疸伴发肝门部囊肿者再手术效果好;出现胆湖情况,应早期进行肝门部位胆湖清除术,重新做肝门肠吻合手术。胆道闭锁 Kasai 手术以后随访过程中发现肝内胆道囊性扩张,反复胆管炎发作,此时再次进行囊肿肠吻合手术效果好。明确原因证明胆流停止,胆汁引流不佳,造成黄疸或者肝门部位出现胆湖情况;Kasai 术后长期胆湖存在应给予再次手术,纠正胆管扩张,放置支架,切开狭窄胆道再吻合手术。资料回顾分析,出现肝内胆湖情况其肝脏功能衰竭进展比较快,应提示尽早行肝移植手术,而对于选择再次 Kasai 手术持慎重态度。

　　总结以上各家观点提出 Kasai 术后再手术的指征:①Kasai 术后黄疸消退以后再次出现黄疸;反复发作的胆管炎经过内科规范化治疗后不见好转,应选择胆流停止 1~3 个月完成再手术。②Kasai 术后出血,考虑肝门部出血而保守治疗不见好转,应再手术探查止血。③反复发作的胆管炎,经规范的抗炎治疗不见好转,应在肝脏纤维化或硬化之前进行再手术,而出现肝功能衰竭则视为再手术之禁忌。④Roux-en-Y 肠袢发生梗阻,或肠袢过长引起梗阻,造成胆汁淤积在肠腔内,引起胆管炎的发生,应手术探查解除梗阻。⑤早期进行胆囊 Kasai 手术转为肝门-空肠 Kasai 手术;胆囊 Kasai 手术目的是保留胆总管及胆管十二指肠开口的特殊机制;胆总管未闭锁类型的胆道闭锁患儿,残留的胆囊和胆总管发育不良,胆囊肝门吻合术后胆汁引流效果欠佳;胆囊 Kasai 手术,没有降低术后胆管炎的发生率,在黄疸清除率、自体肝生存率及临床疗效方面要差于标准的 Kasai 手术,建议早期更改手术为标准的 Kasai 手术。⑥胆道闭锁 Kasai 术后胆湖的出现,应结合临床分析其出现的部分和形态,以及肝脏功能情况综合分析,如果肝功能不佳,慎重选择再次 Kasai 手术,而应选择早期肝移植手术。⑦如果患儿的肝功能 Child 分级 C 级、肝功能不全,特别是反映肝纤维化指标明显增高时,包括天冬氨酸氨基转移酶/血小板指数(aspartate aminotransferase-to-platelet ratio index, APRI)增高,透明质酸(hyaluronic acid,HA)指数增高,或者临床上有肝硬化腹水者应视为手术禁忌。⑧合并其他严重先天性畸形,心肺功能不良者应视为胆道闭锁再次行 Kasai 手术的禁忌证。

二、再次手术前的辅助检查

　　尽管初次手术时已经对患儿进行详细的检查,但有些胆道闭锁患儿经历较长的术后恢复和治疗时间,因此再手术前应对患儿进行全面的评估,了解患儿的生长发育情况,体重、营养状况以及体温、脉搏、呼吸、血压等。检查心、肺、肝、肾等重要脏器功能;四肢和神经系统检查有无异常。一般化验检查还应该包括血、尿、便三大常规,出血和凝血项目检查,胸片、心电图检查;特殊检查项目包括 B 超、CT 或 MRI 检查;术前还应再次进行病毒检查,其中包括 TORCH 病毒检查(toxoplasmosis, other viruses, rubella, cytomegalovirus, and herpes simplex virus,TORCH),CMV-pp65 检查等相关病因方面检查,除外是否处于病毒感染期引起的肝脏功能不良,如有病毒感染,应继续抗病毒治疗,观察效果后再决定是否进行二次手术。

(一)超声检查

　　超声检查可以用于再手术前的腹部情况评估。超声检查的优点在于,检查费用较低,无创伤性、可重复进行;超声检查可以评估肝脏纤维化及硬化情况,腹水情况,肝内胆管直径及扩张情况,初步了解肠管扩张情况,是否有胆肠输出袢淤积情况。借助超声检查了解门静脉扩张情况,门静脉血流方向,脾脏情况,是否有门脉高压情况出现;肝动脉血流情况。这些指标利于我们评估肝脏功能、肝脏纤维化情况,是否适合进行再次 Kasai 手术。

（二）放射性核素肝胆显像

其原理是利用肝细胞具有排泄功能，静脉注射 ^{99m}TC 标志乙酰替苯胺亚氨二醋酸（IDA）类化合物，^{99m}TC-IDA 类化合物与肝细胞膜上的阴离子结合膜载体结合，进入肝细胞内，再与细胞内的受体蛋白结合，分泌入毛细胆管，最后经胆道系统进入肠道。正常情况下注射化合物 10 分钟后，肝外胆管和肠道相继显影。出现胆道阻塞时，可经肾脏途径排出。EHIDA 和 Mebrofenin 是最常用的两种 IDA 类化合物显像剂，具有血液清除快，经肾脏排出少，受血清胆红素浓度影响少的特点。^{99m}TC-EHIDA 肝胆显像是一种无创、安全、有效的检查方法，对于胆道闭锁的诊断，以及再手术前了解肝内胆管淤积和扩张情况有较高的临床价值，有助于明确病因和梗阻部位。

（三）磁共振（MRI）检查

磁共振胰胆管成像（MRCP）能清楚显示胆道解剖、胰胆管合流异常，对扩张的胆道如胆管扩张症能显示清楚。MRI 可全面评估患儿腹部情况，各个脏器的密度和增大情况并了解初次 Kasai 手术以后肝内胆管的扩张情况。但对小婴儿不扩张胆道的显示，MRI 在技术上还需不断改进。在对婴儿和幼儿进行检查时，检查室内因无法用监护仪器，不适合行基础麻醉。因小儿的特点，一般行不控制呼吸的 MRCP。每次成像时间较长、噪音大，使患儿保持安静、呈不动状态，有时是非常困难的事情。

（四）十二指肠引流液检查和内镜逆行胰胆管造影检查

由于已经行 Kasai 手术，因此这项检查方法很难进行。

（五）超声引导下肝穿刺活检

肝脏穿刺组织检查可以反映肝脏所处基本状况，便于评估肝脏功能，为再手术提供依据。肝脏穿刺活检为一种有创性操作，具有一定的危险性，操作不当，可能会出现严重的并发症。超声引导肝穿刺是目前最安全、最可靠的方法，建议临床尽量采用超声引导肝组织活检。穿刺在 B 超引导下进行，可减少并发症的发生，避免危险，达到预期目的。如果肝穿刺活检显示明显肝脏纤维化，或假小叶形成时，不建议行再次 Kasai 手术。肝脏针吸活检因取得样本小，病理学诊断具有一定难度，一般行腹腔镜探查术时加做肝活检或手术开放活检。

三、再次手术的术前准备

（一）术前禁食

新生儿及婴儿因胃排空时间较快，且多数患儿母乳或牛奶，液体排出时间相对较短；禁食时间不必过长；除了必要的禁食外，婴儿应在术前 4 小时开始禁食；为了防止麻醉后发生呕吐或误吸，胆道闭锁患儿适当延长禁食时间，控制在 6~8 小时为宜。

（二）胃肠减压

胆道闭锁患儿由于可能行肝管、空肠 Roux-en-Y 吻合手术，因此术前常规放置胃肠减压；其目的是减少胃内容物，体积变小，增加手术操作空间；另外可以减少术后消化液通过吻合口，影响伤口愈合；另外，肠吻合手术以后，吻合口水肿，早期进食会影响吻合口愈合，发生破裂的可能。胃肠减压留置期间，应定期进行检查防止折曲或管腔内阻塞，影响减压效果。胃肠减压术后留置时间一般 3~5 天，患儿排气、排便及肠鸣音恢复以后，可以拔除胃肠减压，恢复进食。

（三）洗肠

术前应有等渗温盐水进行保留灌肠，清洁结肠内的粪便；保留灌肠的目的是减少结肠内的积存粪便,便于手术过程中操作。另外一个目的是空肠代替胆道是从结肠后通过,结肠内容物少可以减少结肠压迫引起胆汁引流不畅。适当清洁结肠对于手术恢复有益处。

(四)胆道闭锁患儿的体温维护

胆道闭锁的患儿多数手术时年龄较小,新生儿期体表面积相对较大,皮下脂肪相对较少,温度调节能力较差,如果暴露时间较长,造成低体温,会影响到胆道闭锁患儿术后恢复。因此手术转运和手术过程中,保暖非常必要;此点往往易被忽视。在患儿的转运过程中,使用密闭性和保暖性较好的装置便于维持患儿的温度。在患儿转运过程中,一定要保持患儿平卧位,且头部略抬高,这样便于观察患儿情况,再有是避免误吸。手术过程中,应使用保温毯,并进行加热处理,或应用保温膜覆盖新生儿身体大部分,防止温度下降过快而影响术后恢复。手术后应将其置于保温箱中,保温并给予一定量的氧气。小儿,尤其是婴幼儿体温调节功能不完善,体温变化大,危险大,如果在温度低的手术间内暴露时间长,会影响机体恢复和伤口愈合。手术间的室温调节在24~26℃,湿度60%;应在手术间内备有保温箱,预先将接触皮肤或体内的液体加温(37℃),避免在做消毒备皮、腹腔内冲洗时引起小儿体温波动变化;这种温度的变化会影响到术后患儿的康复情况,影响到切口的愈合情况。

四、再次手术方式的选择

再次手术方法及过程也存在争议,一方面认为二次手术应尽可能减少损伤,为将来肝移植手术创造条件,建议手术应用腔镜技术解剖肝门-空肠吻合口处,有更好的手术视野,便于清除坏死组织,而不打断其肝门-空肠吻合口结构;另外一种观点是为了彻底清除肝门部位梗阻,完全按照第一次Kasai手术过程,打断肝门空肠吻合,清除肝门坏死组织,并再次行肝门-空肠吻合手术,这个观点认为肝门区简单的清除不能解决其肝门部位梗阻情况,而打断以前的吻合部位可以清楚显露肝门部位,便于清除肝门部位的坏死组织。如何进行再次手术,选择哪种手术方式这个问题在移植外科医生和小儿外科医生之间的争议比较大。对于二次Kasai手术,肝移植医生强调手术尽可能简便,操作细致,尽量减少创伤。日本小儿外科学会统计2 630例胆道闭锁Kasai手术患儿中,其中21%完成二次Kasai手术,完成二次Kasai手术患儿中,接近40%又获得较好的胆汁引流,说明二次Kasai手术在一定程度上可以改善自体肝的生存情况。胆道闭锁再手术增加了腹腔内的粘连情况,分离粘连容易造成出血、肠瘘和损伤到其他脏器,延长手术和麻醉时间,使得手术复杂程度增加。但也有的医生认为选择合适的胆道闭锁Kasai术后患儿,进行再次手术,并不能影响和增加肝移植的手术操作难度和出血量,且可以延长胆道闭锁自体肝的生存时间,因此在肝移植时代进行胆道闭锁的再次Kasai手术是有价值的。

胆道闭锁再手术步骤如下:①麻醉生效后,原切口进入腹腔,分开腹腔内粘连,解剖肝门与肠管之间的粘连并检查是否存在梗阻和成角情况,检查肝门-空肠吻合口情况,切开肝门空肠吻合口检查是否有胆道梗阻情况,清理肝门处梗阻后,单层可吸收缝线间断缝合肝门-空肠吻合口(图19-4,图19-5)。检查Roux肠管是否存在冗长或胆汁分泌物堆积情况,如有应进行清理。②打开肝门肠吻合的前壁,保留后壁不动,重新清除肝门部位的纤维斑块。另外一种是完全再次行Kasai手术,就是切开原来的肝门肠吻合后,重新清除肝门纤维斑块,再次行肝门肠吻合手术。③对于初次胆道闭锁术中胆道造影检查显示肝外胆道通畅的患儿可以选择胆囊肝门吻合的Kasai手术,这样的患儿术后再次出现胆流停止可以选择进行二次

Kasai 手术,切除胆囊和肝门吻合口,将空肠于结肠后做肝门空肠吻合手术。④再次手术以后是否留置引流管各家观点不一,引流管的留置可以观察出血情况、腹水颜色、腹水量以及各种生化指标变化,根据以上情况进行对症处理。如果不放置引流管,腹水对于伤口及吻合口的长期浸泡,会出现胆瘘和腹部切开裂口的情况发生。反对留置引流管认为 Kasai 手术后很少会出现胆漏,留置引流管会增加腹腔内感染机会,且大量腹水放腹水会增加蛋白丢失,对于患儿术后恢复不利。

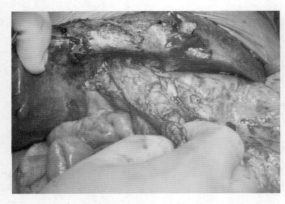 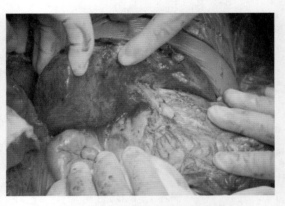

图 19-4　胆道闭锁再手术开腹后将肝脏游离,可见肝门部位粘连严重,分离粘连　　图 19-5　分离肝脏与其粘连肠管,显露肝门肠吻合部位

　　Kasai 再次手术的效果:Saito 报告仅有 10% 的患儿再次手术可以获得胆流,而近 90% 的患儿再次手术没有重新获得胆流。Altman 和 Anderson 报道 5 例重新再次 Kasai 手术都获得胆流,而且分别获得 7 个月到 4 年的存活时间。Bondoc 报告再次 Kasai 手术有近 40% 患儿可以重新获得胆流,并且进一步比较 Kasai 失败后单纯行肝移植手术的患儿,其生存情况好于后者。Hasegawa 统计 25 例胆道闭锁再次 Kasai 手术的情况,5 例重新获得胆汁,其他 20 例效果不佳,而因肝功能衰竭选择肝移植手术或死亡。肝门处肝门组织切除是解除肝门组织小胆管梗阻的唯一可靠途径,因此这是为胆道闭锁行再次手术提供可靠依据。有作者利用 Cox 比例风险模型分析初次 Kasai 失败最终发展为肝移植或死亡因素,选择初次 Kasai 年龄、胆管炎发生 3 次以上、是否进行再次 Kasai 手术等 3 个变量,只有再次 Kasai 手术与胆道闭锁患儿生存时间、是否自体肝生存还是采取肝移植手术密切相关(表 19-1)。这里也提到再次手术有 75% 患儿可以重新获得胆汁,且生存情况明显改善;因此鼓励那些术后突然出现胆汁流停止时,且肝脏损害不严重的情况下,尽早采取再次 Kasai 手术来维护自体肝生存情况,而不是一味消极等待肝移植手术。

表 19-1　Cox 比例风险模型时间衡量初次 Kasai 失败与 BA 生存时间之间关系

伴随变量名称	P 值	系数
初次 Kasai 年龄	0.37	0.004
胆管炎发生次数≥3	0.28	−0.36
是否再次 Kasai	0.051	−0.63

　　P 值<0.1,差异有显著性。表中所示只有是否再次行 Kasai 手术与 BA 生存时间相关。(*Ann Surg* 2012;255:570-576)。

五、胆道闭锁再次手术的并发症

（一）术后急性肝功能衰竭

胆道闭锁患儿，尤其是再次手术的胆道闭锁患儿，术前均有不同程度的肝功能损害；手术时间的延长，体温波动，再有麻醉及手术的打击，使黄疸加重，肝功能损害加重，术后可出现肝性脑病、腹水、上消化道出血。肝功能衰竭是肝门肠吻合术后近期主要的并发症。

预防和治疗：①严格掌握再手术适应证，对存在禁忌证患儿，不建议再次手术实施肝门肠吻合术，而等待时机选择肝移植手术；②简化步骤，精准解剖，尤其是分离肝门肠吻合部位，勿造成门静脉损伤，减少术中出血；③术前、术后加强保肝治疗；④注意预防感染，术前应用较高级抗生素和丙种球蛋白。

（二）术后出血

再次 Kasai 手术，由于初次手术时形成的粘连情况比较严重，因此分离粘连后，尤其是肝门部纤维斑块切除时容易造成肝门部位出血，或损伤门静脉引起出血，分离肠袢粘连也会引起出血，术后应密切观察引流管的颜色。再次 Kasai 手术，其术中出血明显高于初次手术，因此术后尤应注意观察其出血情况，出现异常情况及时处理。

（三）术后胆瘘

再次 Kasai 手术后清理肝门部位囊肿，以及肝门部纤维斑块，胆汁流出量增加；由于初次吻合以后不久再次肝门肠吻合时，胆瘘的发生更多一些。原因有：①吻合不确切；②吻合口局部水肿，张力过高；③胆道闭锁患儿肝功能不全、低蛋白血症等影响吻合口愈合。吻合口瘘出现后，应放置引流管持续引流，给以营养支持治疗，部分瘘口可自行愈合；如果瘘口长期不愈合，待情况好转后行修补术。

（四）再手术后胆管炎

血培养结果是证实诊断、指导治疗的主要依据，从目前培养的结果看，常见的细菌类型包括：铜绿假单胞菌、肺炎克雷伯杆菌、屎肠球菌以及大肠杆菌等。临床上胆道闭锁 Kasai 术后血清胆红素水平下降，如果发热后伴有血清胆红素水平增高往往能证实术后胆管炎诊断。根据胆管炎发生时间，可分为早期胆管炎和晚期胆管炎。早期胆管炎是指术后一个月内出现体温超过 38.5℃，伴血清胆红素水平升高，白细胞升高及大便颜色变浅。而发生在一个月以后的称为晚期胆管炎，早期胆管炎黄疸迅速出现，加重肝门部胆管梗阻，其预后较差；而晚期发生的胆管炎其黄疸经过治疗后多数可以消退。

术后长期预防性应用抗生素能预防胆管炎的复发。过去的药敏试验证明头孢哌酮、头孢曲松作为经验性用药的有效性，但遗憾的是头孢哌酮的敏感性已从 88.9% 降至 75.0%，因此，这就提出需要寻找新的一线抗生素。甲氧苄啶/磺胺甲噁唑（TMP/SMZ）和新霉素可降低胆管炎发生率，二者可分别使胆管炎复发率降至 9.1% 和 7.5%，而首次胆管炎发作时间则从术后 3 个月分别延后至术后 6 个月，由此延缓了肝功能衰竭时间，提高了生存率。应用复方新诺明（TMP/SMZ）或新霉素作为预防用抗生素对 Kasai 术后预防胆管炎复发起到良好效果，抗生素的预防效果可能是通过血液代谢使毛细胆管处的抗生素达到足够浓度，使胆道和肠腔内细菌浓度降低。但是复方新诺明并不能改变胆道和肠腔内细菌生长的速度、类型或浓度。引起逆行性胆管炎的主要微生物是普通的肠道菌群，导致胆管炎发生的最常见菌种也是空肠造口术引流液中最常见的高浓度菌种，所以少量吸收新霉素的预防效果可能主要是通过降低胆道和肠腔中细菌数量来达到。

（五）术后腹水

无论是初次 Kasai 手术，还是再次手术，术后都有腹水情况的出现，分析原因主要是肝功能较差，体内蛋白水平较低；肝脏纤维化，门静脉高压，门静脉回流不佳，容易出现腹水，尤其是二次手术打击以后更容易出现腹水。预防措施主要是术后注意补充蛋白，手术过程中减少对门静脉和肝静脉的干扰，可以减轻术后腹水情况发生。

（六）切口裂开或腹壁疝形成

多发生在术后一周左右，有的患儿发生在腹腔引流管拔除以后，在腹胀、腹水、哭闹不安、肝功能不良、低蛋白血症、营养状况不佳及切口感染等因素的影响下切口裂开，应及时缝合（图 19-6，图 19-7）。由于切口长期在腹水浸泡下，缝线及切口周围炎症反应较重，肌层部分或全部裂开，因此在缝合时应将切口全层拆开，然后进行减张缝合，有时，切口部分裂开发生在术后两周左右，主要是部分肌层裂开形成切口疝，应视患儿情况好转择期行切口疝修复手术。

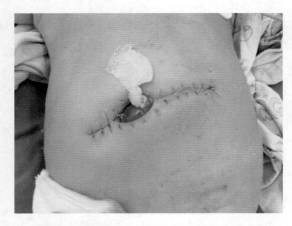 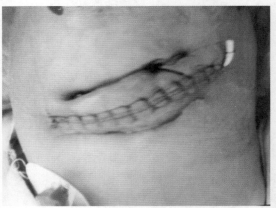

图 19-6　再次 Kasai 术后 10 天，患儿黄疸已消退，但是由于腹水及低蛋白血症引起切口裂开，急症行切口缝合手术

图 19-7　再次手术行减张缝合裂开切口

（七）术后肝门部及肝内囊肿形成

Kasai 术后肝内胆管囊状扩张发病率为 18%~25%，分为单个囊状扩张、多发性囊状扩张（图 19-8、图 19-9）。肝内胆管囊肿的发生机制目前尚不明确，有如下几种假说：①由于肝内或肝外的纤维闭塞使胆汁腐蚀胆管形成溃疡或小胆管破裂引发胆漏，从而产生囊肿；②进行性的炎症过程造成肝内胆道梗阻，反复发作胆管炎而形成胆道囊肿；③在胆汁淤积性肝硬化过程中，畸形肝内胆管扩张从而形成多发囊肿；④肝管板畸形。无论是初次还是再次 Kasai 手术，术后都有不同程度的囊肿形成；其中肝内胆管囊肿形成的总发生率为 27.6%。形成囊肿的患儿多数情况下伴有黄疸，接近 100% 患儿发现囊肿前有胆管炎病史；形成肝内囊肿的患儿仅有少数经过抗生素治疗囊肿缩小或减少，仅极少数的囊肿经过保守治疗会完全消失，多发囊肿患儿的死亡率较单发囊肿患儿的死亡率明显升高。大多数患儿多发囊肿的发生与合并感染有关，这提示感染和炎症过程在其发生和发展中起重要作用。经过抗生素治疗，一些病例中囊肿的大小和数量会有所减轻。治疗上可以采取经皮肝穿囊肿外引流，或者注入酒精等硬化治疗；也可以采用内引流的方法。但最近有研究认为从远期来看，多发性囊状扩

张是胆管炎的危险因素,可能需行肝移植;单个囊状扩张与胆管炎并无联系,但可能会发展为多发性囊状扩张。

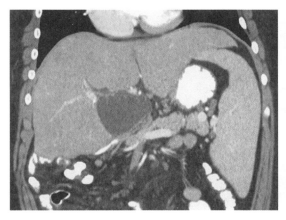 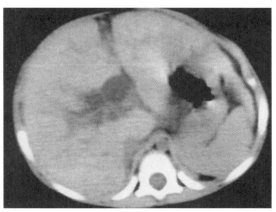

图 19-8　Kasai 术后,CT 检查可见肝门单个部位囊肿形成　　图 19-9　Kasai 术后,CT 检查可见肝内多发囊肿形成

(八) 门脉高压

Kasai 再手术时,几乎超过 50% 患儿肝脏有桥接纤维化,术后随着病情的进展,最终发展为汇管区纤维化、肝硬化、门脉高压形成。门静脉高压致食管胃底静脉曲张、消化道出血、及脾功能亢进。门脉高压同时合并肝功能不良,黄疸持续存在,应列为肝移植的指征。在患儿处于肝功能恢复、黄疸消退时,应用内镜套扎处理消化道出血是合理的。胆道闭锁伴有门脉高压时不建议应用分流手术来降低门脉压力,因为胆道闭锁多数伴有门静脉周围纤维化,小门静脉吻合技术比较困难,且分流手术为将来肝移植手术增加难度。

(九) 恶变

胆道闭锁再手术后,肝脏在原有损伤的基础上进一步纤维化,硬化形成,肝脏有恶变可能。肝硬化形成后可能会并发肝细胞癌、肝母细胞瘤、胆管细胞癌;应在术后复查时定期检查超声和甲胎蛋白(AFP),如有恶变应做出早期诊断,早期治疗。

六、再次手术后的处理

1. 术后补液,支持治疗。

2. 术后持续胃肠减压,禁食 2~3 天,肠道功能恢复后逐渐恢复正常饮食。观察尿、粪便颜色变化。

3. 抗生素的应用,术后应用静脉滴注抗生素,如头孢菌素类、奥硝唑,或根据胆汁细菌培养结果选用抗生素,持续 2~4 周,以后改为口服抗生素 1 个月以上。

4. 注意保护肝脏功能,可静脉应用复方甘草酸苷注射液 10ml/d。

5. 术后每日液状石蜡保留灌肠 2 次,每次 10ml,连用 1 周。

6. 定期测定肝功能、血胆红素、血浆蛋白、胆汁酸等,每周 1 次。

7. 利胆药的应用

(1) 熊去氧胆酸:术后 2 天开始口服,10mg/kg,每日 3 次,直到血中胆红素正常时停药。

(2) 合成肾上腺皮质激素:术后第 1 天开始给药一次(地塞米松 1mg/kg,入壶);术后第

2 天开始给以甲泼尼龙 4mg/kg,每日 1 次,连用 3 天;3 天后开始减量,每 3 天总量减量 4mg,共减量 3 次后改等剂量口服;仍以每 3 天总量减 4mg 至 0mg 停药。

（3）经上述处理胆汁仍引流不畅时,可给予地诺前列醇[前列腺素 E_2（PGE_2）]100μg/kg,每周 2 次,口服。

（4）茵栀黄口服液:10ml,每日 3 次。

8. 肝移植手术　术后 10~14 天,如黄疸不见消退、高热,应根据胆汁排出情况及肝脏病理改变,做好肝移植准备。

七、如何避免胆道闭锁 Kasai 手术再次手术

绝大多数胆道闭锁患儿 Kasai 手术以后都会伴随一个比较漫长的恢复和治疗过程,包括术后的抗生素、激素以及利胆药物治疗,甚至有些患儿还需要中医中药治疗,如果效果不佳,选择再次手术或肝移植手术。再次手术对于胆道闭锁患儿的打击是巨大的,而且其远期效果难于预料,给医生和家长决定进行再次手术带来较大的困难。如果选择再次手术,应对病情有充分的认识,并对患儿情况,肝功能的状况,尤其是肝脏纤维化程度有详细的评估。对于肝脏纤维化程度较轻者选择再次手术,对于肝脏硬化程度较重者,应慎重选择再次进行手术治疗,而应提倡肝移植手术。目前不主张超过 2 次以上的 Kasai 手术,因为其效果不佳,损伤较重,而且反复手术可能会造成严重出血和周围脏器损伤,引起更为严重的并发症;因此不建议进行 2 次以上的 Kasai 手术,而应直接选择肝移植手术。手术操作过程中应对胆道闭锁患儿的情况有充分的认识,尤其是初次手术的情况有深入的了解,包括肝门部解剖情况,吻合情况,胆道输出袢长度等等,还需要娴熟的新生儿手术操作经验和技巧。无论是初次手术还是再次手术应注意以下几方面的工作:第一,术中应仔细探查,防止遗漏肝门部纤维斑块切除不完全的情况,以及伴发的其他消化道畸形。第二,选择正确的吻合方法,肝门肠吻合时后壁应在门静脉后方可选择连续缝合,前壁在肝门部位选择间断缝合;且缝合时注意在"2 点"和"10 点"部位有毛细胆管出口,吻合时应注意勿损伤或将毛细胆管缝合,引起胆管引流障碍情况发生。第三,新生儿肠吻合不能采用连续缝合法,尽量采用单层间断浆肌层缝合技术,保留肠黏膜正常对和,避免术后吻合口狭窄。吻合完成后检测吻合口的通畅性及有无漏的情况存在,如果出现以上情况,应及时补救。术中操作要认真,动作要轻柔。第四,对于胆肠输出袢长度目前观点不一,但是选择 40cm 以上可以避免或减少术后反流性胆管炎的发生,再手术或肝移植时即便切除部分肠管,其保留肠管也足够起到防反流作用。再有就是矩形瓣防反流装置同样减少术后胆管炎发生的次数,可提高手术成功率。尽管有学者认为抗反流装置并没有减少胆管炎发生的频次和严重程度,但是在胆道扩张症的手术操作过程中可以得知,这个装置还是可以起到抗反流作用。

总之,术前做好充分准备,术中仔细操作,认真探查,选择正确的手术方式,术后给予积极的处理,是避免再次手术的主要措施。一旦出现并发症,尽早处理,需再次手术者一定要及时手术,以避免严重危及患儿生命的后果发生。

（李鑫　阿里木江·阿不都热依木）

参 考 文 献

[1] 管志伟,詹江华,罗喜荣,等.天津及周边地区胆道闭锁发生的流行病学调查[J].临床小儿外科杂志,2012,11(5):329-331.

［2］ WANG Q,YAN LN,ZHANG MM,et al. The pre-Kasai procedure in living donor liver transplantation for children with biliary atresia［J］. Hepatobiliary Pancreat Dis Int,2013,12:47-53.

［3］ VISSER BC,SUH I,HIROSE S,et al. The influence of portoenterostomy on transplantation for biliary atresia［J］. Liver Transpl,2004,10:1279-1286.

［4］ BONDOC AJ,TAYLOR JA,ALONSO MH,et al. The beneficial impact of revision of Kasai portoenterostomy for biliary atresia:an institutional study［J］. Ann Surg,2012,255:570-576.

［5］ NIO M,SASAKI H,TANAKA H,et al. Redo surgery for biliary atresia［J］. Pediatr Surg Int,2013,29:989-993.

［6］ 詹江华,李龙,陈亚军,等.胆道闭锁诊疗流程(草案)［J］,中华小儿外科杂志,2013,34(2):147-149.

［7］ SUGAWARA Y,MAKUUCHI M,KANEKO J,et al. Impact of previous multiple portoenterostomies on living donor liver transplantation for biliary atresia［J］. Hepatogastroenterology,2004,51:192-194.

［8］ SAITO S,TSUCHIDA Y,HOMMA T. Reoperation for biliary atresia after hepatic portoenterostomy—experience in 29 cases with a report on the longest survivor in Japan［J］. Z kindrchir,1984,39:99-101.

［9］ MENDOZA MM,CHIANG JH,LEE SY,et al. Reappraise the effect of redo-Kasai for recurrent jaundice following Kasai operation for biliary atresia in the era of liver transplantation［J］. Pediatr Surg Int,2012,28:861-864.

［10］ TAM MS,SHAUL DB,SYDORAK RM. Successful salvage of late failure of hepatic portocholecystostomy (gallbladder Kasai) with Roux-en-Y cholecystojejunostomy［J］. J Pediatr Surg,2013,48,E37-E39.

［11］ SURUGA K,MIYANO T,KIMURA K,et al. Reoperation in the treatment of biliary atresia［J］. J Pediatr Surg,1983,17:1-6.

［12］ 管志伟,詹江华,胡晓丽,等.胆道闭锁肝脏纤维化程度的临床评估及其意义［J］.中华小儿外科杂志,2012,33(11):P815-819.

［13］ NAKAMURA H,KAWANO T,YOSHIZAWA K,et al. Long-term follow-up for anicteric survival with native liver after redo Kasai:a first report［J］. J Pediatr Surg,2016,51:2109-2112.

［14］ MURASE N,UCHIDA H,ONO Y,et al. A New Era of Laparoscopic Revision of Kasai Portoenterostomy for the Treatment of Biliary Atresia［J］. Bio Med Research International Volume,2015,Article ID 173014,6.

第二十章

胆道闭锁 Kasai 手术预后影响因素

近年来,随着对胆道闭锁基础与临床研究的广泛开展,包括胆道闭锁的早期筛查诊断、显微外科技术的应用、手术技巧的改进、术后长期随访管理的建立等,胆道闭锁的综合救治效果得到进一步提高。许多研究表明影响 Kasai 手术预后的主要因素包括胆道闭锁的临床分型、手术时患儿日龄、肝脏纤维化程度、肝门纤维组织块发育、手术的技巧与经验、术后胆管炎的发生、术后综合治疗措施等。

一、胆道闭锁的临床分型对 Kasai 手术预后的影响

胆道闭锁的肝外胆道往往并没有完全缺如,它们通常是以闭塞的纤维索带结合物形式残留。胆道闭锁多种临床分类系统的产生,均是以这种纤维性胆管残留物的解剖学为基础。

1916 年 Holmes 根据胆道闭锁肝外胆道残留的组织结构形式,以能否与肠道进行吻合提出了可矫治型和不可矫治型两大类,该分类没有详细描述出肝外病变胆管的多变类型,亦没有对肝内和肝门部胆管进行深入的研究,但这种分类法沿用了将近半个世纪。1963 年 Gross 按肝外胆管闭锁部位将胆道闭锁分为 6 个类型,并根据其能否与肠道吻合划分为 I 、II 、III 型为不可吻合型,约占 80% ~ 90%;IV 、V 、VI 型为可吻合型,约占 10% ~ 20%。1976 年 Kasai 根据对 BA 患儿的病理检查和手术发现认为肝外胆道闭锁的形态种类繁多,而肝内胆管变化比较简单,因此应当按肝外胆管的不同部位对闭锁形态进行分类,该分类法详尽地描述了胆道闭锁的各种形态,为选择术式提供了依据,被多数学者采用并沿用至今。I 型:胆总管闭锁型,发生率约 5%。虽然其闭锁部位发生在胆总管,但往往同时伴有肝内胆管的发育不良,根据术中胆道造影检查影像学特征,又将其分为树枝样(tree-like)和云雾状(cloudy)两型。II 型:肝管闭锁型,发生率约 3%。III 型:肝门部闭锁,发生率约 92%。Kasai 又根据肝门区胆管形态将胆道闭锁分为 6 型:①肝管扩张型(内径>1mm);②微细肝管型(内径<1mm);③胆湖状肝管型(无上皮内衬);④纤维索状肝管型;⑤块状结缔组织肝管型;⑥肝管缺如型。

有研究发现 BA 的临床分型对预后有明显影响,Tak 等研究发现 I 型 BA 患儿预后明显好于 II 型、III 型,其中 III 型胆道闭锁最常见且预后最差。Chardot 等发现 I 型、II 型、III 型(胆囊扩张型)和 IV 型(传统的 III 型),其黄疸清除率分别为 82.6%、63.2%、45.4%、32.4%,5 年存活率分别为 87.3%、60.9%、47.1%、34.9%,其 10、15 及 20 年存活率亦是依次递减。肝门部闭锁者肝移植危险性增高。另有研究发现,肝门部胆管囊性扩张的病例,其预后较其他类型为佳,对 12 例该解剖类型的 BA 患儿随访结果显示有 10 例长期自体肝生存(最长者 23.2 年),其中 9 例无黄疸,1 例反复黄疸。另有学者随访肝外胆管囊性扩张者 13 年,其预后良

好,认为肝外胆管的囊性扩张有助于早期手术,改善预后。另一个多中心大宗病例统计显示 BA 类型与 Kasai 术后的长期生存相关,其 10 年自体肝生存率在胆总管闭锁为 83%、肝门部有囊肿的胆道闭锁为 56%、肝门部胆道闭锁为 36% 到肝外胆道完全闭锁者为 21%,呈逐渐减少,表明胆道闭锁的解剖类型对预后的预测价值。也有报道认为肝内胆管病变的严重程度与肝外胆管病变的严重程度相关,随着肝外胆管病变逐渐加重,肝内胆管病变也逐渐加重,胆道闭锁 Kasai 术后的长期生存率也逐渐下降。

二、手术日龄是影响胆道闭锁预后的重要因素

虽然关于 Kasai 手术最佳时机至今仍存在争议,但随着研究的不断深入,人们逐渐认识到手术时 BA 患儿的日龄是影响远期手术效果和生存质量的重要因素。BA 患儿由于胆道梗阻而导致胆汁淤积、继而引起进行性肝纤维化和肝硬化。一般来说,手术日龄越大胆汁淤积越严重、胆管反应越重,胆管反应对肝纤维化有促进作用;持续时间越长,肝脏不可逆性损伤越严重,远期预后就越差。对 BA 患儿早期实施 Kasai 手术可缓解胆汁淤积对肝脏造成的损伤,阻断甚至逆转肝纤维化进程,改善临床转归和预后。

Chardot 对法国 1986—2009 年间 1 044 例经历 Kasai 手术的 BA 患儿进行随访,发现早期手术可以降低对肝移植的需求,在出生后第 1 个月、第 2 个月、第 3 个月及以后实施 Kasai 手术的 20 年自体肝存活率分别为 39%、32%、28% 和 19%,其预后相对危险度值分别为 0.54、0.583、0.744 和 1。另有研究发现 Kasai 术后 4 年自体肝存活时间在手术时日龄<45 天和 45~60 天间差异并无统计学意义;但是手术时日龄<75 天者,其自体肝存活率要高于日龄较大者。A1tman 等在从事多变量风险因素分析后提出:在出生后 49 天前行 Kasai 手术可获得最佳疗效,超过 70 天的患儿疗效最差。瑞典国家研究中心的一项回顾性研究也提出:出生超过 75 天的 BA 患儿接受 Kasai 手术的成功率仅为 11.3%。香港大学进行的一项研究发现:于出生后 61~80 天接受 Kasai 手术,可为胆道闭锁患儿带来最佳的术后胆汁引流效果和较高的 1 年自体肝存活率。中国台湾大学附属医院总结 25 年经验确定 BA 患儿长期存活率与接受 Kasai 手术的日龄存在显著相关性,其术后 5 年和 10 年生存率在 60 天以内行手术治疗的患儿分别为 44.8% 和 39.7%;61~90 天行手术治疗的患儿分别为 36.8% 和 30.8%;90~120 天行手术治疗的患儿分别为 32% 和 24%;120 天以后行手术治疗的患儿则分别为 15.8% 和 10.5%。

但也有不同的研究结论:Davenport 等对 442 例手术日龄超过 100 天(均数 133 天,日龄最大者 180 天)的 BA 患儿进行研究,Kasai 术后 5、10 年自体肝存活率分别为 45% 及 40%。国内也报道即便患儿手术时日龄>90 天,其 2 年自体肝存活率较之手术日龄<60 天及 60~90 天者并无差异,单纯从日龄来决定是否行 Kasai 并不客观。来自中国台湾的报道也表明虽然手术日龄<60 天者及>60 天者的黄疸清除率在术后 3 个月(58.6% vs 35%)、3 年(56.8% vs 28.8%)、5 年(46.7% vs 25%)有差别,但自体肝存活率在术后 3 年(80.2% vs 73.8%)及 5 年(70% vs 57.1%)并无差异。这些研究表明在 Kasai 术后黄疸消退的 BA 患儿中,手术时日龄和长期自体肝存活率并无关联,日龄作为预后因素在长期随访中的地位不及短期随访。

冯杰雄等认为由于 BA 患儿确切的发病时间点难以确定,术时日龄不能准确反映发病至手术时的病程长短,因此其并不能独立于其他变量(炎症、纤维化、切除的胆管板大小、肝脏星形细胞活化、严重营养不良、胆道闭锁分型)之外,其或许只是肝脏累计损害的一个总体

反映指标。有许多因素可能会改变肝脏纤维化和其不可逆转病变的进展程度,单纯用术时日龄这个指标来评价胆道闭锁接受救治的时限早晚,其标准不够准确和客观。

目前,随着胆道闭锁多学科联合早期筛查诊断工作的开展,一些有经验的医疗中心已经可以做到对 BA 患儿的早期诊断和干预治疗,其远期临床转归也必将得到进一步的改善和提高。同时,由于 BA 患儿就诊时的病程长短无法准确判断,且个体间肝脏功能的代偿能力也存在一定的差异,故对于较大日龄的 BA 患儿仍建议根据患儿自身条件采取积极的治疗措施,包括行 Kasai 手术治疗。

三、肝门纤维块的解剖对于胆汁的获得意义重大

肝门纤维块是Ⅲ型 BA 诊断的重要解剖结构,为肝外胆管消失或闭锁后在肝门处呈现的纤维板块或条索,其病理改变主要是毛细胆管增生、部分管腔闭塞或狭窄、管腔内炎细胞浸润及部分淤胆,大量成纤维细胞增生活跃。胚胎学研究认为肝门部是肝内胆管系统发生的起始点,因此对肝门纤维块的病理研究可能是整个胆道闭锁病变的起点。

从随访结果看,Ⅲ型 BA 虽然都采用 Kasai 手术,但患儿的预后相差较大,除了与手术熟练程度和技巧有关外,决定肝门空肠吻合术疗效的主要因素是肝门区纤维块内残留的胆管数量与直径。有学者根据肝门区残留的小胆管将胆道闭锁进行分型:A 型——残留小胆管直径 $\geq 150\mu m$,B 型——残留小胆管直径 $< 150\mu m$,C 型——无开放的小胆管。A 型行肝门空肠吻合术后胆汁引流成功率可达 90%,B 型术后大部分也可成功引流,C 型术后很少出现胆汁引流。许多研究者通过研究发现肝门纤维块内小胆管管径、纤维块大小、纤维块纤维化程度及炎症反应程度与 BA 预后有相关性。Tan 等研究发现:BA 患儿肝门部残余纤维组织中小胆管的增生程度与 Kasai 术后预后呈正相关。彭飞等对 93 例 BA 患儿进行研究发现肝门部存在纤维板块的胆道闭锁患儿术后黄疸消退率及 2 年自体肝存活率明显高于缺乏纤维板块的患儿,可能是由于肝门部较多的小胆管增生起到相对较好的胆汁引流,减轻了胆汁淤积对肝脏的持续损伤,提高了患儿生存质量。郑珊等通过对 21 例 BA 患儿研究发现,肝门部毛细胆管、成纤维细胞增生越严重,正常胆管数量越少,其术后 3 个月直接胆红素下降越差。张金山等研究也发现纤维块内小胆管增生越严重,术后 3 个月黄疸消退率越低,这可能是由于纤维块内小胆管与肝内胆管相通,纤维块内小胆管增生反映了肝内胆管的增生程度,而肝内胆管增生越重预后越差。

Kasai 术中所能观察到的肝门纤维块发育程度以及通过解剖所能获得的即时胆流量情况与术后远期的临床转归有着直接的对应关系。一般来说,在解剖正确和到位的前提下,肝门纤维块发育越好、其解剖断面所能获得的胆流量越大,术后患儿所能保持排胆的时间就越长、血胆红素指标下降就越快、远期转归及预后就越好。

四、肝脏纤维化程度关系到患儿长期存活质量

BA 患儿 Kasai 术后肝脏纤维化病变是继续进展的,随时间延长,部分自肝生存患儿的肝脏纤维化进展缓慢甚至在一段时间内维持稳定,而 70%~80% 自肝生存患儿纤维化仍持续进展,出现相关并发症,引起门脉高压、肝硬化,严重者发展为终末期肝病、肝脏衰竭而需要肝移植挽救生命。

Shteyer 将肝纤维化分为三级:桥接坏死小于 50% 为轻度,桥接坏死大于 50% 无再生结节为中度,桥接坏死大于 50% 有再生结节为重度。通过对 22 例 BA 患儿的研究,认为 Kasai

手术时年龄和 α-平滑肌动蛋白的表达与肝纤维化程度呈正相关,术后 3 个月胆红素水平也与肝纤维化程度相关。无或轻度肝纤维化患儿术后 3 个月平均胆红素水平为 0.5mg/dl,自体肝生存率为 57.1%;中重度肝纤维化患儿术后 3 个月平均胆红素水平为 5mg/dl,自体肝生存率为 20%。王增萌等把 121 例 BA 患儿按照 Kasai 术后胆红素降至正常的时间,以术后 3 个月、6 个月为界分为优、良、差三组,采用 Fibroscan 进行肝脏硬度测量。结果显示 BA 患儿 Kasai 术后 1 年内肝脏纤维化波动性进展,自体肝存活超过 1 年者肝纤维进展缓慢并趋于稳定,优组患儿在 2 年后更加稳定;Kasai 术后 1 个月内胆红素下降最快,3~6 个月胆红素可降至正常的患儿,其胆红素水平可维持长期正常;而肝脏炎症、胆管反应、功能损害在术后仍继续进展,术后 1 个月开始减轻,术后 6 个月趋于稳定。

有研究发现 Kasai 术中测定门脉压力升高预示着预后不良。肝纤维化是导致门脉高压的重要原因,这是由于肝纤维化导致肝内小叶结构改建和再生结节压迫小叶下静脉、血窦,使肝内血管床容量减少,阻力增大,最终导致门脉压力增高。动物实验亦证实门脉压力与肝脏纤维化之间存在明显的正相关关系,肝纤维化程度越严重,门脉压力升高越明显。朱坚等研究术中门脉压力与 BA 预后的关系发现,术中门静脉压力正常的患儿 5 年、10 年自体肝生存率(49.6%,15.5%)较门静脉压力升高组(24.4%,4.5%)显著延长,提示术前已出现门静脉压力升高的患儿预后差;Kasai 术中门静脉压力升高组 5 年自体肝且无门静脉高压表现的患儿生存率(7.3%)显著低于门静脉压力正常患儿(36.9%)。

肝活检术是评价胆道闭锁肝纤维化的可靠手段,但属于有创操作,尤其是用于动态监测 Kasai 术后肝纤维化进程时需要多次活检,部分 BA 患儿家长难以接受。近年来,无创检测肝纤维化的技术飞速发展,逐步应用于临床,取得了肯定的效果。声脉冲辐射力成像(acoustic radiation for impulse imaging,ARFI)技术是近年来发展起来的一种无创评估组织弹性硬度的超声成像技术,具有无创性、无放射性、费用低、可重复性好等特点,患儿家长容易接受。剧红娟等采用 ARFI 技术测量肝脏剪切波速度(shear wave velocity,SWV)结合病理诊断对胆道闭锁肝纤维化进行研究,发现 ARFI 与肝纤维化程度有良好的相关性,可以间接反映出肝组织的硬度,从而提示病变的进程和预后,为临床治疗时机提供依据。舒俊等采用 Fibroscan 测量胆道闭锁 Kasai 术后肝脏硬度值(liver stiffness measurement,LSM),认为胆道闭锁术后 LSM 呈动态变化,LSM 与肝细胞的损伤情况及肝纤维化密切相关,血清 ALT 和 TBIL 水平可能影响 LSM 评价肝纤维化的准确性,胆道闭锁术后 3 个月 LSM 最高,术后 3 个月较高的 LSM 可能预示着较差的预后。Yang 等发现天冬氨酸氨基转移酶与血小板比值(APRI)对胆道闭锁患儿肝纤维化的诊断及 Kasai 手术预后有预测意义。APRI 诊断肝纤维化采用受试者工作特性曲线(receiver operator characteristic,ROC),将分析的结果与术中肝脏病理 Metavir 纤维化评分做比较,APRI 与肝纤维化程度有显著相关性。在无/轻度纤维化组平均 APRI 值为 0.76(Metavir 分级 F0~F1),显著纤维化组为 1.295(F2~F3)、肝硬化组为 2.51(F4)。APRI 对于显著肝纤维化及肝硬化诊断的 ROC 曲线下面积(area under the curve,AUC)分别为 0.75 和 0.81。诊断显著纤维化的最优截断值为 0.95,敏感度为 60.6%,特异度为 76%;诊断肝硬化的临界值为 1.66,敏感度为 70.6%,特异度为 82.7%;Kasai 术后维持黄疸 6 个月左右的患儿术前的 APRI 通常更高(1.86±2.13 vs 0.87±0.48);APRI 预测术后发生黄疸的 ROC 曲线下面积为 0.67;对于持续性黄疸预测的最佳截断值为 0.60,敏感度为 66.7%,特异度为 83.3%。

此外,在 BA 肝纤维化中,肝活检组织病理学标记物对于预测预后可能是有用的。通过对 Kasai 术后行肝移植患儿肝脏的 I、III、IV 和 V 型胶原的研究发现,有大量 I 型胶原沿窦周沉积的患者在肝移植前病情进展更快。

五、Kasai 手术技巧及改良手术方式浅谈

自从 Kasai 首先完成肝门肠吻合术治疗 III 型 BA 后,为了达到更好的黄疸消除率和自体肝生存率,该术式经历了不断的改良探索。Kasai 手术的要点是彻底切除肝外闭锁的胆道,在合适的解剖平面剪除肝门纤维组织块,借助肝门-空肠吻合来获得尽可能好的胆汁引流。由于肝门组织解剖复杂且暴露困难,此操作宜使用手术放大镜来进行精细解剖。

Wong 认为合理的肝门组织解剖对手术成功至关重要,若组织剥离过深,可能会引起肝内小胆管和肝实质损伤;相反,若剥离过浅,一些健康的细小胆管无法充分暴露,二者均可导致胆汁引流不畅。此外,组织剥离范围也是非常重要的因素,组织剥离应足够宽,术中在 2 点和 10 点时钟位置上应分别剥离至左、右胆管,但不要超过左、右肝血管进入肝实质。詹江华等通过对胆道闭锁 Kasai 术后胆管病理改变的研究发现,Kasai 术后胆汁引流通畅的患儿其肝门纤维块内胆管增生,且增生的胆管管腔较大。同时发现引流较好的病例均呈现左叶胆管直径较大,左叶大胆管在胆汁引流过程中发挥了重要作用,可能提示在进行 Kasai 手术时应扩大肝门解剖范围,增加解剖宽度,尽量靠近肝门左叶,而不建议扩大解剖深度。Murar 等也发现肝脏 II、III 段胆管发育较好,虽然肝左叶胆管明显增生,但是胆管直径较大接近正常的胆管,具有良好的胆汁引流功能。Kasai 手术时扩大切除范围以切除更大面积的肝门纤维组织块,尤其是往肝左叶分离,可以获得更好的引流胆汁。

其次,对于肝门纤维组织块剪除创面的止血要慎用电凝,特别是左右肝管进入肝实质处。电凝的热传导和电损伤,可能导致肝门部残存的尚保持开放状态的微细胆管损伤和继发闭锁,难以建立理想的胆汁引流,从而影响 Kasai 手术效果。对于肝门并不严重的出血压迫多可达到一定效果,压迫效果不佳的视具体情况可采用热盐水、止血材料等方式止血。

在吻合技巧方面,Kasai 描述的经典肝门空肠吻合术中是将空肠与肝门纤维组织块横断面的边缘做连续吻合,但为避免缝合左右间隙的胆管而在 2 点和 10 点左右肝管的可能位置缝合时仅能缝挂较浅的结缔组织。Nakamura 等通过扩大肝门吻合口径改进这种式,解剖肝门时不用电凝而将许多连接至纤维块的门静脉小分支逐一结扎后离断,完全游离至肝门纤维块的后部,向前解剖游离达肝方叶,向右至少到肝右动脉分支前方,向左至门静脉左支的起点处;纤维块在门静脉后壁水平的位置被横断切除,使之有一扩大的横断面,以确保肝门空肠吻合的吻合口更宽;在肝门空肠吻合时不做胆道组织横断面边缘的缝合,而是用 5-0 或 6-0 可吸收线将空肠与横断面周围的肝实质进行间断缝合吻合,为最少损伤微小胆管避开 2 点和 10 点位置不缝合,而是在该处将空肠与横断面周围的肝左右动脉周围的结缔组织缝合以替代,取得良好效果,使黄疸消除率达到 90.9%。

此外,还有很多学者在 Kasai 肝门空肠 Roux-en-Y 吻合术的基础上加以改良,目的是防止和减少肠内容物反流至肝内胆管,防止术后胆管炎的发生。1984 年 Nakajo 首次在肝门空肠吻合术中加用肠套叠式防反流瓣,17 例胆道闭锁患儿在平均随访 32 个月内均未发生胆管炎。但在 Ogasawara 等的前瞻性研究中,应用防反流瓣患儿术后胆管炎的发生率为 50%;而没有应用防反流瓣的患儿术后胆管炎的发生率为 55%,在肝门空肠吻合术中反流瓣的应用在减少胆管炎的发生率方面均没有明显的作用。

六、腹腔镜技术用于胆道闭锁诊断优势明显

胆道闭锁与先天性胆管发育不良、婴儿肝炎综合征等阻塞性胆管病临床表现相似,均为出生后出现进行性黄疸,粪便颜色逐渐变浅直至白陶土样,尿色深黄,血清总胆红素明显升高,且以直接胆红素升高为主。目前对这类疾病的筛查诊断的方法有多种,但尚无任何一种方法是特异性的,不少 BA 患儿因无法获得早期诊断而错过最佳救治时机。现在较多学者认为新生儿肝炎与胆道闭锁有密切的关系,归属于同一病理过程,是一种新生儿梗阻性胆道疾病。新生儿肝炎由于胆管炎性改变,进一步纤维化而导致胆道梗阻或闭锁,此病理改变本质上为一种硬化性胆管炎,侵犯肝内外胆管,常不累及肝内微细胆管,这种病理改变如在 3 个月内形成肝外引流则可发生可逆性改变。故早期诊断、早期实现胆汁肝外引流是治疗婴儿阻塞性黄疸的关键。目前主张对原因不明的婴儿阻塞性黄疸不能排除 BA 者应尽早在 6~8 周内进行手术探查,以明确诊断。常规剖腹探查风险大,术后并发症多,且有一定的盲目性;而腹腔镜手术则有创伤小、痛苦轻、术后恢复快、并发症少等优点。腹腔镜胆道探查术同时可在直视下检查肝脏的病变程度、胆囊及肝外胆管的发育情况,并可行肝脏活组织检查。因此,利用腹腔镜微创技术对婴儿阻塞性黄疸行腹腔镜探查、肝脏活检、胆道造影,对于早期明确诊断婴儿阻塞性黄疸的病因有相当积极的作用,可以早期诊断 BA,及时施行 Kasai 术,改善其远期预后;对于先天性胆管发育不良及保守治疗效果不佳的浓缩胆栓综合征患儿则可以通过腹腔镜胆囊造瘘、胆道冲洗及时给予干预,改善其胆汁引流,减轻肝功能和胆管内皮损害,改善其转归及预后。

腹腔镜技术进行 BA 的手术虽已有相关报道,但其临床疗效及合理性尚待探讨。对于Ⅰ、Ⅱ型 BA,腹腔镜手术是一种微创可靠的方法,对肝损伤患儿更安全可行,预后可能较好;但对于Ⅲ型 BA 有资料表明腹腔镜手术疗效不如开放手术。Wong 等对比 63 例 BA 开放手术和 9 例腹腔镜手术,两组术后胆红素水平分别为(34.9±9.7)mmol/L 和(187±37)mmol/L、黄疸清除率分别为 62% 和 33%、自体肝脏生存率分别为 55% 和 22%。他认为腹腔镜辅助下 Kasai 手术疗效欠佳的原因是多方面的。首先,在世界范围内 BA 的发病率相对低,医生们需要更多的实践来掌握操作技巧。其次,开腹 Kasai 手术可以借助悬吊肝叶在腹部外的办法来充分暴露肝门,而腹腔镜手术无法采用该技术。加之腹腔镜手术器械在灵活性方面有固有的局限性,这使肝门区的解剖和分离难以充分和彻底(尤其是门静脉后纤维索条的剥离),从而导致胆汁引流不畅。第三,开腹 Kasai 手术中对于肝门出血可以采用手控压力止血,极少采用电凝止血。相反,腹腔镜 Kasai 手术很难利用手压止血,术中多采用电凝法止血,这本身也是对肝门区受损微小胆管的再次破坏。同时 Wong 亦不主张采用达芬奇机器人系统实施 Kasai 手术,因为达芬奇机器人系统同腹腔镜手术一样,对 Kasai 术式而言,它并没有提供任何操作和治疗上的优势。Ure 等前瞻性比较 12 例腹腔镜手术和 28 例开放手术后的自体肝脏生存率,术后 6 个月、2 年分别为 42% 和 82%、8% 和 29%;术后 2 年肝移植率分别为 83% 和 64%,差异具有明显统计学意义。

但近年来随着腹腔镜 Kasai 手术例数的增多和研究的不断深入,也有报道腹腔镜 Kasai 术比开放 Kasai 术在某些方面具有优势。Nakamura 对比 14 例 BA 开放手术和 17 例腹腔镜手术,发现腹腔镜 Kasai 手术在黄疸降低率、自体肝脏生存率方面较开腹手术有优势(71.4% 和 94.7%、71.4% 和 76.5%),而在 TB、AST/ALT、PC 这三种生化指标的恢复上,开腹手术则更接近正常值。

总的来说,目前认为腹腔镜 Kasai 手术最大的问题在于受腹腔镜器械的限制肝门部解剖不充分、不能达到精准的肝门纤维块解剖分离和肝门吻合,尤其是在进行肝门解剖时需使用电凝及电烧器械,难以避免热传导和电损伤,可能导致患儿肝门部尚保持开放状态的残存微细胆管损伤和继发闭锁,难以建立理想的胆汁引流,从而影响了手术效果。此外,CO_2 高压气腹还可能损伤肝细胞导致术后肝功能恢复更差。腹腔镜 Kasai 术与开放 Kasai 术孰优孰劣,尚处于争论和进一步研究之中,需要多中心大样本的对比研究及随访,目前我国大陆地区的胆道闭锁协作组也已启动了相关的工作。

七、胆道闭锁术后胆管炎的发生对预后的影响

对 Kasai 术后胆管炎的防治是改善 BA 患儿远期预后的最重要环节,对胆管炎的预防比治疗更重要。胆管炎反复发作会造成胆汁引流效果越来越差,肝纤维化及门脉高压越来越重,反复发作性胆管炎是导致 Kasai 术后预后不良的重要因素,甚至是引起死亡的重要原因。从远期追踪的情况来看,早期胆管炎明显影响 Kasai 术后的自体肝生存率,Kasai 术后有早期胆管炎和无胆管炎的 BA 患儿其 10 年自体肝存活率分别为 12.07% 和 76.16%。若不能有效控制胆管炎,BA 患儿常需在 1 岁以内行肝移植。对于 Kasai 术后反复发作的胆管炎,尽管病情迁延,积极有效的抗感染治疗依然能够获得有效控制,从而延长自体肝生存时间。反复胆管炎合并肝内胆管扩张时则提示预后不良,需要考虑肝移植。

八、胆道闭锁术后肝内胆管扩张对预后的影响

胆道闭锁 Kasai 手术后部分病例可能发生肝内胆管扩张(intrahepatic biliary cyst,IBC),其发病率为 4.3%~25%。IBC 是胆道闭锁术后重要并发症,其发生率低于胆管炎和门脉高压,居第 3 位,对胆道闭锁 Kasai 术后的远期疗效有影响。Watanabe 根据影像学特征将其分为三型:A 型(单发囊肿型)、B 型(多发孤立囊肿型)、C 型(多发复杂囊肿型)。

Lai 等报道通过常规腹部 B 超检查随访观察 141 例 Kasai 术后患儿,23 例存在单发肝内囊肿,16 例存在多发肝内囊肿;肝内胆管囊肿形成的总发生率为 27.6%。16 例多发囊肿的患儿中 13 例(81.3%)存在黄疸,15 例(93.8%)在发现囊肿前有胆管炎病史,7 例患儿经过抗生素治疗囊肿缩小或减少,仅 1 例患儿的囊肿完全消失,多发囊肿患儿的死亡率较单发囊肿患儿的死亡率明显升高。在该研究中大多数患儿多发囊肿的发生与合并感染有关,这提示感染和炎症过程在其发生和发展中起重要作用。经过抗生素治疗,一些病例中囊肿的大小和数量会有所减轻。有研究认为从远期来看,多发性囊状扩张是胆管炎的危险因素,可能需行肝移植;单个囊状扩张与胆管炎并无联系,但可能会发展为多发性囊状扩张。

刘钢等认为胆道闭锁 Kasai 术后 IBC 发生时 A 型(单发肝内胆管扩张)的临床过程和预后明显优于 C 型(多发肝内胆管扩张),可能与肝脏受损程度较轻有关。C 型常提示存在严重肝脏损伤,PTCD 或手术再吻合多数情况下仅是姑息治疗,一些病例远期效果并不理想,可能需要肝移植。先行 PTCD 有助于减轻黄疸,改善肝移植术前条件。

九、胆道闭锁术后激素辅助治疗对预后的影响

自 Kasai 首创肝门空肠吻合术治疗胆道闭锁以来,学者们大多推测类固醇激素辅助治疗能够改善胆道闭锁 Kasai 手术的预后,Kasai 本人的早期报道也体现了他对术后类固醇应用的支持与重视。

从 1985 年 Karrer 和 Lilly 报道类固醇激素冲击治疗可防治 Kasai 术后胆管炎并改善胆汁引流以来,激素治疗作为胆道闭锁术后的辅助治疗手段在临床上已经应用近 30 年。然而在过去的 30 年内,类固醇辅助治疗的剂量、剂型、疗程等尚无定论,亦缺乏循证医学的证据。30 多年来,尽管许多医疗机构在不断探索类固醇的合理治疗方案,但其应用始终备受争议,到目前也未能达成专家共识。Dillon 等提出术后 6~22 周口服大剂量类固醇[泼尼松 4mg/(kg·d)],并配合熊去氧胆酸及抗生素治疗可有效保证患儿胆汁清除率,提高 5 年内自体肝的生存率。Meyers 等又介绍先以泼尼松静脉途经应用 10、8、6、5、4、3、2mg/(kg·d),共 7 天,再口服泼尼松 2mg/(kg·d)连续 8~12 周。发现应用类固醇的患儿黄疸清除速度明显加快,有 79% 的患儿结合胆红素水平可在术后 3~4 月内降至 17μmol/L 以下。同时,相比于对照组有 85% 的患儿需要进行肝移植手术治疗,类固醇治疗组仅有 21% 需要进行肝移植治疗,表明类固醇辅助治疗能延长自体肝生存年限。2005 年 Hiroyuki 等报道合理的激素使用可明显缩短退黄的时间,术后第 7 天起以 20mg/d 为初始剂量,每隔 3 天逐次减量为 15、10、5、2.5mg/d,胆流不畅时再次从初始剂量起治疗。

另一方面,由于激素的副作用客观存在,其用于 Kasai 术后的安全性同样值得重视。王玮等总结与短期冲击治疗比较,长期大剂量使用类固醇激素可改善 Kasai 术后近期胆汁引流量,减少胆管炎发生率,但对延长自体肝的生存年限效果并不明显,而激素使用过程中的并发症和安全性,需进一步观察和评价。Nio 研究认为无论是大剂量还是中等剂量的类固醇辅助治疗,少数患儿都会出现一些副作用,如巨细胞病毒感染、假丝酵母感染、流感病毒感染、消化道出血和肠梗阻,但是仍然在控制范围内。

近些年来,随着循证医学的飞速发展,越来越多的证据表明 BA 患儿在 Kasai 术后应用类固醇激素可能并无远期疗效,甚至对术后早期的黄疸消除和胆汁引流可能也无益处。由于早期研究多为局限性的单中心回顾性研究,样本量较小,研究中的治疗方案多为类固醇、利胆药与抗生素联合使用,类固醇单独使用的实际疗效有待明确。Davenport 等发表的前瞻性、两个中心、随机双盲安慰剂对照研究结果表明,大剂类固醇冲击治疗仅在术后早期有降低胆红素水平的作用,实验组与对照组在术后 6 个月和 12 个月的胆红素水平并无明显差异,且对肝移植的需求相仿。Bezerra 等对 140 例患儿采用多中心的随机双盲对照研究后发现,长程大剂量类固醇实验组与安慰剂对照组患儿术后 1、3、12 个月胆红素水平均无明显差异,远期的自体肝生存年限、肝移植需求、总体存活率等差异也无统计学意义;同时,该研究亦指出类固醇冲击治疗组患儿的术后早期严重并发症可能与类固醇的使用密切相关,研究结论为不推荐类固醇冲击治疗列入 BA 患儿 Kasai 术后的标准治疗方案。此外,来自于不同中心的胆道闭锁术后激素治疗的系统评价和 Meta 分析也有近似的结论,张大等认为 Kasai 术后激素辅助治疗不能改善黄疸的消除或胆管炎的发生率;Chen 对 1968 年至 2014 年间实施 Kasai 手术的 487 例 BA 患儿(无激素治疗组 259 例;激素治疗组 228 例)进行了系统评价,发现两组在黄疸清除率上没有统计学差异,但使用适度高剂量激素对术后 6 个月的黄疸清除率有改善作用,尤其是那些接受 Kasai 手术时日龄小于 70 天的婴儿。

综上所述,目前类固醇激素在 BA 患儿 Kasai 术后的疗效仍不能完全被肯定或否定,同样,其应用的安全性也不容被忽视。今后可考虑进一步实行多个设计恰当的、更大样本量的前瞻性临床随机对照试验,以重复观察和评价胆道闭锁患儿 Kasai 术后应用类固醇辅助治疗的利弊。

十、胆道闭锁术后利胆药物的应用对预后的影响

利胆药物种类繁多,在胆道闭锁术后辅助治疗中扮演着重要角色。其中熊去氧胆酸(ursodexycholic acid,UDCA)被研究的最多,它能显著改善必需脂肪酸的缺乏,有增加胆汁流量,降低胆红素水平,保护肝细胞,溶解胆囊结石的作用。Willot 等研究 16 例手术成功的 BA 患儿后认为,长期使用(多于 18 个月)熊去氧胆酸(每日 $600mg/m^2$)能有效降低术后总胆红素、天冬氨酸氨基转移酶、丙氨酸氨基转移酶和谷氨酰转肽酶。临床推荐口服熊去氧胆酸 $10mg/(kg \cdot d)$,术后进食即开始,一般维持 1~2 年,目前作为常规使用,获得良好疗效。但与此相反,另一项 23 例的随机双盲对照研究表明 UDCA 对肝移植率并无影响。有 Meta 分析表明 UDCA 在改善 BA 患儿 Kasai 术后的存活率、肝脏组织病变和临床症状上并无作用。虽然 UDCA 似乎并无害处,但是亦未见明显的益处。当前 UDCA 对淤胆性疾病的作用机制尚不完全明确,因此 UDCA 对 BA 患儿 Kasai 术后的利弊尚无定论。

十一、胆道闭锁术后中药应用对预后的影响

中医药是祖国医学的瑰宝,胆道闭锁在亚洲地区高发,客观上也为开展中药对胆道闭锁进行辅助治疗提供了条件。近年来,已有多项研究表明中药对改善 BA 患儿 Kasai 术后的生存率及生活质量具有重大意义。本病在中医学属于黄疸、胎黄、癥积等范畴。中药治疗的优势在于辅助退黄、防治胆管炎和减缓肝纤维化进程三个方面。主要采用分期治疗:黄疸期选用清肝利胆方,意在清热祛湿,利胆退黄,使胆道通畅,肝气条达,以防止胆汁淤积;肝酶持续升高期为湿热毒邪相搏日久,壅塞肝经,肝失疏泄条达,瘀血阻络所致,治疗上以清肝热、祛湿毒及凉血散瘀为主。陈黎等研究表明对 BA 患儿在 kasai 术后配合中药分期治疗,较单纯西药治疗能更快更平稳地改善其肝功能,有效地延缓肝纤维化的进程。中药在 BA 治疗中的机制和效果值得今后进一步的研究探讨。笔者认为对于 Kasai 术后胆汁引流不佳、肝功能持续不缓解或虽肝功能好转、肝纤维化却持续加重的 BA 患儿,可尝试加用中药治疗。同时应当注意的是,BA 患儿在未行 Kasai 手术建立有效胆汁引流以前切不可使用利胆药物,因手术前胆道存在完全梗阻,应用利胆药物非但不会缓解病情,反而会导致胆汁淤积加重,加速肝功能恶化和肝纤维化。

综上所述,BA 患儿 Kasai 术后远期的临床转归和预后与多种因素相关,各种因素间可能会有相互影响,在预后中的作用也不尽一致。近年来随着对临床及基础相关研究的不断开展和新技术的不断应用,BA 患儿 Kasai 术后远期自体肝存活率已经获得了很大的提高,从最开始的 30% 到现在的 50%~60%,甚至有 Kasai 术后 10 年自体肝存活率达到 90% 的报道。早期筛查诊断、早期干预治疗是 BA 患儿获得良好转归及预后的关键因素。今后仍需要开展多中心、多学科、大样本联合研究以明确关键的预后评估指标,不断改进治疗方案和手术技巧,开展新技术应用,进一步阐明各相关因素在胆道闭锁远期预后中的作用和机制,提高综合救治效果。令人欣慰的是,目前我国大陆地区的胆道闭锁多中心筛查协作平台已经建立,许多小儿外科医生在为改善 BA 患儿的预后做着不懈的努力。

(李英超)

参 考 文 献

[1] KASAI M,SUZUKI S. A new operation for "non-correctable" biliary atresia:hepatic portoenterostomy[J].

Shujutsu,1959,13：733-739.

[2] DAVENPORT M,KERKAR N,MIELI-VERGANI G,et al. Biliary atresia：the King's College Hospital experience（1974-1995）[J]. J Pediatr Surg,1997,32：479-485.

[3] KURODA T,SAEKI M,NAKANO M,et al. Biliary atresia,the next generation：a review of liver function,social activity,and sexual development in the late postoperative period[J]. J Pediatr Surg,2002,37：1709-1712.

[4] 沈淳,郑珊,王玮,等. 手术年龄对胆道闭锁 Kasai 手术后预后影响的研究[J]. 临床小儿外科杂志,2007,6(3)：10-12.

[5] MIDDLESWORTH W,ALTMAN RP. Biliary atresia[J]. Curr Opin Pediatr,1997,9(3)：265-269.

[6] RODECK B,BECKER AC,GRATZ KF,et al. Early predictors of success of Kasai operation in children with Biliary atresia[J]. Eur J Pediatric Surg,2007,17(5)：308-312.

[7] NIO M,OHI R. Biliary atresia[J]. Semin Pediatr Surg,2000,9：177-186.

[8] DAVENPORT M,PURIEELLI V,FARRANT P,et al. The outcome of the older（>or = 100 days）infant with biliary atresia[J]. J Pediatr Surg,2004,39(4)：575-581.

[9] ALTMAN RP,LILLY JR,GREENFELD J,et al. A multivariable risk factor analysis of the portoenterostomy（Kasai）procedure for biliary atresia：twenty-five years of experience from two centers[J]. Ann Surg,1997,226：348-355.

[10] CHARDOT C,CARTON M,SPIRE-BENDELAC N,et al. Prognosis of biliary atresia in the era of liver transplantation：French national study from 1986 to 1996[J]. Hepatology,1999,30：606-611.

[11] TAN CE,DAVENPORT M,DRIVER M,et al. Does the morphology of the extra hepatic biliary remants in biliary atresia influence survival？A review of 205 cases[J]. J Pediatr Surg,1994,29(11)：1459-1464.

[12] 郑珊,罗义,王玮,等. 胆道闭锁肝内外胆系免疫炎性反应与临床预后相关分析[J]. 中华小儿外科杂志,2008,29(5)：268-272.

[13] 张金山,李龙,邹继珍,等. 胆道闭锁肝胆病理改变与预后的关系研究[J]. 中华小儿外科杂志,2011,32(8)：590-594.

[14] DUCHE M,FABRE M,KRETZSCHMAR B,et al. Prognostic value of portal pressure at the time of Kasai operation in patients with biliary atresia[J]. J Pediatr Gastroenterol Nutr,2006,43(5)：640-645.

[15] 朱坚,韩天权,张圣道,等. 术中门静脉测压对胆道闭锁患儿术后的预后评估[J]. 临床外科杂志,2006,14(5)：294-296.

[16] MIRZA Q,KVIST N,PETERSEN BL. Histologic features of the portal plate in extrahepatic biliary atresia and their impact on prognosis-a Danish study[J]. J Pediatr Sung,2009,44(7)：1344-1348.

[17] PAKARINEN MP,RINTALA RJ. Surgery of biliary atresia[J]. Scand J Surg,2011,100(1)：49-53.

[18] NAKAMURA H,KOGA H,WADA M,et al. Reappraising the portoenterostomy procedure according to sound physiologic/anatomic principles enhances postoperative jaundice clearance in biliary atresia[J]. Pediatr Surg Int. 2012,28(2)：205-209.

[19] NAKAJO T,HASHIZUME K,SAEKI M,et al. Intussusception-type antireflux valve in the Roux-en-Y loop to prevent ascending cholangitis after hepatic portojejunostomy[J]. J Pediatr Surg,1990,25(2)：311-314.

[20] OGASAWARA Y,YAMATAKA A,TSUKAMOTO K. The intussusception antireflux valve is ineffective for preventing cholangitis in biliary atresia：a prospective study[J]. J Pediatr Surg,2003,38(12)：1826-1829.

[21] ERNEST HLW,SAING H,TAM PK. Cholangitis after hepatic portoenterostomy for biliary atresia：a multivariate analysis of risk factors[J]. J Pediatr,2003,142：566-571.

[22] 刘钧澄,冯运红. 胆道闭锁葛西手术后胆管炎[J]. 实用儿科临床杂志,2007,22(23)：1769-1772.

[23] VENTUFINI F,VAREA CV,MARTN CJ. Biliary tract cyst after Kasai portoenterostomy in extrahepatic biliary tract atresia and its relationship with repeated eholangitis[J]. An Pediatr（Barc）,2009,71(5)：470-471.

[24] LAI HS,CHEN WJ,CHEN CC,et al. Long-term prognosis and factors affecting biliary atresia from experience

over a 25 year period. Chang Gung Med J,2006,29(3):234-239.

[25] KAMUR HS,MAKINO S,MAMOYA T,et al. Cholangitis associated with cystic dilation of the intrahepatic bile ducts after antireflux valve construction in biliary atresia[J]. Pediatr Surg Int,2001,17(2-3):108-110.

[26] WU ET,CHEN HL,NI YH,et al. Bacterial cholangitis in patients with biliary atresia:impact on short-term outcome[J]. Pediatr Surg Int,2001,17(5-6):390-395.

[27] BU LN,CHEN HL,CHANG CJ,et al. Prophylactic oral antibiotics in prevention of recurrent cholangitis after the Kasai portoenterostomy[J]. J Pediatr Surg,2003,38:590-593.

[28] HITCH DC,LILLY JR. Identification,quantification,and significance of bacterial growth within the biliary tract after Kasai's operation[J]. J Pediatr Surg,1978,13:563-569.

[29] MONES RL,DEFELICE AR,PREUD'HOMME DP. Use of Neomycin as the prophylaxis against recurrent cholangitis after Kasai portoenterostomy[J]. J Pediatr Surg,1994,29:422-424.

[30] 刘树立,李龙,王文雅,等. 经腹腔镜手术治疗Ⅰ、Ⅱ型胆道闭锁[J]. 中华小儿外科杂志,2008,29(10):610-614.

[31] 刘雪来,李龙,张军,等. 腹腔镜与开腹行肝门肠吻合术治疗小儿先天性胆道闭锁效果的对比研究[J]. 中国微创外科杂志,2006,6(10):761-763.

[32] WONG KK,CHUNG PH,CHAN KL,et al. Should open Kasai portoenterostomy be performed for biliary atresia in the era of laparoscopy? [J]. Pediatr Surg Int,2008,24(8):931-933.

[33] URE BM,KUEBLER JF,SCHUKFEH N,et al. Survival with the native liver after laparoscopic versus conventional kasai portoenterostomy in infants with biliary atresia:a prospective trial[J]. Ann Surg,2011,253(4):826-830.

[34] KARRER FM,PRICE MR,BENSARD DD,et al. Long-term results with the Kasai operation for biliary atrosia[J]. Arch Surg,1996,131(5):493-496.

[35] DILLON PW,OWINGS E,CIHEY R,et al. Immunosuppression as adjuvant therapy for biliary atresia[J]. J Pediatr Surg,2001,36(1):80-85.

[36] MEYERS RL,BOOK LS,0'GORMAN MA,et al. High-dose steroids,ursodeoxycholie acid,and chronic intravenous antibiotics improve bile flow after Kasai procedure in infants with biliary atresia[J]. J Pediatr Surg,2003,38(3):406-411.

[37] 王玮,郑珊,沈淳,等. 胆道闭锁术后大剂量类固醇的疗效及安全性[J]. 中华小儿外科杂志,2006,27(9):460-463.

[38] TAKAHASHI A,TSUEHIDA Y,SUZUKI N,et al. Incidence of intrahepatic biliary cysts in biliary atresia after hepatic partoenterostomy and associated histopathologic findings in the liver and porta hepatis at diagnosis[J]. J Pediatr Surg,1999,34(9):1364-1368.

[39] WILLOT S,UHLEN S,MICHAUD L,et al. Effect of ursodeoxycholic acid on liver function in children after successful surgery for biliary atresia[J]. Pediatrics,2008,122(6):e1236-1241.

[40] 陈小爱,杨继鑫,冯杰雄. 术前营养状态对胆道闭锁术后胆管炎的影响研究[J]. 中华小儿外科杂志,2016,37(5):327-330.

[41] NAKAMURA H,KOGA H,CAZARES J,et al. Comprehensive assessment of prognosis after laparoscopic portoenterostomy for biliary atresia[J]. J Pediatr Surg,2016,32(2):109-112.

[42] LONGO-SANTOS LR,TEODORO WR,DE MELLO ES,et al. Early type Ⅰ collagen deposition is associated with prognosis in biliary atresia[J]. J Pediatr Surg,2016,51(3):379-385.

[43] YANG LY,FU J,PENG XF,et al. Validation of aspartate aminotransferase to platelet ratio for diagnosis of liver fibrosis and prediction of postoperative prognosis in infants with biliary atresia[J]. World J Gastroenterol,2015,21(19):5893-5900.

[44] LUO Q,HAO F,ZHANG M,et al. Serum bacterial DNA detection in patients with cholangitis after Kasai pro-

cedure［J］. Pediatr Int,2015,57(5):954-960.

［45］ TAKAHASH IY,M ATSUURAT,S AEKII,et al. Excellent long-term outcome of hepaticojejunostomy for bili-ary atresia with ahilar cyst［J］. J Pediatr Surg,2009,44 (12):2312-2315.

［46］ MURAR E,BARTA A,OMANIK P,et al. Biliary atresia-a new derivative method?［J］. Bratisl Lek Listy,2014,115(1):49-53.

［47］ 刘丹丹,詹江华,高伟,等.胆道闭锁 Kasai 术后胆管病理改变的研究［J］.中华小儿外科杂志,2014,35(4):248-253.

［48］ WI1DHABER BE,MAJNO P,MAYR J,et al. Biliary atresia:Swiss national study ,1994-2004［J］. J Pediatr Gastroenterol Nutr,2008,46(3):299-307.

［49］ CHARDOT C,BUET C,SERINET MO,et al. Improving outcomes of biliary atresia:French national series 1986-2009［J］. J Hepatol,2013,58(6):1209-1217.

［50］ DE VRIES W,DE LANGEN ZJ,GROEN H,et al. Biliary atresia in the Netherlands:outcome of patients di-agnosed between 1987 and 2008［J］. J Pediatr,2012,160(4):638-644.

［51］ SUPERINA R,MAGEE JC,BRANDT ML,et al. The anatomic pattern of biliary atresia identified at time of Kasai hepatoportoenterostomy and early postoperative clearance of jaundice are significant predictors of trans-plant-free survival［J］. Ann surg,2011,254(4):577-585.

［52］ 熊晓峰,冯杰雄.胆道闭锁 Kasai 手术效果影响因素的研究进展［J］.中华小儿外科杂志,2016,37(5):382-386.

［53］ CHEN G,ZHENG S,SUN S,et al. Early surgical outcomes and pathological scoring values of older infants (≥90d old)with biliary atresia［J］. J Pediatr Surg,2012,47(12):2184-2188.

［54］ LIEN TH,CHANG MH,WU JF,et al. Effects of the infant stool color card screening program on 5-year out-come of biliary atresia in Taiwan［J］. Hepatology,2011,53(1):202-208.

［55］ NIO M,SASAKI H,WADA M,et al. Impact of age at Kasai operation on short-and long-term outcomes of type Ⅲ biliary atresia at a single institution［J］. J Pediatr Surg,2010,45(12):2361-2363.

［56］ CAPONCELLI E,KNISELY AS,DAVENPORT M. Cystic biliary atresia:an etiologic and prognostic subgroup ［J］. J Pediatr Surg,2008,43 (9):1619-1624.

［57］ TAKAHASHI Y,MATSUURA T,SAEKI I,et al. Excellent long-term outcome of hepatic ojejunostomy for bil-iary atresia with a hilar cyst［J］. J Pediatr Surg,2009,44(12):2312-2315.

［58］ 彭飞,王瑛,陈小爱,等.肝门部纤维板块对胆道闭锁预后影响分析［J］.中华实用儿科临床杂志,2014,29(7):551-553.

［59］ TAN BL,DAVENPORT M,DRIVER M,et al. Does the morphology of the extrahepalic biliary remnants in biliary atresia influence survival? A review of 205 cases［J］. J Pediatr Surg,1994,29(11):1459-1464.

［60］ 黄格元,钟浩宇.改善胆道闭锁葛西手术治疗效果的策略［J］.临床小儿外科杂志,2012,11(6):401-403.

［61］ 余梦楠,刘 钢,黄柳明,等.胆道闭锁术后反复发作性胆管炎的细菌谱分析及抗生素选择［J］.临床小儿外科杂志,2012,11(3):187-189.

［62］ SUPERINA R,MAGEE JC,BRANDT ML,et al. The anatomic pattern of biliary atresia identified at time of Kasai hepatoportoenterostomy and early postoperative clearance of jaundice are significant predictors of trans-plant-free survival［J］. Ann surg,2011,254(4):577-585.

［63］ 张璟,林涛,黄柳明,等.胆道闭锁术后反复发作性胆管炎抗感染治疗的中长期随访［J］.临床小儿外科杂志,2016,15(1):20-22.

［64］ 卢雪心,郑珊.胆道闭锁 Kasai 术后类固醇辅助治疗的现状和研究进展［J］.中华小儿外科杂志,2016,37(4):310-314.

［65］ KASAI M,SUZUKI H,OHASHI E,et al. Technique and results of operative management of biliary atresia

[J]. World J Surg,1978,2(5):571-580.

[66] MURAJI T,NIO M,OHHAMA Y,et al. Postoperative corticosteroid therapy for bile drainage in biliary atresia-A nationwide survey[J]. J Pediatr Surg,2004,39(12):1803-1805.

[67] Japanese Biliary Atresia Society,NIO M,MURAJI T. Multicenter randomized trial of postoperative corticosteroid therapy for biliary atresia[J]. Pediatr Surg Int,2013,29(11):1091-1095.

[68] BEZERRA JA,SPINO C,MAGEE JC,et al. Use of corticosteroids after hepatoportoenterostomy for bile drainage in infants with biliary atresia:the START randomized clinical trial[J]. JAMA, 2014, 311 (17): 1750-1759.

[69] DAVENPORT M,STRINGER MD,TIZZARD SA,et al. Randomized,double-blind,placebo-controlled trial of corticosteroids after Kasai portoenterostomy for biliary atresia[J]. Hepatology,2007,46(6):1821-1827.

[70] ZHANG D,YANG HY,JIA J,et al. Postoperative steroids after Kasai portoenterostomy for biliary atresia:a meta-analysis[J]. Int J Surg,2014,12(11):1203-1209.

[71] CHEN Y,NAH SA,CHIANG L,et al. Postoperative steroid therapy for biliary atresia:Systematic review and meta-analysis[J]. J Pediatr Surg,2015,50(9):1590-1594.

[72] OTHMAN MO,DUNKELBERG J,ROY PK. Urosdeoxycholic acid in primary sclerosing cholangitis:a meta-analysis and systen1atic review[J]. Arab J Gastroenterol,2012,13(3):103-107.

[73] 陈黎,胡艳,杨梦,等. 中药对婴儿胆道闭锁术后的干预作用及其远期疗效的观察[J]. 中国中医急症, 2016,25(2):353-356.

[74] 王增萌,陈亚军,沈秋龙,等. 胆道闭锁 Kasai 术后肝脏纤维化及生化指标变化趋势的横断面研究[J]. 中华小儿外科杂志,2016,37(2):118-123.

[75] 剧红娟,田晖,李英超,等. 声脉冲辐射力成像技术对胆道闭锁肝纤维化的初步研究. 中华超声影像学杂志,2015,24(5):447-449.

[76] 舒俊,陈亚军,张廷冲,等. 胆道闭锁术后肝脏 Fibroscan 值预测价值研究[J]. 中华小儿外科杂志, 2014,35(7):514-518.

[77] WATANAHE M,HORI T,KANEKO M,et al. Intrahepatic biliary cysts in children with biliary atresia who have had a Kasai operation[J]. J Pediatric Surgery,2007,42:1185-1189.

[78] 潘静,郑永钦,余锦标,等. 胆道闭锁术后肝内胆管囊性扩张的诊治[J]. 临床小儿外科杂志,2008,7 (4):7-10.

[79] 刘钢,高昕,刘树立,等. 胆道闭锁葛西手术后肝内胆管扩张的治疗与预后分析[J]. 临床小儿外科杂志,2010,9(3):172-174.

第二十一章

胆道闭锁 Kasai 术后规范化治疗

在 1959 年之前,胆道闭锁是一种不治之症。日本的 Morio Kasai 教授 1959 年发明 Kasai 手术治疗胆道闭锁,使患儿生存有了希望。经过多年的发扬光大,比如患儿更早的诊断、精细手术技巧和术后治疗手段的不断进步,术后自体肝存活率有了显著提高。在很多先进中心,Kasai 手术后患儿 5 年自体肝生存率亦可达 75%。当配合肝移植方案,这数据差不多达到 95%。近年来,国内很多中心也达到了国际水平,开展肝移植治疗胆道闭锁而获得成功。但肝移植也存在着治疗费用高、供肝来源短缺,而亲体供肝者又存在手术风险和移植后长期服用抗排斥药副作用等问题。因此,Kasai 术暂时还是胆道闭锁患儿首选方案。因此 Kasai 术后生存率成为目前亟待解决的重要课题。

Kasai 术后自体肝存活率是多种因素影响的结果。中国香港大学玛丽医院和国外几家中心(英国和日本)术后一年自体肝存活率大约 80%。但在国内指标平均为 50%～60% 左右。目前文献认为,手术年龄、胆汁引流量和术后胆管炎等是影响 Kasai 手术预后的主要因素。其中以术后胆管炎的适时治疗最为重要。所以,为确保胆汁的有效引流和积极降低术后血清总胆红素,就必须在提高 Kasai 手术技巧的同时,加强术后管理,改善术后药物辅助治疗。

第一节　胆道闭锁术后常规处理

一、麻醉后管理

胆道闭锁患儿肝功能不正常,引致对麻醉药代谢缓慢,苏醒可能比正常孩子延迟。术中麻醉药应避免过量。Kasai 术后患儿应在手术室复苏室护理和观察,常规采用生命监护仪器,密切监护患儿生命体征。患儿麻醉完全苏醒后应在复苏室观察一段时间才送回病房。

婴幼儿体表面积相对较大,因此散热面积也相对较大。而且皮下脂肪较少,术中热量丢失迅速而严重低体温。在所有手术过程中和术后也应密切注意体温,避免低体温的出现。常见的保温措施包括:控制环境温度,减少身体裸露,使用加温毯、辐射床及暖箱等。

二、循环系统管理

Kasai 手术患儿通常术中稳定,但术后初期也建议使用生命体征监护仪实时动态记录心电图、心率、心律、血压、血氧饱和度及温度等生命体征。中国香港大学玛丽医院在术中也会置动脉管准确监测动脉压。新生儿期及婴儿期心率多在 110～140 次/min。如果循环系统生理数据有异常,要考虑患儿有出血情况,或有重新开腹探查的可能性。

三、呼吸系统管理

术中麻醉药适量,手术结束后患儿应该很快苏醒。未清醒时,应避免送复苏房。在术室予去枕平卧观测,头偏向一侧,防止呕吐误吸。清醒后保持胃管引流减压,预防误吸。新生儿及婴儿期为腹式呼吸,呼吸频率为 40~50 次/min。Kasai 手术后患儿可能因伤口疼痛而出现呼吸频率加快、呼吸浅促。须关注术后镇痛。亦需留意患儿呼吸频率及血氧饱和度。

患儿术后可因气管导管刺激引起声门下水肿而产生喉鸣,并可伴呼吸道分泌物增多及三凹征等表现。如症状轻微,血氧饱和度维持在 95% 以上,可不必处理,症状较重者可考虑经静脉给予地塞米松缓解水肿。症状严重者,要重新气管插管,并送重症监护室(intensive care unit,ICU)。

四、消化系统管理

术后禁食时间不需要太久,在中国香港大学玛丽医院也只是 2~3 天。如患儿肠道有鸣声,胃管引流量不多,已可以开始喂食。国内同行大多数比我中心保守,禁食时间通常 5~7 天。抗胃酸药物比如奥美拉唑或西咪替丁在术后通常不普遍用。喂奶以外,补充多种维生素也可以补充。

五、肾功能监护

Kasai 手术后患儿通常禁食,需要静脉补液。所以要常规留置尿管,详细记录每小时尿量、记录每日液体出入量。术后几天定期取血监测肾功能。患儿尿量应保持在 1~2ml/(kg·h)。当患儿已开始进食,无需要静脉输液时,应尽早拔掉尿管。减少尿道感染风险。

六、肝功能监测

Kasai 术后肝功能检测包括围术期肝功能检测及激素治疗期肝功能检测。围术期监测着重于血清总胆红素、直接胆红素、间接胆红素、谷氨酸氨基转移酶、天冬氨酸氨基转移酶、谷氨酰转肽酶、白蛋白及凝血酶原时间。据此判断术后肝功能恢复情况、胆道再通情况及是否存在胆汁性腹膜炎征象等。Kasai 术后退黄速度每一个患儿都不同。如凝血功能异常,通常是因为脂溶性维生素 K 不足,术后早期注射维生素 K 应可改善凝血功能。孩子能进食后,维生素 K 可以口服。凝血药、凝血因子及血浆或全血,除紧急情况,基本无需要。一般可于术后第 1、2、7 日取血监测肝功能。一周之后,改为每周一次抽血检查。

七、术后抗生素

Kasai 术后早期胆管炎,引致细微胆管闭塞,是已证实手术失败主要原因。术后使用抗生素能作预防。香港大学玛丽医院方案为:常规抗生素阿莫西林克拉维酸钾一般在术后用 7 天,然后改为美罗培南(25mg/kg),维持 2 周。

八、术后激素

目前 Kasai 术后激素治疗多于术后第 7 日开始。不同医院有不同激素方案。文献所知是激素量要高才能有效降低胆红素。现采用的是泼尼松龙(prednisolone),量为 4mg/(kg·d),

分两次,为期2周。2周后分量减半,为期2周,然后量再减半,疗程共6周。其他医院也可能采用甲泼尼龙 10、8、6、5、4、3、2mg/(kg·h)。

常规于激素治疗期中每周取血查肝肾功能。主要监测血清胆红素、直接胆红素、间接胆红素、AST、ALT、γ-GT 等,以观察激素治疗效果。

九、术后导管管理

大部分中心都在 Kasai 手术后常规留置腹腔引流管,注意观察腹腔引流液性质、颜色及引流量。Kasai 术后腹腔引流液为腹水,多呈淡黄色略带少许血性,清澈。术后 3~5 天内 24 小时腹腔引流液一般不超过 100ml。如出现血性腹水,则提示腹腔内存在活动性出血;如出现深黄色胆汁样腹水,则考虑存在胆瘘可能。引流管要尽早拔,预防感染可能性。我院最近这几年术后已经不置引流管,也没发现有不良效果。

十、中央静脉置管

因为 Kasai 患儿术后需要经常静脉注射和抽血,会在 Kasai 术中同时置中央静脉导管。这道程序可供其他医院参考。

第二节 胆道闭锁术后推荐治疗方案

建议方案:

1. 术后进食开始给予口服熊去氧胆酸(UDCA)10mg/(kg·d),每天两次,维持到 36 个月左右。

2. 于术后 7 天开始,予口服泼尼松龙(prednisolone)[4mg/(kg·d)],每天分两次。维持 2 周。药量 2 周后减半,用两周后再减半。疗程共六周后停药。

3. 术后静脉滴注三代头孢抗生素,头孢哌酮 25~200mg/(kg·d),分 2 次;头孢曲松 20~80mg/(kg·d),每日 1 次。术后 7 天后改用预防胆管炎美罗培南(25mg/kg),每日两次,连续用药 2 周后。

4. 术后尽早恢复肠道进食,需要时给予足量维生素供应。

5. 出院后叮嘱患儿每周门诊抽血。肝功能如变差或患儿无故发烧,应考虑胆管炎可能。要尽早入院检查,给予抗生素治疗。

6. 个别患儿可考虑用长期口服抗生素预防胆管炎。

第三节 胆道闭锁术后肝纤维化的治疗原则

胆道闭锁是导致婴幼儿终末期肝病的最常见原因,它以肝内外胆道的进行性纤维性闭塞性变为特点。肝纤维化是影响 Kasai 手术患儿长期生存率和生活质量的重要因素。研究胆道闭锁患儿肝纤维化发生机制,预防和治疗肝纤维化是当前胆道闭锁治疗过程中所面临的重大挑战。

根据目前肝纤维化发生机制的研究,临床上主要采取以下三方面来防治进行性肝纤维化:

1. **手术治疗** 对于怀疑胆道闭锁患儿,采用早发现、早诊断、早手术原则。根据胆道闭锁不同类型,采取不同手术方式,解除胆道梗阻,缓解肝内胆汁淤积。

2. 抑制肝纤维化药物使用　抑制肝纤维化药物包括以下三类:①肝星形细胞活性衰减剂,包括类法尼醇 X 核内受体激动剂(FXR agonists)、过氧化物酶体增生物激活受体-G 激动剂(PPAR-g agonists)、醛固酮拮抗剂(aldosterone antagonists)、阿片样物质拮抗剂(opioid antagonists)、血管紧张素 Ⅱ 受体拮抗剂(angiotensin Ⅱ type Ⅰ receptor antagonists)、抗氧化剂(antioxidants)、肿瘤坏死因子(TNF-αantagonist)、胰高血糖素(HGF)、内皮素受体拮抗剂(endothelin receptor antagonists)、肿瘤生长因子拮抗剂(TGF-β antagonist)等;②抑制活化肝星形细胞类,胶原合成抑制剂(collagen synthesis inhibitors)、结缔组织生长因子拮抗剂(CTGF antagonists)、SMAD 蛋白7 激动剂(SMAD 7 agonists)、乙酰胆碱酯酶抑制剂(ACE inhibitors)、松弛肽(relaxin)、凝血酶/凝血酶受体拮抗剂(plasmin/thrombin receptor antagonists)、内皮素/内皮素受体拮抗剂(endothelin/endothelin receptor antagonists)等;③减少损伤和炎症药物,包括血管紧张素 Ⅱ 受体拮抗剂、乙酰胆碱酯酶抑制剂、熊去氧胆酸等。其中第一及第二类暂时处于实验阶段。

3. 临床常规药物　临床多采用保肝、利胆、防治胆管炎及中西医结合等综合性治疗。中药多采取益气健脾、活血化瘀等方法。

Kasai 术后患儿仍有门静脉高压可能性,因此导致脾肿大和食管静脉曲张。如复诊时发现脾大,血小板低现象,建议行预防性食管镜,及时注射处理静脉曲张。肝功能持续下降的患儿,应尽早转肝移植中心作评估。

(黄格元)

参 考 文 献

[1] MIELI-VERGANI G,D VERGANI. Biliary atresia[J]. Semin Immunopathol,2009,31(3):371-381.

[2] 邓玉华,张明满. 胆道闭锁最新进展[J]. 实用儿科临床杂志,2009,24(11):869-872.

[3] DAVENPORT M,KERKAR N,MIELI-VERGANI G,et al. Biliary atresia:the King's College Hospital experience (1974-1995)[J]. J Pediatr Surg,1997,32(3):479-485.

[4] PAKARINEN MP,RINTALA RJ. Surgery of biliary atresia[J]. Scand J Surg,2011,100(1):49-53.

[5] HABER BA,ERLICHMAN J,et al. Recent advances in biliary atresia:prospects for novel therapies[J]. Expert Opin Investig Drugs,2008,17(12):1911-1924.

[6] KOTB MA. Review of historical cohort:ursodeoxycholic acid in extrahepatic biliary atresia[J]. J Pediatr Surg,2008,43(7):1321-1327.

[7] 郑珊. 胆道闭锁的治疗现状[J]. 实用儿科临床杂志,2007,22(23):1767-1769.

[8] WONG KK,FAN AH,LAN LC,et al. Effective antibiotic regime for postoperative acute cholangitis in biliary atresia-an evolving scene[J]. J Pediatr Surg,2004,9:1800-1802.

[9] NARAYANASWAMY B,GONDE C,TREDGER JM,et al. Serial circulating markers of inflammation in biliary atresia-evolution of the post-operative inflammatiory process[J]. Hepatology,2007,46(1):180-187.

[10] MURATORE CS,HARTY MW,et al. Dexamethasone alters the hepatic inflammatory cellular profile without changes in matrix degradation during liver repair following biliary decompression[J]. J Surg Res 2009,156(2):231-239.

[11] DAVENPORT M,STRINGER MD,TIZZARD SA,et al. Randomized,double-blind,placebo-controlled trial of corticosteroids after Kasai portoenterostomy for biliary atresia[J]. Hepatology 2007,46(6):1821-1827.

[12] MINER PB JR,GAITO JM. Bile flow in response to pharmacologic agents. Hepatic DNA as a reference standard[J]. Biochemical pharmacology,1979,28(7):1063-1066.

［13］ DILLON PW,OWINGS E,CILLEY R,et al. Immunosuppression as adjuvant therapy for biliary atresia［J］. J Pediatr Surg,2001,36(1):80-85.

［14］ STRINGER MD,DAVISON SM,RAJWAL SR,et al. Kasai portoenterostomy:12-year experience with a novel adjuvant therapy regimen［J］. J Pediatr Surg,2007,42(8):1324-1328.

［15］ SUZUKI T,HASHIMOTO T,et al. Evaluating patients'outcome post-Kasai operation:a 19-year experience with modification of the hepatic portoenterostomy and applying a novel steroid therapy regimen［J］. Pediatr Surg Int,2010,26(8):825-830.

［16］ KARRER FM,LILLY JR. Corticosteroid therapy in biliary atresia［J］. J Pediatr Surg,1985,20(6):693-695.

［17］ TYRASKIS A,DAVENPORT M. Steroids after the Kasai procedure for biliary atresia:the effect of age at Kasai portoenterostomy［J］. Pediatr Surg Int,2016,32(3):193-200.

［18］ LAI HS,CHEN WJ,CHEN CC,et al. Long-term prognosis and factors affecting biliary atresia from experience over a 25 year period［J］. Chang Gung Med J,2006,29(3):234-239.

［19］ HUNG PY,CHEN CC,CHEN WJ,et al. Long-term prognosis of patients with biliary atresia:A 25 year summary［J］. J Pediatr Gastroenterol Nu tr,2006,42(2):190-195.

［20］ WILLOT S,UHLEN S,MICHAUD L,et al. Effect of ursodeoxycholic acid on liver function in children after successful surgery for biliary atresia［J］. Pediatrics,2008,122(6):1236-1241.

［21］ CHUNG PH,WONG KK,TAM PK. Predictors for failure after Kasai operation［J］. J Pediatr Surg,2015 ,50(2):293-296.

第二十二章

胆道闭锁 Kasai 术后并发症处理

第一节　手术后的各种并发症及处理对策

Kasai 手术是目前治疗胆道闭锁最常用的手术方式,成功的 Kasai 手术可以延长患儿的自体肝生存时间,为日后的肝移植争取足够的时间,甚至可以长期自体肝存活。然而 Kasai 术后也可能会出现一系列的并发症,这些并发症会影响患儿的预后,现就这些并发症以及防治措施分别进行阐述。

一、胆管炎

详见第二十四章。

二、门静脉高压

门静脉高压是胆道闭锁术后严重的并发症,发生率是 34%~76%,但是它会不会持续发展可能取决于胆流的恢复程度以及其他动力因素。胆道闭锁术后约 70% 的患儿会出现脾肿大及血小板降低,将近 50% 的患儿术后 5 年内会出现消化道出血或者腹水。胃底食管静脉曲张需要一段时间的发展,临床上很少直接测量门静脉压力或用胃镜筛查食管胃底静脉曲张情况,所以常常低估它的发生率。对于那些出血的患儿,应该早期进行内镜下的干预,内镜下注射硬化剂或套扎治疗,都可以缓解病情。初次消化道出血患儿至少 1/3 可自体肝存活 5 年以上。在内镜控制静脉曲张后,需要进行全肝脏储备的评估。有一些病例仅需要消除静脉曲张,他们肝功能恢复良好,黄疸消退快。另一些病例中,静脉曲张仅仅是系统损伤的一部分,肝脏纤维化程度高,需要尽快进行移植手术。有学者建议对于脾肿大超过肋下 2cm,血小板低于 $150×10^9/L$ 患儿行食管钡餐或胃镜检查,并推荐进行肝脏移植咨询。对于脾亢、脾大,一般不赞成进行脾切除或脾切除加门腔静脉分流手术,有学者近来提倡部分性脾动脉栓塞疗法。

长时间的门静脉高压也可引起腹水、低蛋白血症等晚期肝病症状,这些症状往往在 2 岁后才出现。一般不推荐使用门体静脉分流术、食管血供阻断术、脾切除术、腹腔-颈静脉分流术等方式治疗腹水,此时肝移植是晚期肝功能衰竭患儿最好的选择。

三、营养不良

胆道闭锁患儿 Kasai 术后都存在某种程度的营养不良,其主要表现为:白蛋白水平下降,以前白蛋白为甚;三头肌皮肤厚度减少,上臂中段直径减少;各种脂溶性维生素及微量元素缺乏。其原因在于:患儿原发疾病导致食欲减退,胆汁分泌减少或胆汁不进入肠腔引发的吸收障碍,肝细胞代谢异常,肝硬化门静脉高压相关的胃肠道疾病。针对这种营养不良,可以加大高蛋白食物及富含优质蛋白的食物的摄入。手术后大多数患儿的营养吸收不良会逐渐缓解,但持续性的黄疸可导致代谢性骨病、凝血障碍性疾病、发育停滞以及神经发育缺陷。

而脂溶性维生素的吸收障碍亦会产生新的问题,临床上有报道胆道闭锁导致晚发性维生素 K 缺乏性颅内出血患儿的临床资料。也有研究指出,Kasai 术后靠自体肝生存 5 年甚至更久的患儿,有 15% 的病例出现骨折。胆道闭锁患者骨折的风险增加,可能的原因很多,维生素 D 缺乏、脂溶性维生素的吸收不良、日照暴露减少、肝羟化酶的缺乏,围术期皮质类固醇的使用也可能增加骨折的发生率。因此胆道闭锁术后患儿需常规补充中链脂肪酸和脂溶性维生素 A/D/E/K,通常维生素 AD 胶丸 1 粒每天 1 次,维生素 E 10mg/d,维生素 K₁ 可使用针剂或者口服每周 2 次。

四、肝内胆管扩张

胆道闭锁 Kasai 术后长期存活的患儿还可能发生肝内胆管扩张,形成"胆湖",部分病例可伴肝内结石形成。临床表现为胆管炎反复发作。单个囊性扩张可行经皮肝穿囊肿外引流,或者注入酒精等硬化剂治疗,也可以采用内引流的方法。如肝内发生多个囊性扩张病灶,则提示预后不良,宜尽早选择肝移植。关于肝内胆管扩张的情况在后续章节中有详细描述。

五、其他并发症

胆道闭锁术后肝脏肿瘤偶有报道,如肝母细胞瘤和胆管癌,有报道年龄最小的病例是 8 个月。无论是在儿童期还是在成年均可发生,这可能与术后进行性的肝硬化有关。胆道闭锁后发生肝脏肿瘤的患儿甲胎蛋白常常偏高,所以定期检测血清甲胎蛋白以及定期超声检查均有利于早期肝脏肿瘤的发现。一般建议 Kasai 术后的患儿每年行一次血清甲胎蛋白检测,每两年行一次超声检查。

有进行性肝病的患儿还有可能发生肝肺综合征。患儿表现不同程度的缺氧和凝血功能障碍,这与肝脏功能严重不良、肺内动静脉分流以及动脉性缺氧有关。在胆道闭锁 Kasai 术后长期随访的患者中,肝肺综合征是早期行肝移植的指征。有研究指出轻到中度的肺动脉高压并非肝移植的禁忌证,但是重度肺动脉高压,尤其是当肺动脉压力(pulmonary arterial pressure,PAP)大于 40mmHg 时是肝移植禁忌证。肺动脉高压往往在几个月内快速进展,所以术后超声心动图检查是必要的,防止在等待肝移植手术的过程中,肺动脉高压由轻中度发展成为重度。

第二节　胆道闭锁术后肝门部胆管梗阻的诊治

Kasai 术后肝门部胆管梗阻是指术后肝门空肠吻合口可以顺利排出胆汁,但由于各种因素使肝门部胆管再次出现狭窄、甚至闭塞,导致胆汁排出障碍,使得患儿再次出现黄疸等临床症状。

引起 Kasai 术后肝门部胆管梗阻的原因很多。常见的原因如下:①胆管炎:反复的胆管炎能造成肝门部的纤维组织增生,在术后早期胆管炎发后,形成的瘢痕很容易覆盖在细小的肝门胆管开口上,导致已经开放的胆小管再次出现闭塞、梗阻,导致胆流中断,进而引起胆道完全性不可逆的梗阻。胆管炎是胆道闭锁术后是最常见并发症,也是最严重的并发症,占术后并发症的 60%~100%。一旦发生胆管炎,90% 以上病例的发作次数在 1 次以上。反复的胆管炎会导致肝纤维化,胆管炎发生次数越多,肝纤维化程度越重,肝脏纤维化是胆道闭锁重要的病理损害。因此,胆道闭锁术后胆管炎的发生是引起肝门胆管梗阻是最常见的原因。②手术瘢痕:Kasai 手术时肝门部纤维化板块切除过深,伤及肝组织,从而形成瘢痕组织,当瘢痕组织收缩挤压残留胆管,即可导致胆管梗阻。行 Kasai 手术时,肝门胆管与肠管吻合方式也是导致胆道闭锁术后胆管梗阻的重要原因。理想的吻合口是肝门对肠腔黏膜,防止肠黏膜堵塞胆管开口,吻合口大小适中,可减少瘢痕形成。同时采用水平式缝合方式,进一步减少吻合口肠管黏膜内翻,从而进一步减少梗阻概率。当吻合口不是腔对腔的黏膜吻合时,容易引起瘢痕组织增生,在肝门与空肠胆支吻合口之间出现瘢痕组织的增生或肠黏膜完全覆盖在吻合口小胆管的开口,引起胆管的堵塞,导致胆汁排出障碍。③其他炎症:因机体其他部位的炎症导致肝门部水肿,压迫残留的胆管,引起胆管暂时性狭窄、梗阻。当这些部位炎症治愈后,肝门部水肿消退,胆道梗阻可随之解除。④肠道微生物迁移,肠道是人体最大的细菌聚集场所和内毒素库,是外科应激反应的中心器官。胆道闭锁术后这些肠道细菌可迁移至吻合口导致局部炎症水肿。⑤吻合口反流、空肠胆支蠕动障碍等其他可能的原因。

肝门部胆管梗阻的主要临床表现是,患儿在胆管炎恢复正常体温后,或者在没有出现发热时,胆汁排出量突然减少,颜色渐淡。有胆支造瘘者胆汁中胆红素量低,每日经胆汁排出胆红素在 3mg 以下,低于每天必须排出 6mg 的量。经空肠胆支造瘘口排出胆汁渐淡,最后变成"无色胆汁"。如果没有胆支造瘘者,可见大便颜色变浅,甚至重新变成白陶土色;患儿黄疸重新加深;实验室检查肝功能,特别是直接胆红素升高明显。此时肝门胆管已由不全梗阻,发展为完全梗阻。当出现如上临床表现时,可诊断为肝门部胆管梗阻。

肝门胆管梗阻的预防和治疗:①吻合口剪除适当。行 Kasai 手术时,解除肝门纤维斑块时应细心,大小适中,不宜过深。吻合口采取水平横行缝合,预防肠管黏膜内翻。②术后早期、足量、规范的使用激素可有效预防术后早期胆管炎发生。③使用抗生素和免疫球蛋白,可预防胆管炎的发生,或者使胆管炎的症状易控制。④积极治疗胆管炎,重视胆管炎的预防和治疗。⑤积极控制肠道炎症等,减少吻合口炎症水肿等。⑥如果积极治疗后,胆管炎得到有效控制,但是两周左右胆管仍无胆汁排出,可考虑行二次手术治疗。术后仍然需要继续抗感染治疗,疗程与第一次术后相同。⑦肝脏移植(指征及方法见相关章节)。

第三节 Kasai 术后肝内胆管囊性扩张的诊治

由于影像学的发展,检查手段的增多,加之 Kasai 术后远期存活的患儿不断增加,人们逐渐发现有部分患儿肝内胆管出现了囊性扩张。有学者认为肝内胆管囊性扩张引起的胆管炎不是胆肠反流所致的,囊肿使胆汁引流不畅,肝内淤胆,黄疸不易消退,增加了感染的机会,诱发胆管炎。临床表现为发热、黄疸、粪便颜色变浅。

一、肝内囊肿成因

肝内囊肿形成的确切因素和机制目前尚不明确,可能与胆管炎的发生及胆汁淤积有关。

国外学者推测其成因可能为肝内胆管胆汁淤积，随后胆管形成结石，结石引起胆管炎反复发生，并损伤胆管本身，这些损伤的胆管融合在一起，形成胆汁湖。国内有学者报道部分 Kasai 术后患儿肝门区有显著的血管、胆管增生，并有腺体形成，可见胆汁淤积和不同程度的炎性浸润。增生的胆管及血管包围假小叶：毛细胆管淤胆、胆栓形成，大量胆汁淤积，形成胆汁湖。胆汁湖形成的机制有以下几种推测：①囊肿形成继发于肝外以及肝内胆管纤维闭塞的过程，引起胆道上皮侵蚀和溃疡，形成胆汁漏；②持续的炎症过程导致肝内胆道梗阻；③胆管板畸形是其形成的因素之一。

二、肝内囊肿的表现

肝内囊肿患儿多以胆管炎（发热，白细胞升高，黄疸复发，浅色粪便）为主要表现，对于 Kasai 术后出现反复胆管炎的患儿，需警惕出现肝内囊肿的可能。但部分患儿并未出现胆管炎表现，仅在常规术后随诊时经影像学检查（B 超、CT、MRI）发现。

三、肝内囊肿的分型

Tainaka 依据形态学表现将肝内囊肿分为单个囊性病变（胆汁湖）和连续串珠状囊性变（扩张胆管）两类。Watanabe 则主张将其分为 A 型（单发囊肿型）、B 型（多发孤立囊肿型）、C 型（多发复杂囊肿型）。亦有部分学者将其分为三型：A 型是肝外囊肿和肝内胆管不通；B 型为肝外囊肿和肝内胆管相通；C 型则肝外囊肿和肝内囊肿同时存在。

四、肝内囊肿的治疗

Kasai 术后出现肝内囊肿，是影响患儿预后的重要因素，因此部分学者主张术后应定期复查，早期发现肝内囊肿并给予积极治疗，包括经皮肝内穿刺置管引流（PTCD）及再次手术解除梗阻及囊肿。亦有部分学者认为术后胆汁湖形成与患儿预后具有相关性，尤其是单个胆汁湖合并成多个胆汁湖时，常常提示愈后差，因此主张早期行介入或者手术治疗改善愈合。

治疗方式的选择应以囊肿的分型为基础，对于单发囊肿可仅行 PTCD 引流，对于多发及复杂囊肿，在积极术前准备定位囊肿后主张再次手术消除囊肿。胆道闭锁术后多发肝内胆管扩张提示存在严重肝脏损伤，PTCD 引流或手术再吻合多数情况下仅是姑息治疗，部分患儿肝脏损伤仍不断进展，最终发展为肝硬化、门脉高压、肝功能衰竭，需行肝脏移植术。

（钭金法）

参 考 文 献

［1］ BAUMANN U，URE B. Biliary atresia［J］. Clin Res Hepatol Gastroenterol，2012，36（3）：257-259.

［2］ MAKIN E，QUAGLIA A，KVIST N，et al. Congenital biliary atresia：liver injury begins at birth［J］. J Pediatr Surg，2009，44（3）：630-633.

［3］ ASAI A，MIETHKE A，BEZERRA JA. Pathogenesis of biliary atresia：defining biology to understand clinical phenotypes［J］. Nature Reviews Gastroenterology & Hepatology，2015，12（6）：342-52.

［4］ FELDMAN AG，MACK CL. Biliary Atresia：Clinical Lessons Learned［J］. Journal of Pediatric Gastroenterology & Nutrition，2015，61（2）：167.

［5］ GRISOTTI G，COWLES RA. Complications in pediatric hepatobiliary surgery［J］. Seminars in Pediatric Surgery，2016，25（6）：388.

［6］SUPERINA R，MAGEE JC，BRANDT ML，et al. The anatomic pattern of biliary atresia identified at time of Kasai hepatoportoenterostomy and early postoperative clearance of jaundice are significant predictors of transplant-free survival［J］. Annals of Surgery，2011，254（4）：577-585.

［7］NAKAMURA H，KOGA H，WADA M，et al. Reappraising the portoenterostomy procedure according to sound physiologic/anatomic principles enhances postoperative jaundice clearance in biliary atresia［J］. Pediatric Surgery International，2012，28（2）：205-209.

［8］MENDOZA MM，CHIANG JH，LEE SY，et al. Reappraise the effect of redo-Kasai for recurrent jaundice following Kasai operation for biliary atresia in the era of liver transplantation［J］. Pediatric Surgery International，2012，28（9）：861-864.

［9］宋亭亭，詹江华，高伟，等. 胆道闭锁 Kasai 术后肝脏病理改变的研究［J］. 中华小儿外科杂志，2014，（8）：603-607.

［10］刘丹丹，詹江华，高伟，等. 胆道闭锁 Kasai 术后胆管病理改变的研究［J］. 中华小儿外科杂志，2014，35（4）：248-253.

［11］刘丹丹，张辉，詹江华，等. 胆道闭锁 Kasai 术后胆管改变与胆管炎发生关系研究进展［J］. 中华小儿外科杂志，2014，35（12）：952-955.

［12］孙颖华，郑珊，钱蔷英，等. 胆道闭锁 Kasai 术后超声随访的应用价值［J］. 临床小儿外科杂志，2016，15（2）：144-149.

［13］宋亭亭，张辉. 胆道闭锁 Kasai 术后肝脏形态改变与预后关系研究进展［J］. 中华小儿外科杂志，2014，35（9）：708-710.

［14］李艳阳，杨合英，王家祥，等. 99 例胆道闭锁 Kasai 术后疗效及相关因素分析［J］. 中华小儿外科杂志，2015，36（4）：249-253.

［15］颜培宏，刘丹丹，詹江华，等. 胆道闭锁胆汁湖形成与预后关系研究［J］. 中华小儿外科杂志，2015，36（6）：439-443.

第二十三章

胆道闭锁的病理

第一节　肝脏的组织结构

一、肝脏的功能单位

目前对肝脏的功能单位有三种不同的分法。

（一）经典的肝小叶

经典的肝小叶（classic lobule）呈棱柱形体，中轴为中央静脉。肝细胞以中央静脉为中心呈放射状排列。肝细胞排列呈单板结构，称肝板（hepatic plate），肝板有分支，相邻肝板分支互相连接吻合，形成网状结构。肝小叶周边的一层环形肝板称界板（limiting plate）。肝板之间为肝血窦，血窦经肝板上的孔互相连通。在切片中，肝板的断面成索状，称肝索。相邻肝小叶之间三角形结构组织区域称汇管区（portal area），其中可见小叶间静脉、小叶间动脉和小叶间胆管，三者合称三联管（traid）。经典肝小叶是以中央静脉为中轴，与一般外分泌腺不同，强调的是内分泌模式。

（二）门管小叶

门管小叶（portal lobule）的概念由 Mall 提出，其强调肝脏的外分泌功能。小叶呈三棱柱状，中轴为汇管区内的胆管，周围以三个中央静脉的连线为界。肝细胞分泌的胆汁从门管小叶的边缘流向中央，汇入胆管。

（三）肝腺泡

Rappoport 于 1954 年提出了肝腺泡（hepatic acinus）的概念，其立体形态呈橄榄形，在平面上呈卵圆形。它是以汇管区血管发出的终末肝微动脉（terminal hepatic arteriole）和终末门微静脉（terminal portal venule）为中轴，两侧以中央静脉为界。单腺泡是肝的最小微循环单位，由终末肝微动脉至中央静脉肝板几十个肝细胞所组成。

二、肝细胞

光镜下肝细胞（hepatocyte）呈多面体形，胞质丰富，嗜酸性，细胞直径约 $13\sim30\mu m$，平均为 $25\mu m$。细胞核大而圆，位于细胞中央，核大小差别较大，并有较多双核细胞，核仁一至数个。肝细胞有三种不同的功能面：血窦面、胆小管面和肝细胞之间的连接面。

第二节　胆管系统解剖结构

相邻肝细胞的质膜局部凹陷,相互对合,且有紧密连接并封闭形成的微细管道,称胆小管。胆小管在肝板内相互连接成网。肝细胞分泌的胆汁经胆小管从肝小叶的中央流向周边,在小叶边缘处汇集成若干短小闰管(Hering canal)。闰管较细,直径约 15μm,由立方上皮围成,细胞着色浅。闰管出肝小叶后,汇入小叶间胆管,小叶间胆管再汇合成左右肝管。肝管管径增大,管壁上皮渐变为单层柱状,于肝门处出肝。

电镜下见形成胆小管的肝细胞膜之间有紧密连接、桥粒等复合连接结构,封闭胆小管,防止胆汁外溢。胆小管周围有大量肌动蛋白和肌球蛋白微丝环绕,其收缩可推动胆汁流动。肝细胞胆小管面有微绒毛突入管腔。

第三节　胆道闭锁的病理表现

一、肝外胆道闭锁

(一) 肉眼表现

肝外胆道闭锁按阻塞部位不同,一般分为三型:Ⅰ型,胆总管闭锁;Ⅱ型,肝总管闭锁;Ⅲ型,肝门部胆管闭锁,此型最常见,占90%以上。肝脏增大,切面呈胆绿色。在有些病例肝脏切面呈结节状或细颗粒状。

(二) 镜下表现

组织学检查最重要的表现为汇管区扩大(图23-1),胆小管增生,胆管板发育畸形(图23-2),汇管区胆栓形成,纤维组织增生,汇管区炎细胞浸润。此外,毛细胆管及肝细胞淤胆呈弥漫性或以中央区为主,程度不等。常有肝细胞浊肿、肝细胞气球样变、多核肝细胞形成及肝细胞坏死。其中肝纤维化分为4级:Ⅰ度为汇管区纤维组织轻度增生或者汇管区桥接坏死可见;Ⅱ度为部分区域形成桥接纤维化;Ⅲ度为显著桥接纤维化;Ⅳ度为假小叶形成、肝硬化。胆管增生分为3级:轻度胆管增生表现为5~9个增生胆管/汇管区;中度胆管增生

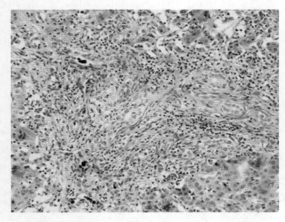

图 23-1　汇管区扩大,纤维组织增生,胆管增生,可见胆栓、炎细胞浸润

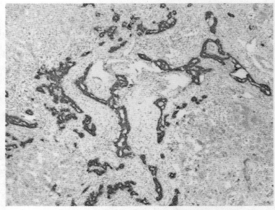

图 23-2　免疫组化,CK19 阳性示汇管区胆管增生及畸形

为≥9个增生胆管/汇管区;重度胆管增生为在>10个增生胆管的基础上增生胆管形态扭曲异常、细小。汇管区炎症细胞浸润分级:Ⅰ度为少量炎症细胞浸润,Ⅱ度为中等量炎症细胞浸润。Ⅲ度大量炎症细胞浸润。

(三) 鉴别诊断

1. 肝外胆道闭锁与胆汁淤积鉴别　胆道闭锁均存在不同程度的肝纤维化,Ⅱ度以上肝纤维化常见,而胆汁淤积无或仅有轻度肝纤维化;胆道闭锁患儿常见中度以上胆管增生,而胆汁淤积患儿无或仅存在轻度胆管增生情况;胆栓形成及胆管板发育异常仅见于胆道闭锁患儿。

2. 肝外胆道闭锁与新生儿肝炎综合征鉴别　前者有较明显的汇管区的纤维化、胆管增生及胆栓形成,新生儿肝炎综合征汇管区仅有轻度纤维化,胆管增生不明显,无明显胆栓。炎症方面,新生儿肝炎综合征是主要表现为肝小叶内的炎症,而肝外胆道闭锁是以汇管区的炎症为主。

其他的鉴别诊断包括其他原因引起的结合性高胆红素血症,胆总管囊肿引起的胆道阻塞,与胃肠外营养相关的慢性损伤和各种新生儿代谢性疾病。

二、胆道发育不良

(一) 临床及病理

胆道发育不良目前缺乏明确的定义及诊断标准。国内有学者研究认为其可能的诊断依据包括:①出生后早期即出现梗阻性黄疸并持续加重;②胆道造影:肝外胆管纤细≤2mm,肠道有造影剂进入,肝内胆管可有细微显影但不清晰;③胆囊造瘘管可引流出少量胆汁;④病理:肝细胞淤胆表现,伴有肝内小胆管减少或消失。因此肝外胆道闭锁与胆道发育不良可从肝组织病理学上进行鉴别,肝外胆道闭锁肝内表现为小胆管明显增生,而胆道发育不良肝内小胆管减少或消失(图23-3,图23-4)。

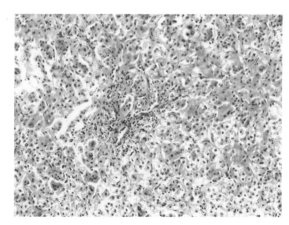

图23-3　汇管区胆管减少,纤维组织轻度增生,炎细胞浸润

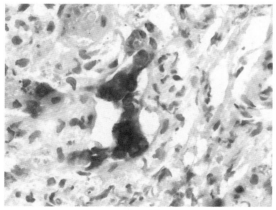

图23-4　免疫组化　CK19阳性示胆管减少,管腔闭塞

(二) 鉴别诊断

1. 肝外胆道闭锁　汇管区小胆管增生;汇管区纤维化;小胆管淤胆。

2. 新生儿肝炎综合征　肝实质炎症明显,汇管区胆管无明显增生,纤维化不明显。

3. 代谢性疾病　脂肪变；肝细胞或 Kupffer 细胞内可见贮积物，纤维化或肝硬化。

三、肝脏穿刺活检的重要作用

肝活检技术在胆道闭锁的诊断方面起到非常好的作用；其可以获得足够的标本用于病理诊断。病理镜下可见：胆管增生、炎症浸润和纤维增生造成汇管区增大，增生的胆管内可见胆栓形成，汇管区之间可见桥连形成，变形的巨细胞等（图 23-5，图 23-6）。病理小胆管增生、胆栓形成、纤维组织增生是诊断胆道闭锁最特异性诊断；其诊断胆道闭锁的准确性是90.5%，敏感性是 100%，特异性是 75.9%。但需要指出的是，如果在发病早期进行胆道闭锁的肝活检，可能会有假阴性的结果。分析原因，由于这个特征性的表现，即弥漫性胆管上皮增生，其出现的时间是在出生后的 9 周左右，因此，早期进行胆道闭锁的肝穿刺活检，可能会有假阴性的结果出现（图 23-7）。提示临床上考虑有胆道闭锁的可能或通过内科的规范治疗，其黄疸症状不见好转，建议反复行肝活检非常必要。如果肝活检病理检查提示胆道有梗阻情况，腹腔镜或小切口胆道造影检查非常必要的。

Witzleben 首先描述胆道闭锁肝脏以及胆道的大体形态学表现，证实即使是通畅的胆道，上皮细胞也会遭受来自于管腔的炎症和纤维化过程的损害。这种进行性损害引起胆道闭锁的发生。这样的患儿胆囊萎缩，镜下看，胆囊和胆囊管的表现要轻于肝外胆道系统。在肝门区同样出现这样的问题，就是小胆管的炎症反应、纤维化、梗阻，进而影响到大胆管处。通过研究证实胆道闭锁的胆管直径有以下三类：Ⅰ型：150μm 或更大些；Ⅱ型：胆管直径小于

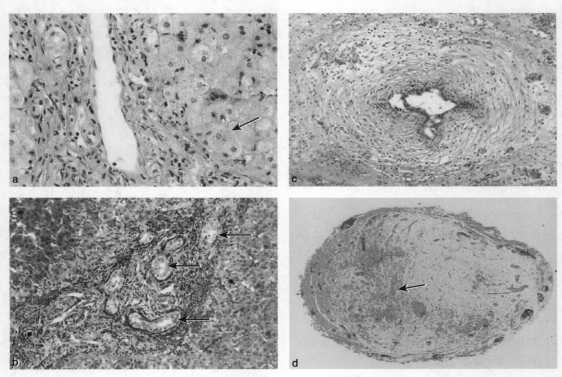

图 23-5　胆道闭锁肝脏及胆管组织学改变

a.肝细胞和胆小管胆汁淤积，肝细胞浊肿、多核巨细胞（箭头所示），汇管区炎症（HE，×400）；b.汇管区纤维组织增生，胆管增生（Trichrome，×250）；c.肝门处近端胆总管管腔狭窄，淋巴细胞浸润，同心圆性硬化（HE，×100）；d.残余胆总管管腔缺如，同心圆性硬化（HE，×40）

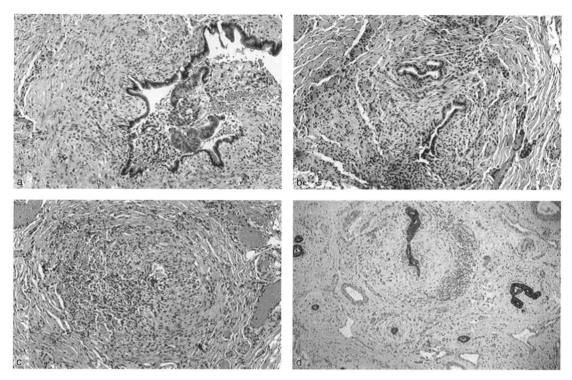

图 23-6 胆道闭锁:肝外胆道系统的改变

a.胆道炎症及局部梗阻;b.胆管腔分隔;c.胆管腔完全梗阻;d.肝门-残余胆管结构无腔,胆管周围纤维组织增生(AE1/AE3 免疫染色,×250)

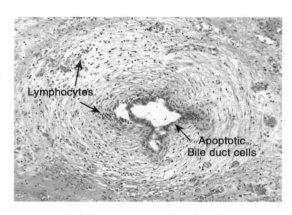

图 23-7 标本来源于 8 周大的胆道闭锁;胆管腔内通畅,变细。胆管上皮细胞正在凋亡和结构改变。残余胆管周围有淋巴细胞浸润(HE,100)

150μm,Ⅲ型:没有上皮结构。如果病理切片的胆管直径属于Ⅰ型,则外科手术以后有非常好的预后。提示肝脏活检结果可以用于临床医生决定是否作肝门肠吻合手术。但是也有作者的研究没有上述的结果,认为胆管直径与手术效果关系不大。在纤维斑块内缺乏胆管结构的胆道闭锁通常属于胚胎型胆道闭锁,这种类型的胆道闭锁往往手术以后效果不满意(图 23-8)。胆道闭锁3 个月的患儿,肝脏活检可有假小叶形成(图 23-9)提示早期肝硬化。汇管区的胆管增生改变在胆道闭锁的患儿可以见到,在胚胎型胆道闭锁患儿孕 8 周左右,就可以见到 CK-19 阳性表达。肝细胞膨大,由单层细胞形成双层细胞,进而形成管腔并深入到肝门区域。胚胎期 20 周左右,CK7 可以阳性表达胆管形成并且回缩称为胆管的再塑型。围绕门脉区域胆管的生长增加了胆管的数量(图 23-10)。

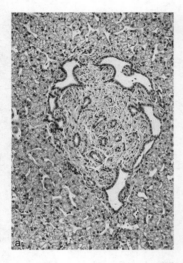
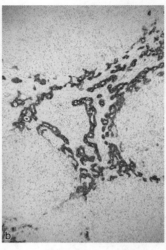

图 23-8 胚胎期导管板发育异常

a. 先天性肝纤维化,是胚胎期导管板发育异常的结果,HE,250 倍;
b. 胆道闭锁,导管板发育异常,数目众多的小胆管形成,250 倍

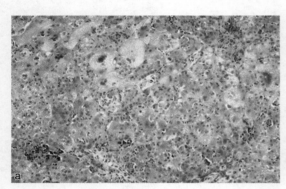
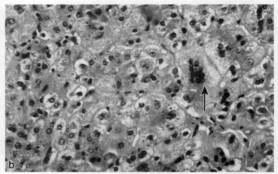

图 23-9 胆道闭锁:假小叶形成和多核巨细胞

a. 肝细胞排列紊乱,见多核巨噬细胞。原图放大 250 倍。b. 高倍视野多核巨细胞(箭头),HE 放大 500 倍

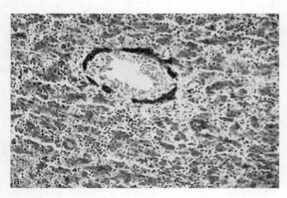
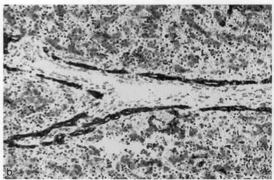

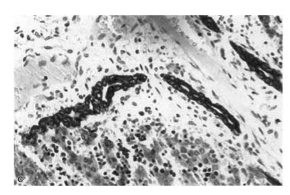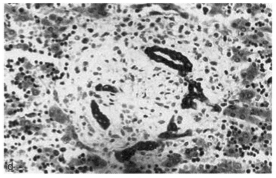

图 23-10　汇管区,肝板再缩型

a. 门脉周围的肝细胞沿胆道从重新分布,形成单细胞,进而双层细胞排列,这是肝板的特征性改变。b. 双层细胞形成管腔。c. 形成的管腔结构深入到汇管区。d. 汇管区内胆管形成,并与肝板分开,放大 250 倍

　　3 个月以后的胆道闭锁可见门脉部位有肝脏的纤维化形成,其结果是胆道的纤维化和硬化形成。到 5 个月时,小叶内的胆道数量明显减少;并且已经有更严重的纤维化和假小叶形成。汇管区Ⅲ型和Ⅳ型胶原组织数量增多,Ⅳ型胶原组织主要是在胆管和血管周围,并且胆管周围肌纤维的数量增多。在肝叶内,Ⅳ型胶原在基膜形成时,其数量明显减少。这些改变为今后的治疗提供了依据。有作者描述 11 例胆道闭锁患儿的情况时提出,都有肝内和肝外的肝动脉扩张表现;病理可见肝内和肝外的动脉管壁增厚,并且扩张;术后可见不同程度的胆道扩张情况,包括非交通性或交通性囊肿扩张或多囊性扩张表现。在肝内,不同类型的胆道闭锁其镜下表现没有不同。而其他情况下,可以有 α-1 抗胰蛋白酶缺乏症、梗阻型胆总管囊肿、家族性进行性肝内胆汁淤积症(familial progressive hepatic cholestasis,FPIC)Ⅲ 型。根据病史和临床检查可以对以上疾病进行鉴别。有的胆道闭锁在生后 3~8 周进行肝脏穿刺活检时,胆管直径接近正常,且没有发现有胆管增生改变。而在 9~13 周再次行肝脏活检时,证实有胆管增生(图 23-11)。新生儿肝炎时,多核巨细胞出现在肝脏内是一个比较常见的问题。由于这个改变是非特异性的,因此诊断新生儿肝炎缺乏依据。在孕 36 周以后,正常胆管与门脉的比值是 0.9~1.8,在生后其比值为 0.9 可以视为正常。应该特别注意门脉区域的形态学表现,而结合胆红素增高往往是多因素的,肝叶内胆管的数量也是相对的。因此,对于足月的小孩应明确胆管与门脉区的比值正常或低于正常。诊断性肝脏穿刺活检必须包括 5 个完整的汇管区结构。其比值减少提示小叶内胆管缺乏。其临床指标并没有明显改善,重复活检,澄清诊断:胆管增生提示胆道梗阻,而持续的低比值提示胆道缺乏症。因此,淤胆伴有结合胆红素增高的患儿,随访肝穿刺活检是非常必要的,尤其是在首次肝穿刺活检时没有发现胆管增生的病例。

　　慢性肝病,胆道闭锁纤维化过程是特殊性细胞的增殖过程,肝干细胞转化为成纤维细胞,可以产生细胞外基质,最终导致肝实质内斑块形成(图 23-12~图 23-14)。并形成肝实质和汇管区之间的桥,导致典型的胆汁性硬化和并发症。例如门脉高压和肝衰竭。汇管区感染是肝门肠吻合术后最常见的征象。由于肝门肠吻合术改变了胆汁酸的稳态,导致术后胆管炎反复发作。胆汁流动减少继而导致小肠细菌过度增殖,维生素 E 吸收不良。肝脏内积聚过多的毒性胆汁酸损害线粒体。也可引起铜代谢失衡。

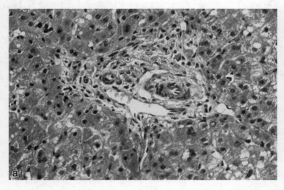
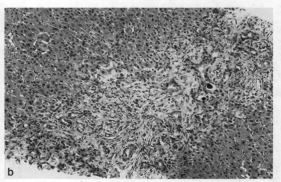
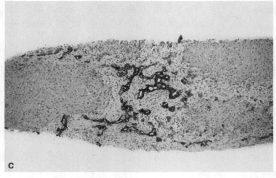

图 23-11 胆道闭锁 非典型表现

a.正常汇管区,不伴有胆管增生改变,第一次活检,250倍。b.2周以后,第二次活检,可见胆管增生明显,250倍。c.AE1/AE3染色可见增生的胆管,125倍

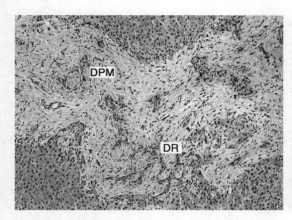

图 23-12 胆道闭锁肝脏标本,汇管区,胆管结构广泛纤维化

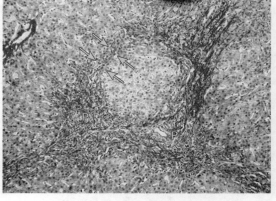

图 23-13 肝脏穿刺活检,患者来源于进行性硬化性胆管炎的患者

这里描述肝脏结构的纤维化形成。早期是胶原纤维形成薄网的相互作用,并进一步将肝实质分开(黄色箭头之间)。P:汇管区,汇管区周围纤维组织广泛侵入,C:中心静脉。Sirius:红染色胶原

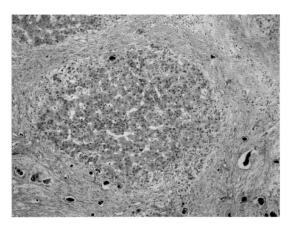

四、胆道闭锁的超微结构变化的研究

胆道闭锁肝脏组织电镜下可见汇管区成纤维细胞活跃、毛细胆管上皮微绒毛缺失、肝细胞及肝血窦内电子致密物质增多等。汇管区成纤维细胞内的粗面内质网、高尔基体、线粒体等细胞器功能旺盛,可见密集的微丝和密体,与纤维化程度呈正相关关系;正常胆管上皮表面的微绒毛发达而规则,微绒毛的缺失或形态异常易引起胆汁排泄不畅从而导致胆汁淤积、纤维化等;桥粒是常见的一种细胞连接结构,胆道闭锁病例的毛细胆管上皮细胞桥粒增多,肝细胞及毛细胆管内发现密度不均的电子致密物增多,可能与胆道梗阻、胆汁淤积有关。

图 23-14　胆道闭锁的肝纤维化:胆道闭锁典型的纤维化,标本来源于胆道闭锁行肝移植的患儿。用三色染色方法,厚带的胶原(绿色)将增生的肝组织分开(10 倍)

第四节　胆道闭锁病理方面研究进展

一、胆道闭锁的组织化学研究

胆道闭锁肝细胞组织化学上某些蛋白或者细胞因子的表达与肝脏或者胆管的某些病理改变,如胆汁淤积、胆管增生、肝脏纤维化等关系密切,部分可能提示预后。

1. 胆道闭锁胆汁淤积相关因子表达　多耐药相关蛋白(multidrug resistance-associated protein2,MRP2)是介导结合型胆红素向毛细胆管排泄的主要转运子,法尼酯 X 受体(farnesoid X receptor,FXR)可增加 MRP2 的表达。胆道闭锁早期机体即出现 MRP2 及 FXR 的表达下降,引起胆汁淤积。而用 FXR 激动剂促进 MRP2 的表达,有利于胆汁引流。另外,胆汁淤积引起的持续炎症反应促进 Th1 类炎症细胞因子如肿瘤坏死因子(TNF-α)、白细胞介素 1~8(IL1~8)表达增加,引起胆汁引流障碍。

2. 胆道闭锁肝纤维化相关因子表达　肝脏组织内干细胞生长因子(c-kit)在肝脏纤维化过程中阳性表达,对评估纤维化严重程度及预后有一定意义;表皮生长因子受体(EGFR)和结缔组织生长因子(CTGF)在胆道闭锁胆管上皮细胞显著表达,可能参与肝纤维化进展期的发生机制;CK-17、Ki-67、波形蛋白、铜结合蛋白等的表达提示胆道梗阻性病变可能性大;CK-8、18、19 的阳性表达往往提示存在胆管板畸形;白细胞介素 33(IL-33)的过度表达与 7-谷氨酰氨基转移酶(7-GGT)升高呈正相关关系,提供胆道闭锁诊断的依据。

二、胆道闭锁分子生物学研究

Ramm 研究胆道闭锁患儿中活性肝星状细胞反应,增加胶原蛋白的产生,同时也因产生纤维原前细胞因子,转化生长因子(TGF-β1)使胆管上皮细胞、肝星状细胞和肝细胞全部受损。Dillon 提出胆道闭锁患儿增生胆管和肝实质细胞间黏附分子表达。Minnick 报道胆道闭锁中膜蛋白(S-细胞间黏附分子-1)作为可溶性循环形式的成分增多,与肝功能改变不成正比,是一种反映疾病过程的免疫病理学。Hsieh 等研究报道胆道闭锁的胆道细胞增殖和凋亡较对照组明显增高。

　　基因的多态性已经被证实与胆道闭锁的病理过程具有一定的相关性。有文献报道,胆道闭锁脾脏畸形综合征患儿中编码 CRYPTIC 蛋白的 CFC1 基因发生突变。另一患者组中,血管内皮生长因子的 936C/T 基因多态性,特别是 C 等位基因,可能增加疾病的易感性,从而导致胆道闭锁的发生。血管内皮生长因子(VEGF)是一种与细胞介导的炎症反应相关的血管源性生长因子。它促进血管生成的特性可能与胆道闭锁病理过程中缺氧的假想密切相关。之前有关胆道闭锁的病理研究一致认为,胆管增生是早期胆道闭锁肝组织的主要病理表现,随着肝脏纤维化的进行性发展引起肝内、外胆管增生、胆汁淤积;最新研究揭示了胆道闭锁的临床预后与引起胆道闭锁肝组织过度纤维化的间质表型的细胞可塑性之间存在潜在关系(图 23-15)。有学者通过对胆道闭锁患儿肝门空肠吻合术后肝组织中 CK7 阳性表达率的形态测定分析来定量评估胆管增生程度,结果证实,CK7 表达越显著,术后疗效越差。越来越多的研究表明,胆管细胞是纤维组织生成的重要资源,病理增生的胆管上皮逐渐失去分泌型上皮细胞表型,并分泌炎症或趋化细胞因子,如 IL-6、TNF-α、IL-8 等直接诱导肝纤维化的进展,也可通过分泌包括 ET-1、PDGF-BB、TGF-β2 等生长因子,激活肝间质细胞(包括肝星状细胞及成纤维细胞等)而间接诱导肝纤维化进程(图 23-16)。胆道闭锁患儿肝内、外小胆管,中等胆管及增生胆管的细胞系都要经历胆管上皮间质转化(epithelium transformation,EMT)为侵袭性肌成纤维细胞的过程;体外培养人胆管细胞证实,刺激病毒 dsDNA 类似物聚合体可增加 EMT 诱导物的表达,当降低上皮细胞标记物的表达时,间质标记物和转录因子与 EMT 密切相关。因此,可通过抑制胆管细胞内 EMT-诱导物碱性成纤维细胞生长因子和

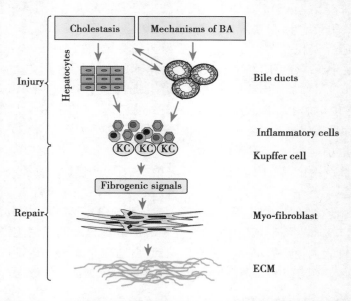

图 23-15　胆道闭锁中的损伤和修复。肝纤维化呈现永久的损伤-修复之间,胶原的细胞外基质替代肝实质成分修复。这个现象同样出现在胆道闭锁,免疫介导的肝内、外损伤情况下。胆汁淤积和其他非免疫机制持久性凋亡和坏死的结果,启动纤维修复途径。**Kupffer** 细胞活化可能是介于损伤-修复的接合处

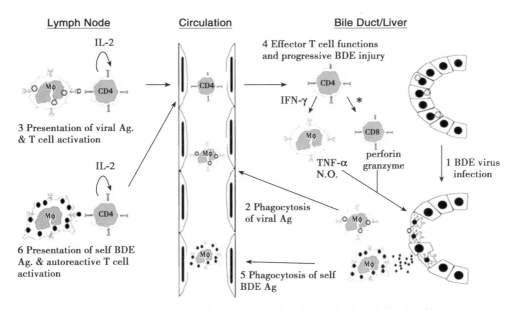

图 23-16 病毒诱导,T 细胞介导导致胆道闭锁上皮细胞损害模型示意图

胆道上皮细胞(BDE)的病毒感染:
(1)细胞损伤的开始。病毒被巨噬细胞或树突状细胞吞噬。
(2)在局部淋巴结呈递给原始 T 细胞,活化 IL-2,后者刺激病毒特异性 CD4-T 细胞增殖。
(3)活化的 CD4-T 细胞回到病毒感染部位,激发 T-细胞效应功能。
(4)包括 INF-γ 诱导巨噬细胞刺激并活化细胞毒性 CD8-T 细胞。巨噬细胞释放 TNF-α,NO,ROS(reactive oxygen species),CD8-T 细胞释放 granzyme and perforin,进一步通过凋亡和损伤坏死途径引起 BDE 进一步损伤。
(5)T 细胞介导的免疫反应进一步活化。
(6)BDE 的序贯性破坏。

TGF-β1 诱发典型 EMT 反应来达到治疗的目的。另一些研究表明,EMT 在胆道闭锁患儿硬化性胆管疾病形成过程中的潜在作用主要包括:肝外胆管上皮细胞系内上皮细胞标记物的缺乏和间质细胞标记物波形蛋白的畸形表达。

胆汁淤积程度及胆管增生情况是影响肝脏纤维化的主要参数。纤维化严重程度的半定量分级可分为轻度、中度和重度三个级别。轻度纤维化是指仅有部分区域的纤维组织增生(Ⅰ度);中度纤维化是指出现中至重度的桥接纤维化(Ⅱ~Ⅲ度);重度纤维化则定义为出现重建肝小叶性肝硬化(Ⅳ度)。胆管增生半定量分级也可分为轻度、中度和重度。门脉区和汇管区炎症程度包括轻度、中度、重度。而关于胆汁淤积情况的半定量分级还不明确,目前认为,可分为轻度、中度和重度。肝纤维化是一种形态学特征,与肝门空肠吻合术预后不良密切相关。严重肝纤维化和结节肝患者预后往往差。Schweizer、Landing 等学者得出了相似的研究结果,进行性肝纤维化影响胆汁回流,最终导致术后持续黄疸,预后较差。它也被认为是一个渐进的、持续的且不可逆的过程。在他们的研究中,Landing 等人提出胆管增生在生后 205 天达到顶峰,400 天后回归;在未经治疗的患者中,结缔组织的水平持续缓慢进行性增加,最后出现对治疗无效的后果。

肝门处胆管直径大小是影响预后的最具争议性因素。Chandra 等学者提出,胆管直径越小预后越差;Langenburg 等其他学者认为,胆管直径与预后并无关联。Matsuo 认为,胆管总面积而不是个体胆管大小与预后相关。之前也有文献报道,胆管直径超过 150 微米的患儿预后较佳,但并不具有统计学意义。然而,肯定的是,肝门胆管完全纤维化、无可用胆管的患儿术后疗效较差。

胆道闭锁发生的胆管板畸形学说(DPM)认为,肝门部畸形的胆管板结构由于缺乏周围间质的支持等作用,在胚胎发生早期肝内胆汁流量增加的情况下胆汁外漏,引发肝门部胆管乃至肝外胆道的炎症反应及纤维化,继而出现肝外胆管的闭塞、狭窄及肝门部纤维组织块形成。胆道闭锁早期的肝脏病理中 DPM 并没有显著的特征性表现,包括炎症细胞浸润、间质增生等;除此之外,通常伴有其周围间质上皮细胞钙黏蛋白、α 链蛋白、β 链蛋白的黏附分子高表达。据报道,胆道闭锁患儿中胆管板畸形的发生率可达 21%~63%。而在肝外胆道闭锁的发生率高达 51.29%。合并 DPM 的胆道闭锁患儿往往具有特征性临床表现,包括合并畸形、生后早期黄疸,以及早期的肝硬化表现等,此类患儿 Kasai 手术预后也往往较差,被称为"早期重型胆道闭锁"。

(胡晓丽)

参 考 文 献

[1] 尼尔逊.儿科学[M].北京:人民卫生出版社,1999.

[2] HOWARD ER. Biliary Atresia[J]. Surgery of the Liver and Biliary Tract. 3rd ed. Philadelphia:Saunders, 2000:853-875.

[3] 薛萍,郑珊,陈功.胆道闭锁病理特征与诊断价值的研究进展[J].中华小儿外科杂志,2013,34(12):994-997.

[4] RIEPENHOFF-TALTY M,GOUVEA V,EVANS MJ,et al. Detection of group crota virus in infants with extrahepatic biliary atresia[J]. J Infect Dis,1996,174(1):8-15.

[5] SHIMADERA S,IWAIN,DEGUCHI E,et al. Significance of ductal platemal-formation in the postoperative clinical course of biliary atresia[J]. J Pediatr Surg,2008,43(2):304-307.

[6] HSIEH CS,HUANG LT,LEE SY,et al. Evaluation of hepatocyte growth factor in patients with biliary atresia[J]. J Pediatr Surg,2008,43(7):1333-1337.

[7] HOWARD ER. Biliary atresia:Etiology management and complications[M]. 2nd ed. London:Arnold Publishers,2002:103-182.

[8] FISCHLER B,HAGLUND B,AJERN A. A population-based study on the incidence and possible pre-and perinatal etiological risk factors of biliary atresia[J]. J Pediatr,2002,141(2):217-222.

[9] 薛萍,陈功,郑珊,等.肝病理评分在胆道闭锁诊断中的作用.中华小儿外科杂志,2015,36(12):898-903.

[10] CIMICA V,BATUSIC D,HARALANOVA-ILIEVA B,et al. Serial analysis of gene expression(SAGE)in rat liver regeneration[J]. Biochem Biophys Res Commun,2007,360:545-552.

[11] 杨文萍,吴艳,张守华,等.胆道闭锁患者肝脏组织病理改变的综合评价[J].临床小儿外科杂志,2015,14(1):10-15.

[12] 赵丽,胡晓丽,赵林胜,等.肝组织病理学评分在肝外胆道闭锁鉴别诊断中的意义[J].临床与实验病理学杂志,2015,31(10):1102-1106.

[13] MORIKAWA H,TAMORI A,NISHIGUCHI S,et al. Expression of connective tissue growth factor in the human liver with idiopathic portal Hypertension[J]. Mol Med,2007,13:240-245.

[14] FARRINGTON C,NOVAK D,LIU C,et al. Immunohistochemical localization of transforming growth factorα-1 and its relationship with collagen expression in advanced liver fibrosis due to biliary atresia[J]. Clin Exp

Gastroenterol,2010,3:185-191.

[15] YANG L,BESSCHETNOVA TY,BROOKS CR,et al. Epithelial cell cycle arrest in G2/M mediates kidney fibrosis after injury[J]. Nat Med,2010,16:535-543.

[16] QIU Z,CANG Y,GOFF SP. c-Abl tyrosine kinase regulates cardiac growth and development[J]. Proc Natl Acad Sci USA,2010,107:1136-1141.

[17] LIU S,TAGHAVI R,LEASK A. Connective tissue growth factor is induced in bleomycin-induced skin scleroderma[J]. J Cell Commun Signal,2010,4:25-30.

[18] GREWAL D,JAIN R,BRAR GS,et al. Pentacam tomograms:a novel method for quantification of posterior capsule opacification[J]. Invest Ophthalmol Vis Sci,2008,49:2004-2008.

[19] 郜向阳,王献良. 小儿先天性胆道闭锁症临床诊治分析[J]. 中国实用医药,2011,3:104-105.

[20] ELLEN KAHN. Pediatric and Developmental Pathology 2004,7:109-124.

第二十四章

胆道闭锁 Kasai 术后胆管炎的防控

胆道闭锁（biliary atresia，BA）是新生儿淤积性黄疸最常见的原因，以肝内、外胆管进行性炎症和纤维化为临床特征，导致肝纤维化、肝硬化。目前，葛西手术（Kasai 手术，肝门空肠吻合术）依然是治疗胆道闭锁的首选治疗方式。手术目的在于解除胆道梗阻，改善胆流，延缓肝纤维化速度以获得长期存活。

Kasai 术后生存率是手术月龄、胆汁引流量和术后胆管炎等多种因素共同影响的结果。目前认为，胆管炎是影响 Kasai 手术预后的主要因素，也是令小儿肝胆外科医生感到棘手的最常见的并发症。胆管炎作为 Kasai 术后极难处理的环节之一，本章将对其进行详尽阐述。

一、病因

在胆管炎的众多机制中，逆行感染被广泛接受，但明确的发病机制尚未明确。

（一）肠道微生物迁移

肠道是人体最大的细菌聚集场所和内毒素库，是外科应激反应的中心器官。正常人体中肠道细菌数量可达 10^{14}，这些细菌的迁移是引起术后全身炎性反应及脓毒血症最主要的原因。BA 患儿肝门空肠吻合术后有多种导致细菌迁移的危险因素，如术后的创伤、术后禁食引起的肠细胞萎缩等均可造成肠道屏障功能障碍，免疫抑制剂及长期抗生素的应用必将导致患儿免疫力下降及菌群失调，从而使细菌迁移至肝脏。国外有文献报道 BA 术后胆管炎的致病原多来自肠道生物群，最常见的致病菌为革兰阴性杆菌，如铜绿假单胞菌、大肠埃希杆菌、肺炎克雷白杆菌、伤寒杆菌等，与肠道细菌迁移谱相合，这表明肠道是胆管炎发生的源头。

对于 Kasai 术后患儿，存在诸多因素促进肠道细菌迁移，例如梗阻性黄疸、肝内胆道扩张、胆肠吻合部位的细菌种植以及恶化的健康状况。细菌在术后早期就从肠道移位至肝脏，特别是伴有梗阻性黄疸时，这个过程在胆流排出不畅、不能达到有效冲刷时将持续一段时间。此外，高度细菌种植的胆肠通道伴随肝内细菌增殖也是引起术后胆管炎的危险因素。肝内细菌繁殖受胆肠吻合处细菌过度生长的影响，细菌过度繁殖的结果不仅会导致白细胞增多和贫血，而且可造成白蛋白合成下降、血氨上升及肝功能恶化。这反过来加重了感染的程度。

（二）肝内胆道发育障碍

这是胆管炎发生的内因，肝内胆管发育不良，造成肝内胆汁排出不畅，使胆汁在肝内淤积，当有细菌通过血流、淋巴液或食物反流等途径进入肝脏后，可大量繁殖从而导致胆管炎发生。文献报道肝门部毛细胆管直径与术后预后有关，毛细胆管直径>150μm 好于直径<150μm 的患儿，这可能也是因为直径小的胆管肝内胆管相对发育要差，更易导致胆汁淤积所致。近年随着 Kasai 术后患儿的自体肝生存时间延长，相关影像学检查技术的进步，发现术后部分患儿肝内胆管扩张，并伴随难治性胆管炎，可能是肝内胆汁淤积引起血源性感染所致。

（三）食物反流

食物反流是目前众多学者认为引起胆管炎的重要原因。曾有作者对 60 例胆道闭锁患儿行 Suruga 法（双管空肠造瘘 Roux-Y 吻合法）治疗，32 例患儿进食后发现从远端的造瘘口流出食物，充分证明食物反流因素的存在，个别患儿术后进食开始就出现发热，血白细胞明显升高，B 超检查肝内胆管壁增厚等胆管炎的表现。术后一个月尽管用足量的第 3 代头孢类抗生素，患儿却一直高热，胆管炎也无法控制。但在对患儿采取禁食后体温在较短时间内降至正常，胆管炎得到控制。另有研究发现无防反流瓣胆支长度在 40cm 以下患儿术后 70% 发生胆管炎，而胆支长度 40cm 以上患儿胆管炎发生率则下降至 43%，二组有统计学差异。而有防反流瓣患儿胆管炎发生率为 37%，可见食物反流与胆管炎发生有关。套叠式防反流瓣能有效防止无肝内胆管扩张的胆道闭锁术后胆管炎的发生。其他使肠内容物反流的因素如粘连性肠梗阻等也可引起胆管炎。

（四）BA 患儿自身免疫功能障碍

目前公认 BA 是免疫介导的炎性反应过程。Kasai 手术虽解除了胆道的机械性梗阻，但对免疫介导的炎性反应过程（致病因素）并未进行干预，术后患儿肝纤维化、肝硬化仍然呈进行性加重。胆管进行性炎性反应和肝纤维化，炎性反应涉及肝外和肝内胆管。虽 Kasai 手术能使肝外胆道梗阻解除，但多数患儿仍发生进行性肝内胆管的破坏和肝纤维化。另一方面，BA 患儿全身的免疫力低下，极易感染，导致胆管炎发生。

（五）空肠胆支蠕动障碍

空肠的蠕动是被称为起搏电势的小肠平滑肌去极化控制并向前推进的。肝门空肠吻合术后由于横断空肠阻断了小肠运动的起搏电势，破坏了肠道运动功能传递的连续性，Y 形的输出肠袢蠕动功能失常，甚至常有逆蠕动，造成潴留，使肠道的蠕动功能受到影响。有学者报道，胆管空肠 Roux-en-Y 吻合术后 Roux-en-Y 肠袢的Ⅲ相蠕动和餐后蠕动明显减弱，且与十二指肠蠕动不协调。已有研究观察犬胆肠吻合模型，发现胆支空肠袢越长，肠内的滞留越严重，检出的细菌种类（特别是厌氧菌）和数量均明显增多，与无胆支肠袢组（胆总管空肠袢式吻合）比较这种差异非常显著。且胆支空肠袢越长，肝内小胆管炎性病理改变越严重。由于 Roux-en-Y 肠袢的蠕动减弱，肠内容物潴留，导致细菌过度繁殖。这些细菌可作为致病菌导致术后胆管炎发生和肝功能异常。有学者对 13 例胆肠 Roux-en-Y 吻合术后的患者进行核素扫描，发现核素在上段空肠的出现时间明显滞后，排空时间也较对照组明显延长。

（六）术后胆汁流量

Kasai 术后胆汁流出障碍在肝内外形成胆汁淤滞，当细菌通过血液、淋巴液循环或肠道反流到达肝肠吻合或肝内时，淤积的胆汁将是这些细菌顺利定植并大量繁殖，从而诱发胆管炎。反之，如胆汁排放通畅，能够冲刷肝肠吻合部位，则细菌无法定植，必然会降低胆管炎的发生率。这提示术中在进行肝门部操作时，应尽量不使用电刀，避免灼烧毛细胆管，以最大程度地保护开放的细小胆管，保证胆汁引流。

（七）术后激素应用

Kasai 手术后糖皮质激素的使用对于 BA 患儿预后相当于一柄双刃剑。一方面在 Kasai 术后早期合理使用糖皮质激素可减轻吻合口水肿，防止瘢痕形成，同时降低肝内胆管炎症反应强度，保证微小胆管的胆流通畅。另一方面，应用糖皮质激素促使患儿免疫力下降，长期使用极易诱发细菌感染，增加胆管炎的发作风险。因此，合理使用激素可提高 BA 患儿术后胆汁排放率，改善胆汁引流效果，降低早期胆管炎的发生率；但在使用激素时，必须要配合足够力度的抗感染治疗，并要避免长期大剂量使用。

二、胆管炎的临床表现

BA 术后胆管炎常发生在 Kasai 手术后第 2 周，其典型临床特征为高热或弛张热、胆汁排出减少，甚至完全停止。可伴腹胀、呕吐和肝功能变差。患儿黄疸迅速加深，因胆汁排出减少，大便颜色变淡，尿液呈深黄色。实验室检查血白细胞明显升高，尤以中性粒细胞增多为主。除了血象改变外，肝功能，特别是血清胆红素明显升高，结合和未结合胆红素均升高。但血细菌培养阳性率低仅 20%～40%，需依靠临床仔细观察，与其他原因引起的发热相区别。

三、胆管炎的临床诊断

胆管炎的临床诊断标准是无其他部位感染的发热（体温>38.5℃）、进行性黄疸、无胆汁便。血清胆红素浓度上升往往能证实术后胆管炎的诊断。但是由于血清胆红素不一定升高，胆管炎的诊断存在一定困难。尽管血培养可以直接检测出胆管炎病原，但是阳性检出率很低。部分学者提出肝活检的高准确性．但该检查损伤过大。2005 年 Tsuyoshi Shinohara 等提出以尿硫酸胆汁酸（urinary sulfated bile acids，USBA）诊断细菌性胆管炎的高效性。USBA 具有高水溶性，当血清胆汁酸浓度显著上升时，USBA 立即通过尿液排泄，肝内胆管炎性浸润造成肝细胞分泌胆汁至毛细胆管和胆汁引流减少，随即出现胆汁淤积，血清胆红素和肾脏排泄上升，引起 USBA 上升。在 Tsuyoshi Shinohara 的研究中，USBA 在胆管炎发作时迅速上升，而在非胆管炎时无明显改变，这提示胆汁淤积可能在体温上升时发生。传统检查诸如总胆红素并不能发现胆汁淤积。然而，胆汁淤积伴发热亦不能证明胆管炎。解决这个问题需要将来用前瞻性试验研究 USBA 对胆管炎的检测。

四、胆管炎的临床分类

胆管炎的临床分类标准不一。根据胆管炎发生时间可分为早期和晚期胆管炎；根据胆管炎的病原体种类分为细菌性与真菌性胆管炎；将用药期间或停药一周内发生的胆管炎称为复发性胆管炎。此外还分为伴或不伴肝内胆管扩张的胆管炎。

早期和晚期胆管炎无论从发生的时间，还是对患儿的预后均有很大的区别。但学者们对早期和晚期胆管炎分类时间点有着不同的见解。术后 3 个月或 6 个月标准不一。但大多数学者是以术后 1 个月作为区分早期和晚期胆管炎的界限。因为肝门-空肠吻合不是黏膜对黏膜的直接吻合，在术后 1 个月内，肝门部胆管切断处吻合口未愈，局部形成坏死、水肿、肉芽，使胆汁引流减少，肠道菌群易定植于该处，甚至发生瘢痕完全覆盖于肝门部吻合口，出现胆管梗阻，使胆汁排出重新出现障碍，多数患儿死于持续性黄疸或反复发作的胆管炎。早期胆管炎发生后，局部病灶内出现纤维组织，使抗生素难以进入，不能有效地发挥作用，致使胆管炎反复发作。发生肝门部胆管梗阻后，相当一部分患儿需再次手术，解除梗阻，因而要尽量减少早期胆管炎的发生。而发生晚期胆管炎时，肝门吻合口已生长良好，不易造成肝门部的胆管梗阻，但反复发作晚期胆管炎可引起门脉高压。总体来说，晚期胆管炎的预后较早期胆管炎好。

引起胆管炎的病原体有细菌和真菌。细胞多为革兰阴性杆菌，如铜绿假单胞菌、大肠埃希菌、肺炎克雷白杆菌、伤寒杆菌等。在长期大量使用广谱抗生素和激素后，还可发生真菌感染。国外曾有作者报道胆道闭锁术后发生真菌可能迁延至术后多年。真菌性胆管炎属深部真菌感染，诊断困难，抗真菌药不良反应较大，危害性大，所以预防是关键。

五、胆管炎的预防与治疗

（一）手术改良

目前治疗 BA 的 Kasai 手术已经过多次改良，手术强调对血管及微小胆管的保护，以期获得较好的胆流。术中肝门部操作时，尽量不使用电刀，避免灼伤肝门部微小胆管，最大程度保护残余的微小胆管。广泛切除肝门部纤维斑块，在肝门部 2 点及 10 点位进行细致、精巧操作；并刻意在剥离面浅层实施缝合，防止肝门部微小血管或微小胆管损伤。建议在手术时加用防反流措施，尽管存在争议，但部分学者仍在坚持。手术中操作轻柔，减轻术后肠粘连程度，防止反流发生。部分学者建议采用 CUSA（超声吸引器）处理肝门部纤维斑块，希望获得持续而有效的胆流，降低肝移植率，但目前尚无更多的报道。

在 Kasai 手术中加用防反流措施虽然存在争议，但仍然被多数外科医生选择在术中实施。部分学者认为，设置防反流瓣可以抑制反流发生，却不能有效预防胆管炎。我们应看到胆管炎的发生是多种病理生理因素共同作用的结果。如部分胆管炎的发生是因为肝内胆管囊性扩张后伴发胆汁淤积，成为细菌潜在的定植目标。因此，尽管反流瓣起着作用却无法避免感染。根据国外多名专家的研究数据，无反流瓣组患者发生胆管炎的概率显著高于长 Y 臂组，目前公认的预防术后反流性胆管炎的黄金准则是长 50cm 的 Roux-en-Y 臂。

（二）有效的抗生素的应用

在 Kasai 手术期间静脉滴注抗生素，术后应选用肝、胆道效价水平高和经肝胆道排泄的广谱抗生素，继续每天静脉滴注，并持续 3~4 周。由于胆管炎的致病原以肠道生物群为主，常见致病菌多为革兰阴性杆菌。细菌谱的变异和耐药成为困扰治疗效果的最大障碍，也决定了抗生素的使用不断升级。从 20 世纪 80 年代使用二代头孢菌素到 20 世纪 90 年代以三代头孢菌素为主，随着细菌耐药及菌株的变异，越来越需要效果更好的抗生素。现在使用三代头孢菌素治疗胆管炎，效果较差。既往头孢哌酮是治疗胆管炎效果较好的抗生素，治愈率可达 88.9%，但随着时间推移，作为一线抗生素治疗胆管炎效果已经下降。表明三代头孢菌素已不能满足对肝门空肠吻合术后胆管炎的防治作用。需寻找效果更好、作用更强的广谱高效抗生素作为一线治疗用药，亚胺培南是一种广谱的 β-内酰胺类抗生素，具有强大的抑制细菌细胞壁合成的能力，它能对抗细菌产生的 β-内酰酶的降解作用，对革兰阴性及阳性细菌均有活性。而预防胆管炎发生较胆管炎发生后再治疗更为重要。因而有学者将亚胺培南作为预防和治疗胆管炎的一线用药，且在早期胆管炎好发的第二周时改用此药物。术后第二周开始静脉滴注免疫球蛋白。

由于真菌感染也可引起胆管炎的发生，因而提高对真菌感染的认识和积极处理是必需的。当出现皮肤和口腔有真菌感染的迹象，及时静脉滴注或口服抗真菌药物，皮肤外擦拭真菌的外用药物，口腔涂擦药物。

胆管炎发生时仍应静脉滴注有效的广谱抗生素,必要时加用抗真菌药物。抗生素的用量要够、浓度要合适,时间要足。为减少早期胆管炎时肝门吻合口瘢痕形成,可同时配合使用激素。对因反流引起的胆管炎,应对进食后患儿采取半坐位,防止进食后食物的反流,必要时禁食,对预防和治疗胆管炎有帮助。

如用抗生素 5 天后无效或血细菌培养不敏感,应更换抗生素。用药 3 天体温正常,同时患儿黄疸减轻,大便颜色变黄,为治疗有效。为防止胆管炎复发,诊断胆管炎后用抗生素至少一周。

(三) 激素的应用

激素用于提高抗生素治疗胆道闭锁术后反复胆管炎的疗效已经有 20 年历史。最初是在 1985 年 Karrer 和 Lilly 报道了短期激素冲击治疗来提高胆流量,此后激素被认为同时具有利胆和抗炎作用,其利胆作用是由 Na-K-ATP 酶介导,提高毛细胆管电解质转运,从而刺激胆流量,这个过程不受胆盐浓度制约。另一方面,当大剂量使用时。激素表达了抗炎和免疫抑制的功效:减少水肿和胶原沉积,抑制瘢痕形成,捕捉浸润的单核和淋巴细胞;趋化因子包括单核细胞趋化蛋白一 1(MCP-1)和白介素-8(IL-8)已被确认参与了胆管炎的炎性浸润过程,而激素治疗可调节 IL-8 和 MCP-1 的表达,从而改善炎症细胞浸润;胆管上皮的细胞内黏附分子-1(ICAM-1)表达对淋巴细胞的聚集起关键作用,血清 ICAM-1 水平在激素治疗后明显下降。

对于胆管炎患儿,在使用有效的抗生素的前提下,合理使用激素可以明显缩短退黄的时间。粪便颜色可反映胆汁引流是否通畅,严格监测粪便颜色可帮助确定重新起用激素的时机。

(四) 利胆药物应用

除激素外,常见的利胆药还包括有去氢胆酸、胰高血糖素、前列腺素 E2、熊去氧胆酸等。其中临床以熊去氧胆酸应用最多。熊去氧胆酸可显著降低必需脂肪酸的缺乏,并能降低胆红素水平。

(五) 其他药物

BA 患儿虽为梗阻性黄疸,血清中以结合胆红素(直接胆红素)升高为主,但由于肝脏功能损害明显,未结合胆红素亦明显高于正常。苯巴比妥,作为肝酶诱导剂之一能诱导肝细胞微粒体促进葡萄糖醛酸转移酶的生成,增加未结合胆红素(间接胆红素)与葡萄糖醛酸相结合,从而加强肝脏代谢胆红素的能力。常规予苯巴比妥 $5mg/(kg \cdot d)$,分 2~3 次口服。

BA 患儿肝功能受损,术后应注意一定量的葡萄糖和蛋白质的供给,但勿超过负荷。对脂肪的供给应减少。注意补充维生素 A、D、E、K 等。适量补充肠道益生菌纠正因术后免疫抑制剂及长期抗生素的应用可能会导致菌群失调和过度繁殖,或可达到预防甚至是治疗术后胆管炎的目标。

在保护肝脏方面,多选用肌苷、葡醛内酯、三磷酸腺苷(ATP)及辅酶 A(coenzyme A)等。葡醛内酯能与肝脏及肠道内的毒物相结合,成为无毒的葡萄糖醛酸结合物而排出,具有保护肝脏及解毒作用。还可促进肝细胞再生,使肝糖增加,脂肪储量减少。临床常用剂量为:葡醛酸钠,0.05~0.1g/d,肌注或静注,每日 1 次,可持续 10~14 天。葡醛内酯,0.025~0.05g/次,口服,3 次/日,持续 1~3 个月。

六、疾病转归

胆管炎的反复发生会导致肝脏纤维化加重、门静脉高压,甚至出现消化道出血。此外,早期胆管炎还能引起肝门部胆管梗阻,使开放的胆管重新闭塞,致手术失败。胆管炎作为 BA 术后最常见和最严重的并发症,我们要给予足够重视。要从预防做起,积极从病因上预防胆管炎的发生,对术中及术后的每一个环节都要做到细致准确、精益求精,在发生后要给予积极的治疗,把胆管炎对患儿的伤害降到最低。

(罗喜荣)

参 考 文 献

[1] WU ET,CHEN HL,NI YH,et al. Bacterial cholangitis in patients with biliary atresia:impact on short-term outcome[J]. Pediatr Surg Int,2001,17:390-395.

[2] 尹军霞,林德荣.肠道菌群与疾病[J].生物学通报,2004,39(3):26-28.

[3] HSIEH CS,HUANG LT,HUANG CC,et al. Bacteria astend to liver from the bilioenteric conduit after choledochojejunostomy in the cholestatic rat[J]. Pediatr Surg Int,2003,19:699-702.

[4] KOMURO H,MAKINO S,MOMOYA T,et al. Cholangitis associated with cystic dilation of the intrahepatic bile ducts after antireflux valve construction in biliary atresia[J]. Pediatr Surg Int,2001,17(2-3):108-110.

[5] CHUANG JH,LEE SY,CHEN WJ,et al. Changes in bacterial concentration in the liver correlate with that in the hepaticojejunostomy after bile duct reconstruction:implication in the pathogenesis of postoperative cholangitis[J]. World J Surg,2001,25(12):1512-1518.

[6] MACK CL,TUCKER RM,LU BR,et al. Cellular and humoral autoimmunity directed at bile duct epithelia in murine biliary atresia[J]. Hepatology,2006,44(5):1231-1239.

[7] LAO OB,LARISON C,GARRISON M,et al. Steroid use after the Kasai procedure for biliary atresia[J]. Am J Surg,2010,199(5):680-684.

[8] SHINOHARA T,MURAJI T,TSUGAWA C,et al,Efficacy of urinary sulfated bile acids for diagnosis of bacterial cholangitis in biliary atresia[J]. Pediatr Surg Int,2005,21:701-704.

[9] 葛军涛.胆道闭锁 Kasai 术后胆管炎的病因及治疗[J].中华小儿外科杂志,2013,(34)5:387-389.

[10] 刘钧澄,冯运红.胆道闭锁葛西术后胆管炎[J].实用儿科临床杂志,2013,(22)23:1769-1772.

[11] 罗义.胆道闭锁术后胆管炎诊治的现代概念[J].临床小儿外科杂志,2006,(5)2:113-115.

第二十五章

胆道闭锁 Kasai 术后生长发育问题

胆道闭锁（biliary atresia，BA）是小儿常见的肝胆外科疾病，主要临床表现为梗阻性黄疸，呈进行性加重。如得不到及时的治疗，患儿将在短期内死亡，发病率以我国和日本较高。目前对胆道闭锁患儿最常规且疗效较好的治疗手段是 Kasai 手术及肝移植。而术后合理的喂养及并发症的及时有效处理是减少术后死亡率最重要的保障，Kasai 手术以后，如何进行预防接种和能量的添加是许多家长比较关注的问题。

第一节　术后营养及膳食搭配

胆道闭锁患儿不论是进行 Kasai 手术还是肝移植，因肝功能有异常，术后饮食宜进食高糖、高热量、高维生素、高蛋白（植物性蛋白）、低脂少渣食物。能量目标：膳食推荐摄入量的130%~150%。其中碳水化合物占50%~55%，蛋白占20%~30%，脂肪占20%~25%，具体可以分为以下几个方面：

一、高蛋白

肝脏是机体蛋白代谢的主要器官，如白蛋白、糖蛋白、脂蛋白、凝血因子、抗凝因子、纤溶因子以及各种转运蛋白等，均系肝细胞合成。胆道闭锁患儿肝功能异常，肝脏合成这些蛋白功能降低，肝脏储备功能减退，或者患儿腹泻、感染等原因，机体对蛋白质的吸收利用发生障碍。临床表现为消瘦、水肿等，体内物质代谢的变化也引起生化指标的改变，如血中总蛋白降低、血浆氨基酸的变化等，可导致儿童生长发育障碍、机体抵抗力降低，重者死亡。饮食应以富含蛋白质的食物为主。含蛋白质多的食物包括牲畜的奶：牛奶、羊奶、马奶等；畜肉：牛、羊、猪、狗肉等红肉；禽肉：鸡、鸭、鹅、鹌鹑、鸵鸟肉等；蛋类：鸡蛋、鸭蛋、鹌鹑蛋等；海产品：鱼、虾、蟹等；还有大豆类：黄豆、大青豆和黑豆等，其中黄豆的营养价值最高，它是婴幼儿食品中优质的蛋白质来源；此外芝麻、瓜子、核桃、杏仁、松子等干果类蛋白质的含量均较高。每日蛋白摄入量应为 2~4g/（kg·d），根据孩子的年龄、体重选择合适的品种和量。

二、丰富的糖类

糖在生命活动中的主要作用是提供碳源和能量。人体所需能量的50%~70%来自于糖。

食物中的糖类主要是淀粉,淀粉被消化成其基本组成单位葡萄糖后,以主动方式被吸收入血,经门静脉进入肝脏。胆道闭锁患儿肝糖原减少,糖异生能力下降,容易发生低血糖,充足的碳水化合物能使体内储备足够的肝糖原,防止低血糖的发生。另外对碳水化合物不耐受者临床表现为腹泻,通过检测粪便中的还原物和 pH 可确定。最常见的是乳糖不耐受,此时对于胆道闭锁婴幼儿来说要选择不含乳糖的配方。

三、低脂肪、低胆固醇、特殊配方膳食

脂肪及胆固醇均属于脂类,脂类不溶于水,必须在小肠经胆汁中胆盐的作用,乳化并分散成细小的微团后,才能被消化酶消化。胆道闭锁患儿,因胆汁产生及分泌功能不良,故对脂类消化吸收功能欠佳,可出现脂肪泻,继而导致能量丢失。脂肪的吸收障碍,特别是长链甘油三酯(long chain triglyceride,LCT)摄入不足,导致必需脂肪酸(essential fatty acid,EFA)的缺乏,亚油酸和亚麻酸是人体内的两种 EFA,缺乏会导致发育受损、血小板减少和免疫功能受损等。而中链甘油三酯(medium chain triglyceride,MCT)是水溶性的,不需要肠腔内胆盐乳化直接吸收,能直接被吸收进入门静脉循环使用。对于胆道闭锁患儿,MCT 推荐量:占总脂肪的 30%~50%,如配方奶粉蔼尔舒,含 40%MCT,可减少脂肪泻的程度,有利于改善婴幼儿的营养状况。同时可将含亚油酸的玉米油或红花油添加到食物里,或将脂肪乳剂添加到配方奶里提供额外的亚油酸。宜采用低脂肪、低胆固醇饮食。脂肪摄入量应掌握在 1g/(kg·d)。

四、限制膳食中的水和钠

有水肿或轻度腹水的患者,应给予低盐饮食,每天摄入钠盐量应限制在 0.5g(儿童)左右。禁食含钠较多的食物,例如蒸馒头时不要用碱,可改用鲜酵母发面。其次,各种咸菜和酱菜钠含量也非常多,患者应限制食用。味精以谷氨酸钠为主,多食会加重水钠潴留,不利于水肿和腹水的消退。为减少钠盐的摄入,可在患者饮食中使用低钠盐、低钠酱油或无盐酱油。对于婴幼儿来说,如果出现腹水或水肿,可选择高能量密度配方奶粉,如蔼尔舒、小百肽等配方奶粉。

五、脂溶性维生素

(一)维生素 A

肝脏是维生素 A 代谢和储存的主要器官,胆汁中的胆酸盐能乳化脂类,促进维生素 A 的吸收,并能加强 β-胡萝卜素-15,15-加氧酶的活性,促进其转化为视黄醇,故患胆道闭锁时,易致维生素 A 缺乏症。维生素 A 缺乏最早的症状是在暗环境下视物不清,定向困难,出现夜盲;皮肤干燥,角化增生、脱屑;呼吸道及泌尿道上皮增殖和角化,以及免疫功能下降,易引起呼吸道、泌尿系继发感染和脓尿。舌味蕾因上皮角化味觉功能丧失,影响食欲,有的患儿可有呕吐;婴幼儿时期可见体格发育迟缓;严重缺乏维生素 A 时可导致血细胞生成不良形成贫血。饮食应以富含维生素 A 饮食,要增加动物性食物的比例,羊肝、牛肝每 100g 含维生素 A 约 5 万 IU,奶类、黄油、奶酪和蛋类维生素 A 含量中等,牛肉、羊肉、猪肉中维生素 A 含量较低,植物性食物中富含类胡萝卜素的蔬菜、水果有南瓜、胡萝卜、深绿色叶子蔬菜、马铃薯、芒果、杏、西红柿等。棕榈油中维生素 A

含量很高,但在我国食用很少。因为肝中铁的含量也高,维生素 A 和铁还可以相互促进吸收和利用。

(二) 维生素 D

在机体的钙、磷代谢中,维生素 D 起重要的调节作用,所以维生素 D 缺乏病的发生与钙、磷代谢有密切的关系,对机体的影响是全身性的,其突出的表现是佝偻病(rickets)或骨软化症(osteomalacia)的发生。胆道闭锁患儿由于缺乏充分的日光照射,喂养不当,缺少富含维生素 D 的食品,肝功能不完善,维生素 D 及钙、磷储存量少,容易发生维生素 D 缺乏病。植物性食物几乎不含有维生素 D,维生素 D 主要来源于动物性食物。维生素 D 主要存在于海鱼、动物肝脏、蛋黄和瘦肉中。另外像脱脂牛奶、鱼肝油、乳酪、坚果和海产品、添加维生素 D 的营养强化食品,也含有丰富的维生素 D。维生素 D 的来源与其他营养素略有不同,除了食物来源之外,还可来源于自身的合成制造,这需要多晒太阳,接受更多的紫外线照射。

(三) 维生素 E

维生素 E 是最疏水的脂溶性维生素,最依赖肠腔内胆汁酸才能被吸收。在胆道闭锁的婴儿和儿童中胆汁酸分泌受损会导致维生素 E 的吸收障碍。维生素 E 在维持神经系统和肌肉系统的结构和功能中非常重要,周围神经病变、共济失调、眼肌麻痹和肌无力都是胆道闭锁患儿维生素 E 缺乏的表现。富含维生素 E 的食物有西红柿、菠菜、芹菜、山药、动物肝脏等。

(四) 维生素 K

维生素 K 的吸收主要在小肠,经淋巴入血,在血液中随 β 脂蛋白转运至肝储存。维生素 K_1 的吸收需要胆汁和胰液分泌,因此受胆汁淤积的影响。维生素 K 的主要生化作用是维持体内第 Ⅱ、Ⅶ、Ⅸ、Ⅹ 凝血因子正常水平。当阻塞性黄疸时,肝功能减退,维生素 K 的储存发生障碍,维生素 K 缺乏,易导致出血。喂养应注意维生素 K 的摄取。富含维生素 K 的食物有蛋黄、胡萝卜、西红柿酱、南瓜、青菜及鱼、鱼卵、肝、奶油、黄油、干酪、肉类、奶、水果、坚果、蔬菜及谷物等。

六、水溶性维生素

(一) 维生素 B_1

维生素 B_1 经小肠吸收后,主要被肝脏代谢,生成焦磷酸硫胺素,参与 α-酮酸氧化脱羧反应,胆道闭锁患儿维生素 B_1 代谢障碍,可以影响神经细胞膜髓鞘磷脂合成,导致末梢神经炎及其他神经病变。故需补充充足的维生素 B_1。

(二) 维生素 C

直接参与肝脏代谢,促进肝糖原形成。增加体内维生素 C 浓度,可以保护肝细胞及促进肝细胞再生。腹水中维生素 C 的浓度与血液中相等,故在有腹水时应补充大量的维生素 C。

七、饮食宜清淡、细软、易消化、无刺激

胆道闭锁患者经常出现食欲不振,应给予易消化吸收的食物,少量多餐,要吃软食且无

刺激性的食品,不要吃坚硬粗糙的食品,如油炸食品、硬果类食品。当合并食管静脉曲张时,更应注意严禁食用油炸食品和干果类食品,因为这类食物容易划伤食管静脉,引起上消化道大出血,以致危及生命。

第二节 术后随访

胆道闭锁手术方法目前主要采用 Kasai 手术、肝移植手术。不管哪种方法,术后处理主要以保肝、利胆、预防感染、减轻肝脏纤维化为主要目的。院外要密切观察,定期复查,术后前 3 个月,每月随访 1 次,3 个月后每 3 个月随访 1 次,1 年后改为半年随访 1 次,2 年后定期 1 年随访 1 次。随访主要内容包括血药浓度、血液分析、肝肾功能、电解质、凝血四项及肝脏 B 超及弹性检测,一旦出现下列情况需积极就诊,临床医生协助处理。

一、术后胆管炎

术后胆管炎为胆道闭锁术后最常见并发症。胆管炎诊断标准为无其他原因解释的发热,体温>38.5℃;皮肤黏膜黄染加深,或退而复现;大便颜色变淡,或重新出现白陶土样大便;血清胆红素升高(以直接胆红素为主);血常规白细胞和中性粒细胞明显升高。

二、上消化道出血

胆道闭锁可导致胆汁性肝硬化,脾功能亢进,逐渐出现门脉高压,易引起上消化道出血。主要症状为呕血,伴随面色苍白、血压下降、精神萎靡。对于存在门脉高压、食管静脉曲张的患儿,提醒家长避免进食生硬、油炸、辛辣和粗纤维食物;避免使用对食管、胃有刺激的药物如解热镇痛药物,如泰诺林、美林等,大环内酯类抗生素如红霉素、阿奇霉素等,以达到初步预防的作用。

三、呼吸道感染

胆道闭锁患儿常并发呼吸道发育不全,sIgA 抗体减少,抵抗力弱。手术创伤和机体应激反应,可加重呼吸道感染,主要并发肺感染。症状主要为呼吸急促、口周发绀、两肺呼吸音粗。

四、真菌感染

胆道闭锁患儿肝功能受损、低蛋白血症,特别是球蛋白低,免疫功能低下,术后长期应用广谱抗生素预防或控制细菌感染,可使肠道菌群失调、迁移,术前术后应用大量激素,这些均是术后易发生真菌感染的高危因素。局部可表现为皮肤或口腔鹅口疮,为白念珠菌所致,深部真菌感染诊断困难,危害大,预防是关键。

第三节　生长发育迟缓因素

1. 胆道闭锁患儿肝功能异常,合成功能降低,导致营养不良。

肝细胞不断生成胆汁酸和分泌胆汁,胆汁在消化过程中可促进脂肪在小肠内的消化和吸收。如果没有胆汁,食入的脂肪将有 40% 从粪便中丢失,而且还伴有脂溶性维生素的吸收不良。胆道闭锁患儿,胆汁分泌量少及肝功能不良,均可导致脂肪及脂溶性维生素吸收不良而致营养不良,生长发育迟缓。食物在消化、吸收后,经门静脉系统进入肝脏,几乎所有营养物质代谢,均需要肝脏参加。糖类物质是人类食物的主要成分,提供能量是糖主要生理功能。单糖经小肠黏膜吸收后,由门静脉到达肝脏,在肝内转化成肝糖原而贮存。许多非糖物质如氨基酸、脂肪等还可在肝内转变为糖,葡萄糖也可在肝内转变为脂肪酸及某些氨基酸。由消化道吸收的氨基酸通过肝脏时,约仅有 20% 不经过任何化学反应而入体循环到达各组织,而大部分的氨基酸在肝内进行蛋白质合成、脱氨、转氨等作用。血浆蛋白及许多凝血因子主要在肝脏内合成。肝脏是脂肪运输的枢纽。脂类是人体重要营养素,消化吸收后的一部分脂肪先进入肝脏,以后再转变为体脂而贮存;饥饿时,贮存的体脂也先被运送到肝脏,然后再进行分解。胆汁对于脂肪的消化、吸收具有重要意义,胆汁通过促进脂肪分解产物的吸收,对脂溶性维生素的吸收也有促进作用。胆道闭锁患儿因肝功能不良及胆汁分泌减少,其糖、蛋白质、脂肪合成及贮存功能均减低,导致蛋白质—能量营养不良,生长发育迟缓。

2. 肝脏是人体的重要解毒器官,它可保护机体免受损害,外来的或体内代谢产生的有毒物质都要经过肝脏处理,使毒物成为无毒的或溶解度大的物质,随胆汁或尿液排出体外。胆道闭锁患儿,肝功能不良,且胆汁分泌减少,肝脏解毒功能及毒物排出减低,毒物蓄积,且对细菌的吞噬能力降低,易并发感染,这些原因均导致患儿生长发育迟缓。

3. 肝肠吻合后,肠管功能改变,正常菌群破坏,肠道菌群失调移位,肠道感染,胆汁酸分泌障碍,导致吸收异常,最终营养不良。

4. 肝移植术后由于各种原因会导致肝功能异常,如感染、淋巴细胞增殖性疾病、慢性排斥反应等,可能会对患儿的生长产生影响。移植后尽量减少糖皮质激素用量或早期撤除糖皮质激素有助于改善患儿的生长发育状态。

(杨合英)

参 考 文 献

[1] 彭春辉,陈亚军. 胆道闭锁 Kasai 手术预后的影响因素[J]. 实用儿科临床杂志,2010,25(23):1835-1838.

[2] 熊晓峰,冯杰雄. 胆道闭锁 Kasai 手术效果影响因素的研究进展[J]. 中华小儿外科杂志,2016,37(5):382-386.

[3] 李艳阳,杨合英,张大,等. 99 例胆道闭锁 Kasai 术后疗效及相关因素分析[J]. 中华小儿外科杂志,2015,36(4):249-253.

[4] 梁晓峰,罗凤基,封多佳,译. 疫苗学. 第 5 版. 北京:人民卫生出版社,2011.

[5] 姚泰. 生理学. 第 6 版. 北京:人民卫生出版社. 2005.

［6］晏堃.肝硬化患者的营养评估及营养支持［J］.现代中西医结合杂志,2012,21(6):675-677.

［7］刘钧澄,李桂生.胆道闭锁术后真菌感染［J］.实用儿科临床杂志,2007,22(11):820-821.

［8］ALLEN U,GREEN M. Prevention and treatment of infectious complications after solid organ transplantation in children［J］. Pediatr Clin North Am,2010,57(2):459-479.

［9］中华医学会器官移植学分会,中国医师协会器官移植医师分会.中国儿童肝移植临床诊疗指南(2015版)［J］.中华移植杂志(电子版),2016,10(1):2-11.

［10］MACIAS-ROSALES R,LORRASO-HARO A,ORTIZ-GABRIEL G,et al. Effectiveness of Enteral Versus Oral Nutrition With a Medium-Chain Triglyceride Formula to Prevent Malnutrition and Growth Impairment in Infants With Biliary Atresia［J］. Pediatr Gastroenterol Nutr,2016,62:101-109.

第二十六章

胆道闭锁围术期营养问题

一、营养支持概述

胆道闭锁(BA)是儿童终末期肝病中最常见的病因,约占 2 岁以内需行肝移植病例的 60%,占所有肝移植病例的 32%;肝移植是治疗终末期肝病的唯一方法。

胆道闭锁术后至移植前等待时间较长,期间营养支持过程较为烦琐,导致外科医生往往忽略了对 BA 术后患儿的营养支持。据报道,大约 60%～80%的终末期肝病患者在移植前,存在中度至重度的营养不良。

胆道闭锁术后的营养状况取决于胃肠、肝胆等多个系统的功能。胆道闭锁术后常因胃肠道动力低下,有效小肠长度减少,肠道菌群过度增殖、失调;肝脏合成代谢功能下降,肝脏甘油三酯廓清能力下降,胆盐排泄减少,脂类吸收障碍;门脉高压、腹水、胆管炎及其他继发感染的存在,而导致术后营养不良。因此,胆道闭锁术后营养不良并不等同于肝功能不佳所致的营养不良,其临床表现及处理更为复杂。胆道闭锁患儿移植前营养不良可能导致日后远期移植并发症增多,如患儿及移植物存活率降低、线性生长受限、智力发育障碍、代谢性骨病等。

胆道闭锁术后理想的营养支持可通过提高肝脏合成及解毒所需的能量,减缓或阻止肝脏的进一步损伤。此外,胆道闭锁术后营养支持也可促进生长,提高免疫状态,最大限度地提高移植后存活率。有循证医学 1-B 类证据显示对胆道闭锁术后患儿积极地营养支持,可显著提高日后移植存活率。

二、营养状态评估

对胆道闭锁术后患儿进行全面的营养状态评估十分必要。一项完整而全面的评估包括人体测量数据和生化指标,同时也包括临床、社会以及餐食评估。一般认为胆道闭锁术后行肝移植时体重超过 8kg 的婴儿,移植后生存率明显升高。但单就体重这一指标而言,无法对营养状态进行预测,特别是伴有腹水及脾大的患者。腹围测量可对体重进行辅助,明确体重增长的原因。中上臂围及三头肌皮褶厚度可反映蛋白质及脂肪的储存状态。采用标准测量方法对中上臂围(MUAC)及三头肌皮褶厚度(TSF)进行连续测量,可反映近一段时间的营养状态。上述两个值的测量,已被作为循证医学 2-B 类证据,列入常规评估项目之列。中上臂围绝对值小于 12.5～13.0cm,或 Z 值<-2.0(可在线进行计算),往往预示着中至重度营养不良。MUAC 及 TSF 一般需 4～6 周测量一次。其他的测量指标还包括身高、身高体质指数、头

围等,但这些指标都存在一些局限性。生化检查包括白蛋白、前白蛋白及转铁蛋白等能够反映肝脏合成功能的指标,但上述指标仅能反映当前肝脏功能及体内液体潴留情况,对于评估患儿营养状态意义有待探讨。

虽然通过上述人体测量指标所提示营养状况与生化检查所提示的肝脏疾病严重程度有显著相关性,但临床医生需注意的是上述测量值可能存在假阳性,如皮褶厚度可因皮肤水肿而导致测量值增加,需要密切结合生化指标及临床症状进行营养状态的评估及后续营养支持计划的制定。

餐食评估是另外一项重要的评估内容,通常由临床营养师完成。评估包括终末期肝病对营养状态的影响,患儿进食能力,社会和文化因素对家庭饮食的影响以及对于复杂的饮食治疗的依从程度。

三、营养要素需求

胆道闭锁术后患儿糖、脂、蛋白质代谢存在一些特有的改变。胆道闭锁术后患儿因有效肝实质减少及肝功能受损所致糖异生及肝糖原储备能力下降,发生低血糖的风险明显增加,胆汁流中断或缺失致脂类代谢紊乱,脂溶性维生素及必需脂肪酸吸收异常;氨基酸代谢异常,血浆支链氨基酸浓度降低,芳香族氨基酸水平增加;蛋白质分解代谢增加,合成减少。

胆道闭锁术后患儿营养不良的原因是各营养要素供求之间的矛盾,随着术后时间推进,肝功能进一步恶化,该矛盾将更为突出。胆道闭锁术后营养支持的目标是补充足够的能量及营养素,满足患儿能量需求,维持生长发育;改善肝功能,纠正贫血、低蛋白血症,改善凝血功能;控制腹水、纠正水电解质平稳紊乱,稳定胆道闭锁术后及肝移植术前状态,最终延长移植等待时间,提高移植存活率。基于上述改变及目标,胆道闭锁术后患儿对营养要素的需求有其相应的特点。

据估算,12个月内的胆道闭锁患儿的预计能量需求可达同龄正常儿童营养素需求值(nutrient reference value,NRV)的1.5倍。无效的代谢途径、吸收异常、器官代谢率增加为高能量需求的常见原因。胆道闭锁术后患儿摄入的大部分能量主要以脂肪的形式通过肠道丢失。术后通常以$505\sim603$kJ/kg($120\sim150$kcal/kg)作为起始能量供给。此类患儿多存在高代谢状态,其静息状态能量消耗约超出正常儿童的30%。1岁以上患儿需要约正常儿童营养素需求值(NRV)的$1.2\sim1.7$倍,以维持生长发育。

糖类占胆道闭锁术后患儿每日非蛋白质供能的50%~60%。婴儿较年长患儿更容易出现低血糖。在术后禁食的情况下,需给予静脉含糖液体,覆盖禁食全程,同时需密切监测血糖水平,防止低血糖出现。一般情况下,可满足胆道闭锁术后婴儿及儿童维持血糖水平的糖速分别为$8\sim9$mg/(kg·min)和$5\sim7$mg/(kg·min)。有研究显示当热量可满足需要及血糖稳定的状态下,应限制糖速<13.4g/(kg·d)或9.3mg/(kg·min),以减低静脉营养相关性胆汁淤积(PNAC)的发生率。

胆道闭锁术后脂类的摄入对机体营养密度需求、必需氨基酸及脂溶性维生素的摄入十分重要。一般认为脂类摄入的上限为8g/(kg·d)。胆道闭锁术后患儿摄入的长链甘油三酯(LCT)常因胆汁流异常,出现溶解降低、消化及吸收异常,并通过脂肪泻排出而使机体丢失大量能量。相比而言,中链甘油三酯(MCT)有良好的水溶性,可被胰脂肪酶迅速水解,无需胆汁乳化作用即可扩散至小肠黏膜刷状缘,并被肠道直接吸收入门静脉系统,转运至肝脏。目前通常认为当总胆红素$>100\mu$mol/L或结合胆红素$>70\mu$mol/L时即需添加MCT。文献建议术后脂类摄入量的 30%~70% 需由 MCT 组成。MCT 过少会造成吸收异常及生长发育障碍，而过多(>80%)，则会造成必需脂肪酸缺乏。临床中，对于年长患儿，可直接在辅食中加入 MCT 油，一般为 1~2ml/(kg·d)，分 2~4 次添加。但由于口感较差，反而会引起 MCT 营养摄入减少；添加 MCT 前需评估潜在的导致厌食的风险。对于婴儿患者，MCT 的给予量约占脂类摄入量的 50%；若给予婴儿高 MCT 配方奶后婴儿进食减少，则需改为普通配方奶喂养。

必须脂肪酸为多聚不饱和脂肪酸(polyunsaturated fatty acid，PUFA)，包括 α-亚麻酸(18:3)，亚油酸(18:2)。必需脂肪酸无法自身合成，需通过食物摄入；为其他长链不饱和脂肪酸(long chain polyunsaturated fatty acid，LCPUFA)前体。必需脂肪酸缺乏包括摄入过少，高MCT 饮食及脂类异常吸收有关；必需脂肪酸不足可导致血清胆红素增高。有学者建议胆汁淤积患儿中，不少于 10% 的总能量需由 PUFA 提供；欧洲儿科胃肠病学、肝病学与营养学会建议婴儿配方奶中，4.5%~10.8% 的能量需由亚油酸提供，其中亚油酸与 α-亚麻酸比值为1:5~15。胆道闭锁患儿也存在 LCPUFA 代谢异常，可导致脑、眼发育异常，可使用含 LCPU-FA 的配方奶提高其体内水平。

目前仍缺乏对必需脂肪酸测量的方法，同时也缺少必需脂肪酸可改善胆道闭锁术后预后的数据支持。但基于理论基础，胆道闭锁术后患儿对必需脂肪酸有着更高的需求。根据国外部分中心的临床实践经验，采用含有 50%MCT 配方奶喂养的婴儿，每 420kJ(100kcal)需额外补充 0.7ml 胡桃油。对于稍大的患儿，可通过添加其他富含必需脂肪酸的食物来增加摄入量。

原则上胆道闭锁术后患儿蛋白质的摄入可采用高蛋白配方奶，以便提高蛋白质摄入量，蛋白质总量可按照 3~4g/(kg·d)计算。当患儿出现难以控制的肝性脑病时，需减少蛋白质的摄入，但总量应需超过 2g/(kg·d)。蛋白质摄入过少会导致内源性肌肉蛋白消耗过多，造成营养不良。有学者发现与正常儿童相比，中-重度胆汁淤积或胆道闭锁患儿对支链氨基酸(branched chain amino acid，BCAA)的需求明显增加；部分研究显示支链氨基酸配方奶可增加氮储存、促进蛋白质合成及减少蛋白质消耗，可满足每日蛋白质需要但不增加肝性脑病发生率，改善肝硬化所致的并发症；另外，一项系统评价显示与等氮非支链氨基酸配方奶相比，支链氨基酸配方奶对治疗肝性脑病是有益的。但由于支链氨基酸配方奶价格昂贵，口感不佳，限制了其在胆道闭锁术后患儿中的使用。因此，胆道闭锁术后蛋白质摄入总量可不做特殊限制。每四周测量一次中上臂围，可监测蛋白质摄入情况。

综上，口感良好(全蛋白)、含有 50% MCT、添加了适量必需脂肪酸(水平在 ESPGHAN建议范围内)及 LCPUFA、低渗透压、低钠、免乳糖的配方粉为 BA 术后理想的食物。

与水溶性维生素相比，胆道闭锁术后患儿对脂溶性维生素的吸收存在异常。约 22%~35% 的术后胆汁淤积患儿体内脂溶性维生素缺乏。对于多种脂溶性维生素缺乏的患儿，可给予含脂溶性维生素的复合维生素胶囊，但需计算使用量。临床中，维生素 A 可预先水溶处理，按照 5 000~25 000IU/d 补充。小于 10kg 的患儿以 5 000IU/d 为起始量；大于 10kg 的患儿以 10 000IU/d 为起始量。补充后，需每 3~4 周密切监测体内维生素 A 含量，补充结束后需给予维持量。高维生素 A 血症会导致严重的肝毒性，以及颅内压增高、痛性骨病。维生素 D 的补充可通过补充维生素 D_2(ergocalciferol)及 D_3(cholecalciferol)来实现。维生素 D_2 可按3~10 倍同年龄推荐剂量补充。维生素 D_3 的补充量取决于体重及血清维生素 D 水平。当体重小于 40kg，血清测得值 <10ng/ml、介于 11~19ng/ml、介于 20~29ng/ml 时，分别需补充

100、75 及 50IU/（kg·d）。有研究显示胆汁淤积患儿在补充维生素 D 时一并补充维生素 E 可促进维生素 D 吸收。若患儿有严重的胆汁淤积，对上述补充剂量无反应，或已出现严重骨性病变，需按 0.05~0.20μg/（kg·d）补充 1,25 二羟-维生素 D₃。胆道闭锁术后因胆汁淤积，患儿均有不同程度维生素 E 及维生素 K 缺乏。应常规补充维生素 E 及维生素 K。通常给予液态维生素 E 水溶脂，按 15~25IU/（kg·d），清晨早餐时顿服。术后常规给予口服维生素 K 2.5~5.0mg，每周 2~7 次；若吸收不佳，可通过肠外营养补充。

部分微量元素缺乏在胆道闭锁患儿中十分常见，也需按实际检测情况予以补充。若血清锌浓度<60μg/dl，使用硫酸锌注射液按照锌元素 1mg/（kg·d）补充 2~3 个月。铁的补充按照元素铁 5~6mg/（kg·d），分 3 次口服。但补铁前需纠正维生素 E 缺乏，以便提高铁的吸收率，减少铁元素在体内溶血后沉淀。钙的补充按照钙元素 25~100mg/（kg·d），分 3 次口服给予。若微量元素口服效果不佳，可通过肠外营养补充。

四、营养方式选择

胆道闭锁术后营养给予方式包括经口喂养、鼻饲管喂养及静脉营养三种。术后均鼓励经口喂养患儿。正常母乳喂养的患儿，可给予固定量的含有 MCT 的配方奶作为营养补充，MCT 的给予量需根据生长发育及耐受情况决定。已使用婴儿配方奶喂养的患儿需逐渐转换为含 MCT 的配方奶进行喂养。当给予 MCT 配方奶后，其总能量仍无法满足生长需要时，可通过减少与配方粉混合的水量，添加多聚葡萄糖或额外添加 MCT 等提高配方奶能量密度（从 280kJ 提高至 350~420kJ/100ml）。当患儿出现厌食、因腹水导致呕吐、体重维持 3 周不增，发育曲线为负增长或经口摄入增强配方奶（490kJ/100ml）低于 120ml/kg 时，考虑通过鼻饲管喂养。当成功放置鼻饲管后，术后早期 50% 的估算能量均需通过鼻饲管在 10~12 小时内持续给予；但胆道闭锁术后远期，肝功能进行性恶化时，为使患儿对喂养有良好的耐受及对营养良好的吸收，建议经鼻饲管连续 24 小时均匀喂养。使用鼻饲管喂养过程中需监测脂溶性维生素水平，及时补充。需要注意的是，在决定行鼻饲管持续喂养之前，明确患儿是否存在门脉高压所致的胃底食管静脉曲张及出血风险，若存在上述情况，应避免鼻饲管喂养。尽可能避免胃造口喂养，减少腹膜炎、胃底静脉曲张出血风险。当上述两种肠内营养喂养无法满足生长需要时可考虑肠外营养支持。另外，若患儿不足 8kg，无法耐受经口/肠内喂养，导致严重渗透性腹泻时，也需考虑肠外营养。只要患儿病情允许，可在肠外营养配合下，予以患儿进行支持性喂养。支持性喂养（可达 10ml/kg）可保护肝功能及肠功能，在肠外营养支持下可重新尝试肠内营养，并且尝试逐渐增加喂养量，直至患儿耐受肠内营养。静脉营养支持过程中，密切监测临床及生化指标，包括微量元素等。当胆道闭锁术后病情进展，即便使用最佳营养支持等也不能维持患儿营养状态时，往往提示肝功能恶化，需提前考虑行肝移植术。

营养不良是胆道闭锁术后常见的、可处理的并发症。通过早期筛查评估、临床及生化指标的监测可明确患儿营养不良的程度及风险。对术后患儿的营养管理是一项个体化、系统化及具体化的工作。适时积极通过经口、鼻饲管或肠外营养对术后患儿进行营养支持，可改善患儿营养状况，改善后续肝移植预后。临床工作者需密切监测胆道闭锁术后患儿营养要素缺乏所致的临床表现以及对营养支持的反应。

（黄柳明）

参 考 文 献

［1］ YOUNG S,KWARTA E,AZZAM R,et al. Nutrition assessment and support in children with end-stage liver disease[J]. Nutr Clin Pract,2013,28(3):317-329.

［2］ SQUIRES RH,NG V,ROMERO R,et al. Evaluation of the pediatric patient for liver transplantation:2014 practice guideline by the American Association for the Study of Liver Diseases,American Society of Transplantation and the North American Society for Pediatric Gastroenterology,Hepatology and Nutrition[J]. Hepatology,2014,60(1):362-398.

［3］ UTTERSON EC,SHEPHERD RW,SOKOL RJ,et al. Biliary atresia:clinical profiles,risk factors,and outcomes of 755 patients listed for liver transplantation[J]. J Pediatr,2005,147:180-185.

［4］ DA SILVA FV,FERRI PM,NASCENTES QUEIROZ TC,et al. Nutritional evaluation of children with chronic cholestatic disease[J]. J Pediatr (Rio J),2016,92(2):197-205.

［5］ ALONSO EM. Growth and developmental considerations in pediatric liver transplantation[J]. Liver Transpl,2008,14(5):585-591.

［6］ EL-SHABRAWI MH,KAMAL NM. Medical management of chronic liver diseases (CLD) in children (part II):focus on the complications of CLD,and CLD that require special considerations[J]. Paediatr Drugs,2011,13(6):371-383.

［7］ SMART KM,ALEX G,HARDIKAR W. Feeding the child with liver disease:a review and practical clinical guide[J]. J Gastroenterol Hepatol,2011,26(5):810-815.

［8］ HARTLEY JL,DAVENPORT M,KELLY DA. Biliary atresia[J]. Lancet,2009,374(9702):1704-1713.

［9］ SULTAN MI,LEON CD,BIANK VF. Role of nutrition in pediatric chronic liver disease[J]. Nutr Clin Pract,2011,26(4):401-408.

［10］ HALL G,CHOWDHURY S,BLOEM M. Use of mid-upper-arm circumference Z scores in nutritional assessment[J]. Lancet,1993,341(8858):1481.

［11］ TAYLOR R,DHAWAN A. Assessing nutritional status in children with chronic liver disease[J]. J Gastroenterol Hepatol,2005,20(12):1817-1824.

［12］ RAPHAEL BP. 3. 8 Nutritional management in cholestatic liver disease[J]. World Rev Nutr Diet,2015,113:178-181.

［13］ BAKER A,STEVENSON R,DHAWAN A,et al. Guidelines for nutritional care for infants with cholestatic liver disease before liver transplantation[J]. Pediatr Transplant,2007,11(8):825-834.

［14］ HUME R,BURCHELL A,WILLIAMS FL,et al. Glucose homeostasis in the newborn[J]. Early Hum Dev,2005,81(1):95-101.

［15］ GUPTA K,WANG H,AMIN SB. Parenteral Nutrition-Associated Cholestasis in Premature Infants:Role of Macronutrients[J]. JPEN J Parenter Enteral Nutr,2016,40(3):335-341.

［16］ NIGHTINGALE S,NG VL. Optimizing nutritional management in children with chronic liver disease[J]. Pediatr Clin North Am,2009,56(5):1161-1183.

［17］ GLUUD LL,DAM G,LES I,et al. Branched-chain amino acids for people with hepatic encephalopathy[J]. Cochrane Database Syst Rev. 2015,9:CD001939.

［18］ SULLIVAN JS,SUNDARAM SS,PAN Z,et al. Parenteral nutrition supplementation in biliary atresia patients listed for liver transplantation[J]. Liver Transpl,2012,18(1):120-128.

［19］ WANTY C,HELLEPUTTE T,SMETS F,et al. Assessment of risk of bleeding from esophageal varices during management of biliary atresia in children[J]. J Pediatr Gastroenterol Nutr,2013,56(5):537-543.

［20］ MACÍAS-ROSALES R,LARROSA-HARO A,ORTÍZ-GABRIEL G,et al. Effectiveness of Enteral Versus Oral Nutrition With a Medium-Chain Triglyceride Formula to Prevent Malnutrition and Growth Impairment in Infants With Biliary Atresia[J]. J Pediatr Gastroenterol Nutr,2016,62(1):101-109.

[21] SHNEIDER BL,MAGEE JC,BEZERRA JA,et al. Efficacy of fat-soluble vitamin supplementation in infants with biliary atresia[J]. Pediatrics,2012,130(3):e607-614.

[22] SUNDARAM SS,MACK CL,FELDMAN AG,et al. Biliary atresia:Indications and timing of liver transplantation and optimization of pretransplant care[J]. Liver Transpl,2017,23(1):96-109.

第二十七章

胆道闭锁疫苗接种

一、前言

肝移植为终末期肝病提供了治疗机会,并使患儿获得长期生存。我国肝移植自 20 世纪 90 年代起迅速发展,目前中国大陆累计完成肝移植已近 3 万例。根据肝移植注册系统数据显示,1999—2012 年我国儿童肝移植的年度数量仅占全部肝移植的 1%~7%,自 2012 年后每年儿童肝移植的例数已占 10% 以上,良性终末期肝病为主要原发病,胆道闭锁约占 80%,其次为各种遗传代谢性肝脏疾病。2015 年中国医学会器官移植学分会联合中国医师协会器官移植医师分会发布了《中国儿童肝移植临床诊疗指南》,为我国儿童肝移植的临床实践提供了理论指导和规范推荐。

终末期肝病患者移植前通常伴有慢性胆汁淤积。研究显示胆道闭锁等肝胆疾病患儿持续性黄疸可导致机体 T 淋巴细胞增殖异常,增加严重感染的风险。肝移植手术后患儿需要长期接受免疫抑制剂治疗抑制机体排异反应,同时药物也会影响机体抵御感染的能力,感染是术后常见的并发症和再住院的原因,同时感染可诱发移植物出现排异反应,增加死亡风险。疫苗接种是预防感染经济、有效、持久的策略。肝移植患者合理接种疫苗,为疫苗可预防传染病提供有效的免疫保护,有利于降低疾病暴露后的感染风险,改善肝移植的预后。

肝移植患者长期处于免疫抑制状态,疫苗接种需要充分考虑到疫苗的免疫原性和安全性。对于肝移植、胆道闭锁以及遗传代谢性肝病等患儿,既往疫苗接种程序、机体免疫状态、疾病易感状态、血清保护性抗体水平、免疫抑制药物使用剂量和时间以及需要接种疫苗的类型等,都是制定疫苗接种方案需要考虑的要素。患者的免疫抑制状态和疫苗类型是决定疫苗接种的关键因素,既要考虑疫苗接种是否可以诱发机体产生有效的免疫应答,还要考虑疫苗接种的安全性,尤其是减毒活疫苗是否存在诱发机体感染的风险。

肝移植前后需要合理规划移植患者的疫苗接种程序。根据患者的不同原发病及其免疫状态,制定个体化的疫苗接种方案,确保疫苗接种的有效性和安全性。在实施疫苗接种时,需要重视儿童肝移植前后疫苗接种的适应证和禁忌证,提高肝移植患儿的疫苗接种率,降低其发生传染病的风险,达到理想的保护效果。在积极关注肝移植及相关肝病患儿预防接种的同时,也应充分重视患儿家庭成员及其密切接触者的预防接种。

二、肝移植儿童在原发肝病状态时期的疫苗接种

胆道闭锁和终末期遗传代谢性肝病是目前我国儿童肝移植最主要的病因。对于这些患

儿,疫苗接种无明确禁忌证,原则上可以按计划接种。但是,如果患儿凝血功能重度异常或者进展至肝功能衰竭,在疾病严重发作期应暂缓接种,病情好转并稳定后,可以给予疫苗接种。文献报道持续黄疸对于接种乙肝疫苗、麻腮风疫苗及水痘疫苗的免疫原性存在影响,但无安全性问题。因此,持续黄疸患儿,对于重点预防的传染性疾病,包括乙肝、麻疹、水痘,在疫苗接种后,推荐检测血清保护性抗体滴度,如果未达到保护水平,建议复种。

对于需要接受手术治疗的胆道闭锁患儿,麻醉及手术可暂时影响机体免疫反应,但是对疫苗的安全性及免疫原性无直接影响。考虑到术前 2 天接种灭活疫苗及术前 21 天接种减毒活疫苗后产生的不良反应(发热、机体不适等)可能会与术后并发症偶合,因此,术前 2 天接种灭活疫苗及术前 21 天接种减毒活疫苗时需谨慎。

部分胆道闭锁患儿行 Kasai 手术后接受糖皮质激素治疗,以改善胆汁淤积。对于接受激素治疗的术后婴儿,正处于各种疫苗的初次接种时期,需要根据激素剂量和疗程制定合适的疫苗接种方案。

1. 对于接受激素冲击治疗或者大剂量激素[泼尼松≥20mg/d 或者体重<10kg 者泼尼松>2mg/(kg·d)]治疗≥14 天的儿童,接种灭活疫苗原则无禁忌证,但是条件允许的情况下,灭活疫苗最好在大剂量激素治疗前 2 周或者停止激素治疗后再接种,免疫应答效果更加理想;减毒活疫苗在大剂量激素治疗前 4 周或者停止激素治疗 4 周后再接种,确保安全有效。

2. 对于大剂量激素治疗<14 天的儿童,灭活疫苗接种无禁忌;减毒活疫苗在治疗期间不推荐接种,停用激素后即可以接种,或者停用激素后 2 周开始接种。

3. 对于接受生理替代激素剂量治疗及低剂量激素[泼尼松总量<20mg/d,或者<10kg 者强的松<2mg/(kg·d),或者隔天等量激素治疗]治疗的儿童,常规推荐接种灭活疫苗,无需延迟;对于减毒活疫苗,2013 年美国感染病协会在免疫低下人群接种指南推荐中禁忌接种,其中特别提到长期接受低水平免疫抑制治疗的患者如果无水痘免疫史,可以接种水痘疫苗,但是证据强度很低且弱;也有专家推荐长期接受低水平免疫抑制治疗的患者可以接种减毒活疫苗。针对这类儿童,需要评估发生麻疹和水痘等传染病的风险以及疾病对患儿影响的严重程度,充分权衡利益与风险,酌情推荐减毒活疫苗接种。

三、肝移植儿童的疫苗接种

肝移植前大部分患者未曾使用大剂量免疫抑制剂,机体尚未处于严重的免疫抑制状态,因此移植前接种疫苗比移植后接种疫苗可以诱导更好的免疫保护效果。等待肝移植前,应评估患儿既往疫苗接种情况,尽可能在移植前完成接种与年龄相适应的计划免疫程序推荐的疫苗,尤其是减毒活疫苗在移植前接种更加安全。根据 2013 年美国感染病协会制定的免疫低下人群疫苗接种指南以及 2009 年美国移植学会和美国移植外科学会发表的实体器官移植候选者和移植后受体疫苗接种指南,推荐移植前常规接种疫苗,灭活疫苗应在免疫抑制剂治疗前≥2 周接种,减毒活疫苗在免疫抑制剂治疗前≥4 周接种,尽量避免在免疫抑制剂治疗前 2 周内接种减毒活疫苗,以期达到良好的免疫应答保护效果。

肝移植后开始疫苗接种的最佳时间没有明确限定。移植后 2 个月内强化免疫抑制时期,大剂量抗排斥免疫抑制药物会减弱机体对疫苗的免疫应答,影响保护性抗体产生,建议暂停疫苗接种。移植后 2 个月患者的免疫抑制程度也存在个体差异。2013 美国感染病协会指南推荐,实体器官移植后 2~6 个月可以开始接种与标准年龄相适合的灭活疫苗,移植后接种灭活疫苗是安全的,疫苗诱导的血清抗体转换取决于患者的免疫应答水平,必要时多剂次接种以获得充分的免疫保护。由于缺乏充分的安全性和有效性数据,欧美专家以及2013年美国感染病协会指南不推荐实体器官移植后受体接种减毒活疫苗。2015年日本学者通过前瞻性研究评估肝移植儿童接种减毒活疫苗(麻疹、风疹、腮腺炎、水痘减毒)的安全性及免疫原,结果显示在儿童在肝移植后1~2年接种麻疹、风疹、腮腺炎、水痘疫苗是安全的,部分儿童需要重复免疫接种达到理想的保护效果。

肝移植前后灭活疫苗应按照上述总原则进行接种,根据我国2016版国家免疫规划程序接种于年龄相适应的灭活疫苗,特别需要重视乙肝疫苗接种,关注流感、肺炎球菌疫苗等2类自费疫苗接种。

1. 乙肝疫苗可有效预防肝移植儿童发生乙肝病毒感染。90%以上正常人群中接种乙肝疫苗后可产生充分的保护性乙肝病毒表面抗体。推荐移植前按计划接种3剂乙肝疫苗,并监测乙肝病毒表面抗体水平。在移植前应充分评估乙肝表面抗体滴度,对于乙肝表面抗体阴性的移植候选者,再次接种3剂次乙肝疫苗,儿童可给予标准剂量或者大剂量,青少年和成人给予大剂量。如果肝移植候选儿童接受HbcAb阳性供者的肝脏,未采取预防措施,HBV感染的发生率38%~100%。对于准备移植接受HbcAb阳性供者的儿童,预防新发HBV感染的最佳策略是主动接种乙肝疫苗,获得高滴度HbsAb抗体(>1 000IU/L),可以在移植后无需使用抗病毒药物预防新发HBV感染;移植术后6~12个月监测HbsAb水平,根据抗体滴度进行乙肝疫苗加强接种,重复疫苗接种使HbsAb抗体滴度维持在>1 000IU/L。对于慢性HBV感染的肝移植儿童,2013年美国感染病协会推荐在移植后2~6个月接种乙肝疫苗,以期消除对乙肝高价免疫球蛋白(HBIG)的终身需求,但是证据强度低。

2. 文献报道肝移植患者流感发病率为29/1 000人年,移植前后常规每年接种流感疫苗,最好在流感季节前接种,以避免发生流感引起重症并发症。在社区流感暴发期间,6月龄以上移植儿童可在移植后≥1个月进行接种灭活流感疫苗,研究表明,移植受体接种流感疫苗无安全性问题。

3. 器官移植后儿童是侵袭性肺炎球菌感染的高危人群之一。美国对于实体器官移植指南中推荐移植后常规接种肺炎球菌疫苗。2009年美国移植协会详细描述实体器官移植儿童接种肺炎球菌疫苗的方案:①≥5岁儿童接种23价肺炎球菌多糖疫苗(PPSV23);②<2岁婴幼儿接种肺炎球菌结合疫苗(PCV);③2~5岁儿童需要根据既往接种肺炎球菌疫苗的情况进行推荐:完成接种4剂次PCV,每剂间隔8周,第4剂PCV接种后6~8周,接种1剂PPSV23,间隔5年后再接种第2剂PPSV23;④既往接种过1剂PPSV23,间隔6~8周接种2剂PCV,5年后再接种第2剂PPSV23。目前我国批准的PCV13推荐使用的人群基础免疫在6月龄前完成,加强免疫在12~15月龄完成;而对于已超出月龄儿童的PCV13接种没有相应的规定。

4. 我国2016年国家免疫规划儿童免疫程序中甲肝疫苗和乙脑疫苗有减毒活疫苗和灭活疫苗2种类型,为确保疫苗接种的安全性,建议在移植后和临近移植前优先考虑接种灭活甲肝疫苗和灭活乙脑疫苗。

肝移植后儿童减毒活疫苗接种规范需要更多研究来达成共识,制定规范标准。在我国,麻风和水痘仍然有流行甚至暴发,对儿童尤其是免疫低下儿童有生命威胁。我国文献报道肝移植儿童患麻疹后重症肺炎发生率40%,死亡率20%。目前日本研究为儿童肝移植后减毒活疫苗的接种提供了参考依据,实践中具有可行性。根据日本的研究,肝移植后儿童符合以下标准,可以接种麻疹、风疹、腮腺炎、水痘疫苗,具体标准如下:①保护性抗体阴性;②移植术后1~2年;③肝酶水平及胆红素水平稳定;④近6个月无排异反应;⑤近6个月未使用静脉丙种球蛋白,激素治疗剂量<0.2mg/(kg·d),或者不用激素;⑥血清他克莫司(FK506)谷浓度<5ng/ml,或者环孢素浓度<100ng/ml;⑦血液检查无严重免疫抑制:<6岁儿童的淋巴细胞计数>1 500/μl,CD4$^+$淋巴细胞计数>700/μl;>6岁儿童的淋巴细胞计数>1 000/μl,CD4$^+$淋巴细胞计数>500/μl;淋巴细胞功能正常;IgG>500mg/dl。两项研究均显示患儿接种麻疹、腮腺炎、风疹以及水痘减毒活疫苗是安全的。一项研究在移植后两年开始对儿童进行活疫苗接种,儿童肝移植年龄在2~296个月(年龄中位数:13个月),接种第1剂次活疫苗后,检测血清抗体转化率(病毒抗体在两个月内由阴性转变为阳性,或者抗体滴度升高≥4倍),麻疹、风疹、腮腺炎、水痘的抗体转化率分别为100%、100%、70%和75%,疫苗接种5年后,麻疹、风疹、腮腺炎、水痘疫苗的抗体阳性率分别为63%、100%、40%和73%。随访发现有3例儿童在移植后接种水痘疫苗发生突破性感染,其中1例接种疫苗后无抗体转化,另外2例接种疫苗后11~18个月,当水痘抗体水平降低至临界值或者转阴性时,发生突破水痘;还有两例儿童接种腮腺炎疫苗后发生一过性腮腺肿大,1例儿童接种麻疹疫苗后2~3周出现发热但不伴有麻疹症状。另一项研究显示,儿童肝移植术后12~180个月(中位数18个月)接种1剂次麻疹、风疹、腮腺炎、水痘疫苗,所有接种者在接种前血清抗体未达到保护性水平(实验室定义标准),接种后检测麻疹、风疹、腮腺炎、水痘疫苗的血清抗体保护率分别为44%、70%、48%和32%,相对而言,该研究中接种灭活乙肝疫苗、含百日咳的联合疫苗、乙脑疫苗后儿童血清抗体保护率高,达到83%~87%。因此,移植后受体接种减毒活疫苗应监测疫苗保护性抗体水平,必要时再加强免疫以获得最佳保护效果。

四、家庭成员疫苗接种

所有家庭成员也应当进行疫苗可预防疾病的风险评估及疫苗接种评估,免疫正常的家庭成员可以常规接种灭活疫苗和除脊髓灰质炎减毒活疫苗以外的其他活疫苗。对于家庭成员间传播性强或者危害大的传染病,比如乙肝、麻疹、水痘、流感,特别需要重视及时给予家庭成员疫苗接种,更有效地保护肝移植患儿,降低患病风险。建议肝移植儿童的家庭成员每年接种流感灭活疫苗,推荐麻疹、水痘、乙肝疫苗的接种。

五、结语

对于慢性肝病儿童以及终末期肝病需要接种肝移植的儿童,接种疫苗有效预防传染病是患者管理的重要内容之一。合理把握接种指征和时机,在疫苗接种前后进行必要的抗体水平监测与随访,及时强化或重复接种,以达到理想的免疫保护效果,同时保证接种疫苗的安全性。

(曾玫　王相诗)

参 考 文 献

[1] 孙丽莹.儿童肝移植[J].中华实用儿科临床杂志,2017,32(11):818-820.

[2] 中华医学会器官移植学分会,中国医师协会器官移植医师分会.中国儿童肝移植临床诊疗指南(2015版).临床肝胆病杂志,2016,32(7):1235-1244.

[3] WU JF,CHIANG BL,CHEN HL,et al. Impaired T-Lymphocyte proliferation function in biliary atresia patients with chronic cholestatic jaundice after a Kasai operation[J]. Pediatr Res. 2006,60(5):602-606.

[4] LI QG,WAN P,ZHANG JJ,et al. Liver transplantation for biliary atresia:A single-center study from mainland China[J]. World J Gastroenterol,2015,21(32):9638-9647.

[5] KANO H,MIZUTA K,SAKAKIHARA Y,et al. Efficacy and satety of immunization for pre-and post-liver transplant children[J]. Transplantation,2002,74(4):543-550.

[6] DANZINGER-ISAKOV L,KUMAR D. Guidelines for vaccination of solid organ transplant candidates and recipients[J]. Am J Transplant,2009,9 (Suppl 4):S258-S262.

[7] WU JF,NI YH,CHEN HL,et al. Inadequate humoral immunogenicity to recombinant hepatitis B virus vaccine in biliary atresia children[J]. Pediatr Res,2008,64(1):100-104.

[8] WU JF,NI YH,CHEN HL,et al . Humoral immunogenicity to measles,rubella,and varicella-zoster vaccines in biliary atresia children[J]. Vaccine,2009,27(21):2812-2815.

[9] SIEBERT JN,POSFAY-BARBE KM,HABRE W,et al. Influence of anesthesia on immune responses and its effect on vaccination in children:review of Evidence[J]. Paediatr Anaesth,2007,17(5):410-420.

[10] PORTEOUS GH,HANSON NA,HOAQIAN CD,et al. Resurgence of vaccine-preventable diseases in the united states:Anesthetic and Critical Care Implications[J]. Anesth Analg,2016,122(5):1450-1473.

[11] CHEN Y,NAH SA,CHIANG L,et al. Postoperative steroid therapy for biliary atresia:Systematic review and meta-analysis[J]. J Pediatr Surg,2015,50(9):1590-1594.

[12] TYRASKIS A,DAVENPORT M. Steroids after the Kasai procedure for biliary atresia:the effect of age at Kasai portoenterostomy[J]. Pediatr Surg Int,2016,32(3):193-200.

[13] SOBH A,BONILLA FA. Vaccination in primary immunodeficiency disorders[J]. J Allergy Clin Immunol Pract,2016,4(6):1066-1075.

[14] RUBIN LG,LEVIN MJ,LJUNGMAN P,et al. 2013 IDSA Clinical Practice Guideline for vaccination of the immunocompromised host[J]. Clinical Infect Dis,2014,58(3):e44-100.

[15] L'HUILLIER AG. Live viral vaccines in transplanted patients[J]. Swiss Med Wkly,2014,144:w14005.

[16] SESTER M,GARTNER BC,GIRNDT M,et al. Vaccination of the solid organ transplant recipient. Transplant Rev (Orlando)[J]. 2008,22(4):274-284.

[17] SHINJOH M,MIYAIRI I,HOSHINO K,et al. Effective and safe immunizations with live-attenuated vaccines for children after living donor liver transplantation[J]. Vaccine,2008,26(52):6859-6863.

[18] KAWANO Y,SUZUKI M,KAWADA J,et al. Effectiveness and safety of immunization with live-attenuated andinactivated vaccines for pediatric liver transplantation recipients[J]. Vaccine,2015,33(12):1440-1445.

[19] CHANG SH. Active vaccination to prevent de novo hepatitis B virus infection in live transplantion[J]. Hepatology,2003,37(6):1329-1334.

[20] ARSLAN M. Double-dose accelerated hepatitis B vaccine in patients with end-stage liver disease[J]. Liver Transpl,2001,7(4):314-320.

[21] HORLANDER JC. Vaccination against hepatitis B in patients with chronic liver disease awaiting liver transplantation[J]. Am J Med Sci,1999,318(5):304-307.

[22] LOINAZ C. Hepatitis B vaccination results in 140 liver transplant recipients[J]. Hepatogastroenterology, 1997,44(13):235-238.

[23] DUCA P. Successful immune response to a recombinant hepatitis B vaccine in children after liver transplantation[J]. J Pediatr Gastroenterol Nutr,2001,32(2):168-170.

[24] CAREY W. Failure of hepatitis B immunization in liver transplant recipients:Results of a prospective trial [J]. Am J Gastroenterol,1990,85(12):1590-1592.

[25] LIN CC. Active vaccination to prevent de novo hepatitis B virus infection in liver transplantation[J]. World J Gastroenterol,2015,21(39):11112-11117.

[26] CORDERO E. Influenza vaccination in solid-organ transplant recipients[J]. Curr Opin Organ Transplant,

2012,17(6):601-608.

[27] DUCHINI A. Immune response to influenza vaccine in adult liver transplant recipients[J]. Liver Transpl, 2001,7(4):311-313.

[28] ANDREA DUCHINI. Influenza infection in patients before and after liver transplantation[J]. Liver Transpl, 2000,6(5):531-542.

[29] KUMAR D. Invasive pneumococcal disease in solid organ transplant Recipients-10-year prospective population surveillance[J]. American Journal of Transplantation,2007,7(5):1209-1214.

[30] 中华预防医学会和中华预防医学会疫苗与免疫分会. 肺炎球菌性疾病免疫预防专家共识（2017 版）[J]. 中国预防医学杂志,2018,19(3):161-191.

[31] 国家卫生计生委. 国家免疫规划疫苗儿童免疫程序及说明(2016 年版)[J]. 2016.

[32] LIU Y,SUN LY,ZHU ZJ,et al. Measles Virus Infection in Pediatric Liver Transplantation Recipients[J]. Transplant Proc,2015,47(9):2715-2718.

[33] SHEARER WT,FIEISHER TA,BUCKLEY RH,et al. Recommendations for live viral and bacterial vaccines in immunodeficient patients and their close contacts[J]. J Allergy Clin Immunol,2014,133(4):961-966.

第二十八章

胆道闭锁肝纤维化进程

　　胆道闭锁(BA)是一种发生于新生儿、婴幼儿期较为严重的肝胆系统疾病,其病因目前认为与炎症、免疫等多种因素的综合作用有关,通过 Kasai 手术能较好地疏通胆汁、重建胆道,使临床黄疸问题得到解决并缓解肝功能障碍。然而患儿肝脏纤维化病变仍不能有效改善,肝内组织进行性纤维化、肝功能障碍,最终以肝硬化、肝衰竭危及患儿生命。以目前的医疗手段,患儿最终必须通过肝移植延长生命,肝纤维化是目前治愈胆道闭锁的瓶颈问题。

　　目前国内外文献尚未总结出确切而统一的胆道闭锁肝纤维化概念。患儿往往由于肝内、外胆道发育异常或胆道感染等刺激肝脏产生多种效应,如肝内胆管增生、免疫炎症反应,众多因素诱发机体及肝脏分泌多种细胞因子,激发各种调控机制参与调控细胞外基质增殖,细胞外基质迅速增殖失衡而又缺少疏导途径,进而肝脏进行性纤维化直至肝硬化,肝功能逐步恶化直至肝衰竭。与婴幼儿其他种类胆汁淤积性肝纤维化相比,胆道闭锁患儿即使胆汁得到有效疏通肝纤维化亦无停止迹象,无法得到有效改善;与酒精性肝纤维化、病毒性肝炎肝纤维化等其他慢性肝纤维化相比,胆道闭锁肝纤维化病因复杂,进展速度快、程度重,预后差,尚未见有效治疗方法。本文主要介绍胆道闭锁肝纤维化的机制、病理分析、诊断、治疗及预后前景。

一、肝纤维化机制

(一) 免疫炎性损伤

　　目前大多认为胆道闭锁是由于机体感染病毒引发固有或适应性免疫反应,导致炎症介质增多、Treg 细胞减少,同时 CD14 高表达,使胆管结构受到破坏或发育停滞,引起免疫和炎症反应损伤胆管上皮细胞、肝细胞等,并促进肝细胞释放各种促炎因子、细胞因子。各种促炎性因子、免疫产物通过激活肝星形细胞、生成大量肌成纤维细胞导致细胞外基质增殖失衡从而促进胆道闭锁肝纤维化进展。

　　1. 炎症介质激活肝星形细胞诱导肝纤维化　病毒感染激活由核因子(NF)-κB 介导的炎症反应引起胆管上皮脱落,脱落的胆管上皮被肝巨噬细胞吞噬递呈至 T 细胞受体,激活 T 细胞使之分化成细胞毒性 T 细胞,细胞毒性 T 细胞通过分泌炎性介质如促炎因子白介素(IL)-2、干扰素(IFN)、细胞因子以及激活 Fas/FasL 系统两方面攻击胆道闭锁胆管上皮细胞,进而机体发生炎症反应。炎性细胞如淋巴细胞、自然杀伤细胞等浸润进一步造成胆管损伤、胆汁淤积,同时肝内鹅去氧胆酸(CDC)增多,损伤肝细胞导致肝细胞坏死、凋亡。损伤的肝细胞和各种细胞因子可以刺激肝星形细胞(hepatic stellate cell,HSC)活化,激活的 HSC 增生并迁移至门管区产生大量基质成分,增生的 HSC 同时经历表型转化形成肌成纤维细胞,肌成纤维细胞分化促进胆道纤维化、肝纤维化、肝硬化形成。

与此同时,病毒抗原通过生成 IFN-γ 激活特异性 T 细胞,引发胆道上皮组织炎性反应并刺激巨噬细胞释放一氧化氮、肿瘤坏死因子(TNF)等多种细胞因子,这些细胞因子、病毒和坏死产物共同作用继续加重胆管上皮细胞、肝细胞坏死、凋亡,致使肝细胞内环境严重失衡。这种失衡状态反过来进一步活化 HSC,加重肌成纤维细胞以及纤维成分的形成,促进肝脏胆管纤维化发生。

2. Treg 细胞减少促进肝纤维化发展 Treg 细胞对于维持免疫内环境稳定性非常重要,它与效应性辅助性 T 细胞新亚群 Th17 细胞密切相关,都是从最初的 CD4$^+$T 细胞前体分化而来。Treg 细胞在感染性疾病和自身免疫性疾病中扮演着重要角色,其通过产生调节性细胞因子,接触抑制及竞争必需细胞因子产生作用,具有广泛的免疫抑制作用。Th17 细胞与炎症反应性疾病、自身免疫性疾病有关。它主要通过分泌 IL-17α 发挥功能,调节组织炎性因子浸润以及激活 NF-κB 介导的炎症反应,同时 IL-17α 诱导促炎细胞因子如 IL-6、TNF、单核细胞趋化蛋白(MCP)-1、巨噬细胞炎性蛋白(MIP)-2 等的表达,导致肝组织和胆管组织损伤。在胆道闭锁实验和临床研究中都有文献证实 Treg 细胞数量缺失,其数量缺失使免疫抑制作用降低或消失进而抑制炎症反应能力减弱,从而导致促炎性反应迅速放大,以致形成无法控制的炎性反应。研究发现,胆道闭锁患儿外周血 Th17 细胞显著增加而 Treg 细胞数量明显减少,伴随 BA 肝纤维化加重,Treg/Th17 细胞比率进一步降低。这说明在胆道闭锁中 Treg/Th17 细胞比率降低可能是免疫炎症性紊乱导致肝纤维化发展潜在的病理机制。

3. CD14 促肝纤维化通路 CD14 在胆道闭锁肝细胞内激活信号传导机制可能有蛋白酪氨酸激酶(protein tyrosine kinase,PTK)和磷脂酰肌醇(phosphatidyl inositol,PI)两个途径。PI 途径通过产生第二信使来实现信号转导并且发挥细胞内生物学效应。PTK 途径是 CD14 受体细胞内信号传递中的另一重要通路。当内毒素 LPS 直接激活肝细胞,损伤胆管上皮细胞时,在 LPS 刺激的数分钟内,一些特定的靶蛋白被酪氨酸磷酸化,从而激活促分裂原活化蛋白激酶途径,催化转录因子发生磷酸化修饰,调控相关基因的表达,导致 CD14 在肝细胞内表达上调。同时细菌毒素和 LPS 激活大量肝巨噬细胞,肝内产生大量活化 CD14 阳性巨噬细胞,CD14 阳性巨噬细胞产生大量细胞因子如 TGF、血小板源性生长因子(PDGF)、TNF 等,这些细胞因子继续激活 HSC 生成大量基质以及促肝纤维化因子,导致肝纤维化形成。

内毒素等损伤因素导致 CD14 在胆道闭锁肝脏中高表达,引起胆汁淤积、肝脏损伤,加大促炎症反应,CD14 本身也可能作为炎性因子刺激机体免疫反应活化 HSC,并且促进 TGF-β1 分泌及其受体上调。因此,CD14 作为一种炎性介质不仅介导免疫反应和炎性损伤,而且 CD14 损伤胆管细胞、促进大量细胞因子释放的作用也可激活 TGF-β 促纤维化通路。因此,CD14 在胆道闭锁肝脏纤维化发展中起着重要的介导作用。

(二) TGF-β 促纤维化通路

TGF-β 通过整合素蛋白 αvβ6 等因素启动,基于与其受体的联系诱导 Smad2/3 磷酸化,磷酸化后形成与 Smad4 的络合物。这个络合物向细胞核移动,启动包括细胞外基质(ECM)蛋白的基因转录,增加 ECM 蛋白的表达,同时也抑制了抗纤维化蛋白酶抑制剂。TGF-β 下游基质金属蛋白酶 1 组织抑制因子(TIMP)-1 和人纤溶酶原激活物抑制因子(PAI)-1 过度表达加速肝脏纤维化进程。目前研究证实其作用机制主要通过以下两方面来完成:一是通过抑制各种基质金属蛋白酶减少 ECM 降解,同时刺激 HSC/ECM 络合物,激活 HSC 等,促进肝纤维化进程;另一方面通过抑制抗纤维化蛋白酶抑制剂促进组织纤维化。TGF-β1 是肝纤维化发生过程中起关键作用的细胞因子。TGF-β1 来源于 Kuffer 细胞,显著刺激 HSC/ECM 络合物,它作为潜在纤维化细胞因子以广泛调节作用包括 HSC 激活、ECM 蛋白化合物诱导和基质金属蛋白酶抑制作用为大家熟知。HSC 被 TGF-β1 激活后在肝损伤部位增生并迁移至门管区产生大量基质成分,HSC 又可以分泌 TGF-β1,上调 TGF-β1 受体,形成自分泌循环。TGF-β1 能够刺激纤维细胞合成与增殖,以及一些细胞外基质成分诸如胶原蛋白 Ⅰ、Ⅲ、Ⅳ 和纤维粘连蛋白(fibronectin)分泌。TGF-β1 在小叶中心部的表达明显高于肝门区域,它在胆道闭锁晚期过度表达,在启动复杂的纤维化进程中起到重要作用,并加速肝脏纤维化进程。

(三) 胆汁淤积、胆小管增生促进胆道闭锁肝纤维化

胆道闭锁患儿胆道梗阻导致胆汁淤积,淤积的胆汁酸产生肝细胞毒性作用,通过清洁剂作用、趋化 PDGF-BB 因子、刺激内皮素-1、NO 分子分泌关闭肝细胞表面受体等途径改变肝窦微环境,损伤肝细胞,引起肝细胞凋亡、坏死。坏死细胞碎片及细胞因子的趋化作用诱导 HSC、肝巨噬细胞聚集、吞噬,进一步引起氧化应激反应,促进Ⅲ型和Ⅳ型胶原蛋白的分泌,激活 HSC 向肌成纤维细胞转化,肝脏发生纤维化病变。

淤积的胆汁引起肝脏反应性胆管增生,胆道闭锁患儿肝内胆管的大量畸形增生是其疾病本身的主要特征。Popper 等提出胆管反应指胆管的肿胀、增生,胆管反应分 4 种类型,Ⅰ型、ⅡA、ⅡB 和Ⅲ型,Ⅰ型常见于急性胆道梗阻,指肝内自身存在的胆管细胞增生导致胆管变长、分支、管腔增宽;ⅡA、ⅡB 型常见于慢性淤胆,指肝细胞发生胆管化生,Ⅲ型常发生于肝内大量间质丢失时,胆管增生。由于胆道闭锁疾病往往在患儿胚胎期或幼儿期发病,疾病进展迅速,其胆道梗阻现象更偏向于急性胆道梗阻,因此目前研究认为胆道闭锁相关的胆管反应可能为Ⅰ型、ⅡA 型。关于ⅡA 型胆管细胞,研究认为其经历上皮-间质转化(epithelial-to-mesenchymal transition,EMT)过程,是指细胞逐渐失去上皮细胞特性,获得间质细胞特征的细胞转分化过程,上皮和间质表型转换这一过程为损伤组织的修复提供大量肌成纤维细胞。

Abul FKUA 在研究中提出胆道闭锁患儿肝内胆管细胞受损后能够分泌大量 TGF-β 因子、释放 PDGF-BB 亚型、IL-6 和单核细胞趋化蛋白(monocyte chemo-attractant protein1,MCP-1)等细胞因子,这些生长因子和促炎因子可激活 HSC 促进肌成纤维细胞形成。周李也认为胆管上皮细胞增生时会比静息状态分泌更多细胞因子,胆道闭锁患儿肝内大量的胆小管迅速增生,分泌大量细胞因子,诱导 HSC 活化并移动到胆小管的附近,产生大量的基质成分,包绕和分隔新生的胆小管,胆小管增生程度与其肝纤维化进展呈正相关。这说明胆道闭锁肝内大量增生的胆管由于表型转换以及激活肝星形细胞等多种方式诱导细胞外基质增殖,促进肝纤维化进展。

(四) 多种肌成纤维细胞来源

肝星形细胞(hepatic stellate cell,HSC)是肝纤维化形成的关键细胞,胆道闭锁患儿肝损伤过程中的多种因素,包括炎症和免疫反应、胆小管增生、氧化应激、肝细胞变性、凋亡等,均可活化 HSC 使其转化为肌成纤维细胞,合成大量如胶原蛋白等细胞外基质成分,促进肝内细胞外基质增殖,从而使健康的肝脏发生纤维化病变。近年来,越来越多的证据表明骨髓细胞、肝内祖细胞等不同来源的细胞能够转化为肌成纤维细胞,肝纤维化时肌成纤维细胞合成大量细胞外基质,促进纤维化进展,然而这些细胞在胆道闭锁肝内如何转化为肌成纤维细胞尚未见具体研究。

（五）瘦素、骨桥蛋白等分子机制

瘦素等分子对胆道闭锁肝纤维化的作用近来被发现，瘦素分子能够促进 HSC 细胞增生并且抑制其凋亡，能调控尿激酶型纤溶酶原激活剂、基质金属蛋白酶、基质金属蛋白酶抑制因子，上调如 TGF-β 因子等分子表达，从而促进肝内细胞外基质增殖。

骨桥蛋白诱导 TGF-β 因子生成，并通过 TGF-β 激活 HSC 而形成进行性肝纤维化；血小板衍生生长因子（PDGF）能够强烈刺激 HSC 的增殖、迁移，促使胶原蛋白的产生和沉积，在肝纤维化发生发展中起着非常重要的作用。PDGF-BB 对 HSC 有强趋化作用。

胆道闭锁肝纤维化机制是多种因素综合作用的过程，以上仅列举目前国内外研究的部分主要成果，这些研究仅是了解胆道闭锁疾病的冰山一角，如何系统解释胆道闭锁肝纤维化病变的研究尚未见报道，还有更多问题等待研究和探索。胆道闭锁肝纤维化是影响患儿生命健康的严重疾病，只有认清其发病机制才能从病因及病理上出发，研究阻断肝纤维化甚至逆肝纤维化的方法。

二、肝纤维化病程的诊断

随着患儿家属对临床治疗效果的要求越来越高，胆道闭锁手术探查后是做 Kasai 还是等待肝移植，这是临床上小儿外科医生需要回答的问题。文献报道 Kasai 术后 1 年内肝移植比例高达 60% 以上，这充分说明 Kasai 手术时对肝脏纤维化状况的评估不够准确，是做 Kasai 还是等待肝移植目前没有统一标准。目前国内外对胆道闭锁肝纤维化分级的评价尚无统一标准，近年来，常用 Ishark 和 Ohkuma 评分标准评价胆道闭锁肝纤维化，这两种评分方法通过主观评价胆道闭锁肝内纤维组织增生程度来区别肝纤维化程度。此外，目前有研究肝脏弹性测定（FibroScan）在肝纤维化诊断中的应用，它是利用超声通过肝组织对低频超声震动波反射而来的弹性数值评估肝脏的硬度，弹性数值越大，表示肝组织质地越硬，纤维化程度越严重，其在临床的应用尚在研究。Shilpa Sharma 系统分析了胆道闭锁肝脏病理特点但没有分析其肝纤维化进程。Hirofumi Tomita 建立了"BALF"评分方法用来评价胆道闭锁功能但没有与患儿肝纤维化情况做同步研究。这里推荐一种胆道闭锁肝纤维化分级标准，此评价标准依据患儿肝脏从纤维化至硬化过程的特点取样，进行统计学分析计算得出，以供参考（表 28-1）。

表 28-1　BA 肝纤维化评分标准

分级	肝组织表现
0	门管区无增宽，界板结构清晰；总胆管数量（1~3）个/门管区，有腔/总数~100%；P-P 区无纤维组织增生
1	门管区增宽至 3 倍大小，界板可见；总胆管数量（7~10）个/门管区，有腔/总数~（75~33）%；几乎全部 P-P 区纤维组织增生，桥接宽度<1/3 其门管区宽度，肝小叶周边纤维组织增粗呈 H、U 形
2	门管区增宽至 4 倍大小，界板模糊或坏死；总胆管数量（8~14）个/门管区，沿 P-P 区长入肝小叶，有腔/总数~（43~0）%；全部 P-P 区纤维桥接，桥接宽度>1/3 其门管区宽度，肝小叶周边纤维组织呈口形
3	门管区增宽至>4 倍大小，界板消失；总胆管数量（9~15）个/门管区，沿 P-P 区甚至包绕肝小叶，有腔/总数~（34~0）%；P-P 区重度桥接，宽度>2/3 其门管区宽度，出现 P-C 桥接、C-C 桥接，肝小叶大小不均，偶见假小叶形成，可能肝硬化

续表

分级	肝组织表现
4	门管区增宽至无法界定,总胆管数量(11~24)个/视野,假小叶1~3个/视野,间质大量畸形胆管,炎细胞/总细胞≥50%,纤维细胞呈幼稚型
5	门管区增宽至无法界定,总胆管数量(9~16)个/视野,假小叶4~6个/视野,间质胆管细胞核固缩、间隙增宽炎细胞、纤维细胞长入管腔,炎细胞/总细胞50%~30%,纤维细胞较成熟
6	门管区增宽至无法界定,总胆管数量(3~10)个/视野,假小叶≥7个/视野,超过半数胆管发生纤维化闭塞,炎细胞散在,炎细胞/总细胞<30%,大量瘢痕组织

注:炎细胞、纤维细胞等细胞数目在20×10倍镜下观察,其余都在10×10倍镜下观察,有腔/总数值是四分位数间距

三、肝纤维化与预后

目前研究认为,肝脏纤维化程度与Kasai术后预后有明显的相关性。与纤维化程度较轻者相比,术前纤维化程度重者术后胆汁引流效果稍差,胆管炎复发频次高,自体肝存活时间短,这表明术前肝损伤较重者术后肝功能恢复较慢,自体肝存活情况较差。Kasai手术时肝纤维化程度对术后6个月内的退黄效果和近期预后无明显影响,对远期预后显著相关,纤维化程度越重则远期预后越差。

四、肝纤维化治疗

胆道闭锁肝纤维化的治疗,包括延缓或阻断肝纤维化和抗肝纤维化的治疗。研究证实,在啮齿动物中阻断Smad2/3信号通路可以阻止肝脏纤维化,提示阻止这一信号通路是治疗胆道闭锁肝纤维化的可能方法。目前,针对小儿肝纤维化的治疗药物尚未见具体报道。仅见祖国中药学研究认为丹参、桃仁、冬虫夏草、汉防己甲素、黄芪、赤芍、苦参、甘草、茯苓、柴胡、齐墩果酸、红花、泽兰等在实验性肝纤维化中显示有不同程度的抗肝纤维化作用。传统西医肝纤维化治疗药物有秋水仙碱、青霉胺、γ-干扰素、细胞生长因子(HGF)基因治疗、应用高压氧及抗氧化剂、IFN-α等,然而这些药物是否适合应用于胆道闭锁患儿肝纤维化尚无相关研究。因此,目前胆道闭锁患儿肝纤维化问题仍然是肝纤维化硬化后通过肝移植解决。

胆道闭锁肝纤维化进程可分为胆汁淤积途径及非胆汁淤积途径,非胆汁淤积途径在胆道闭锁肝纤维化迅速进展中产生重要作用,其作用机制仍在不断研究。肝移植仍然是肝纤维化进展至肝硬化后的唯一延续患儿生命的治疗手段,然而肝移植仅是目前医疗手段无法在早期解决肝纤维化的无奈之举,并不是可以依赖或是唯一的解决办法。相信随着对胆道闭锁疾病的关注度逐渐增加,随着对胆道闭锁肝纤维化机制的研究越来越深入,更加温和、便捷的治疗手段一定能成为现实。因此小儿外科医生要积极处理胆道闭锁,积极看待疾病的诊治,为患儿及家属提供更多的治疗思路。

(丁美云　詹江华)

参 考 文 献

[1] SALZEDAS-NETTO AA,CHINEN E,DE OLIVEIRA DF,et al. Grade IV Fibrosis Interferes in Biliary Drainage After Kasai Procedure[J]. Transplant Proc,2014,46(6):1781-1783.

[2] 管志伟,詹江华,罗喜荣,等. 天津及周边地区胆道闭锁的流行病学调查[J]. 临床小儿外科杂志,2012,11(5):329-331.

[3] ANTONIADES CG,KHAMRI W,ABELES RD,et al. Secretory leukocyte protease inhibitor:a pivotal mediator

of anti-inflammatory responses in acetaminophen-induced acute liver failure[J]. Hepatology,2014,59(4):1564-1576.

[4] MOORE SW,ZABIEGAJ-ZWICK C,NEL E. Problems related to CMV infection and biliary atresia. S Afr Med J,2012,102(11):890-892.

[5] KISSELEVA T,CONG M,PAIK Y,et al. Myofibroblasts revert to an inactive phenotype during regression of liver fibrosis[J]. Proc Natl Acad Sci USA,2012,109(24):9448-9453.

[6] VEJCHAPIPAT P,POOMSAWAT S,CHONGSRISAWAT V,et al. Elevated serum IL-18 and interferon-gamma in medium-term survivors of biliary atresia[J]. Eur J Pediatr Surg,2012,22(1):29-33.

[7] BRINDLEY SM,LANHAM AM,KARRER FM,et al. Cytomegalovirus-specific T-cell reactivity in biliary atresia at the time of diagnosis is associated with deficits in regulatory T cells[J]. Hepatology,2012,55(4):1130-1138.

[8] BRINDLEY SM,LANHAM AM,KARRER FM,et al. Cytomegalovirus-specific T-cell reactivity in biliary atresia at the time of diagnosis is associated with deficits in regulatory T cells[J]. Hepatology,2012,55(4):1130-1138.

[9] LIU HH,HU Y,ZHENG M,et al. CD14 SNPs regulate the innate immune response[J]. Mol Immunol,2012,51(2):112-117.

[10] MARKOVICS JA,ARAYA J,CAMBIER S,et al. Interleukin-1beta induces increased transcriptional activation of the transforming growth factor-beta-activating integrin subunit beta8 through altering chromatin architecture[J]. J Biol Chem,2011,286(42):36864-36874.

[11] BURCH ML,ZHENG W,LITTLE PJ. Smad linker region phosphorylation in the regulation of extracellular matrix synthesis[J]. Cell Mol Life Sci,2011,68(1):97-107.

[12] IORDANSKAIA T,HUBAL MJ,KOECK E,et al. Dysregulation of upstream and downstream transforming growth factor-β transcripts in livers of children with biliary atresia and fibrogenic gene signatures[J]. J Pediatr Surg,2013,48(10):2047-2053.

[13] KAMATO D,BURCH ML,PIVA TJ,et al. Transforming growth factor-β signalling:role and consequences of Smad linker region phosphorylation[J]. Cell Signal,2013,25(10):2017-2024.

[14] PEREIRA TN,WALSH MJ,LEWINDON PJ,et al. Paediatric cholestatic liver disease:Diagnosis,assessment of disease progression and mechanisms of fibrogenesis. World J Gastrointest Pathophysiol,2010,1:69-84.

[15] DESMET VJ. Ductal plates in hepatic ductular reactions:Hypothesis and implications. I. Types of ductular reaction reconsidered. Virchows Arch,2011,458(3):251-259.

[16] LEE K,NELSON CM. New insights into the regulation of epithelial-mesenchymal transition and tissue fibrosis[J]. Int Rev Cell Mol Biol,2012,294:171-221.

[17] FAIZ KABIR UDDIN AHMED A,OHTANI H,NIO M,FUNAKI N,et al. In situ expression of fibrogenic growth factors and their receptors in biliary atresia:Comparison between early and late stages[J]. J Pat hol,2000,192:73-80.

[18] 周李,金龙,刘钧澄,等. 胆小管增生诱导胆道闭锁早期肝纤维化[J]. 中华小儿外科杂志,2005,26(6):281-284.

[19] 周亚宁,慕永平,刘平. 纤维化肝脏中肌成纤维化细胞的来源[J]. 世界华人消化杂志,2013,21(31):3376-3382.

[20] 邓盼墨,郑珊. 胆道闭锁肝纤维化相关研究的回顾与展望[J]. 临床小儿外科杂志,2011,10(1):59-61.

[21] 黄磊,魏明发,冯杰雄,等. 胆道闭锁肝内 OPN 炎症通路异常激活肝纤维化的相关性研究[J]. 中华肝胆外科杂志,2008,14(4):239-242.

[22] 刘丹丹,詹江华,高伟,等. 胆道闭锁 Kasai 术后胆管病理改变的研究[J]. 中华小儿外科杂志,2014,35(4):23-28.

［23］ISHAK K，BAPTISTA A，BIANCHI L，et al. Histological grading and staging of chronic hepatitis［J］. J Hepatology，1995，22：696-699.

［24］KNODELL RG，ISHAK KG，BLACK WC，et al. Formulation and application of a numerical scoring system for assessing histological activity in asymptomatic chronic active hepatitis［J］. Hepatology，1981，1（5）：431-435.

［25］SHARMA S，PRASENJIT DAS，S. DATTA GUPTA，et al. Liver and portal histopathological correlation with age and survival in extra hepatic biliary atresia［J］. Pediatr Surg Int，2011，27：451-461.

［26］TOMITA H，MASUGI Y，HOSHINO K，et al. Long-term native liver fibrosis in biliary atresia：Development of a novel scoring system using histology and standard liver tests［J］. J Hepatology，2014，60：1242-1248.

［27］丁美云，詹江华，刘丹丹，等.胆道闭锁肝纤维化分级［J］.中华小儿外科杂志，2015，36（11）：866-872.

［28］张金山，李龙，邹继珍，等.胆道闭锁肝胆病理改变与预后的关系研究［J］.中华小儿外科杂志，2011，32（8）：590-594.

［29］王增萌，陈亚军，张廷冲，等.胆道闭锁术时年龄及肝脏病理与近期预后的相关性研究［J］.中华小儿外科杂志，2012，33（11）：809-814.

［30］LEE JH，LEE H，JOUNG YK，et al. The use of low molecular weight heparin-pluronic nanogels to impede liver fibrosis by inhibition the TGF-β/Smad signaling pathway［J］. Biomaterials，2011，32（5）：1438-1445.

［31］金丽华，徐克成.中药抗肝纤维化治疗［J］.胃肠病学和肝病学杂志，2000，9（3）：161-164.

［32］INAGAKE Y，NEMODO T，KUSHIDA M，et al. Interferon alfa downregulates collagen gene transcription and suppresses experimental hepatic fibrosis in mice［J］. Hepatology，2003，38（4）：890-899.

第二十九章

小儿肝移植手术指征选择

自 1963 年 Starzl 完成全球第一例人类临床肝移植至今,经历近半个多世纪的发展,肝脏移植技术已经逐步成熟,目前已经成为治疗终末期肝病的最有效手段。儿童肝移植主要是针对终末期肝病及与肝脏相关的代谢性疾病,在美国,已经完成儿童肝脏移植 12 000 多例,据 ELTR(欧洲肝脏移植注册系统)统计,欧洲也完成将近 1 万例儿童肝脏移植。在 2017 年西班牙巴塞罗那第 9 届世界儿童移植大会上,匹兹堡儿童医院 N. Celik 教授报道了 113 例儿童活体肝移植术后 20 年存活率超过 90%。

小儿肝脏移植其原发病大部分为良性疾病,其中以胆汁淤积性疾病和代谢性疾病为主,可以分为 6 类,其主要常见疾病种类如表 29-1 所示。

表 29-1　小儿肝脏移植常见的原发病种类

胆汁淤积性疾病	代谢性肝脏疾病	肝细胞性肝脏疾病	肝脏肿瘤	药物毒性	其他疾病
胆道闭锁	α-1-抗胰蛋白酶缺乏	急性亚急性肝功能衰竭	肝母细胞瘤	药物过量	Budd-Chiari 综合征
Alagille 综合征(胆道发育不良)	酪氨酸血症	自身免疫性肝病(Ⅰ或Ⅱ)	肝细胞肝癌	自杀	先天性肝纤维化
原发性胆汁淤积	Wilson 病	慢性乙型肝炎	胚胎恶性肉瘤	药物诱导的	
全肠外营养(TPN)诱导的淤胆	新生儿血色素沉着症	慢性丙型肝炎	上皮样血管内皮瘤		
原发性硬化性胆管炎(PSC)	糖原累积症	多囊肝	血管肉瘤		
新生儿肝炎	先天性代谢缺陷		间叶性错构瘤		
无症状性胆汁缺乏	Crigler-Najjar 综合征(Ⅰ型)		血管内皮瘤		
进行性家族性肝内胆汁淤积症(PFIC)	家族性高胆固醇血症		炎性肌纤维母细胞肿瘤		
新生儿巨细胞肝炎	原发性高草酸尿症				
囊性纤维化	尿素循环障碍				
Caroli 病	HHH 综合征				
	鸟氨酸氨基转移酶缺乏(OTC)				
	氨甲酰磷酸合成酶Ⅰ缺乏				
	瓜氨酸血症Ⅰ型				
	囊性纤维化				
	枫糖尿症(MSUD)				
	甲基丙二酸血症				
	乙酰半胱氨酸血症				

一、小儿肝移植的手术指征

所有的小儿患者,如果化验指标提示肝功能失代偿,均应进入肝移植术前评估程序,如果出现以下情况一项或者多项时,应列入肝移植等待名单。

1. 难治性胆汁淤积。

2. 门静脉高压合并或者不合并曲张静脉破裂出血。

3. 反复发作反流性胆管炎。

4. 合成功能障碍(凝血机制障碍,低蛋白血症,低胆固醇血症)。

5. 生长发育缓慢和营养不良。

6. 顽固性腹水。

7. 肝性脑病。

8. 生活质量较差,如上学困难,顽固性瘙痒。

9. 代谢缺陷,可以通过肝脏移植纠正和/或预防不可逆的中枢神经系统损伤。

10. 肝病虽稳定,但发生威胁生命的并发症,如肝肺综合征。

二、肝脏移植常见原发病

(一) 胆汁淤积性疾病

新生儿胆汁淤积性病变的发病率很高,大约 1/2 500,是小儿肝移植患者的主要原发病,胆道闭锁是最常见的儿童胆汁淤积性疾病。对于胆汁淤积性肝病的治疗原则应是首选保守治疗缓解胆汁淤积,如果患者肝功能失代偿选择肝移植。

1. 胆道闭锁　早期诊断并且实施 Kasai 手术仍然是胆道闭锁首选的治疗方案,但是即使在出生后 3 个月内实施 Kasai 手术的患儿,仍然有大约 75% 的儿童最终将需要移植。没有实施 Kasai 手术的胆道闭锁的患儿,最终将进展为肝硬化,慢性肝功能衰竭,门脉高压症和营养不良。胆道闭锁的患儿一经诊断就应选择肝脏移植还是待 Kasai 手术、保守治疗失败后再作为挽救性治疗还存在争议。有的报道显示早期实施肝脏移植与 Kasai 手术后实施肝脏移植远期存活大致相当。北美和欧洲最有经验的中心报道,在出生后 60~90 天实施成功的胆肠吻合术,其 10 年存活率约 30%~40%,日本报道出生后 60 天内实施胆肠吻合术,10 年存活率为 60% 左右。

如果患儿已经确诊胆道闭锁,应早期行 Kasai 手术,6 周内为黄金期,6~10 周则肝脏已逐渐纤维化。如果患儿诊断时已经有肝硬化,肝功能失代偿,应直接选择行肝脏移植,行肝移植相关术前评估,如果无禁忌应尽快行肝移植手术。

Kasai 手术后有三种可能的结果:①良好的胆汁引流,肝功能明显改善,并且生长发育正常,一部分这样的孩子会伴随着反复胆管炎;②胆汁引流未得到改善,在两岁前进展为终末期肝病;③胆汁引流得到改善,血清胆红素下降,但是在儿童时期在逐渐进展为肝硬化,生长发育停滞,门静脉高压,合成功能障碍。如果 Kasai 手术后,肝脏持续纤维化、黄疸或黄疸加深,甚或并发腹水、食管静脉曲张出血、肝昏迷等现象时,表示肝脏已处于危急且不可逆的情况中,此时应考虑行肝脏移植。对于低体重的小儿,如果行 Kasai 手术后患者肝功能稳定,生长发育满意,即使有早期门静脉高压的表现,亦可以等待患儿体重增加后再行肝脏移植手术,可以降低手术风险。

2. 进行性家族性肝内胆汁淤积症　进行性家族性肝内胆汁淤积症(progressive familial

intrahepatic cholestasis，PFIC）是一组常染色体隐性遗传性疾病，其发病率约 1/50 000 ～ 100 000，主要可以分为三型，其缺陷分别是在 ATP8B1 基因编码的 FIC1 蛋白、ABCB11 基因编码的 BSEP 蛋白和 ABCB4 基因编码的 MDR3 蛋白。

三型的临床表现各异，PFIC1 型，又叫 Byler 病，相对其他两型，除了血清胆红素水平和胆汁酸升高以外，血清 γ-GT 水平可以是正常的甚至偏低，其治疗上首先采用对症支持为主，对于失代偿的肝硬化或者分流术无效的严重瘙痒可以选择肝脏移植；PFIC2 型主要表现为高血清胆红素水平和胆汁酸，低 γ-GT 活性，其可以迅速进展为肝脏纤维化，因其病变主要局限于肝脏，行肝脏移植的效果较好，由于 FIC1 蛋白在小肠和胰腺也表达，甚至高于肝脏，PFIC1 型行肝脏移植术后有一些持续存在的肝外体征，包括腹泻、吸收障碍等。PFIC3 型表现为高 γ-GT 活性，后期可以进展为门静脉高压和肝功能衰竭，除了临床表现外，其可以通过基因检测加以鉴别。

3. Alagille 综合征　Alagille 综合征（Alagille syndrome，AGS）是一种常染色体显性遗传的多系统疾病，其虽其临床症状严重，但多数并不进展为终末期肝病。该病患者 JAG1 基因（1 型 AGS）或者 NOTCH2 基因突变（2 型 AGS）导致 Notch 信号通路缺陷，从而影响肝脏、心脏、眼睛、脊椎和面部等多个器官或系统。经典的 AGS 诊断标准为同时满足慢性胆汁淤积、心脏疾病、骨骼异常、眼部异常和面部特征等五大临床表现。

Alagille 综合征最终的预后主要取决于心脏和肝脏疾病的严重程度。其无特效的治疗方法，主要以对症治疗为主。当出现生长发育停滞、终末期肝病（门静脉高压）、严重的瘙痒症状（药物治疗和胆汁分流手术不能缓解）、代谢性骨病和黄色瘤严重影响生活质量应该行肝脏移植相关术前评估。

（二）代谢性肝病

代谢性肝病是儿童肝移植的主要适应证之一，仅次于胆道闭锁，据 SPLIT 数据显示，1995 年至 2008 年，2 997 例儿童肝移植中，有 446 例为代谢性肝病，占 14.9%，其 1 年和 5 年患者存活率分别为 94.6% 和 88.9%，移植物 1 年和 5 年存活率分别为 90.8% 和 83.8%，结果非常满意。

代谢性肝脏疾病行肝脏移植有两个主要原因：①合并肝硬化、门静脉高压、肝功能失代偿或者继发肝脏肿瘤；②患儿因某种物质代谢缺陷引起相关并发症，影响患儿生活质量。在实际中，以后者多见，代谢性疾病可能很多年都不会有肝硬化及肝功能衰竭，而会出现一些相关的并发症，比如：部分尿素循环障碍的患者虽然可以通过饮食控制和药物控制，但是其过分限制蛋白饮食的摄入会导致某些必需氨基酸的缺乏，中间产物的蓄积也可以导致神经系统损伤。肝脏移植虽然可以纠正代谢紊乱导致的血氨过高，但是却不一定能改善中枢神经系统损伤。对于这样的患者应早期诊断、积极支持治疗，在出现神经系统损伤之前行肝脏移植。因此不同于其他疾病，预期肝移植生活质量的评价是代谢性肝病的患儿是否应该行肝脏移植的重要指征。常见的代谢性疾病如表 29-2 所示。

1. 尿素循环障碍　尿素循环也叫鸟氨酸循环，主要部位在肝脏，尿素生物合成需要 6 个酶和 2 个转运蛋白，其把对身体有害的物质血氨转换成无毒的物质尿素，然后由小便从肾脏中排出。6 个酶主要包括氨甲酰磷酸合成酶Ⅰ（CPSⅠ）、鸟氨酸氨甲酰转移酶（OTC）、精氨酸合成酶（ASSⅠ）、精氨酸裂解酶（ASL）、精氨酸酶（ARG）、N-乙酰谷氨酸合成酶（NAGS）。在其代谢途径中的每一个酶和转运蛋白的缺乏都可能导致血氨的升高而出现临床症状。CPSⅠ，ASSⅠ，ASL，NAGS 和 ARG 缺陷是常染色体隐性遗传，OTCD 为 X 连锁显性遗传。

表 29-2　常见的适合肝脏移植的代谢性疾病

疾病	缺陷	遗传	备注
α1 抗胰蛋白酶缺乏症	α1 抗胰蛋白酶（α1-AT）	共显性	肝脏移植可以纠正血清低 α1-AT 水平
Wilson 病	铜代谢障碍	常染色体隐性遗传	肝移植可以改善和纠正神经系统症状
酪氨酸血症	延胡索酰乙酰乙酸水解酶缺乏	常染色体隐性遗传	2 岁前移植可以避免继发原发性肝癌
尿素循环缺陷	鸟氨酸氨甲酰基转移酶缺乏	X-连锁显性遗传	婴幼儿早期行肝移植可以预防不可逆中枢神经系统损伤
	氨甲酰磷酸合成酶缺乏	常染色体隐性遗传	晚期儿童时期可以出现变种
	精氨酸琥珀酸盐合成酶缺乏	常染色体隐性遗传	
半乳糖血症	半乳糖-1-磷酸尿苷酰转移酶缺乏	常染色体隐性遗传	有进展为肝硬化及有原发性肝癌的风险
糖原累积症 Type I	葡萄糖-6-磷酸酶缺乏	常染色体隐性遗传	有时可通过饮食控制,有肝腺瘤的风险,早期可以出现肝硬化,支链淀粉可在肝脏、心脏、肌肉累积并且肝移植不能完全逆转
家族性高胆固醇血症 Type II A	LDL（低密度脂蛋白）受体缺乏	常染色体隐性遗传	早期行肝脏移植可以避免心血管动脉粥样硬化,晚期心功能衰竭可能需心肝联合移植
Crigler-Najjar 综合征 Type I	尿苷二磷酸葡萄糖醛酸转移酶	常染色体隐性遗传	通过光疗无效时,可行肝移植,避免致命的核黄疸
囊性纤维化	氯离子转移基因异常	常染色体隐性遗传	进展为肺纤维化及感染时
高草酸尿症 Type I	丙氨酸乙醛酸转氨酶缺乏	常染色体隐性遗传	如果合并肾功能衰竭需行肝肾联合移植
黏多糖累积病	溶酶体存贮病	常染色体隐性遗传	
新生儿铁贮积病	不明确	不明确	新生儿期常需要手术
血友病 A	Ⅷ因子缺乏	X 连锁	如果存在输血相关疾病需肝脏移植
血友病 B	Ⅸ因子缺乏		
蛋白质 C 缺乏	蛋白质 C 水平低	常染色体隐性遗传	肝移植术后能纠正低蛋白 C
胆汁酸合成异常	原因不明		合并终末期肝病时需肝移植

在一项长达 25 年的开放试验中,一共 299 例患者,采用苯乙酸钠和苯甲酸钠保守方法治疗尿素循环障碍,其总体存活率为 84%,有 1 181 次出现急性高血氨发作,并且新生儿出现高血氨时,其症状往往更重(大于 30 天),致死率和致残率更高。

通过肝脏移植,包括全肝移植和辅助性肝移植均可以治愈尿素循环障碍,目前报道的,最多的为 OTCD,其次还有 CPS1、CTLN1、HHH 综合征等,肝移植术后总体预后良好。

2. 家族性高胆固醇血症 家族性高胆固醇血症(familial hypercholesterolemia,FH)是一种罕见的常染色体显性遗传性疾病,临床特点是高胆固醇血症、特征性黄色瘤、早发心血管疾病家族史。通过调整饮食结构、使用降脂药物、LDL 分离技术等能一定程度上降低胆固醇水平,后期往往还会出现心血管并发症。目前认为肝脏移植是唯一可治愈性的方法,肝移植术后其血中胆固醇水平能迅速下降,黄色瘤也能逐渐消退。目前报道的病例最多一组,36例 FH 患者行肝移植术后,移植物 5 年存活率为 95%,死亡 3 例患者,其中 2 例为心血管并发症,所以建议在出现心血管并发症之前尽早移植。

3. α1-抗胰蛋白酶缺乏症 α1-抗胰蛋白酶缺乏症是代谢性疾病肝移植是最常见的适应证之一。在新生儿中,其发病率大约为 1/1 600～2 000,是常染色体显性遗传。主要临床特点为新生儿黄疸延长、新生儿肝炎综合征、轻度转氨酶升高、在儿童/青少年期出现门静脉高压、严重的肝功能失代偿,成年时出现慢性肝炎、隐源性肝硬化及原发性肝癌。大多数人没有临床症状,肝功能不全或早期恶性肿瘤应选择肝移植。新生儿胆汁淤积虽然可以消退,但是仍然需密切观察,因其可能进展为肝硬化,可通过查体和生化检查加以评估。

4. 糖原累积病 糖原累积病(glycogen storage disease,GSD)是一组影响糖原代谢的遗传性疾病,参与糖原合成或降解的酶缺陷均可引起糖原累积病。糖原累积病至少有 12 种类型,根据临床表现和受累器官分为肝和肌糖原累积病。肝糖原累积病主要有 Ⅰ、Ⅲ、Ⅳ、Ⅵ、Ⅸ型、Fanconi-Bickel 综合征(XI 型)和 O 型。Ⅰ、Ⅲ、Ⅳ型可以引起严重的肝脏疾病,早期确诊虽可以通过饮食疗法加以控制,因其仍然有进展为晚期肝硬化、肝功能衰竭及肝癌的可能性,其也是潜在的肝移植候选者。目前行肝脏移植的报道病例不多,主要为 Ⅰ、Ⅲ、Ⅳ型,其中以 Ⅰ 型较多。Ⅰa 型主要是因葡萄糖-6-磷酸酶缺乏,临床主要特征是生长发育迟缓、血糖过低、乳酸血症、肝大、高尿酸血症、高脂血症,常可以引起肾功能损害,肝移植术后能否逆转肾功能损害目前尚无定论。Ⅰb 型主要是因葡萄糖-6-磷酸运转障碍,其可以引起中性粒细胞减少和中性粒细胞的功能受损,常导致复发性细菌感染和口腔及肠道黏膜溃疡。长期并发症包括痛风,身材矮小,骨质疏松症,肾脏疾病,肺动脉高压和肝腺瘤。最近 20 年,其诊治取得了很大的进展,对于 Ⅰ 型患者可以通过夜间服用/输注葡萄糖或者服用未烹调的玉米淀粉防止低血糖。Ⅲ型主要是因糖原脱支酶活性缺乏,可以分为 Ⅲa 型和 Ⅲb 型,前者主要是肌肉受累,后者主要累及肝脏。Ⅳ型主要是因一个分支酶活性缺乏,导致未分支的糖原在组织中累积。典型的病例多在 1 岁内发病,主要表现为肝、脾肿大,生长发育不佳,低血糖较少见。多在 5 岁内进展为肝硬化、门静脉高压、腹水、食管胃底静脉曲张,也可能累及神经肌肉系统,主要表现为肌张力降低和肌萎缩。对于有肝硬化、肝功能失代偿或者有肝脏肿瘤的患者应考虑行肝脏移植。

5. 肝豆状核变性 Wilson 病也称为肝豆状核变性,新生儿发病约 1/100 000,本病属常染色体隐性遗传病。杂合子无症状,其中约 10% 表现为血清铜和铜蓝蛋白降低。临床主要为肝病和神经系统损害症状,女性患者以肝病症状为多见,男性患者以神经症状常见。通常在 15 岁左右出现临床症状。如果早期诊断,可以药物治疗(驱铜治疗)加以控制,当进展为肝硬化、肝功能衰竭,应该纳入肝脏移植适应证。

6. 酪氨酸血症 酪氨酸血症又称"先天性酪氨酸血症"。是一种因富马酰乙酰乙酸盐水解酶缺乏引起酪氨酸代谢异常、严重肝损伤及肾小管缺陷的常染色体隐性遗传性临床综合征。急性患者有肝大、肝细胞脂肪浸润或坏死,慢性患者可有肝纤维化、肝硬化,甚至发生肝癌,可有肾小管退变、胰岛增生、大脑基底核退行性变。急性型常见于婴儿,出现呕吐、肝脾大、水肿、腹水、气短和出血倾向,部分有黄疸,90%迅速死亡。慢性型多发生在6个月后婴儿,有肝硬化及高磷酸盐尿、低磷酸盐血症及软骨病。检查可有高氨基酸血症,如酪氨酸、脯氨酸、苏氨酸及苯丙氨酸等,肝功能异常,低血糖、低血清蛋白及出血倾向等。限制苯丙氨酸、酪氨酸饮食,纠正低血糖、低血钾、碱中毒及出血倾向是主要治疗策略,其唯一有效治疗是早期肝移植。

酪氨酸血症在婴幼儿就可以发生急性肝功能衰竭,在童年发生急性肝功能衰竭风险更高,目前的主要治疗方法是给予口服 NTBC[2-(2-硝基-4-三氟甲基苯甲酰基)-1-3-环己二酮],抑制酪氨酸代谢,并降低形成琥珀酰丙酮和其他有毒中间体。确诊后通常尽快治疗,有效率可达90%。NTBC虽然可能会降低肝癌的风险,治疗的患者仍然应该经常监测甲胎蛋白和影像学。失代偿期的患者肝硬化和/或肝细胞癌的迹象应行肝脏移植。

7. Crigler-Najjar综合征　Crigler-Najjar综合征又称先天性葡萄糖醛酸转移酶缺乏症,分为Ⅰ型和Ⅱ型,Ⅰ型是 Crigler-Najjar 纯合子,Ⅱ型为杂合子。Ⅰ型往往表现更重些,其主要表现为间接胆红素高,通常治疗方法是光疗和服用胆红素结合剂,间接胆红素容易透过血脑屏障,可进展为核黄疸,导致中枢神经系统损伤,因此建议在发生脑损伤之前应考虑肝脏移植。

(三) 肝细胞性肝脏疾病

多种原因均可以引起肝细胞的损害、导致肝功能衰竭,包括胆汁淤积性疾病及代谢性疾病。这里主要介绍因肝炎病毒、药物毒性及自身免疫性因素引起的急慢性肝功衰竭,行肝脏移植的手术指征。

终末期慢性肝功能衰竭肝移植手术指征为:①临床指征:反复曲张静脉出血、顽固性腹水、难治性瘙痒、生长发育迟缓、生活质量不满意;②实验室检查:INR>1.4、间接胆红素>6mg/dl、白蛋白<3.5mg/dl、胆固醇<100mg/d。

由美国国立卫生研究所(National Institutes of Health,NIH)发起的儿童急性肝功能衰竭研究小组数据表明,急性肝功能发病(分析了139例)的两个高峰分别是婴儿时期(小于1岁)和13~16岁,约50%的患儿病因不明,这些原因不明的患儿有一半不到1岁,其次主要是因对乙酰氨基酚毒性所致,约占15%。对于急性肝功能衰竭的患儿是否应该行肝脏移植,决定是很困难的,主要有两点原因,部分患儿通过支持治疗能恢复正常,另外急性肝功能衰竭的患儿其手术风险较高,存活率远低于其他疾病的患儿。对于儿童急性肝功能衰竭治疗,主要是基于成年患者的临床经验和研究,但是无论是病因还是临床进程,儿童急性肝功能衰竭与成人患者都不完全相同。目前比较公认的为英国伦敦国王学院医院标准,如表29-3所示,这个系统将病因、年龄、疾病进展时间、凝血指标作为最重要的预测因素。

表 29-3　英国伦敦国王学院医院标准(King Collage 标准)

对乙酰氨基酚药物毒性	其他原因引起的暴发性肝功能衰竭
动脉血 pH<7.3	INR>6.5 或者以下 3 个原因
INR>6.5	1. 年龄<10 岁
血肌酐>3.4mg/dl(300μmol/L)	2. 非-A、非-B 型肝炎或者药物引起的疾病
	3. 肝性脑病之前黄疸大于 7 天
	4. INR>3.5
	5. 血清胆红素>17.6mg/dl

另一种评估方法,克利希标准(Clichy criteria),依靠肝性脑病的分期、年龄、凝血因子 V 因子的活性水平来预测是否需要肝移植。此方法建议,以下情况应该行肝移植术:肝性脑病(3 或 4 级),未满 30 岁的患者 V 因子活性低于 20%,30 岁以上患者 V 因子活性低于 30% 应行肝脏移植。这两种分类方法对于暴发性肝衰竭是否应该行肝移植有一定的价值,也有一定的局限性。在不同的中心临床处理方法不尽一致,有的中心一经诊断为急性肝衰竭就列入了肝移植等待名单,并且积极行手术治疗。

(四) 肝脏肿瘤

婴幼儿及儿童发生肝脏肿瘤的发生率较低,原发性肝脏恶性肿瘤约占儿童恶性肿瘤的 1%,发病率约 1.0~1.5/1 000 000。肝母细胞瘤和原发性肝癌是儿童患者最常见的肝脏肿瘤。肝母细胞瘤(hepatocastoma,HB)是儿童最常见的肝脏恶性肿瘤,约占肝脏原发恶性肿瘤的 79%。HB 总的发病率是 0.5~1.5/1 000 000。

肝母细胞瘤行肝脏移植,影响其远期效果的主要为肿瘤复发,尽管目前有新的化疗方案,如果术前存在大血管侵犯、远处转移、多发肿瘤、化验检查高甲胎蛋白,往往效果较差。行肝脏移植应谨慎选择。

三、小儿肝移植禁忌证

在肝移植发展的不同时期,其禁忌证也在演变,随着医学的进步及肝移植技术发展,当初的手术禁忌可能也是目前的主要适应证。在儿童肝移植患儿中,目前的主要的禁忌证如表 29-4 所示。术前应仔细评估。

表 29-4　小儿肝移植绝对禁忌证和相对禁忌证

绝对禁忌证
1. 肝外肿瘤活动性肿瘤,肝脏肿瘤(弥漫性肿瘤或者伴随大血管侵犯)
2. 败血症,主要包括不可控制的肝胆感染及全身性感染,获得性免疫缺陷综合征(AIDS)
3. 酗酒或者吸毒等
4. 严重的心肺疾患(如:先天性心脏疾病晚期出现重度肺动脉高压)或者其他共同疾病,不能耐受肝脏移植手术
5. 肝外不可治愈的疾病:脑死亡(不可逆的大脑、神经系统广泛性损伤)
6. 全身主要器官不可矫正的先天性异常

相对禁忌证
1. 可以治愈的肿瘤及肝脏转移性肿瘤
2. 败血症,可以治愈的全身感染或局部感染
3. 人类免疫缺陷病毒感染(HIV)
4. 进展性肝外疾病,药物滥用
5. 严重的社会心理障碍
6. Ⅳ期肝性脑病,手术后因中枢神经系统受损,可能不能苏醒
7. 技术或者解剖障碍,比如多次手术病史,4 级门静脉血栓

(曾志贵　朱志军)

参 考 文 献

[1] KAMATH BM,OLTHOFF KM. Liver transplantation in children:update 2010[J]. Pediatr Clin North Am,

2010,57(2):401-414.

[2] VIDU V,MATEI E,HREHORET D,et al. Indications for pediatric liver transplantation[J]. Annals of Fundeni Hospital,2006,11(1):3-11.

[3] RAWAL N,YAZIGI N. Pediatric Liver Transplantation[J]. Pediatr Clin North Am,2017:677-684.

[4] KAPOOR A,BHATIA V,JERATH N,et al. Expanding indications for pediatric liver transplantation[J]. Apollo Medicine,2012,9(1):55-61.

[5] ALONSO E M,BESEDOVSKY A,EMERICK K,et al. General Criteria for Pediatric Transplantation[J]. Liver Transplantation,2016:287-302.

[6] JACQUELINE G,O'LEARY,RITA LEPE,et al. Indications for Liver Transplantation[J]. Gastroenterology, 2008,134:1764-1776.

[7] KASAHARA M,UMESHITA K,SAKAMOTO S,et al. Liver transplantation for biliary atresia:a systematic review[J]. Pediatric Surgery International,2017:1-7.

[8] ARNON R,KERKAR N,DAVIS MK,et al. Liver transplantation in children with metabolic diseases:The studies of pediatric liver transplantation experience[J]. Pediatr Transplant,2010,14(6):796-805.

[9] KASAHARA M,UMESHITA K,SAKAMOTO S,et al. Liver transplantation for biliary atresia:a systematic review[J]. Pediatric Surgery International,2017:1-7.

[10] YUK K. SZE,ANIL DHAWAN,RACHEL M,et al. Pediatric Liver Transplantation for Metabolic Liver Disease:Experience at King's College Hospital[J]. Transplantation,2009,87:87-93.

[11] KIMITOSHI NAKAMURA,JUN KIDO,HIROSHI MITSUBUCHI,et al. Diagnosis and treatment of urea cycle disorder in Japan[J]. Pediatrics International,2014,56:506-509.

[12] ALIM A,TOKAT Y,ERDOGAN Y,et al. Liver transplantation for homozygote familial hypercholesterolemia: the only curative treatment[J]. Pediatr Transplant,2016,20(8):1060-1064.

[13] SHNEIDER BL. Pediatric liver transplantation in metabolic disease:Clinical decision making[J]. Pediatr Transplant,2002,6(1):25-29.

[14] OISHI K,ARNON R,WASSERSTEIN MP,et al. Liver transplantation for pediatric inherited metabolic disorders:considerations for indications,complications,perioperative management[J]. Pediatric Transplantation, 2016,20(6):756-769.

[15] MATERN D,STARZL TE,ARNAOUT W,et al. Liver transplantation for glycogen storage disease types I,III, and IV[J]. European Journal of Pediatrics,1999,158(2):S043-S048.

[16] IYER S,CHEN CC,WANG S,et al. Long-term results of living donor liver transplantation for glycogen storage disorders in children[J]. Liver Transplantation,2007,13(6):848-852.

[17] STRINGER MD. The role of liver transplantation in the management of paediatric liver tumours[J]. Annals of the Royal College of Surgeons of England,2007,89(1):12-21.

[18] VINAYAK R,JR CR,RANGANATHAN S,et al. Pediatric liver transplantation for hepatocellular cancer and rare liver malignancies:US multi-and single-center experience (1981-2015) [J]. Liver Transplantation, 2017,23(12):1577-1588.

[19] ZIMMERMANN A,PERILONGO G. Pediatric liver tumors[M]. Berlin:Springer,2011.

[20] MOON SB,SHIN HB,SEO JM,et al. Hepatoblastoma:15-year experience and role of surgical treatment[J]. Journal of the Korean Surgical Society,2011,81(2):134-140.

第三十章

小儿肝移植特点

　　胆道闭锁患儿往往首先选择 Kasai 手术，手术效果不佳患儿会出现进行性黄疸加重、腹胀、顽固性腹水、消化道出血、进行性营养不良，需要接受肝脏移植手术以挽救生命。在胆道闭锁患儿行 Kasai 手术术中测量门静脉压力，提示大约 70% 患儿存在门静脉高压并出现食管胃底静脉曲张。即使对于术后黄疸降至正常患儿，虽然在 9 个月龄前发生出血风险较低，但是在 2~3 岁后出现消化道出血的风险有所升高，上消化道若出现出血误吸会导致患儿猝死。因此，除代谢性肝脏疾病、急性肝功能衰竭、肝脏肿瘤等疾病外，胆道闭锁仍然是儿童肝脏移植的主要适应证。与成人肝脏移植相比较，除了相同的难点与特点之外，儿童肝脏移植在受体流行病学、移植物、药物代谢以及免疫系统等方面存在特殊之处。

一、术前年龄偏小，发育迟缓，营养障碍

　　胆道闭锁患儿接受肝脏移植的年龄大部分小于 3 岁，甚至多见于 1 岁以内的患儿，这些患者营养支持往往不理想，存在发育迟缓或发育停滞的比例很高，绝大部分患儿身高、体重低于同龄儿童平均身高、体重两个标准差以上。在进行肝脏移植手术时，体重越小的患儿发生并发症风险越高，主要是术后感染和血管并发症。国内外文献表明，体重在 8kg 以上的儿童接受肝脏移植安全性较高。

二、腹部手术史

　　胆道闭锁接受肝移植患儿至少半数以上具有腹部手术史（Kasai 手术），是肝脏移植手术难点之一。既往腹部手术导致腹腔脏器粘连，增加手术游离难度，并增加其他脏器副损伤的风险；同时由于肝功能失代偿导致凝血机制障碍，使得术中创面出血增加。

三、术后感染的特点

（一）EB 病毒感染

　　与成人肝移植受者不同，EB 病毒（Epstein-Barrvirus，EBV）感染是小儿移植术后常见的病毒感染之一，胆道闭锁的患儿在接受肝移植手术时年龄在 1 岁以内，因此很多患儿尚未发生过原发 EB 病毒感染，故在术后易出现 EB 病毒感染。患儿可表现为发热、淋巴结肿大、肝脾肿大、移植肝功能异常，常规抗病毒治疗不佳，但在降低免疫抑制剂使用剂量后，病毒复制水平可明显降低甚至转为阴性，但约有 1%~2% 的患儿会发展为移植后淋巴组织增生性疾病（posttransplant lymphoproliferative disorders，PTLD），影响移植物及患者术后长期生存率。

（二）巨细胞病毒感染

巨细胞病毒（cytomegalovirus，CMV）也是儿童肝移植患者术后常见感染之一，可表现为发热、乏力、白细胞减少等非特异性症状。供者 CMV 的血清学阳性，而自身 CMV 血清学阴性的患儿是术后 CMV 感染的高危人群，排斥反应及合并细菌真菌感染，也会明显增加 CMV 感染风险。

（三）细菌及真菌感染

胆道闭锁患儿既往应用糖皮质激素，术后使用免疫抑制剂，故可见各类型细菌及真菌感染，引起例如细菌性或真菌性肺炎等不同并发症，严重者可危及患儿生命。对于考虑真菌感染的患者，尽可能在药敏试验指导下用药。

（四）腹泻

腹泻是儿童肝移植术后常见并发症，原因众多，其中抗生素相关的腹泻、药物的影响、轮状病毒（rotavirus，rv）感染及隐孢子虫（cryptosporidium tyzzer）感染都会引起儿童肝移植术后腹泻，与普通患儿相比，肝移植术后患儿症状重，更易合并其他病毒感染出现其他并发症，因此应监测免疫抑制剂浓度，并且嘱患者家属及医护人员注意隔离保护及卫生，避免交叉感染。

（五）预防术后新发 HBV 感染

儿童肝移植受者绝大部分为良性终末期肝病的患者，当应用抗 HBc 阳性的供者肝脏后，术后在免疫抑制剂应用的情况下存在新发 HBV 感染的风险。受者术前抗 HBs 阴性、术后未给予预防性核苷类似物治疗是抗 HBc 阳性供肝受者新发 HBV 感染的危险因素。接受供者抗 HBc 阳性的肝移植儿童受者应在术后使用核苷类似物预防新发 HBV 感染，并且在移植术前应对受者接种乙肝疫苗，活体肝移植供者也尽可能在术前接种乙肝疫苗。

四、术后血管并发症风险相应增加

肝脏各血管吻合是肝脏移植最主要也是最关键的步骤，小儿患者较成人患者相比各血管纤细，其术后血管并发症可以直接影响移植物及患者近期及远期存活。早期最常见的并发症有肝动脉血栓、门静脉血栓及流出道梗阻。

（一）肝动脉血栓

肝动脉血栓是儿童肝移植术后早期常见的外科并发症之一，也是导致移植肝功能丧失和受者死亡的主要原因。关于肝移植术后肝动脉血栓的诊断，超声监测血流是简单、实用、无创的监测方法，是目前国内外移植中心监测移植肝血流的主要方法，如确诊肝动脉血流异常可进行保守治疗、手术取栓、介入治疗，如有肝衰征象则需行二次肝移植。

（二）门静脉血栓

门静脉血栓形成后，若合并肝动脉血栓将引起急性肝功能衰竭，需积极处理，后期容易造成门静脉高压、消化道出血、脾大、脾亢等并发症。术后早期规律及时的使用多普勒超声监测血流十分必要，一旦诊断成立应立即处理，常用的治疗手段包括手术取栓、血管架桥、溶栓治疗、放射介入下支架置入等。

（三）流出道梗阻

通常包括下腔静脉梗阻、肝静脉回流障碍或者架桥血管回流障碍等，根据其狭窄梗阻的位置不同，临床上表现不一，若时间过长，肝脏长期淤血导致肝窦扩张，肝功异常，甚至二次肝移植。目前可依靠腹部超声、增强 CT 或 MRI、腔静脉血管造影等明确诊断，通过药物、手术及介入治疗纠正。

总之,儿童肝移植术后出现不明原因肝功异常、腹腔积液、胆瘘等,应排除相应血管并发症,否则将引发严重后果。

五、儿童肝脏移植的移植物类型特点

随着对于肝脏功能解剖认识的加深以及对影响移植物潜在再生功能的研究,对于儿童肝脏移植,除了尸体肝脏移植物外,活体肝脏移植仍为主要选择,常用供肝选择为左外侧叶、左半肝(含或不含肝中静脉)、右后叶供肝等。在儿童肝脏移植的临床实践中,小肝综合征并不常见。而实际操作中,往往会出现移植物受者重量比(GRWR)>4%的情况,尤其是对于低体重患儿,经常发生移植物的前后径大于患儿腹腔前后径导致关腹困难,容易出现移植物血管受压,重建的流出道回流障碍,甚至会出现由于受压引起的组织灌注不良或组织缺氧。因此,对于儿童活体肝脏移植,术前评估过程中应精准计算供肝体积、GRWR、移植物/受者腹腔厚度比,对于可能发生大肝综合征的受者,可以采用减体积左外侧叶、单独肝段、超减体积左外侧叶等供肝类型。对于移植物体积相对偏小,可能发生移植物扭转的情况,需要一些辅助的外科固定方法来解决上述问题。

六、药物代谢

许多药物的代谢是依赖多态表达酶,如细胞色素酶 P450 系统,葡萄糖醛酸转移酶(GT)或者药物转运体(ABC、SLC 家族)。与成人相比,儿童药物代谢具有年龄依赖性,用药复杂性增加,应该针对不同年龄的儿童药代动力学特点调整用药。肝脏本身是药物代谢的重要场所,如他克莫司,主要依赖细胞色素酶 P450 系统代谢。儿童肝脏移植绝大部分采用部分移植物,与全肝移植物相比,由于移植肝脏体积小,肝内酶系统活性减低,药物清除率下降,因此术后达到理想血药浓度时间较短。肠道黏膜内也存在细胞色素酶 P450 同工酶,对药物的代谢存在影响,CYP3A4 存在于小肠黏膜内,CYP1A1 存在于十二指肠,少量 CYP2D6 及 CYP2C8 存在于十二指肠及空肠。由于胆道闭锁儿童行肝脏移植的胆道吻合技术多采用胆肠吻合,需旷置一定长度空肠肠袢,可能对他克莫司等药物的吸收代谢存在潜在的影响,需要更深入的研究观察。

七、免疫系统

(一)跨血型移植

ABO 血型不符的成人移植的预后相对较差,主要原因是预存血型抗体导致的超急性排斥反应,器官内血栓形成,大动脉内膜抗体介导的补体反应损伤,也称为"单器官 DIC"。但是对于儿童而言,跨血型移植获得较大成功,主要得利于儿童免疫系统的发育特点:①儿童体内预存的血型抗体滴度较低;②补体系统不成熟。Egawa 曾报道儿童移植受者年龄可能会影响儿童肝移植的预后,认为小于 1 岁的儿童跨血型肝移植预后和血型相符的肝移植的远期预后相当(5 年生存率为 76%),但是大于 1 岁的儿童进行跨血型肝脏移植的远期预后相对较差,与上述原因分析相符合。尽管儿童跨血型移植预后效果理想,但是仍应该注重系统的抗排斥治疗,主要包括以下三个要点:①减少血液中的血型抗体滴度;②以激素+CNI+抗增殖药物为基础的三联免疫抑制治疗;③预防"单器官 DIC"的发生。

（二）自发性免疫耐受

与肾脏移植相比较,作为免疫特惠器官的肝脏移植似乎容易实现自发性免疫耐受。关于儿童肝移植受者的自发性免疫耐受的报道很多,美国匹兹堡大学移植中心对 64 例尸体供肝的儿童受者进行观察研究,其中 22 例受者成功撤除免疫抑制治疗(34%);日本京都大学对 191 亲体肝脏移植受者进行观察,其中 85 例儿童受者成功撤除免疫抑制治疗(45%),在整个过程中,没有出现移植物失功或受者死亡。儿童肝脏移植受者实现自发性免疫耐受的潜在原因可能与儿童免疫特点相关:①接受肝脏移植对象主要为小于 3 岁儿童,处于免疫系统尚未成熟的时期,容易形成自发性免疫耐受;②儿童受者术后免疫抑制剂的管理是独特的,遵循个体化用药方案,对于术后生存期较长的儿童,在肝功能稳定的状态下,常常采用单一用药方案,而不是单纯依据标准靶目标浓度来调整用药剂量,对于实现免疫耐受有利。

（朱志军）

参 考 文 献

［1］ DAVENPORT M. Biliary atresia:clinical aspects［J］. Seminars in Pediatric Surgery,2012,21(3):175-184.

［2］ VICKI SEYFERT-MARGOLIS,SANDY FENG. Tolerance:Is it achievable in pediatric solid organ transplantation［J］. Pediatr Clin N Am,2010,57:523-538.

［3］ 朱志军,孙丽莹,魏林,等.肝移植治疗小儿胆道闭锁 130 例报道［J］. 中华小儿外科杂志,2014,35(4): 259-264.

［4］ 宋玉伟,朱志军,孙丽莹,等. 儿童肝移植术后生长发育的临床研究［J］. 器官移植,2015,6(04):235-239.

［5］ K. MIZUTA,Y. SANADA,T. WAKIYA. Living-Donor Liver Transplantation in 126 Patients with Biliary Atresia:Single-Center Experience［J］. Transplantation Proceedings,2010,42:4127-4131.

［6］ KAMATH BM,OLTHOFF KM. Liver transplantation in children:Update 2010［J］. Pediatr Clin N Am,2010, 57:401-414.

［7］ NAFADY-HEGO,ELGENDY H,UEMOTO S. Contrast patterns of Cytomegalovirus and Epstein-Barr virus infection in pediatric living-donor liver transplant recipients［J］. Exp Clin Transplant,2015,13(Suppl 1):75-82.

［8］ GREEN M,MICHAELS MG. Epstein-Barr virus infection and posttransplant lymphoproliferative disorder［J］. Am J Transplant,2013,13:41-54.

［9］ DANZIGER-ISAKOV L,BUCAVALAS J. Current prevention strategies against cytomegalovirus in the studies in pediatric liver transplantation (SPLIT) centers［J］. Am J Transplant,2014,14(8):1908-1911.

［10］ ALLEN U1,GREEN M. Prevention and treatment of infectious complications after solid organ transplantation in children［J］. Pediatr Clin North Am,2010,57(2):459-479.

［11］ STRIEPEN B. Parasitic infections:Time to tackle cryptosporidiosis［J］. Nature,2013,503(7475):189-191.

［12］ SKAGEN CL,JOU JH,SAID A. Risk of de novo hepatitis in liver recipients from hepatitis-B core antibody-positive grafts-a systematic analysis［J］. Clin Transplant,2011,25(3):E243-249.

［13］ ACKERMANN O,BRANCHEREAU S,FRANCHI-ABELLA S,et al. The long-term outcome of hepatic artery thrombosis after liver transplantation in children:role of urgent revascularization［J］. Am J Transplant,2012, 12(6):1496-1503.

［14］ JENSEN MK,CAMPBELL KM,ALONSO MH,et al. Management and long-term consequences of portal vein thrombosis after liver transplantation in children［J］. Liver Transpl,2013,19(3):315-321.

［15］ SOMMOVILLA J,DOYLE MM,VACHHARAJANI N,et al. Hepatic venous outflow obstruction in pediatric liver transplantation:technical considerations in prevention, diagnosis, and management［J］. Pediatr Trans-

plant,2014,18(5):497-502.

[16] JOHNNY C HONG,HASAN YERSIZ,DOUGLAS G FARMER. Longterm Outcomes for Whole and Segmental Liver Grafts in Adult and Pediatric Liver Transplant Recipients:A 10-Year Comparative Analysis of 2988 Cases[J]. J Am Coll Surg,2009,208:682-691.

[17] VINCI S. JONESA,GORDON THOMASA,MICHAEL STORMONB,et al. The ping-pong ball as a surgical aid in liver transplantation[J]. Journal of Pediatric Surgery,2008,43:1745-1748.

[18] FILLER G. Optimization of Immunosuppressive Drug Monitoring in Children[J]. Transplantation Proceedings,2007,39(4):1241-1243.

[19] YANG JW,LIAO SS,ZHU LQ,et al. Population pharmacokinetic analysis of tacrolimus early after Chinese pediatric liver transplantation[J]. Int J Clin Pharmacol Ther,2015,53(1):75-83.

[20] WILBERG J,KÜPPER B,THRUM K,et al. Oral Tacrolimus bioavailability is increased after right split liver transplantation[J]. Transplantation Proceedings,2007,39(10):3237-3238.

[21] UESUGI M,KIKUCHI M,SHINKE H,et al. Impact of cytochrome P450 3A5 polymorphism in graft livers on the frequency of acute cellular rejection in living-donor liver transplantation[J]. Pharmacogenet Genomics,2014,24(7):356-366.

[22] YAMADA Y,HOSHINO K,MORIKAWA Y. Successful liver transplantation across the ABO incompatibility barrier in 6 cases of biliary atresia[J]. Journal of Pediatric Surgery,2006,41:1976-1979.

[23] OKADA N,SANADA Y,HIRATA Y,et al. The impact of rituximab in ABO-incompatible pediatric living donor liver transplantation:the experience of a single center[J]. Pediatr Transplant,2015,19(3):279-286.

[24] FENG S,BUCUVALAS J. Tolerance after liver transplantation:Where are we? [J]. Liver Transpl,2017,23(12):1601-1614.

[25] FENG S,DEMETRIS AJ,SPAIN KM. Five-year histological and serological follow-up of operationally tolerant pediatric liver transplant recipients enrolled in WISP-R[J]. Hepatology,2017,65(2):647-660.

第三十一章

胆道闭锁肝移植患儿术前评估

基于美国器移植网络(Organ Procurement Transplantation Network, OTPN)截至2013年的数据统计,儿童肝脏移植的适应证包括胆道闭锁(32%),代谢遗传疾病(22%),急性肝衰竭(11%),肝硬化(9%),肝肿瘤(9%),免疫介导的肝脏损伤(4%)和其他肝病(13%)。胆道闭锁是一种特发性的新生儿胆管病,其特点是肝内或肝外胆管的进行性、纤维闭塞性疾病。尽管Kasai手术已经显著改善了胆道闭锁患儿的预后,但大多数胆道闭锁患者最终会发展成终末期肝病,需要肝移植。根据日本肝脏移植学会(JLTS)数据统计,胆道闭锁儿童肝脏移植患者和移植物的生存率分别为1年(91.6%/90.5%),5年(91.5%/90.4%),10年(87.1%/84.6%),15年(85.4%/82.0%),20年(84.2%/79.9%)。

儿童肝脏移植技术日臻成熟,接受肝脏移植的儿童可以享有正常的生活,回到校园接受教育,完成生育,甚至可以参加奥运会水平的体育竞技赛事。肝脏移植成功的关键条件之一是对肝脏移植受者的选择和评估。在本章,将概述潜在移植受者的评估过程,包括:评估目标、肝脏移植手术的适应证与禁忌证、医学评估、是否可以进入器官移植等待系统、手术时机的选择和适当的术前管理。

一、评估目标

儿童肝脏移植受者具有特殊的疾病、临床敏感性、生理反应以及认知和神经发育特征,这些特征与成年人不同。对于胆道闭锁等慢性肝病患者人群,应当建立一组有经验的多学科团队进行优化合理的肝移植术前管理,包括儿科肝病专家和外科医生、护士、营养师、社会工作者、喂养专家、儿童心理学家或行为专家、药剂师等。手术团队提供详尽评估检查,协助优化等待肝脏移植患儿的营养和药物治疗,并对患儿及和家属进行宣教,预测最佳的移植手术时机。除了个别复杂病例之外,需要为每一个等待移植的患儿建立一个常规的检查方案和检查评估表(表31-1),明确患儿的诊断,以及是否存在肝脏移植手术的适应证。对于良性肝病或者处于慢性进展性肝病早期的患儿,可以寻找有效的替代治疗手段,使其在不接受移植手术的情况下仍可以获得良好的预后。

表31-1 肝脏移植术前的基础评估

明确诊断及肝脏移植的必要性
判断肝脏移植的急迫性
寻找可能影响移植术后的因素
确定患儿与监护人的关系
询问承担医疗费用的能力
制定临时管理计划

二、肝脏移植的适应证与禁忌证

（一）小儿肝脏移植的适应证

肝脏移植的主要适应证包括急性肝功能衰竭,慢性终末期肝脏疾病,以及发生率较低的肝脏代谢性疾病。目前儿童肝脏移植主要的适应证仍然是胆道闭锁。对于胆道闭锁,肝脏移植的适应证包括胆汁淤积导致肝硬化,肝功能衰竭,消化道出血,门脉高压,生长发育停滞,瘙痒,反复发作胆管炎等。肝外脏器并发症如肝肺综合征和门肺高压症也是肝移植的适应证。肝肺综合征的病理生理学特征是由门脉高压或先天性门体分流导致肺内血管扩张进而导致动脉低氧血症,缺氧和疲劳是其主要临床症状,在肝硬化儿童或接受肝移植评估的儿童人群中肝肺综合征的发病率约为 3%~20%。门肺高压症是指在门静脉高压的患者由于高循环动力状态导致肺血管阻力增加进而导致的平均肺动脉压($mPAP$)升高,出现劳累性呼吸困难、缺氧和右心衰竭等临床特征,在肝硬化或等待肝移植的儿童人群中门肺高压症的发病率小于 1%。对于胆道闭锁患者应至少每年进行一次肝肺综合征和门肺高压症的筛查,如果出现缺氧、呼吸困难、心脏杂音等症状应进一步进行鉴别诊断。肝肾综合征(HRS)是终末期肝病的一种罕见并发症,在没有内源性肾病的情况下发生的继发于肾脏血流灌注减少导致的急性肾功能不全,诊断为肝肾综合征的胆道闭锁患者应进行肝移植评估。除胆道闭锁以外,其他常见的儿童肝脏移植的适应证包括尿素循环障碍(鸟氨酸氨甲酰基转移酶缺乏、精氨酸血症、精氨酸琥珀酸尿症等),有机酸代谢障碍(甲基丙二酸血症,丙酸血症等),肝糖原累积症,以及其他胆汁淤积性肝病等。

（二）小儿肝脏移植的禁忌证

在对肝病患儿进行肝脏移植评估过程中,应该尽早判断是否存在手术禁忌证。随着外科技术和医疗管理进步,儿童肝脏移植的禁忌证已经大大缩减(表 31-2)。对于存在肝脏移植绝对禁忌证证患儿,进行肝脏移植是徒劳的,并不会提高整体的生存率或改善生活质量。肝脏移植的绝对禁忌证可以分为:肝外恶性肿瘤,败血症和终末期或不可逆的肝外疾病,但是其中某些疾病可能通过特殊的干预方式转变为相对禁忌证。

表 31-2　儿童肝脏移植的禁忌证

绝对禁忌证	相对禁忌证
肝外恶性肿瘤	通过标准肿瘤治疗可治愈的恶性肿瘤
感染	感染
不可控制的系统性感染或局部侵袭性感染	可治疗的感染
AIDS	HIV 感染
肝外疾病	肝外疾病
大面积不可逆颅脑损伤	进行性肝外疾病(如肾功能不全)
特异性主要脏器的不可纠正先天性异常	药物滥用
多脏器功能衰竭	

三、肝脏移植受者的医学评估

在进入器官分配等待系统之前,应对所有潜在受者进行评估检查,包括特定的血液学检查,放射影像学检查以及专家会诊讨论。表 31-3 列出了进入肝脏移植器官分配等待系统时应该进行的评估项目,主要包括:外科评估、感染风险评估、营养状态评估、麻醉评估、心理评估。

表 31-3　儿童肝脏移植受者评估

血液检查

血液学

　　血常规,凝血酶原时间/INR,部分凝血活酶时间,纤维蛋白原

　　ABO 血型,Rh 血型

生化指标

　　电解质,尿素氮,肌酐,白蛋白,总胆红素,结合胆红

　　碱性磷酸酶,谷氨酰转肽酶,丙氨酸氨基转移酶,天冬氨酸氨基转移酶,血氨

　　甲胎蛋白,铁蛋白,铁,胆固醇,甘油三酯,甲状腺功能,淀粉酶

血清学

　　乙型肝炎表面抗原,表面抗体,e 抗原,e 抗体,核心抗体

　　丙型肝炎病毒抗体,HCV-RNA,HAV 抗体

　　EB 病毒抗体,EBV-DNA,巨细胞病毒抗体和抗原,单纯疱疹病毒抗体,麻疹抗体

　　水痘抗体,风疹病毒抗体,HIV,梅毒

放射科/其他

　　腹部彩色多普勒,肝血管多普勒超声,泌尿系 B 超

　　腹部强化 CT 及三维血管重建

　　胸片

　　心电图和超声心动图

会诊

　　移植外科医生

　　儿科肝病医生

　　移植协调员

　　营养师

　　麻醉师

　　医疗咨询:心脏病学,神经病学,肾脏病学

(一) 外科评估

外科评估需要明确可能影响围术期或术后管理的合并症和或解剖变异。在一般情况下,超声多普勒是筛查血管异常的最适当方法;然而在某些特殊情况下如胆道闭锁综合征,或超声检查提示异常,需要补充完成磁共振血管成像检查。对于胆道闭锁患儿需格外评估闭锁分型;大约有 20% 的胆道闭锁患儿伴有如下体征特点,如门静脉畸形、内脏逆转位、肠旋转不良和心脏异常,所有这些因素都会影响肝脏移植外科手术和预后,因此术前腹腔血管结构的评估对于手术方式的决策至关重要。

与成人肝脏移植受者不同,儿童肝脏移植受者人群的年龄偏小,发育迟缓,营养支持不理想,约有 55% 的患儿身高、体重低于同龄儿童平均身高、体重两个标准差以上。对于较小体重患儿,肝脏移植术后小肝综合征并不常见,而在实际操作中,往往会出现 GRWR(Graft-recipient Weight Ratio,受体体重之比)>4% 的情况,或者出现移植物的前后径大于患儿腹腔前后径导致关腹困难,容易出现移植物血管受压,重建的流出道回流障碍,甚至会出现由于受压引起的组织灌注不良或组织缺氧。为了控制 GRWR 在 0.8%~4% 的范围内,需要严格的评估供体肝脏的体积,所以儿童肝脏移植供体肝脏类型的选择主要为部分移植物,包括活体肝脏移植(living donor liver transplantation,LDLT)和劈离式肝脏移植(split liver transplantation,SPLT)。随着社会发展和传统观念的变化,越来越多地出现儿童心脏死亡器官捐献(donation after cardiac death,DCD)的全肝移植。

（二）感染风险评估

潜在移植受者必须进行移植术后发生感染性疾病风险的评估,应当对潜在受者进行移植术前的免疫状态监测,包括 HAV、HBV、脊髓灰质炎病毒、水痘病毒、百白破、流感病毒 B、肺炎链球菌等。例如,术前巨细胞病毒(CMV)血清学状态与移植术后出现 CMV 感染的风险相关;EB 病毒感染与移植术后淋巴增生紊乱(PTLD)的发生密切相关,血清学阴性的患儿发生 PTLD 的风险更高。

（三）营养状态评估

研究表明术前的营养不良是增加肝移植围术期风险的独立预测指标,导致死亡率升高,输血需求增加,术后 ICU 住院时间延长,以及医疗费用的增加,因此,在等待肝移植的同时维持胆道闭锁患者的营养平衡对移植术后的生存率和远期的生长发育至关重要。营养评估应成为护理标准的一部分,除了监测身高、体重和头围外,应每 3 个月常规测量三头肌皮褶厚度和臂围,从而更好地评价患者的营养状况,作为提供营养支持的依据。单纯的体重增加会给人一种营养改善的假象,需排除由于肝脾肿大、腹水和水肿等混淆因素。当肝脏疾病进展为更严重的分期时,就会出现临床上的营养不良症状,此时患儿体重不再增加,此时应根据参考标准体重,将患者能量摄入的目标提高至推荐热量需求 125%~140%之间。因为肝脏实质功能的损害是导致营养吸收障碍的关键因素,即使给予超量的静脉营养支持仍然不能改善整体的营养状态。对于绝大部分胆道闭锁患儿,移植术后营养状态恢复逐渐成为治疗的焦点之一。

（四）麻醉评估

一般麻醉学评估应该包括测定静脉访问,和对心血管、呼吸道、胃肠道、肾、中枢神经系统、肝脏、血液系统合并疾病。增加麻醉风险可能包括心脏疾病、血管畸形、肾脏疾病等。一个专业的移植麻醉团队可以增加患者手术成功率。美国器官共享网络(UNOS)最近修订了一项政策,要求肝移植项目指定一个肝脏移植麻醉首席专家,在肝移植患者的围术期管理领域具有专业知识,并可作为团队其他成员的顾问。

（五）心理评估

心理社会因素影响肝脏移植术后的远期效果,特别是与治疗依从性相关的因素,包括:服药、药物滥用、身体或性虐待、学校缺勤、单亲家庭、接受公共援助等。针对儿童肝脏移植等待患者设计的精神病学评估工具可以识别父母、监护人或患者的药物滥用、家庭环境混乱、家庭观念混乱以及缺乏财务资源等风险因素,这些因素意味着高风险的肝脏移植等待患者应接受早期干预。

四、儿童肝脏移植特殊评估

（一）活体肝脏移植

在进行肝脏移植评估的过程中应当引入活体器官捐献的概念,通常情况下家长的捐献意愿会增加活体移植的可能性,但是要客观地描述活体器官移植的风险。活体器官移植的优点不单在移植术后早期即可体现出来,而且在手术时机的把握上提供了更多的选择,可以减少患儿的等待时间。数据表明,对于年龄较小的患儿,与尸体供肝相比较,活体肝脏移植可以提高移植物的存活率并降低死亡率。由于活体肝脏移植供者同样面对手术并发症和死亡的风险,因此活体器官移植评估更为复杂。除了评估一般健康状况、手术风险、肝脏体积以及可传播病毒的证据的标准评估要求之外,潜在的供肝脏者还需要进行额外的评估,包括心理评估和社会能力评估。如果潜在的受体有遗传性的代谢性疾病,那么选择活体肝脏移植供体应考虑获得性的代谢性疾病的可能性。

(二)公民逝世后器官捐献

我国公民逝世后器官捐献开展较晚,且多数为心脏死亡后器官捐献,而北美公民逝世后器官捐献立法较早,操作体系完善,已经积累大量脑死亡后器官捐献案例经验。所以与北美洲潜在器官捐献案例相比较,由于潜在儿童供者血流动力学、内环境的改变,以及药物的应用均可加重供体肝脏损伤,最终导致移植物的长期存活率下降;由于我国开展公民逝世后器官捐献较晚,对于潜在捐献者的器官保护、器官功能修复缺乏标准操作规范,导致供体肝脏质量的差异性较大,影响儿童全肝移植受者的远期生存。

五、等待期间管理

(一)定期规律评估

一旦确定患儿需要接受肝脏移植,并且经过评估判断不存在手术禁忌证,就可以进入器官分配等待系统,或者是等待潜在的活体器官捐献。对于成人潜在受者采用终末期肝病模型(MELD)进行评估;而对于儿童患者,采用 2002 年提出的儿童终末期肝病(PELD)评分系统判断疾病的严重程度。PELD 评分系统预测终点有两个:一个是需要进入 ICU 治疗的风险,另一个是死亡的风险。儿童肝脏移植研究项目(SPLIT)通过对一组 779 个儿童的研究分析,提出了在等待系统中儿童 3 个月内死亡(或需要重症监护)的危险因素包括:国际标准化比值(INR),总胆红素(total bilirubin),血清白蛋白(serum albumin),年龄小于 1 岁,与同年龄同性别儿童比较身高小于 2 个标准差(表 31-4)。如果 PELD 评分增加,则死亡风险增加,如患儿的 PELD 评分为 46,则其 3 个月内的死亡风险为 50%。但是其他并发症的出现同样会增加患儿死亡风险,却并没有被 PELD 评分系统纳入,比如消化道出血、肝肺综合征、严重肺部疾病等。

表 31-4 儿童终末期肝病计算系统(PELD)

影响因素	PELD 评分 = [0.480×loge(总胆红素 mg/dl)
总胆红素	+1.857×loge(INR)
INR	+0.687×loge(白蛋白 g/dl)
血清白蛋白	+0.436(年龄<1 岁)
年龄<1 岁	+0.667(发育障碍)]
身高<2(低于平均值两个标准差)	

进入器官分配等待系统的患儿仍然需要阶段性的规律评估、完成临床信息的采集、规律实验室检验来确定患儿的即时状况,同时更新 PELD 评分结果。规律评估的频次应该依据患儿 PELD 评分判断,如果患儿为第一类分配状态则应该每周重新评估 1 次,如果患儿 PELD 评分>25 分,应该每 2 周评估一次,如果 PELD<10 分,则每年评估一次。

(二)营养支持

营养不良是终末期肝病患者共同存在的问题,无论该患儿是否存在肝移植手术的适应证,在肝病的任何阶段都不应该忽视患者的营养支持,因为改善营养是唯一能够改善患者移植手术预后的有效干预手段。大部分患有慢性肝病的儿童由于过度代谢状态和吸收不良导致营养不良,因此他们需要比正常儿童多 20%~80% 的热量来满足生长的需求。积极的营养支持可以改善移植受者存活率,并促进神经系统的发育。连续肱三头肌和中臂围是判断营养状况的最可靠的人体测量方法,因为单靠体重可能高估了患有慢性肝病的儿童的营养充分性。脂溶性维生素(fatsoluble vitamin,FSV)缺乏是常见的,监测后合理剂量的补充可以有效预防 FSV 缺乏。含有中链甘油三酯(medium chain triglyceride,MCT)的肠内配方是胆汁淤积患者肠内营养的首选,但过量应用 MCT 可导致必需脂肪酸缺乏症。

(三) 良好随访

成功的肝脏移植需要良好的随访和护理,这也对患有严重肝脏疾病儿童家庭提出独特的挑战。如果没有找到并解决这些问题,主要照顾者的能力不足、压力、缺乏控制、不确定性、愤怒和恐惧都会对疾病管理和家庭结构产生负面影响。广义的随访包括一般状况检查,听力和视力筛查,感染监测等。因为移植术后患儿应用免疫抑制药物可能降低免疫应答率,所以标准化免疫接种的完整免疫过程对于器官移植等待人群是极其重要的。某些特定计划免疫需要接种的疫苗对于儿童肝脏移植术后受者是潜在危险,可导致严重的发病率和死亡率。因此,对于免疫能力正常的患儿应按照计划免疫程序接种疫苗,目标是在移植前完成初始免疫接种和任何必要的增强剂量接种。临床数据统计表明,约71%的接受实体器官移植患者在移植时没有接受完整标准的儿科计划免疫接种,所以需要制定可执行的策略以提高这类儿童的免疫接种率。

(曲伟　孙丽莹)

参 考 文 献

[1] United Network for Organ Sharing. Available at www. unos. org (accessed November 2017).

[2] LOEB N,OWENS JS,STROM M,et al. Long-Term Follow-up after Pediatric Liver Transplantation:Predictors of Growth[J]. Journal of Pediatric Gastroenterology & Nutrition,2018,66(4):670-675.

[3] KAPOOR A,BHATIA V,JERATH N,et al. Expanding indications for pediatric liver transplantation[J]. Apollo Medicine,2012,9(1):55-61.

[4] RAVINDRA KV,GUTHRIE JA,WOODLEY H,et al. Preoperative vascular imaging in pediatric liver transplantation[J]. J Pediatr Surg,2005,40:643-647.

[5] SEO E,KIM J,LEE J,et al. Epstein-Barr Viral Load Monitoring for Diagnosing Posttransplant Lymphoproliferative Disorder in pediatric Liver and Heart Transplant Recipients[J]. Open Forum Infectious Diseases,2017,4(suppl_1):S725.

[6] FRANKE A J,BISHNOI R,BAJWA R,et al. Outcomes in pediatric patients with post-transplant lymphoproliferative disorder (PTLD):Analysis of a 20-year single-institutional experience[J]. 2017,35:352.

[7] ABT PL,RAPAPORT-KELZ R,DESAI NM,et al. Survival among pediatric liver transplant recipients:impact of segmental grafts[J]. Liver Transpl,2004,10:1287-1293.

[8] ROBERTS JP,HULBERT-SHEARON TE,MERION RM,et al. Influence of graft type on outcomes after pediatric liver transplantation[J]. Am J Transplant,2004,4:373-377.

[9] MCDIARMID SV,ANAND R,LINDBLAD AS,et al. Development of a pediatric end-stage liver disease score to predict poor outcome in children awaiting liver transplantation[J]. Transplantation,2002,74:173-181.

[10] WIESNER RH,MCDIARMID SV,KAMATH PS,et al. MELD and PELD:application of survival models to liver allocation[J]. Liver Transpl,2001,7:567-580.

[11] FREEMAN RB JR,WIESNER RH,HARPER A,et al. The new liver allocation system:moving toward evidence-based transplantation policy[J]. Liver Transpl,2002,8:851-858.

[12] FREEMAN RB JR,WIESNER RH,HARPER A,et al. The new liver allocation system:Moving toward evi-

dence-based transplantation policy[J]. Liver transpl,2002,8:851-858.

[13] WIESNER RH,MCDIARMID SV,KAMATH PS,et al. MELD and PELD:Application of survival models to liver allocation[J]. Liver transpl,2001,7:567-580.

[14] MCDIARMID SV,ANAND R,LINDBLAD AS. Development of a pediatric end-stage liver disease score to predict poor outcome in children awaiting liver transplantation[J]. Transplantation,2002,74:173-181.

[15] PROTHEROE SM,KELLY DA. Cholestasis and end-stage liver disease[J]. Baillieres Clin Gastroenterol, 1998,12:823-841.

第三十二章

小儿肝移植手术

第一节　麻　　醉

从 1963 年人类实施首例儿童肝移植以来,儿童肝移植的外科技术及临床管理经历了半个多世纪的发展,现已成为临床肝移植的重要组成部分。患有先天性胆道闭锁、Wilson 病和 Budd-Chiari 综合征等先天性疾病和代谢障碍的小儿,其肝脏功能受到严重影响,如不进行肝脏移植将无法长期存活。肝移植也已成为治疗传统上认为"不治之症"的小儿肝脏疾病的一种很好的手段,并在国内外得到广泛应用。中国是先天性肝脏疾病和胆道畸形的高发国家,每年新生儿中约有 2 000 万例发病,先天性胆道闭锁发病约 3 000 例,80% 的患儿需要通过手术治疗。小儿的解剖生理特点和肝脏功能异常导致的病理生理改变决定了小儿肝脏移植麻醉的特点。

一、与麻醉相关的小儿解剖生理特点

(一) 呼吸系统

小儿肝移植以婴幼儿比例较多,婴幼儿肋间肌和膈肌薄弱,肋骨柔软呈水平状、腹部隆起,故和年长儿、成人相比,有效通气量较低,呼吸频率快。小气道相对稀少,引起气道阻力增加,如果呼吸做功增加,易发生呼吸肌疲劳。婴幼儿肺泡小、数量少,降低了肺的顺应性;相反肋骨中软骨成分多又使胸壁的顺应性相对提高。两者作用的结果是,吸气时胸壁塌陷,呼气末肺残余体积相对减少。肺功能余气量的降低有重要意义,因为它使缺氧时(比如插管时)的氧储备量降低,婴幼儿容易发生肺不张和低氧血症。小儿的呼吸代谢率是成人的两倍,因而其氧耗量也是成人的两倍,如此高的氧耗率,可加重上述情况。小儿通过增加呼吸频率来满足高代谢的需要,故小儿呼吸频率较快。小儿潮气量与成人都为(6~8) ml/kg,但小儿的肺闭合容量较大,如果潮气量小于闭合容量,可发生肺泡萎陷、肺内分流。

小儿有相对较大的头部及舌体,鼻腔较狭窄,喉的位置偏向前侧和头侧,会厌长,气管和颈部短。这使大部分婴幼儿在 5 个月以前主要依赖经鼻呼吸。5 岁以前的小儿,环状软骨是气道中最狭窄的部位,鼻孔大小约与环状软骨处相等,气管导管如能通过鼻孔,一般均能进入气管。小儿气管直径小,1mm 的水肿都会引起严重的后果,因此气管插管要轻柔,谨慎选择气管插管型号。小儿气管短,气管支气管分叉高,若气管导管插入较深,容易进入一侧支气管。

(二) 心血管系统

小儿血压和心率随年龄变化,围术期维持在与年龄相应的水平;小儿的血容量是按千克体重计算,详见表 32-1。

表 32-1　小儿心血管系统参数指标

	收缩压 kPa（mmHg）	脉搏 次/min	心脏指数 L/（min·m²）	血容量（ml/kg）	血红蛋白（g/L）	氧耗量 ml/（kg·min）
新生儿	8.7(65)	130	2.5	85	170	6
6 个月	12.0(90)	120	2.0	80	110	5
1 岁	12.7(95)	120	2.0	80	120	5
5 岁	12.7(95)	90	3.7	75	125	6
12 岁	16.0(120)	80	4.3	70	130	3

小儿左心室发育不成熟,顺应性差,使每搏输出量相对固定。因而心输出量主要靠心率决定。心动过缓是对小儿危害最大的心律不齐。麻醉过程中麻醉药过量或组织缺氧都会导致心动过缓,应减浅麻醉、纠正缺氧,采用阿托品治疗,必要时暂停手术。小儿交感神经系统和压力感受器反射发育不完善。心血管系统中儿茶酚胺储备低,外源性儿茶酚胺用于小儿的效果差。发育不成熟的心脏对钙通道阻滞剂、挥发性麻醉剂和阿片类药物敏感,容易发生心动过缓。血管床对低血容量不能进行有效的血管收缩反应,不能通过心动过速缓解血管内容量减少导致的低血压。

（三） 肝肾功能和胃肠系统

小儿特别是婴幼儿肝功能未发育完全,与药物代谢有关的酶系统虽已存在,但药物的酶诱导作用不足,与Ⅱ相反应（结合）相关的酶发育不成熟,通过 P450 系统代谢的药物清除时间可能延长。随着年龄的增长,肝血流增加,酶系统发育完全,肝脏代谢药物的能力迅速增加。新生儿出生时血浆白蛋白水平低,导致某些药物与蛋白结合下降,致使游离药物浓度增加。

肾脏功能 6 个月以后开始正常,在 1 岁时才能达到成人水平。肾脏对药物及其代谢产物的清除率在 1 岁以内也小于成人。新生儿肾素-血管紧张素-醛固酮通路完整,但远端小管对醛固酮引起的钠离子重吸收减少。因此,新生儿常被动失钠,静脉输液时应给予钠离子。肾对葡萄糖、无机磷、氨基酸及碳酸氢盐的吸收也少,且不能保留钾离子。

小儿吞咽和呼吸相互协调能力直到 4~5 个月大时才完全成熟,因此新生儿胃食管反流发生率较高。当胃肠道畸形时,常在出生后 24~36 小时就会出现症状,上消化道畸形时有呕吐和反流,下消化道畸形表现为腹胀和便秘。

（四） 新陈代谢和体温调节

小儿基础代谢率高,氧耗量也高,成人氧耗量 3ml/（kg·min）,小儿 6ml/（kg·min）,故小儿麻醉期间应常规吸氧。小儿的单位体重的体表面积大于成人（体表面积/体重比率增加）。体表面积与新陈代谢及其相关参数（氧耗、二氧化碳生成、心输出量和肺泡换气）的相关性大。新生儿菲薄的皮肤、低脂肪储备、单位体重下较大的体表面积,使更多的热量散失到环境中。低温是低室温、伤口暴露、液体管理不善、麻醉气体干燥和麻醉剂对体温调节中枢的共同作用,低温可导致麻醉苏醒延迟、心脏易激惹、呼吸抑制、肺血管阻力增高、药物疗效改变及术后肺部并发症增加,故小儿麻醉时应采取保温措施。

对于 6 个月以上小儿在麻醉期间存在体温升高的倾向,其诱因主要有术前发热、脱水、手术环境温度升高、应用胆碱能抑制药、手术中覆盖过多手术单以及呼吸道阻塞等。手术期间体温升高,可导致新陈代谢及氧耗量增高,可导致术中缺氧。术前如有发热,可先行输液,应用抗生素、冰袋降温等措施,待体温下降后再手术,从而降低麻醉危险性。

（五）糖的调节和体液平衡

新生儿特别是早产儿糖原储备少，容易发生低血糖。同时肾对糖的排泄异常更增加了低血糖的发生率。婴幼儿对禁食及液体限制耐受性差，较长时间禁食易引起低血糖及代谢性酸中毒倾向，故婴幼儿手术前禁食时间应适当缩短，在麻醉中应适当静脉注葡萄糖，并定时检测血糖。

小儿细胞外液所占比例大，小儿占 30%，新生儿占 35%～40%。小儿水转换率比成人大，故婴儿容易脱水。细胞外液与细胞内液比率在出生后逐渐下降，2 岁时接近成人。

二、术前评估

（一）呼吸系统

终末期肝脏疾病（end-stage liver disease）患儿常有气体交换和肺功能异常。大量腹水、胸腔积液和肝脾肿大引起患儿肺容积减少。通过异常的肺小动脉右向左肺内分流和低氧性肺血管收缩可进一步加重缺氧。低蛋白血症可引起肺水肿，从而减少氧合。放置胸腔引流管、放腹水、利尿可改善患儿的通气功能。

肝肺综合征（hepatopulmonary syndrome，HPS）的特点是由肺内血管扩张导致的低氧血症，临床征象包括门脉高压、低氧血症和肺内血管扩张。2013 年欧洲呼吸和肝病协会的诊断标准是肺泡-动脉氧分压差>15mmHg，通过增强对比超声心动检查可证实肺血管舒张。伴有 HPS 的患儿是肺血管扩张而不是真正的分流引起的低氧血症，随着吸入氧浓度的增加，动脉血氧合会得到改善。对于术前怀疑有 HPS 的患儿，应在吸入 100% O_2 的情况下作动脉血气分析，如 PaO_2 达不到 150mmHg，则应怀疑有固定分流的存在，术前应做进一步的检查。

（二）心血管系统

同成人终末期肝脏疾病患者一样，患儿循环功能变化的特点是高排低阻型动力学改变。这种状态同交感神经亢进、血管活性物质匮乏、动静脉分流和组织缺氧有关。肝脏功能衰竭，一些调节血管功能的介质，如一氧化氮（NO）、肿瘤坏死因子-α（TNF-α）等，不能有效地被肝脏清除，使其血浓度增高，再者内源性血管扩张性物质的浓度增加，包括胰高血糖素、血管活性肠肽和铁蛋白导致外周血管舒张，体循环血管阻力下降。广泛存在于肺、内脏、皮肤的动静脉分流也是导致体循环阻力下降的重要原因。肺、肌肉和皮肤的血流量增加，而肝和肾脏的血流减少。静脉分流和耗氧量的减少导致了混合静脉血氧饱和度的增加和动静脉氧分压差的降低。机体代偿性激活交感神经和肾素-血管紧张素-醛固酮系统，导致水钠潴留并维持高动力循环，以满足组织代谢需要。

先天性肝脏疾病的患儿，常伴有心脏本身畸形的存在。因先天性肝脏疾病而行肝移植手术的患儿，术前应常规作心脏超声心动图检查，必要时还应做心导管检查，以明确心脏疾病的类型、对循环影响程度。对于左向右分流的患儿，如果右室负荷过重，应评估右心功能，以确定心脏能否耐受手术期间的循环剧烈改变。对于心脏病情严重的患儿，则需考虑是否于肝移植前行心脏矫治术或两个手术同期进行。

（三）中枢神经系统

肝移植患儿最常见的中枢神经系统改变是肝性脑病。其原因包括毒素的蓄积如血氨、硫醇、短链脂肪酸、假性神经递质和 γ-氨基丁酸等物质。同时术前大量使用利尿剂、胃肠出血、感染、脱水、碱中毒、低钾血症、蛋白质摄入增加和肝脏损害加重都可能诱发或加重肝性脑病。对于有肝性脑病的患儿，术前应尽量消除诱发因素，限制蛋白摄入量为 0.5～1.0/（kg·d），并可使用支链氨基酸,口服或经直肠灌注乳果糖减少血氨浓度,血透治疗对渐进性的高氨血症也有一定的好处。Ⅳ期脑病患儿发展成细胞毒素性和血管源性脑水肿,进而形成颅内压升高。颅内压升高是暴发性肝衰患儿一个主要死亡原因。

(四) 泌尿系统

肝硬化失代偿期可能发生急性肾前性肾损伤即肝肾综合征(hepatorenal syndrome,HRS)。肝硬化合并腹水时血清肌酐>1.5mg/dl且无器质性肾脏疾病、无休克同时未使用肾毒性药物,经过至少两天的白蛋白扩容和利尿剂治疗后血清肌酐不改善的可考虑HRS。肝移植术后,肾脏功能多可以恢复。

(五) 血液系统的改变

肝病患者通常合并静脉曲张、营养不良、脾肿大、贫血及血小板减少,表现为凝血异常和出血倾向。患者的凝血因子(Ⅱ、Ⅲ、Ⅳ、Ⅶ、Ⅸ、Ⅹ)和纤溶酶原激活抑制因子合成减少,肝纤溶酶原激活物消除减少,致使血浆纤维蛋白溶解。血小板功能不良可见于合并肾功能不良患者。检测指标中,凝血酶原最能反映肝凝血因子的合成能力。术前适当补充维生素K和新鲜冰冻血浆可减少术中失血。

三、术前准备

(一) 麻醉前访视

1. 术前应对麻醉操作过程、手术的必要性和可能出现的问题对家长进行解释和交流,了解患儿心理状态,通过家长了解现病史及既往史,有无变态反应史、出血倾向以及麻醉手术史。

2. 应注意患儿体重,了解发育情况,评估心肺功能以及有无发热、贫血、脱水等情况。

3. 注意实验室检查资料,了解有无低血糖、低血钙以及钾钠情况,有无凝血障碍。

4. 通过胸片或CT检查明确术前是否存在胸水或肺不张;超声心动图检查可明确术前是否存在先天性心脏病,肺动脉压是否增高。

5. 了解术前检查,预测手术出血风险,并准备充足的血源,包括浓缩红细胞和新鲜冰冻血浆。某些严重贫血、低蛋白或凝血障碍的患儿在术前应输入血液制品,调整容量负荷至最佳状态。

(二) 术前禁食水

由于婴幼儿比成人代谢率高,体表面积与体重之比较大,所以比成人更容易脱水。传统的禁食指南是诱导前6个小时给予清淡饮食。改良的禁食指南是术前日午夜后不食用牛奶和固体食物,但诱导前2小时可饮用不限种类的清液体(糖水、果汁)。这一改良的禁食指南并不增加胃内容物误吸的风险,却可降低麻醉诱导期间低血容量的发生率(表32-2)。

表32-2 小儿术前禁食时间(h)

	固体食物、牛奶	糖水、果汁
6个月以下	4	2
6~36个月	6	3
>36个月	8	3

(三) 术前用药

麻醉前用药的目的在于镇静与消除不安,使麻醉诱导顺利、减轻情绪障碍、抑制口腔和呼吸道分泌物、抑制异常反射、减轻疼痛、预防吸入性肺炎等。10个月以内的小儿一般无需术前用药，但10个月~5岁大的患儿害怕与父母分开，当焦虑无法控制时需要术前用药。可经口服、肌内注射、静脉注射、直肠、舌下或经鼻给药。氯胺酮肌内注射（2~4mg/kg）联合阿托品（0.02mg/kg）和咪达唑仑（0.05mg/kg）可致患儿深度镇静。术前用药也可采用咪达唑仑，可口服、静脉注射或滴鼻。

（四）麻醉前准备

1. 仪器和设备的准备

（1）监护仪器和设备：多功能监护仪能进行两个以上的有创监测（有创动脉血压、中心动脉压），还要具备体温，麻醉深度等的监测。小儿不常规放置Swan-gans漂浮导管，可连接Mostcare血流动力学监测设备监测更全面的血流动力学指标。小儿也不常规放置食管超声探头，在血流动力学波动明显，术前提示有先天性心脏疾病的患儿可术中行经胸心脏超声检查或放置食管探头。

（2）检测仪器和设备：准备床旁血凝检测仪，如血栓弹力图仪、Sonoclot凝血与血小板功能分析仪、旋转式血栓弹力监测仪（ROTEM）；血气生化分析仪等检验设备。

（3）血液回收和快速输液系统：自体血回收机和加温快速输注系统在小儿肝移植并不常规准备，可因时制宜。

（4）体温保护仪器和设备：手术中患儿体温的维持很重要，因此准备各项保温措施。输血输液加温仪和相应管路，一次性充气式加温毯和加温仪等。

（5）其他：超声仪器（探头5~15MHz之间，血管穿刺用），离心泵（用于体外静脉转流），除颤仪。

2. 器械的准备　全麻气管插管所必备的物品（喉镜、气管插管和固定带等），胃管，动脉换能器，测温尿管，精密尿袋，体温探头，桡动脉套管针和中心静脉导管等。婴幼儿应备用微量输液器或输液泵，以精确控制液体输注。桡动脉套管针型号的选择：新生儿和5kg以下的婴幼儿，选用24G，其他小儿选用22G。中心静脉导管的选择：新生儿和5kg以下的婴幼儿，选用4F双腔中心静脉导管，其他小儿选用5F双腔或5.5F三腔中心静脉导管。

3. 麻醉治疗用药准备

（1）血管活性药物是手术过程中，尤其是无肝期维持循环稳定的重要辅助药物。术前应常规准备的血管活性药物主要有：麻黄碱、肾上腺素、多巴胺等。

（2）一些其他常见的辅助治疗药物和电解质液等也应在术前常规准备：①抑酸药物：多在术前给予，如手术时间较长可在术中追加，常用药物有质子泵抑制剂（奥美拉唑、兰索拉唑、埃索美拉唑等）及H_2受体拮抗剂（雷尼替丁、法莫替丁）；②患儿在成分输血或输注白蛋白时会出现过敏反应，常用的抗过敏药物主要有糖皮质激素（地塞米松、氢化可的松、甲泼尼龙等）及抗组胺药物（苯海拉明）；③止血药物多与冰冻血浆、冷沉淀等联合使用改善凝血功能，常用药物有凝血酶、纤溶酶抑制剂（氨甲环酸、氨基己酸等）、重组活化Ⅶ因子、纤维蛋白原；④抗炎、抗氧化药物如乌司他丁、依达拉奉、还原型谷胱甘肽等多在无肝期时给予；⑤利尿剂：无肝期时患儿肾脏严重淤血，新肝期后常出现一过性肾功能障碍及尿量减少，可适当给予呋塞米或托拉塞米利尿减轻容量负荷，促进肾功能的恢复；⑥电解质液：肝移植术中电解质水平变化明显，应及时纠正酸碱、电解质失衡，常用的电解质液主要有氯化钾、氯化钙、硫酸镁、门冬氨酸钾镁、5%碳酸氢钠等；⑦胰岛素注射液：可用于血糖水平的调控，也可联合葡萄糖液控制高钾血症，一般应用的很少。

4. 液体准备　平衡盐液体(乳酸林格液、复方乳酸钠葡萄糖注射液);血浆代用品(如聚明胶肽、羟乙基淀粉等);血液成分:浓缩红细胞、新鲜冰冻血浆、血浆冷沉淀物、浓缩血小板以及一些提纯的血液制品,如白蛋白、纤维蛋白原、凝血酶原复合物及重组活化Ⅶ因子等。

四、麻醉诱导与维持

(一) 麻醉诱导

1. 吸入法诱导　吸入诱导药物以七氟醚为主,小于 8 个月的婴儿入手术室前可不用镇静药,而采用吸入诱导法。与成人相比,新生儿血流丰富的器官相对比例较大,而肌肉和脂肪较小,这些影响吸入药的摄取和分布。8 个月至 5 岁的儿童,给予术前用药后即可开始麻醉。麻醉开始时给予低流量(1~3L/min)的氧气和氧化亚氮。吸入麻醉药(如七氟烷)的浓度逐渐增大,每次增加 0.5%。角膜反射消失后可扣紧面罩,轻柔地提起下颌。

2. 静脉诱导方法　可选用依托咪酯、咪达唑仑、依托咪酯或氯胺酮、大于 3 个月的患儿可选用丙泊酚,肌肉松弛药可选用维库溴铵或顺式阿曲库铵(表 32-3)。

表 32-3　小儿肝移植常用静脉诱导药物剂量

药物	用法	剂量
咪达唑仑	静脉注射	0.05mg/kg
氯胺酮	静脉注射	1~2mg/kg
芬太尼	静脉注射	2~5µg/kg
顺式阿曲库铵	静脉注射	0.15mg/kg
维库溴铵	静脉注射	0.1mg/kg
依托咪酯	静脉注射	0.2~0.3mg/kg
丙泊酚	静脉注射	3~5mg/kg

(二) 气管插管

1. 气管插管内径选择　小儿肝移植麻醉以气管内插管全身麻醉为主,选择合适大小及优质的气管导管,可以减少气管插管引起的并发症。气管导管现多以对组织无刺激性的聚氯乙烯制成,导管以内径(mm)编号,管壁应薄,6 岁以下,导管不加套囊(5.5~6mm 内径),6 岁以上导管是否加套囊,近年来仍存在广泛争议,导管大小以 1.53 ~ 2.04kPa(15 ~ 20cmH_2O)加压时有轻度漏气为合适,如以 1.0kPa(10cmH_2O)加压时漏气明显,应更换气管导管。

2. 气管插管深度　导管上有长度(cm)标志,经口腔插管时其长度为 12+年龄(岁)/2cm,固定导管时应了解插入长度,可避免插管过深(表 32-4)。气管导管连接管的口径应与导管内径相等(可用塑料外套管将二者连接),并应紧密连接,不留间隙,以免连接处屈曲。插管后应作两侧肺部听诊,两肺呼吸音相同才可固定导管。

(三) 麻醉维持

1. 静脉维持用药　麻醉维持用药可持续泵注丙泊酚 60~250µg/(kg·min)、瑞芬太尼 0.05~2µg/(kg·min)和顺式阿曲库铵 0.2mg/(kg·h),也可间断静脉注射芬太尼、舒芬太尼和维库溴铵等。

表 32-4　小儿气管导管号码(内径)及插入长度估计

	导管号码	插入长度(cm)	
	内径*(mm)	经口	经鼻
新生儿	3.5	10	12
1~11 个月	4.0	12	14
1 岁	4.0	12	14
2 岁	4.5	13	15
3 岁	5.0	14	16
4 岁	5.0	15	17
5 岁	5.5	16	18
6 岁	5.5	16	18
7 岁	6.0	17	19
8 岁	6.0	17	19
9 岁	6.5	18	20
10 岁	6.5	18	20
11~12 岁	7.0	20	22

注：* 导管内径(mm)= 年龄(岁)/4+4.0

2. 吸入维持用药　常用的维持用药为七氟烷和地氟烷(表 32-5)。

表 32-5　新生儿近似的最低肺泡浓度(MAC)(%)

麻醉剂	新生儿	婴儿	年幼儿
七氟烷	3.2	3.2	2.5
异氟烷	1.6	1.8~1.9	1.3~1.6
地氟烷	8~9	9~10	7~8

五、麻醉管理

小儿肝移植术中的围术期管理,主要根据患儿术前和外科手术期间三个阶段(无肝前期、无肝期、新肝期)所导致呼吸、循环、凝血、内环境等病理生理改变来进行相应的预防和处理,进而保证患儿生命体征的平稳和内环境的稳定。

(一) 呼吸管理

麻醉期间用麻醉机控制呼吸,体重小于 10kg 小儿应采用限压通气方式,在合适的潮气量下峰值压为 15~18cmH_2O;个体较大的,可使用容量控制型通气,潮气量参数设置为 8~10ml/kg,维持呼气末 CO_2 分压在 35~45mmHg。由于术中常发生进行性肺不张,一般主张常规使用 5cmH_2O 的 PEEP。由于腹水和胸腔积液损害患儿的呼吸功能,常见低氧血症、肺泡-动脉氧分压差(A-aDO_2)增加,开腹后将会得到明显改善。如开腹后腹内压降低并不能使 A-aDO_2 降低,低氧血症缓解,则应考虑有其他原因引起的静脉分流增加,如气胸和血胸,应仔细检查,排除这些可能的原因。术中低氧血症的其他原因还有血凝块和空气栓塞、ARDS、输血引起的急性肺损伤和肝肺综合征。手术结束后,患儿都应带管送 ICU,继续通气支持。

肝移植围术期会出现氧合障碍和轻度肺损伤。避免新肝期容量超负荷和高中心静脉压,有利于肝功能恢复和缩短术后呼吸支持时间。术中肺保护综合措施:①在无肝前期尽可能纠正或改善各种紊乱,以减少术中出血,从而达到减少输血和输液量的目的;②预防及控制感染;③乌司他丁、甲泼尼龙等,减轻炎性反应;④注意液体管理及容量控制,提倡以 SVV 及 CVP 联合监测结果指导液体输注,围术期少输入晶体液,而以输注压积红细胞悬液、白蛋白和合成的胶体液为主;⑤合适的通气策略,采用低潮气量(6~8ml/kg)加适度呼吸末正压通气(PEEP 3~5cm H$_2$O)辅助呼吸模式。

(二) 循环管理

对于大多数患儿,在整个肝移植手术期间其循环功能变化的临床表现不如成人明显。在无肝前期,除非有大量出血,患儿的循环多能保持平稳。在腹腔内粘连重或有腹内手术史的患儿,在游离肝脏时常发生大量出血,由于患儿对失血的耐受力低,应准确估计术中失血量,及时补充。在切除肝脏期间由于过度搬动肝脏可导致下腔静脉扭转或压迫,这时会出现与出入量不相符的血压下降,可提醒外科医生解除扭转或压迫。在无肝期,下腔静脉和门静脉夹闭会导致回心血量减少低,而出现较明显的循环波动,表现为心输出量、中心静脉压、肺动脉压和平均动脉压降低。但小儿阻断下腔静脉和门静脉对循环功能的影响远不及成人,可能和小儿下腔静脉和门静脉系统引流的血占全身血量的比例小于成人有关。Huang HW 等对 112 例肝移植患儿进行了观察显示,无肝期下腔静脉和门脉钳闭后糖原累积症患儿较胆道闭锁患儿中心静脉压下降,收缩压降低,心率升高更明显。为了避免阻断后血压过度下降,在无肝前期应补足丢失的血容量。

对于体重大于 20kg 的患儿,为了避免无肝期循环的剧烈波动对患儿造成的影响,可考虑采用体外静脉-静脉转流技术,用离心泵将下腔静脉和门静脉系统的血经腋静脉或颈内静脉转送回心脏。操作要点如下:①引流管的放置:分别从大隐静脉和门静脉插入引流管。大隐静脉插管应至与髂内静脉的交汇处,静脉引流管应足够大(一般应大于 F16 号),才能保证充足的引流和转流量。如大隐静脉太小,可切开股静脉插入 F18 静脉导管,拔管后修补股静脉。②输入管的放置:输入管插入左侧腋静脉,如腋静脉太小,也可直接切开左侧颈内静脉插管。③转流期间的抗凝:转流管用内壁有肝素涂层的管道,可不全身肝素化。若用普通转流管,则应静脉给肝素 1mg/kg,维持 ACT 在 200~300 秒,以避免血栓形成,转流结束后用鱼精蛋白中和肝素,恢复正常的 ACT。④预充液用加热的平衡盐液。据我中心经验,当转流量达到 400~500ml/min 时,就能很好地维持小儿平稳的循环功能。采用体外静脉-静脉转流的优点如下:能增加静脉回心血量和心输出量,降低下肢和内脏静脉淤血;体外静脉-静脉转流由于降低了静脉压,还能减少术中出血。

在新肝期,当移植肝再灌注后立即发生低血压的风险很高。约 30% 的患儿会发生再灌注综合征,临床表现血压降低、心动过缓、严重者发生心搏骤停(<1%)。发生再灌注综合征可能是由于移植肝脏含有高钾、低 pH 值和低温的液体快速注入体循环而激发,还有一些血管活性物质从肝脏释放,最可能的是一氧化氮(NO)和肿瘤坏死因子-α(TNF-α),这些因子舒张外周血管,导致低血压。灌注后综合征持续时间短,一般<5 分钟,5~10 分钟后心输出量将增加到基础值的 2~3 倍。为了预防再灌注综合征的发生,在再灌注前纠正血钾、游离钙和 pH 到正常范围,尽可能维持体温在 36~37℃,在再灌注前由外科医生用蛋白水冲洗移

植肝脏,以减少肝脏流出液里的钾离子浓度和酸含量。准备肾上腺素和阿托品,如遇严重低血压和心动过缓,可静脉注射肾上腺素 $1 \sim 10\mu g$;氯化钙也应该准备;碳酸氢钠、葡萄糖和胰岛素应准备好以处理酸中毒和高血钾。由于外周阻力明显降低,心输出量恢复后低血压仍可能持续,应根据情况选用肾上腺素、去甲肾上腺素或多巴胺持续静脉输注,以维持正常的动脉血压。

小儿肝移植围术期存在心肌损伤,导致心肌损伤有多种因素:①血流动力学:术中血流动力学变化明显,以无肝期和新肝再灌注期最为明显。无肝期回心血量骤减,收缩压、舒张压、MAP 及 CVP、心排出量均降低。新肝期开放即刻,CVP 急剧升高,心脏前负荷增大,导致心肌损伤,同时低血压、心动过缓、心律失常也会影响心肌的血供和氧供。同时,血管活性药物也会加重心肌损伤。②再灌注综合征:再灌注后低温灌注液、高浓度钾离子、酸性物质和炎性介质对心脏的兴奋和收缩产生抑制作用。③氧化应激:缺血再灌注后,大量氧自由基生成,破坏线粒体的生物膜,细胞色素 C 释放到细胞质中,进而触发细胞凋亡通路。④酸中毒:无肝期内毒素释放入血、炎性介质的级联反应、氧自由基、心肌抑制因子、舒血管物质(如一氧化氮)与血管收缩因子(如内皮素)间的失衡,影响心肌的灌注、氧合、代谢和功能。⑤炎性介质:肝移植围术期细胞因子亦有显著变化。乌司他丁可明显降低新肝期血清肌钙蛋白(cTnI)及肌酸激酶同工酶(CKMB)水平,提示可以改善小儿肝移植围术期心肌损伤。

(三)输血及凝血功能紊乱的处理

出血及凝血功能紊乱是肝移植术中常会碰到的两个重要问题。但随着外科技术水平的进步,肝移植术中出血量越来越少。对于小儿肝移植在纠正凝血功能紊乱方面的原则为,在维持循环稳定的基础上,如果患者无明显出血,则不必将凝血情况纠正到正常,以免发生门脉和肝动脉血栓等并发症。

由于术前大多数患儿存在贫血,因此在手术开始时,应根据患儿的体重、术前血红蛋白浓度、手术难易备好一定量的红细胞悬液和新鲜冰冻血浆(FFP)或全血。小儿由于血容量绝对值低,失血对循环功能影响大,术中应密切监测失血量并及时补充。给患儿输血时应特别注意,应按血液丢失量以及失血比例而不是按照单位数进行输血;因为 1 个单位的血可能是早产儿血容量的数倍,应计算达到可接受的血红细胞比容时的最大允许失血量(MABL)。一般情况下,早产儿的血容量接近 $100 \sim 200ml/kg$,足月儿为 $90ml/kg$,$3 \sim 12$ 个月的小儿为 $80ml/kg$,超过 1 岁的小儿为 $70ml/kg$,这仅是对血容量的估计。患儿的血容量用患儿体重乘以每千克体重估计的血容量(EBV)来计算。MABL 计算公式很多,但下面这个公式最简单易记:MABL＝EBV×(初始 Hct－目标 Hct)/初始 Hct。

术中输血量的掌握,除维持循环功能正常外,一般将红细胞压积维持在28%~30%,血红蛋白维持在 $100g/L$ 左右为宜。在估计手术失血量大时,可考虑使用血液回收机(cell saver)作血液回收,最多可回收失血量的 30%,可减少输血量。在有病毒、细菌性感染、肿瘤和肝功能衰竭原因不明的患儿,使用血液回收是禁忌证。在体重>20kg 的患儿,可以使用快速输血泵,这种泵的最大输血速度可达 1 500ml/min,在短时间内大量出血时能迅速恢复血容量。

肝移植术中患儿凝血功能的变化类似于成年人。患儿常有较明显的凝血功能紊乱,临床表现手术野广泛渗血,凝血功能监测可见凝血酶原时间(PT)、部分凝血活酶时间(APTT)进行性延长,血小板计数降低,所有凝血因子都明显减少。术中发生凝血障碍的原因,除患儿本身的肝脏功能衰竭外,还有术中大量失血使凝血因子丧失,大量输血输液造成凝血因子和血小板稀释、术中组织血浆素原激活物增加所致的纤维蛋白溶解以及体温下降。肝移植术中不能只根据以上凝血功能监测指标来处理凝血紊乱,由于方法的限制,这些监测指标要30~60分钟后才能得到结果,结果显然已不能反映患儿当时的凝血状态。目前,在肝移植术中,广泛采用的是使用血粘弹度测定(thrombo elasto graph,TEG)和Sonoclot凝血分析仪来反映凝血功能并指导凝血因子的补充和止血药的应用以及疗效的判断。TEG和Sonoclot不仅能反映有无凝血功能紊乱,更重要的是还能区别凝血障碍的原因,如渗血的原因是纤溶亢进或肝素的作用、还是血小板减少或功能异常。另外,体温降低和低血钙都将影响凝血功能,主要是干扰血小板功能并增加纤维蛋白溶解的发生率。应避免体温降至34℃以下,大量输血时注意钙的补充。

常用的纠正凝血的血液制品有新鲜冰冻血浆(FFP)、浓缩血小板、冷沉淀物和凝血酶原复合物等。小儿肝移植术中最常输注FFP。FFP用于已知凝血因子缺乏;输血超过1倍血容量;紧急逆转华法林过量以及治疗肝素钠。输入FFP 10~15ml/kg可使凝血因子提高约正常值的30%。PT超过15秒或PTT延长60秒的情况下必须紧急纠正。

肝移植的患儿发生低血小板的原因是因为术前脾功能亢进、大量出血和输血输液导致血小板的消耗或稀释性低血小板血症。小儿肝移植术中预计手术时间较长,出血可达1~2倍血容量以及存在血小板功能异常的患儿应准备血小板,也可根据血栓弹力图的分析结果输入。1个治疗单位血小板约含血小板$2.5×10^{12}$,输入的血小板约1/3被脾扣留,1个治疗单位约增加血小板$50×10^9$/L。纤维蛋白原在暴发性肝衰竭的儿童中通常是被消耗的,如果发现外科出血较多,应监测纤维蛋白原浓度,必要时用冷沉淀来纠正。

(四) 内环境稳定的维持

在整个肝移植术中,患儿容易发生低钙血症、低钾血症、高钾血症、代谢性酸中毒和糖代谢紊乱,应密切监控内环境在各手术阶段的变化,积极纠正。术中由于出血,常需要输注大量的异体血液,导致低钙血症。以超过1.0ml/(kg·min)的速度输注FFP有时会导致严重低钙血症及心肌抑制伴低血压,尤其是在吸入强效麻醉药物期间输注FFP时。肝移植手术的患儿因为枸橼酸代谢能力下降而增加发生低钙血症的危险性。因此快速输血时应当给予氯化钙(2.5~5mg/kg)或葡萄糖酸钙(7.5~15mg/kg)。

有些患儿术前伴有低钾血症,如果没有室性心律失常发生,在无肝前期和无肝期一般不要急于处理。如果有,可先静脉输入镁离子。为了避免新肝再灌注时发生高钾血症,甚至导致可能心搏骤停,一般不主张在新肝再灌注前补钾。如移植肝血管开放后仍存在低钾,再予以纠正。肝移植术中高钾的原因主要是大量输入库存血或术前存在肾功能衰竭。静脉给予利尿药、葡萄糖和胰岛素的混合液是最常采用的降低血钾的方法,对于严重高钾血症(可能导致心搏骤停)可用血液透析或采用部分放血后用血液回收机洗涤再输回的方法来降低血钾。对于术前就存在血钾偏高的小儿,可采取输入洗涤红细胞的方法来预防血钾的进一步升高。

小儿肝移植患者由于肝脏糖原储备减少和糖原异生作用减弱,可出现严重的低血糖。无肝期前期常出现低血糖,通过静脉输注葡萄糖,以维持血糖水平大于5.5mmol/L。再灌注后高血糖常见,除非血糖浓度低于5.5mmol/L,否则不应输入含糖的液体。导致高血糖的原因有再灌注后给予的皮质类固醇药物,保存血液制品的枸橼酸盐、磷酸盐和葡萄糖,还有葡萄糖的利用减少。

肝移植术中发生的酸碱平衡紊乱主要是代谢性酸中毒。无肝前期主要是由于失血后血压降低致组织灌注减少引起,因此在此期应通过输注红细胞纠正贫血,增加组织氧供。在无肝期对于大多数未采用体外静脉-静脉转流者,在下腔静脉和门静脉阻断后腹腔内脏和下肢淤血、组织缺氧、乳酸生成增加,导致代谢性酸中毒。在新肝期肝脏缺血期堆积的大量酸性代谢产物释放入血,是新肝期发生代谢性酸中毒的主要原因。在术中特别是无肝期前后应增加血气分析的频率,根据测定结果计算 5% $NaHCO_2$ 输注剂量。

(五)肾功能处理

由于肝肾综合征的存在,肝移植术中少尿是常遇到的问题。术中低血压、阻断下腔静脉后肾静脉压力升高,导致肾脏有效灌注压降低,从而导致少尿。大多数患儿在肝移植术后24 小时随着移植肝功能恢复,尿量明显增多。对于术中少尿的处理是在尽可能维持循环稳定、保证肾脏灌注的同时给予利尿剂或甘露醇利尿,肝移植术中应维持尿量在 1ml/(kg·h)[新生儿维持在 0.5ml/(kg·h)]。

(六)体温的维持

肝移植术中,患儿体温容易降低,原因主要是辐射和蒸发使热量丧失,另外,输入的血和液体在输入前加热不够也是体温下降的重要原因。如体温下降不超过 34℃,患儿常能很好地耐受,对凝血功能的影响也很小。如体温下降超过这一水平,则应积极采取复温措施,使体温上升。尤其是在移植肝循环开放前,如体温过低,移植肝循环开放时可能引起心律失常和心搏骤停。

肝移植术中应随时注意保持患儿的体温,常用的方法有手术室温度的保持(调节手术室温度至少 25℃左右);手术台铺身下型充气式加温毯和或变温水毯;腹腔内温水冲洗是快速有效的升温方法;辐射升温仪照射患儿头部升温效果较好;另外,麻醉期间开启呼吸回路加温器,使吸入的气体保温保湿,降低呼吸道的热量丢失。

快速输注血液或液体时必须采用血液或液体加温器。采用逆流或微波加温的新型加温器替代了老式水浴螺旋管加温器。低容量被动加温器如 Hot Line 有效但不能用于维持输液的加温。Belmont Buddy 液体加温器是个例外,制造商声称其能够使以低至保持静脉开放和高至 100ml/min 的流速冷液体加温至 38℃。高容量加温器如 Level 1 system1 000 使用逆流加温的技术,能使高达 250ml/min 的速度输注的血液,从 5~6℃加热至 33℃。另一个高容量加温器 Belmont FMS 用微波加温,能以 10~750ml/min 的速度输注液体。将这些仪器用于小儿静脉导管进行比较发现,Belmont FMS 通过大于 18G 静脉导管维持温度和高容量输液的技术优于 Level 1 system1 000。因此,Hot Line 或 Belmont Buddy 似乎对新生儿和婴儿适用,Level 1 system1 000 适用于低于 30kg 的患儿大规模快速输血时,而 Belmont FMS 对更大的患儿有优势。

(刘伟华 杜洪印)

第二节 供 体 手 术

儿童肝移植的供体类型可分为全肝和部分肝。全肝移植的移植物主要来源于小儿捐献者,其供肝获取和受体手术虽与成人肝移植存在相似性,但又同时又具有一定的特殊性。随着我国公民逝世后器官捐献工作的启动和推进,儿童器官捐献的数量呈逐年增加趋势,尤其是近几年儿童器官捐献数量较前明显增加。对于儿童器官的获取和使用,我国的儿童肝脏移植中心也积累了一定的经验。部分肝脏移植物根据使用肝脏部分相应的解剖命名来划分,常见的包括左外叶、左半肝及减体积左外叶、单独Ⅱ段等。作为儿童受者,移植物的需要量通常要大于成人,移植物重量与受体体重比值(Graft to recipient weight ratio,GRWR)在2%~4%是比较理想的大小,过小容易发生小肝综合征,过大则增加了大肝综合征的风险。供肝可来源于活体供肝、劈离式供肝和减体积供肝。由于器官短缺的进行性加剧以及技术的进步,减体积肝移植这一手术方式已经基本被劈离式肝移植取代。目前我国的儿童肝移植大部分选择活体肝移植的方式,其与劈离及尸体肝移植相比具有以下优势:供者为健康的捐献者,无基础疾病及抢救等治疗过程,通过完善的术前检查评估,最大限度地保证了供肝质量;供肝的冷缺血时间短,降低了器官的冷保存损伤;术前可以对供、受者行 CT、MRI 等各项检查,精确测量肝脏体积,了解血管及胆管解剖变异,根据供受者具体情况能够制定更为合理的个体化手术方案。

一、儿童死亡后器官捐献供体手术

(一) 儿童供体的选择及注意事项

首先,对于儿童器官捐献者的器官获取,明确病因是保证安全的重要因素。儿童捐献者中不明原因的昏迷、脑死亡应首先排除传染性疾病,如流行性脑脊髓膜炎、乙型脑炎、手足口病、狂犬病等,排除了常见的可通过器官移植传播的疾病后,对于一些仍无明确病原学诊断的神经系统疾病要考虑到存在代谢性疾病的可能,所以对不明原因的神经系统问题为主要临床表现的儿童供肝的使用与否需客观和全面地权衡受者的获益及风险,谨慎做出决定。另外原发病为先天性心脏病的儿童往往存在肝脏长期淤血导致的相应病理改变,应在获取前的评估中予以特别关注,此类供肝增加了移植物原发性无功的风险。其次,在儿童捐献者的肝脏获取手术中,应根据供者年龄、身高及体重有针对性地选择管径合适的灌注管路,避免造成动脉及门脉插管困难,影响器官灌注的及时性和充分性,进而影响器官质量。儿童全肝的受体手术中需要特别注意肝动脉的吻合,现有的报道显示儿童全肝(尤其是供者年龄小于 1 岁)的肝移植受者动脉栓塞的风险明显高于活体和劈离式肝移植受者。建议供肝动脉修整中注意轻柔、仔细操作,严禁暴力牵拉动脉,以避免动脉内膜损伤。动脉重建应采用显微吻合技术吻合,术后严格预防性抗凝治疗 2 周以上。

(二) 儿童供肝获取手术

1. 器官灌注液及保存液　高渗枸橼酸盐嘌呤溶液(HC-A 液)1 000ml,并添加肝素钠注射液 12 500IU/L;器官保存液(UW 液)1 000ml,生理盐水 100ml 均在 0~4℃下保存、备用。

2. 灌注管路　根据术中情况选择6~12F 无菌吸痰管(或无球囊导尿管)行髂外动脉和肠系膜上静脉插管,尾端与输血器相连。一般情况下肠系膜上静脉比髂外动脉选择的插管管径稍粗。

3. 切口选择及供肝评估

(1) 体位与切口:仰卧位,自剑突至耻骨做正中腹部纵行切口,联合经脐横切口保证腹腔脏器显露充分。

(2) 探查:探查腹腔脏器有无异常结节、有无损伤,检查有无潜在的感染灶。着重观察肝脏颜色、质地、大小和表面有无破裂及快速探查肝脏有无异常(包括异常占位性病变、肿胀、脂肪变性等)。

4. 血管游离

(1) 解剖髂总动脉分叉近心端的腹主动脉:游离出 2cm 左右的髂总动脉分叉近心端腹主动脉以备插管。在膈肌脚附近游离一段腹主动脉,以备阻断。

（2）在横结肠系膜根部解剖肠系膜上静脉,以备插管灌注。

（3）游离肝周韧带:切断圆韧带、镰状韧带、冠状韧带及左三角韧带,显露肝胃韧带,观察有无变异肝左动脉,避免损伤。

5. 插管灌注

（1）动脉插管、灌注:通过中心静脉注射肝素(300IU/kg)。4 号丝线结扎拟插管远端的腹主动脉,于结扎部位近心端腹主动脉前壁剪开腹主动脉,置入腹主动脉插管,插管深度 3~5cm,妥善固定后,用 7 号丝线结扎阻断膈肌脚部位腹主动脉。依据患儿年龄和体重灌注 HC-A 液,灌注压力维持在 80cmH$_2$O。

（2）肠系膜上静脉插管灌注:选择 6~12F 插管行肠系膜上静脉插管,插入深度以刚刚超出胰腺上方为宜,依次灌注 HC-A 液和 UW 液,灌注压力维持在 80cmH$_2$O。

（3）器官获取后应用适宜的血管留置针冲洗胆道,冲洗液体通常选择 0~4℃的生理盐水。

6. 肝、肾联合切取　游离肝肾周围韧带及组织,确认动脉灌注基本完成后紧贴胃壁离断小网膜。从十二指肠球部开始将十二指肠仔细与胰腺分离,将小肠及结肠系膜全部切断,将胃、网膜、十二指肠、小肠、结肠移至左侧切口之外。游离两侧输尿管,切取部分膀胱,保留膀胱三角处之膀胱瓣,以备受体侧的吻合需要。在双侧髂动、静脉的远端离断,保留双侧的髂动、静脉;在膈肌以上离断胸主动脉。小心离断肝肾周围其他组织将肝脏、左右肾脏连同胰腺及脾脏一并切取。

7. 肝肾的劈离及供肝修整　婴幼儿腹腔器官的整体获取后,实施肝肾劈分时需要注意:一般不劈开主动脉后壁,而在腹主动脉前方及两侧游离腹腔干、肠系膜上动脉和双侧肾动脉。在肠系膜上动脉开口下方离断腹主动脉,将双侧的肾动脉和肠系膜上动脉远心端的腹主动脉保留至肾脏侧。供肝的动脉修整应佩戴手术放大镜,尽可能采用锐性解剖分离,尤其需要注意动作轻柔,避免暴力牵拉动脉造成内膜损伤。常用的修整顺序为腔静脉、胆道、门静脉及肝动脉。胆道游离至胰腺上缘即可,避免过度解剖影响胆道血运。门静脉后壁应修整至即将进入肝实质处,便于供肝植入时分辨门脉是否存在扭转。动脉的分离常从近心端开始,由腹腔干和肠系膜上动脉小心向肝脏侧进行,一般将胃十二指肠动脉暴露后即可。

二、活体肝移植的供者术

（一）供者的评估

活体肝脏捐赠手术具有一定的风险性,供者总体死亡率为 0.2%~0.5%,左肝捐献者死亡率为 0.1%~0.2%,供者总体并发症发生率报道并不统一,低者可在 20%以下,高者超过 60%。为了保护供体的安全,最大限度地避免并发症和死亡发生,必须采用完善的方案,进行谨慎地、详细地评估。

活体肝移植供者必须符合以下要求:①符合所在地的法律规定及伦理要求;②达到作为供者的医学标准。依据保护供者的原则,供者在以下评估中如发现患有任何疾病均应立即停止评估并取消肝脏捐献计划。供者评估详细内容见表 32-6。

（二）活体供肝获取手术（图 32-1）

儿童活体肝移植手术一般只需切取供者肝脏的左外侧叶即可。供者手术的对象是健康的捐赠者,应由技术熟练的外科医生完成手术以确保安全。

表 32-6　供者评估内容

病史
糖尿病、高血压、缺血性心脏病、恶性肿瘤、精神疾病等病史;
滥用药物、酗酒、吸烟和过敏史,家族性疾病史
体格检查
体重,身高,血压,心、肺和腹部的检查
二便常规检查
血液学检查
全血细胞计数;生化检查;凝血功能;肝炎病毒系列检查;梅毒血清学检测;HIV;巨细胞病毒;ABO 血型;HLA 型
胸部 X 线检查
心电图检查
超声心动图
腹部多普勒超声检查
腹部增强 CT+三维血管重建
肝组织活检(怀疑肝脏有脂肪变或其他异常时)
MRCP

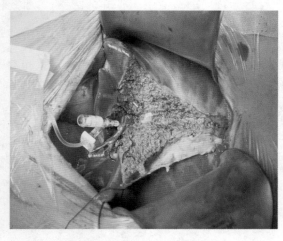

图 32-1　活体肝移植供体手术

供体采用仰卧位,所有受压点都须妥善保护,避免发生踝部、枕部压疮以及臂丛神经损伤。采用保温措施,防止体温过低。术中预防性应用抗生素和 H_2 受体拮抗剂。

1. 切口选择　通常采用上腹部正中切口即可满足手术需要,如遇体型肥胖、肋弓角窄小或胸廓前后径过大而术野暴露困难者可选择右侧反"L"形切口。儿童活体肝移植供者通常切取左侧肝脏,因此如选择反"L"形切口时,右侧肋缘下切口至腹直肌外缘即可达到暴露需求。切口上端需要到达剑突水平,以便于充分显露第二肝门。

2. 游离肝周韧带　进腹后依次离断肝圆韧带、镰状韧带、左冠状韧带及左三角韧带,解剖第二肝门左侧区域,游离并显露肝左静脉、肝中静脉。

3. 胆道造影　左外侧叶供肝肝移植是否需要常规术中胆管造影仍有争议。笔者认为虽然左肝的胆道变异比例较右肝低,但精准的胆道劈分仍是活体肝移植供者手术中应努力达到的目标,而术中通过胆道造影明确胆道劈分点仍是目前临床可实施精准胆道定位唯一的有效手段。术中胆道造影是避免胆道劈分造成供者胆道损伤或移植物侧胆道最佳获取的保证。胆道造影途径可经过切除胆囊后的胆囊管或在保留胆囊基础上经离断的 IV 段胆道断端插管后实施。如肝内胆管显影不满意,可调整供者体位至头低脚高位或用无创血管夹暂时阻断胆总管下端,进而获得满意的造影图像。

4. 解剖肝门　在肝十二指肠韧带左侧游离并显露肝左动脉,向近心端分离肝左动脉至肝固有动脉,沿肝右动脉左侧区域小心游离至胆道左缘,如存在起自肝右动脉的肝中动脉,注意小心将肝中动脉解剖游离。若存在自胃左动脉起源的变异肝左动脉,需从小网膜游离至胃左动脉以获取足够长的移植物侧动脉。于肝左动脉右后方解剖游离门静脉左支,充分显露门静脉左支,起自门静脉左支的细小尾状叶分支应妥善结扎、离断,以便获得足够长度的门静脉左支进行血管重建。

5. 离断肝实质　移植物为肝左外叶时,通常以镰状韧带右侧 0.5~1.0cm 作为肝实质离断的膈面分界线,向头侧到达肝中静脉和肝左静脉之间的汇合处,脏面的肝实质劈分线为左肝管预期切断点与膈面分割线在左肝前缘交汇处的连线。电刀在肝被膜标记上述分割线后,使用超声吸引刀分离肝实质,双极电凝止血,遇到的管状结构需要结扎或缝扎后切断。超声吸引刀劈分肝左、肝中静脉间肝实质,显露肝左、肝中静脉汇合部后,于尾状叶前方沿肝左静脉小心劈分肝左静脉根部后方肝实质,充分显露肝左静脉根部。继续沿劈肝线由前向后进行肝实质劈分,实质劈分接近到达为尾状叶前方平面时,于左肝管的预定切断部位(离断胆道的位置行胆道造影确认)锐性切断左肝管。缝扎胆道断端附近出血点,保持术野清晰。在左肝尾状叶前方离断左肝管左侧的肝门板结构,注意无论在供肝侧还是供体侧的肝门板部位均应予以缝扎避免胆漏。之后将剩余的尾状叶前方与左外侧叶间的肝实质离断,注意保护肝静脉、门静脉和肝动脉避免上述结构损伤。

6. 供肝移出腹腔　阻断供肝的出、入肝血流,依次切断肝左动脉、门静脉左支和肝左静脉,将供肝移出腹腔后迅速交给修整人员进行后台处理。切断肝左动脉时要注意妥善处理供体侧动脉断端,建议使用血管线缝扎以避免术后出血,切断门静脉时要在邻近门静脉左右分叉汇合处与门脉左支主干垂直夹闭门静脉左支,避免造成残肝门静脉狭窄。供体侧胆道断端以 7-0 血管线连续缝合关闭。

7. 供肝灌注及修整　供肝获取后立即置入装有冰碎屑的修肝盆内,迅速通过门静脉对移植物进行灌注,通常要求灌注液不少于供肝体积的 3 倍,灌注至肝静脉流出的液体变清,移植物外观无明显血液残留。供肝动脉如口径过于细小,可以不予灌注,以避免在插入灌注管路时损伤动脉内膜,常规冲洗胆管。供肝的修整取决于受体侧手术的需要,修整的目的是使受体侧手术更为便利和避免术后并发症发生。肝静脉成型以及胆道成型是最为常见供肝修整操作。

三、劈离式肝移植的供体手术

劈离式肝移植(SLT)是指将完整的供肝分割成 2 个或 2 个以上的解剖功能单位分别移植给不同的受者,从而实现"一肝两受"或"一肝多受"的手术方式。世界首例 SLT 手术是德国汉诺威大学 Rudalf Pichlmayr 教授于 1988 年完成的,之后随着这一术式的完善和发展逐步达到了与全肝移植相似的治疗效果。这一手术方式的出现使西方儿童肝移植受者的等待时间明显缩短,等待期间死亡率明显下降。

(一) 移植物的选择标准

对于接受 SLT 的儿童受者,通常根据其体重和腹腔容积的不同选择使用以下类型的移植物:左外侧叶,左半肝,减体积左外叶,超减体积左外叶,单独 Ⅱ 段或 Ⅲ 段肝脏。对于供肝本身的要求则根据 SLT 供肝获取方式的不同而异,如采用体外劈离方式一般满足以下要求:①供者年龄 ≤50 岁;②热缺血时间 ≤5 分钟;③无或轻度脂肪变性;④动脉、门静脉及胆管均无不适合劈离的特殊变异;⑤预计供肝冷缺血时间不超过 10 小时。供肝是否适合劈离的初步结论主要来源于供肝获取医生的经验性判断,对于存在脂肪肝的供肝到达医院后送病理检测,可于供肝修整及造影期间得到结果。常规采用血管和胆管造影方式判断供肝是否存在不适合劈离的解剖变异。对于肝脏劈分时间预估,并保证供受双方手术衔接,如肝脏到达医院的运输时间过长,预计 10 小时内不能完成移植物植入者,则应放弃劈离手术。目前在体劈离的供体选择主要借鉴国外的标准,主要包括以下几个方面:供者年龄;肝脏大体情况,是否存在脂肪肝及程度;血管及胆管解剖情况;器官获取前供者血流动力学情况;实验室检查;ICU 住院时间及升压药物使用情况;预计冷缺血时间。文献中各中心的标准大致相同,只在具体指标上根据各自经验稍有不同。德国汉堡大学的标准为:肝脏大体外观正常;脂肪肝程度小于 30%;血管和胆管解剖无不适合劈离的变异;供者年龄小于50 岁;实验室检查血钠<160mmol/L,谷氨酸及天冬氨酸氨基转移酶在正常值的 2 倍以内;ICU 住院时间在 5 天以内;无腹部感染性外伤;儿茶酚胺类血管活性药物的使用量较小;冷缺血时间不超过 14 小时。而德国海德堡大学的标准中将供者年龄界定为 10~55 岁,血钠检测标准放宽至 170mmol/L 以下,对脂肪肝的要求为<20%,另外他们还强调在供肝切取的过程中需注意是否存在肝脏低灌注的情况。美国 UCLA 的在体 SLT 的供肝标准,除了将供者年龄降至 10~35 岁,还对血管活性药物的剂量规定为使用小到中等剂量的升压药物[多巴胺<15μg/(kg·min)],同时满足除凝血外的肝功能指标不超过正常值的3 倍,血钠低于 160mmol/L。

(二) 在体劈离

随着我国器官捐献工作的逐步推进,公民逝世后器官捐献成为目前我国器官来源的唯一途径。脑死亡捐献供者的增加为供肝的在体劈离创造了条件。鉴于在体劈离较离体劈离在缩短冷保存时间以及避免肝断面出血方面具有明显的优势,越来越多的劈离式肝移植在条件允许时优先选择在体劈离的方式。供肝在体劈离的手术方式与活体肝移植供者的手术相似,术中超声是对术前供肝肝内血管评估不完善的有效补充,对指导静脉的劈分有一定意义(图 32-2)。在体劈分不要求将所有肝脏结构均在供者体内劈分完毕,只需在体完成肝实质的劈分即可,血管及胆道的劈分可以在肝脏离体灌注完成后进行,具体方法与体外劈离的血管及胆道劈分类似。

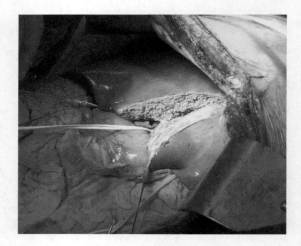

图 32-2　供肝的在体劈离

(三) 体外劈离

随着脑死亡供体的增加,越来越多的供肝劈离采用在体劈离的方式,而体外劈离只在条件不允许时作为补充。

1. 手术前的准备　供肝切取医生须在供肝切取后第一时间反馈供肝准确信息,包括供肝大小、质量、预计运输时间,并由负责手术医生根据等待的儿童受者情况及供肝情况决定是否行劈离手术。一旦确定手术,为减少供肝冷保存时间,在供肝到达医院前应准备好肝脏劈离的相关器械和物品（C 型臂，超声吸引刀，造影剂，肝脏修整台，双极电凝，小儿肝移植器械等）。供肝到达医院后应迅速进行供肝的大体修整，同时由有经验的医生再次确认肝脏的质量，称重后根据供肝大小实际情况，左外叶按 20%～25%（左半肝按 30%～40%）的比例估算肝脏左外叶（左半肝）的大小，根据移植物大小和儿童受者体重在等待名单中选择合适的受者，一般认为移植物/受者体重比（GRWR）在 1%～3% 最为合适，>5% 时出现大肝综合征的风险显著增加，对于体重较大的儿童受者则要注意小肝综合征的问题，应至少满足 GRWR >1% 的要求方能有效地避免移植物体积过小的风险。

2. 血管及胆管的劈分　在确认供肝进行劈离后，根据 2 名受者的具体情况决定供肝血管、胆管的分配及肝实质的分割。第一肝门部的管道一般按照门静脉→肝动脉→胆管的先后顺序进行离断。门静脉劈分时根据受者需要决定门静脉主干的分配，在肝十二指肠韧带后方解剖出门静脉的左右分支，以门脉钳垂直门脉分支方向钳夹拟离断门脉支根部，然后劈分门静脉，主干侧残端以 6-0 prolene 线连续缝合关闭。肝动脉的劈分需根据动脉解剖情况制定动脉劈分方案，原则是在保证移植物动脉血运不受损的前提下同时满足减少手术难度的需要。随着技术的进步，动脉分配方式也变成非固定的模式，可以根据具体的供、受体动脉解剖情况选择个体化的分配方式。需要注意的是使用左半肝作为移植物时，一定要将肝中动脉保留至左半肝侧，这样才能够保证左半肝移植物的动脉血供完整。胆管劈分时只解剖游离必要的肝门部组织，不过多解剖肝右动脉及胆管周围组织，以保护胆管血运。一般情况下选择左肝管的起始部 2～3mm 左右部位作为胆管离断位置，这样不仅能够保证右侧的胆管关闭时不发生胆管狭窄，还能够保证左侧移植物胆管的口径较大。肝静脉的劈分应在肝实质离断后进行，根据移植肝的类型保留相应的肝静脉。

3. 肝实质劈分　肝实质的劈分（图 32-3）首先要选择相应的劈肝线，对于儿童受者最常接受的是左外叶供肝，左外叶劈离的供肝劈肝线膈面应选择在镰状韧带右侧 0.5～1cm 处，脏面向胆管离断

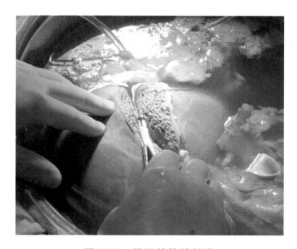

图 32-3　供肝的体外劈离

点处延伸。左半肝的劈肝线在膈面为半肝分界线，脏面为胆囊窝至胆管离断点处。对于体重过小的儿童受者，当左外叶移植物仍然相对过大时可采用在左外叶基础上的进一步减体积处理，具体方法可在左外叶外侧纵向垂直劈分减除左外叶外侧的部分肝脏，以获得与受体匹配的移植物。移植物肝实质的劈分目前多使用超声吸引刀劈分，能够清晰的辨认肝实质中的血管及胆管结构，便于进行相应的处理，从而避免术后发生出血和胆漏。

（四）移植物的后台修整

与活体供肝的修整类似，动脉及门脉进行后台修整的情况较少见，主要的修整操作多为肝静脉成型以及胆道成型。

（魏林　高伟）

第三节 儿童肝移植受体手术

由肝脏解剖和功能特点所决定,肝移植过程中须切除病变的自体肝脏才能完成供肝的原位植入。小儿肝移植患者同样需要病肝切除和供肝植入两个紧密衔接的步骤。与成人肝移植不同,小儿肝移植由于供、受者两方面的原因,有其本身的特殊之处。

一、小儿病肝切除

造成儿童肝功能衰竭的病因与成人有诸多不同,以解剖结构的发育异常或遗传性代谢异常疾病为多见,而且婴、幼儿组织器官尚处于生长发育阶段,组织纤弱细小,在出生后可能存在既往手术史(以 Kasai 手术为最常见),上腹部原有解剖结构已发生改变,小儿肝移植病肝切除手术相比成人肝移植手术有许多特殊之处,需要术者明晰既往手术术式,更加仔细辨认肝门及肝周解剖,更谨慎精细的手术操作,以减少术中组织损伤和减低术中失血,避免误伤。

(一) 手术切口的选择

婴儿或者幼儿进行肝移植手术时,其腹壁纤薄、肋弓柔软、弹性良好,因此手术切口的选择跟成人肝移植相比有更多的灵活性,并无必要一定采取上腹部"人"字形切口,双侧肋缘下切口往往能够获得比较满意术野显露,如手术中发现显露不够充分,可再增加上腹部的纵行切口。对于年龄相对偏大的儿童可以考虑采用上腹部的反"L"行切口进行病肝的游离和供肝的植入。手术时腹壁的牵开可采用小儿专用的框架式腹腔拉钩,也可根据患儿的具体情况选择腹壁的缝合牵引悬吊或助手直接以手指或普通腹腔拉钩的人工牵拉,配合压肠板即可获得整个手术区域的良好显露。

胆道闭锁是小儿肝移植患者最常见的原发疾病之一,出生后因为梗阻性黄疸往往首先接受了 Kasai 手术治疗,此类患儿手术时常可见原右侧肋缘下切口瘢痕。根据患儿切口位置选择肝移植手术的切口,如原切口能够被利用可在原切口的基础上向左右及上方扩大切口达到手术的需求。一部分儿童随着自身的生长发育,原切口位置明显上移,甚至达到右侧的肋弓上方,此种情况下不必苛求原切口的利用,另行按照肝移植的手术需求重新选择切口即可。逐层切开腹壁组织进入腹腔后,仔细分辨腹腔内的组织结构及层次。

既往手术患儿于腹壁切口下方及第一肝门前方往往存在粘连,可选择避开原切口位置而通过之前正常的腹壁位置进入腹腔,避免因解剖层次不清导致的副损伤。分离粘连过程应从辨认清晰部位向粘连严重部位逐步推进,儿童肠壁菲薄加之可能存在复杂的粘连,操作需格外小心谨慎,对于明确及怀疑损伤的部位要即刻予以修补和处理,避免过后遗忘或难于寻找。尽可能长的保留原胆肠吻合的肠袢,避免不必要的损伤和损失,注意保护肠袢的血运完整,如残留的肠袢过短(<10cm 或胆肠吻合存在明显的张力),重新进行空肠的 Roux-en-Y 吻合是更为妥善的方法。

(二) 第一肝门的解剖分离

毋庸置疑,任何肝移植手术时精准肝门部结构的解剖分离都极其重要,否则可能给后续供肝植入造成巨大的困难。对因胆道闭锁施行过 Kasai 手术的患儿,病肝的脏面可能与下方肠袢和网膜组织存在不同程度的粘连,而粘连网膜内可能存在密布曲张血管,解剖分离时务须小心谨慎,防止出血和肠管损伤,尤其要避免术中未即时发现的肠管损伤,此种问题导致的术后迟发肠漏,在移植后应用免疫抑制剂的条件下造成急腹症往往是致命性的。无手术史患儿,进入腹腔后将肠管向下方推移,即能够清晰辨认肝门部各管道结构,解剖分离较为简单容易,将患儿胆道完整保留至左、右肝管汇合处,不必要将肝动脉右支与胆管分离。手术过程中建议以精细分离钳谨慎分离、钳夹、切断和确切地结扎或者缝扎。

病肝切除过程中如果存在肝周粘连,游离肝脏可以根据情况从肝脏右叶或者左叶的脏面开始。分离肝右叶下方的粘连时,在粘连的网膜内部可能有结肠、小肠和胆肠吻合 Roux-en-Y 肠袢包裹其中。靠近肝右叶前缘的常常是网膜、结肠或者小肠的肠袢,尤以胆囊的部位粘连最为紧密,分离时可以电刀靠近肝脏面、远离肠壁切断,或者直接以精细剪刀锐性解剖,理想的状态是能够寻找到肝脏被膜与粘连组织间的间隙,沿此间隙逐渐推进,同时使用双极电凝止血以保证创面的视野清晰,此方法可较大程度的减少肠道的副损伤,减少术中的出血。如遇无法辨清层次的粘连部分,选择靠肝脏侧离断,确切止血后再继续进行下一步游离。若解剖分离过程中造成肠管浆膜缺损,应第一时间以 6-0 血管线仔细缝合。通常情况下,在粘连深部邻近第一肝门处才是供胆肠吻合的 Roux-en-Y 肠袢的位置,分离解剖此肠袢是小儿肝移植病肝切除时最为重要的步骤,务必做到清晰地辨认、轻柔地解剖,直至胆肠吻合口部位,靠近肝侧将整个吻合口自肝门锐性切下,肝侧断面以 4-0 血管线或者丝线缝扎止血。要注意避免 Roux-en-Y 肠袢的对系膜缘浆膜撕脱和损伤,严禁钳夹和结扎该肠袢的系膜,确保良好的血供和足够的长度。多数情况下经此方式妥善处理的原 Roux-en-Y 肠袢可满足后续的移植物胆道重建的要求,而不必重新制备胆肠吻合肠袢,分离肝脏左叶时与右叶关注点不同,对于存在肝胃间粘连的病例需注意紧贴肝脏进行游离,避免直接损伤小弯侧胃壁导致胃漏。胃小弯侧肝胃韧带内有时曲张静脉粗大,破裂后出血汹涌不易控制,务须靠近肝脏侧谨慎分段分离、钳夹肝胃韧带并缝扎,遇有变异的副肝左动脉存在时,更须妥善分离、切断和结扎。手术中对粗大曲张静脉并无即刻游离结扎的必要,可以留待供肝植入、移植肝血流恢复后,根据门静脉血流量、门静脉压力以及供肝体积等情况另行评估是否需要结扎处理。

游离 Roux-en-Y 肠袢之后的肝门结构相对简单和清晰,仅剩余肝动脉和门静脉。小儿肝动脉相对粗大,容易辨识。术中需时刻谨记保留尽量长的肝动脉及其分支,为移植物植入创造良好的条件,避免动脉损伤或过早离断造成受体侧动脉过短需要后期血管搭桥等复杂的操作,进而增加手术难度和时间以及动脉并发症的概率。目前标准为,肝门部的肝动脉要显露肝固有、肝左和肝中动脉全程,对于胆道闭锁的患者,肝右动脉也应充分游离至右前、右后分叉水平。非胆道闭锁的患者,肝右动脉可与胆道一并离断后再做分离。首先辨认肝左、右动脉分叉处,游离肝固有动脉并置一枚动脉夹,游离动脉时需仔细辨认,防止损伤,特别要避免过度钝性解剖造成动脉夹层,肝硬化患儿肝动脉一般不很细小,能够辨认清楚,注意每一个动脉分支的 Carrol 袢,每一个动脉 Carrol 袢都有被利用的可能。当然,随着动脉吻合技术的进步,保留动脉的长度较是否使用动脉袢更为重要。

小儿肝门部管道结构中门静脉并非最粗大者,有时与肝动脉并行,并不一定固定位于肝动脉后方,在婴儿患者有时门静脉口径甚至小于肝动脉,外观酷似一根曲张静脉,误判后予以结扎切断会给后续的小儿肝移植手术过程造成一定的困难,需要进行门静脉搭桥处理。因此儿童的门静脉的辨认与成人存在差异,成人门静脉为肝门管道结构后部直径最为粗大者,辨认容易。确认门静脉主干后,游离门静脉直至左充分显露门脉的左、右支。对于门脉无需特殊处理的情况下,门脉下方的游离以能够满足正常阻断即可。如门静脉存在发育不良,管径纤细,需要进行门静脉主干的置换或补片的拓宽等操作,应将门脉下方游离至肠系膜上静脉与脾静脉汇合部位,这样便于后续操作。

(三) 肝短静脉和下腔静脉的处理

小儿肝移植手术过程中病肝的游离和松解的步骤与成人肝移植无本质的不同,结扎切断肝周韧带将全肝游离。若采用整体移植物,病肝无须自下腔静脉游离;若应用部分移植物作为供肝(以肝左叶或左外叶为常见),部分移植物的供肝肝静脉需要与受者腔静脉进行吻合重建流出道,因此自肝后回流入下腔静脉的肝短静脉需要逐一结扎切断,腔静脉上的断端需要以5-0血管线仔细缝合,防止脱落造成出血。小儿对血容量变化的耐受差,少量出血即可引起血压等血流动力学的剧烈变化,因此建议采用缝合的方法,缝合要比仅以钛夹夹闭可靠。病肝切除时,术者和助手对肝脏搬动、牵拉务必轻柔,防止细小血管撕裂损伤。当供肝准备完毕,离断门静脉左右支、肝右静脉、肝左和肝中静脉的共干,完成病肝完整切除,开始供肝植入手术。

二、儿童肝移植供肝植入

(一) 肝静脉重建

小儿肝移植供肝为部分供肝时(以左外叶最为常见),患儿病肝切除时务须完整保留肝后下腔静脉,供肝肝静脉重建采用肝静脉-腔静脉的端侧吻合方式。目前国内外大部分中心均采用在腔静脉完全阻断的情况下,将供肝的静脉开口与受者三支肝静脉成型后的腔静脉前方的大三角形开口进行端侧吻合。肝后下腔静脉后面需要进行部分游离以保证肝上、肝下下腔静脉可以安全实施血管阻断,需注意在游离下腔静脉后方时,不需要过度游离,能够满足血管阻断即可,过度游离腔静脉会造成血管支撑性降低,增加腔静脉轴向扭转发生狭窄的风险。小儿对腔静脉阻断和门静脉阻断的耐受性远超成人,较少引发剧烈的血流动力学变化。即使如此,仍须严格限制血管阻断时间,以免过长时间的肠系膜和腔静脉血流瘀滞,避免无氧代谢产物的积聚和远端形成血栓。一般熟练的术者血流阻断时间能够控制在30分钟内。

儿童肝静脉口径较小,肝静脉吻合前需要成型,三支静脉成形术使用最为广泛,剪开肝右静脉与左中静脉干间的腔静脉前壁后,修剪腔静脉前方的开口形成一个"倒三角形"的宽大开口。肝静脉吻合以单股可吸收缝线做连续缝合,也可使用间断缝合与连续缝合相结合的方式吻合,肝静脉的前壁通常采用间断缝合。

肝静脉吻合口应足够大,且肝静脉血管蒂不宜过长,以防止肝静脉扭转、打折造成流出道梗阻。当供肝肝静脉存在多个开口时,应于供肝植入前,通过后台修整、合并或者血管袖片修补成型,形成单一吻合口,使得肝静脉吻合过程简单、快速,缩短供肝温缺血时间。

肝静脉吻合完毕后,可以通过血管钳夹闭下腔静脉前方的肝静脉,然后分别移去肝上及肝下下腔静脉阻断钳,尽早恢复下腔静脉回心血流,有利于缩短腔静脉阻断时间和保持全身血流动力学稳定。

(二) 门静脉重建

门静脉的重建是儿童肝移植手术中需要格外关注的步骤,直接关系到手术成败,胆道闭锁患儿常因反复胆管炎症导致门静脉发育不良,门静脉主干口径纤细、血管内膜不光滑以及血栓形成均不少见,上述情况如不予以恰当的处理,常直接导致移植后门静脉灌注不良、门静脉血栓等并发症。对于此类问题,首先需要在术前做出准确的预判,并根据术前分析的结果制定相应的手术方案。如计划门静脉置换或补片扩大成型,需在术前明确血管移植物来源。通常首选的是受者或供者来源的血管,其次是保存的异体的静脉血管(多为髂静脉)。对于使用非供、受体来源的异体冻存的血管替换门脉,国内外的研究结果均显示此类患者术后有较高的门静脉狭窄的发生率。供者的大隐静脉和受者自身的颈内静脉,门脉的肝内段,肠系膜下静脉均是可选择的血管移植物。具体可根据患者的个体化需求进行选择。常规情况下,受体侧门静脉吻合位置选择门静脉左、右分支的汇合处,利用血管分叉处将吻合口修整成形,增加吻合口口径,经此处理方法可以使受体门静脉口径与供肝门静脉左支口径基本相当,但要注意的是利用这种办法重建出的门静脉如果行程过长,可能造成门静脉重建后扭曲和血栓形成,可通过去除门脉受体侧左右分叉,将门静脉主干左侧壁纵向向下劈分的方式获得满意的受体侧吻合口,这种成型方式既缩短了受体侧门脉的长度,同时又扩大了吻合口的口径。此外,门静脉重建时必须注意移植物和受体的门静脉保持对位准确,可以通过血管镊插入移植物门静脉并以缝线标记,受体侧可暂时开放门静脉断端,确定角度和方向正确后以血管夹重新夹闭。门静脉吻合通常采用 6-0 不可吸收的血管缝线两点固定、后壁连续、前壁间断的吻合。供受者门静脉口径相差悬殊,可以采用四点连续缝合法。门静脉口径细小,尤其直径小于 5mm 时,建议采用部分或者全部间断缝合,以防门静脉吻合口狭窄。

　　肝移植术中和术后早期门静脉血栓形成是较为严重的并发症。门静脉血流量不足是除门脉形态外最主要的门脉血栓形成的高危因素。门静脉血流不足常因病人存在自发的门体分流,处理这些分流血管有助于改善门静脉血流量,避免血栓形成。但是,如果存在移植物流出道梗阻,任何改善门静脉血流的尝试都不能彻底解决问题。

(三) 肝动脉重建

　　小儿肝移植手术中肝动脉的重建,目前主要显微血管外科技术是保证大幅度降低肝动脉并发症的发生。一般来讲,胆管闭锁合并肝硬化的患儿门静脉较细,肝动脉代偿性增粗,其直径与成人供体移植物肝动脉相近。肝动脉吻合采用 8-0 或 9-0 不可吸收缝线行端-端间断缝合。小儿肝移植手术过程中,各手术环节务须保持即时沟通,当供肝切取手术组发现供肝动脉有 2 个或者 2 个以上的情况时,应该即刻告知受体手术组,在病肝切除时预先准备相对应的动脉支以备供肝植入动脉重建时吻合用,首先选择 1 支主要的肝动脉进行吻合,吻合完成后逐支检查其他动脉分支的返血情况。如动脉血反流满意,可以结扎其他细小动脉支;如返血不佳,则必须继续吻合其他动脉分支。如若动脉吻合时有张力,可游离受体胃十二指肠动脉,增加受体肝动脉的游离度或者间置一段动脉血管。儿童肝移植手术时供肝通常相对较大而影响手术视野,可将移植物轻柔推向左侧以充分暴露手术操作的区域,此时务必注意避免压迫或过度牵拉门静脉左支,否则可能导致门静脉血栓形成。

　　动脉吻合完成后常规进行彩色多普勒超声检查移植肝血流。

(四) 胆管重建

　　接受肝移植手术胆道闭锁患儿胆管的重建采用 Roux-en-Y 胆管空肠吻合术,一般采用显微外科技术进行吻合。首先将供肝的胆管吻合至先前 Kasai 手术建立的 Roux 肠袢或者本次移植受体手术重新建立的 Roux 肠袢。肠袢的长度取决于原手术的肠袢是否能够满足本次吻合需要,如果能够使用原肠袢,则并不强制性要求肠袢的长度。如为新或重新进行的肠肠吻合,要求肠袢的长度应达到 40cm。

　　目前关于胆管重建方法仍有争议存在,如选择可吸收缝线抑或不可吸收缝线、连续缝合还是间断缝合、线结在腔内还是腔外等等。作者采用 7-0 不可吸收缝线前、后壁全部间断缝合的吻合方式,不放置胆管内支架,取得比较满意的临床效果。

（朱志军　杨涛）

参 考 文 献

［1］HACKL C,SCHLITT HJ,MELTER M,et al. Current developments in pediatric liver transplantation［J］. World Journal of Hepatology:English version,2015,7（11）:1509-1520.

［2］COTTON RT,NGUYEN NT,GUITEAU JJ,et al. Current techniques for pediatric liver transplantation［J］. Current Opinion in Organ Transplantation,2014,19（5）:468-473.

［3］KUBOTA K,MAKUUCHI M,TAKAYAMA T,et al. Successful hepatic vein reconstruction in 42 consecutive living related liver transplantations［J］. Surgery,2000,128:48-53.

［4］HWANG S,LEE SG,LEE YJ,et al. Postoperative changes in remnant medial segment parenchyma of living donor livers after procurement of left lateral segment graft［J］. Hepatogastroenterology,2006,53:773-777.

［5］YILMAZ C,KARACA CA,FERECOV R,et al. Duct to Duct Biliary Reconstruction in Pediatric Split Liver Transplantation［J］. Liver Transplantation,2018,Mar 24（3）;432-435.

［6］HORVAT N,ASZ M,HORVAT JV,et al. Pediatric Liver Transplant:Techniques and Complications［J］. Radiographics,2017:1612-1631.

［7］E. NESHER,E. ISLAND,P. TRYPHONOPOULOS,et al. Split liver transplantation［J］. Transplant Proceedings,2011,43:1736-1741.

［8］FRONEK J. Solid organ transplantation—where we are and how far can we possibly go［J］. European Surgery,2016,48（2）:130-134.

［9］朱志军,朱理玮,淮明生,等. 体外劈离式肝移植 22 例临床分析［J］. 中华器官移植杂志,2010,31:199-202.

［10］VAGEFI PA,PAREKH J,ASCHER NL,et al. Outcomes with split liver transplantation in 106 recipients,San Francisco,experience from 1993 to 2010［J］. Arch Surg,2011,146:1052-1059.

［11］SANDROUSSI C,CRAWFORD M,LOCKWOOD DS,et al. Donor and recipient selection leads to good patient and graft outcomes for right lobe split transplantation versus whole graft liver transplantation in adult recipients［J］. Liver Transpl,2009,15:1586-1593.

［12］VIGANO L,LAURENT A,TAYAR C,et al. Outcomes in adult recipients of right-sided liver grafts in split-liver procedures［J］. HPB,2010,12:195-203.

［13］CESCON M,SPADA M,COLLEDAN M,et al. Split-Liver Transplantation with pediatric donors:A multicenter experience［J］. Transplantation,2005,79:1148-1153.

［14］UENIS T,TANNURI A CA,SANTOS MM,et al. Technique advance to avoid hepatic venous outflow obstruction in pediatric living-donor liver transplantation［J］. Pediatric Transplantation,2015,19（3）:261-266.

［15］RENZ JF,EMOND JC,YERSIZ H,et al. Split-liver transplantation in the United States:outcomes of a national survey［J］. Ann Surg,2004,239:172-181.

［16］NETO JS,FONSECA EA,CÂNDIDO HL,et al. Alternatives for vascular reconstruction in pediatric living donor liver transplantation［J］. Pediatric Transplantation,2016,20（5）:717-722.

［17］MARWAN IK,FAWZY AT,EGAWA H,et al. Innovative techniques for and results of portal vein reconstruction in living-related liver transplantation［J］. Surgery,1999,125:265-270.

［18］DE SANTIBANES E,MCCORMACK L,MATTERA J,et al. Partial left lateral segment transplant from a living donor［J］. Liver Transpl,2000,6:108-112.

［19］REDING R,DE GOYET JV,DELBEKE I,et al. Pediatric liver transplantation with cadaveric or living related donors:comparative results in 90 elective recipients of primary grafts[J]. J Pediatr,1999,134:280-286.

［20］ GUARRERA JV,SINHA P,LOBRITTO SJ,et al. Microvascular hepatic artery anastomosis in pediatric segmental liver transplantation:microscope vs loupe[J]. Transpl Int,2004,17:585-588.

［21］ REICHERT PR,RENZ JF,ROSENTHAL P,et al. Biliary complications of reduced-organ liver transplantation [J]. Liver Transpl Surg,1998,4:343-349.

［22］ 杨涛,朱志军,高伟,等.应用肝肾胰十二指肠联合切取供肝的动脉分配与肝移植术后动脉并发症的关系[J].中华肝胆外科杂志,2012,18:337-340.

第三十三章

小儿肝移植术后管理

第一节 早期重症监护室管理

肝移植术后的患儿都需要从手术室转入 ICU 进行密切监护和治疗,术后最初 48 小时的重症监护室(intensive care unit,ICU)停留时间是保证手术成功后顺利恢复的关键。儿童肝移植受者的死亡大部分发生在术后早期 ICU 治疗期间或是术后 1 周左右;因此,术后早期必须对可能出现的威胁生命的潜在风险有充分的估计,密切观察,积极处理,尽可能避免严重不良事件发生。

患儿自手术室转至 ICU 的交接工作非常重要,包括:患儿的基本状况,外科手术中的一些细节,由于大部分儿童肝移植的供肝类型为部分移植物,如活体左外侧叶供肝、劈离的左半肝或右半肝。这些部分肝移植血管和胆道吻合复杂,会产生术后移植物灌注和胆道的问题。因此要清楚肝移植的移植物类型是左外侧叶供肝,还是左半肝、右半肝移植,是尸体供肝还是亲属活体供肝的肝移植,是 ABO 血型相符的肝移植还是 ABO 血型不相符的跨血型移植,以及血管和胆道的吻合方式,术中失血量、液体输注情况包括各种血制品的用量和手术全程的尿量、无肝期的尿量,术中用药情况及化验指标,以及手术中的一些特殊问题等。

一、呼吸、循环系统的监护和管理

肝移植术后的儿童在监护室期间都需要心电、血压及中心静脉压监测,在极少数情况下需要给予置入肺动脉导管监测肺动脉压力。

术后早期建议维持动脉收缩压 90~100mmHg,以保证足够的移植肝血流灌注,多巴胺持续静脉泵入可用于术后低血压的患儿。对于存在休克或不适当的血管舒张导致的低血压,在补液的基础上,可以考虑加用去甲肾上腺素维持血管张力,改善循环。相对于术后低血压,儿童肝移植术后早期高血压更常见。适当利尿及镇痛治疗可以缓解多数儿童的术后急性血压升高。对于无活动性出血及严重凝血机制障碍的儿童,低于 140/90mmHg 的中度血压升高可以密切观察。如果血压进一步升高,可以给予钙离子拮抗剂控制血压。应用降压药时应避免血压的急剧波动,控制血压过低会增加肝动脉血栓风险。

几乎所有肝移植术后患儿进入监护室时都处于麻醉未醒状态,保留有气管插管,自主呼吸尚未完全恢复,需要持续一段时间的呼吸机辅助呼吸。由于儿童气道尚未发育完全,在设置参数时应综合考虑多种因素,在保证足够通气的同时避免气道高压力的发生。以最常用和基因紊乱以及药物性肝损伤,胆道闭锁是引起胆汁淤积最常见的外科原因。关注婴幼儿梗阻性黄疸,早期干预,避免发生不可逆转的损害,已成为广大儿科医务工作者的共识。现就胆汁淤积性黄疸外科诊疗工作的相关问题论述如下。

（一）概述

婴幼儿胆汁淤积定义为:总胆红素<85.5μmol/L 时,结合胆红素>17.1μmol/L 为异常;或总胆红素>85.5μmol/L 时,结合胆红素占总胆红素的 20%以上,应考虑为胆汁淤积症;而结合胆红素升高所致黄疸,统称为阻塞性黄疸。临床上常见的阻塞黄疸类型分为肝内淤滞性黄疸和肝外机械性梗阻性黄疸,前者指肝内胆小管以上部位的病变,在婴幼儿多见于病毒性肝炎、肝硬化及重症肝内毛细胆管炎等;后者则指 1、2 级胆管以下的机械性梗阻,多见于先天性胆道系统发育异常及肝外胆管后天性梗阻所致的外科性黄疸。需外科治疗的胆汁淤积性黄疸包括胆道闭锁,Alagile 综合征,胆道发育不良,胆道扩张症,肝内、外胆管结石,肝外胆管淋巴结压迫,胆管肿瘤,胆汁黏稠综合征,特发性胆道穿孔,急性胆囊炎,急性梗阻性毛细胆管炎,非综合征胆道发育不良,先天性肝纤维化。Caroli's 病,新生儿硬化性胆管炎等。先天性非溶血性黄疸有以下几种原因,如 Crigler-Nijjar 综合征Ⅰ、Ⅱ型,而年龄稍大的患儿出现黄疸应与 Gilbet 综合征,Bubin-Johnson 综合征,Rotor 综合征,在黄疸鉴别过程中予以关注。临床诊治时应先将黄疸进行分类,避免内科性胆汁淤积性黄疸采用外科探查手段,不仅加重病人的伤害,而且贻误黄疸治疗。

（二）临床疾病进程

1. 病史询问和查体　详细的病史询问和简单的临床检查可以初步判断引起黄疸的原因。询问家族中有无类似病人,母亲孕期有无病毒感染史,TORCHES 病毒检测结果如何;进一步鉴别是否有进行性家族性胆汁淤积症。遇有特殊面容伴黄疸的婴幼儿要考虑是否为 Alagile 综合征,新生儿期黄疸伴出血倾向可能是肝脏合成功能障碍,伴脐部出血、颅内出血时,应除外胆汁淤积症。临床查体方面,肝脏增大是胆汁淤积性黄疸的主要体征,在肝外胆道梗阻早期脾脏大小正常,出现肝纤维化时可发生脾脏增大、腹水、门脉压增高等,以上体征有助于梗阻性黄疸的诊断和鉴别诊断。

2. 大便颜色改变　梗阻性黄疸常见临床表现如肝脏肿大,茶色尿,白陶土样大便,往往被家长忽视。大便色深可能有两方面原因,一是说明患儿肝外胆道通畅,另一方面是由于肝内淤胆,结合胆红素进入血液后渗入到结肠黏膜,造成大便表面着色。长期观察患儿粪便和尿的颜色可初步判定是否有梗阻性黄疸,尤其是新一代粪卡筛查对于胆汁淤积性黄疸的早期诊断有重要意义。目前,上海、重庆、深圳、天津等地都在应用粪卡进行新生儿黄疸的早期筛查。

（三）相关检查

1. 实验室检查　目前没有哪项检查可以直接用于明确肝外胆道梗阻与其他胆汁淤积性黄疸的鉴别诊断。肝功能检查中,升高表示肝细胞有损害,但缺乏特异性,无法判断是否为梗阻原因引起。碱性磷酸酶增高可代表胆道存在梗阻,但在肝脏、肾脏、骨骼中都有这种酶的表达,因此特异性较差。γ-GT 增高可以表示胆道梗阻,但在家族性遗传性胆汁淤积症和胆汁酸代谢异常的情况下,γ-GT 表达反而会降低,临床应注意鉴别诊断。

2. 辅助检查　B 超用于诊断胆汁淤积性黄疸已得到临床广泛认可,可较准确指出病变部位和解剖定位;可根据胆囊改变及肝门部纤维斑块来判断是否胆道闭锁。肝门部"三角征"是诊断胆道闭锁最具特异性的检查征象。内镜下逆行胰胆管造影（ERCP）由于没有合适直径的内镜导管,婴幼儿很少使用。PTCD 检查对于没有扩张的胆管几乎无法实行胆道造影检查,也有应用超声内镜检查结合超声和内镜诊治婴幼儿梗阻性黄疸,但临床应用经验不多,且对于胰胆管没有扩张的患儿无法完成这项检查。CT 检查对于评估婴幼儿胆汁淤积性黄疸没有推荐意义,无法显示肝内胆管具体情况,尤其是无明确占位病变患儿,检查更无法提供临床确诊的循证医学依据。磁共振胰胆管造影(MRCP)检查可以准确测定胆管直径,并提示胆管附近是否有占位病变以及胆管有无梗阻,可以观察胆总管扩张情况。放射线核素扫描用于胆汁淤积性黄疸的鉴别诊断,由于其敏感性和特异性较低,而这项检查较耗时,目前各家儿童医院几乎都不进行这项检查。十二指肠引流分析胆红素浓度诊断胆道梗阻的敏感性类似于闪烁显像检查。如引流液中胆红素浓度低于血清胆红素浓度,则为阳性,可能存在胆道梗阻。

3. 腹腔镜肝活检以及胆道造影检查　经皮肝组织活检是临床用于鉴别婴儿胆汁淤积性黄疸可靠而安全的方法。胆道闭锁的诊断准确率超过 90%,对于鉴别遗传、代谢性疾病引起的胆汁淤积症有重要意义。肝穿刺检查鉴别梗阻性黄疸也有不同观点,新生儿胆汁淤积的肝脏病理表现可能随着疾病动态变化而有所不同,因此胆道闭锁早期肝组织活检标本很难与新生儿肝炎综合征相鉴别。肝组织活检除能提供肝内小胆管胆汁淤积和肝细胞损伤的证据外,还可提供一些疾病特异性的发现,如 α1-AT 缺乏的 PAS 阳性颗粒、Alagille 综合征的胆管稀少、硬化性胆管炎的胆管坏死性炎性损伤等。病理检查如出现汇管区纤维化,胆管增生,肝细胞坏死,门管区炎细胞浸润,胆栓形成等镜下改变,则高度怀疑胆道闭锁。目前国内开展肝活检并不普遍,究其原因主要是肝穿刺是有创性检查,存在肝损伤的可能,多数家长不接受;加之病理科医生要求用于诊断的标本量较多,不能提供可靠结果,这也是限制其广泛开展的原因。腹腔镜探查用于鉴别胆汁淤积性黄疸已在临床上得到广泛认可,在较小切口下全面了解肝脏大体外观情况,完成肝脏边缘组织切取工作,可疑病人完成胆道冲洗和胆道造影检查,对于胆汁淤积性黄疸的鉴别具有重要意义。临床诊断胆道闭锁应根据术中病理检查结果结合术中造影检查结果来判断,对于梗阻性黄疸如遇到两者结果不一致,应以临床造影检查结果为诊断的最终依据。

(四)外科诊疗决策

关于外科性黄疸的诊疗,目前陆续出台一些诊治流程,但都没有提出哪些胆汁淤积性黄疸需要外科手术探查以及手术方式的选择。建议如果新生儿生后 3～4 周仍然存在黄疸,大便颜色逐渐变浅,应去小儿肝胆专科进行检查,防止外科原因引起的胆汁淤积症。

1. 鉴别内、外科性黄疸非常重要　内科性黄疸主要表现以肝细胞损伤和破坏为主,外科性黄疸以胆道梗阻为主。无论是内科性黄疸,还是外科性黄疸的治疗,时间是一个关键性因素。外科性黄疸早期解除梗阻,恢复胆汁引流,避免肝细胞由于淤胆产生不可逆性损害是基本原则;晚期发生进行性肝硬化时往往需要肝移植来挽救患儿的生命。因此,各级医生应关注婴幼儿黄疸,及时做出诊断,早期治疗,这是关系到黄疸患儿长期生存的重要因素。

2. 外科性胆汁淤积性黄疸的手术探查指征　①病史:生后出现皮肤及巩膜黄染、尿色加深、大便颜色变浅或白陶土便,经内科短期规范治疗无好转;②查体:肝脏肿大,质地韧,或伴有腹水、门脉高压及脾脏肿大等表现,说明胆道梗阻及胆汁淤积情况持续进展;③实验室检查:血清胆红素进行性上升或持续不变,结合胆红素,总胆红素比值>50% 或结合胆红素,非结合胆红素比值>1;碱性磷酸酶及 γ-GT 增高。④B 超显示肝内胆道扩张或不明原因的胆囊缺如及胆囊充盈不良。总之,如果临床上黄疸迁延不愈,应早期行外科手术探查以及肝脏活检。

3. 外科治疗方式　目前根据梗阻原因不同而采用不同的手术方式：胆道闭锁为肝门空肠吻合手术；胆道扩张症为胆肠吻合手术；胆总管自发穿孔采取腹腔引流手术；胆汁黏稠综合征行胆道冲洗手术。无论哪种类型的胆汁淤积性黄疸，了解病因，采取针对性治疗，适时解除肝外胆道梗阻是治疗胆汁淤积性黄疸最重要的一步。

4. 辅助治疗方案　根据病因给予治疗，对细菌或病毒感染引起的胆汁淤积，予抗生素或抗病毒药物治疗；对胆酸合成障碍者予补充熊去氧胆酸或胆酸制剂。如果以上治疗方案不能很好缓解或减轻黄疸症状，应考虑外科手术探查来解决梗阻的诊疗问题。梗阻性黄疸的并发症包括营养不良、生长发育障碍、皮肤瘙痒等。胆汁淤积性黄疸通常由于胆酸排到肠道内减少，影响脂溶性维生素的吸收，影响患儿生长发育，应注意补充脂溶性维生素。婴幼儿予口服中链甘油三酯的配方奶，因为中链甘油三酯配方奶的吸收并不需要胆酸的消化，而直接在小肠吸收到门脉循环中。对于准备行肝移植手术的患儿更应该增加营养，使之可以承受手术打击，利于术后的恢复和正常生长发育。具体补充方案如下，维生素 A：5 000U/d，口服；维生素 D：800U/d，口服；维生素 E：15~25U/（kg·d），口服；维生素 K：2.5~5mg，2 次/周，口服，2~5mg 1 次/月，肌内注射。

（五）胆道闭锁的诊治

胆道闭锁是引起婴幼儿胆汁淤积性黄疸的常见原因之一，我国大陆地区目前没有确切的发病情况统计数字，按照日本、中国台湾统计的发病情况，以及我国每年新出生人口估计，每年新发胆道闭锁 3 000 例次左右。估算完成 Kasai 手术每年国内各大型儿童医院合计不足 1 000 例，完成肝移植不足 300 例；尚有较多的胆道闭锁患儿没有得到规范的诊断和治疗，多数患儿没有得到进一步确诊就离世。

胆道闭锁诊治过程中存在许多问题，首先，临床检查方法不能在手术探查之前明确诊断；胆道闭锁完成 Kasai 手术比率较低，尤其是探查后只做造影检查而不继续完成 Kasai 手术的情况很普遍；术后胆管炎的研究没有进展，大家普遍认为是反流性胆管炎，不断改进肠袢胆支的长度，胆管炎的情况始终没有缓解。是否还有其他因素引起胆管感染，而非反流性胆管炎的具体原因也还不清楚。胆管炎发生时，肝脏的病理改变是什么，是否可以提供进一步的病理诊断依据来评判胆管炎的病变程度以及治疗方向；其次，术后激素使用，抗生素应用，中药的使用更加混乱，没有规范；医生对于胆道闭锁 Kasai 术后的治疗缺乏循证医学依据，其话语很含糊，没有给家长明确的方向，使得家长只能四处求医，更多民间处方出现加重患儿的家庭负担；以上诸多因素导致胆道闭锁的自体肝生存率一直处于较低水平。如何解决以上问题，大家都在积极探索当中，需要多中心、大数据分析胆道闭锁并发症发生的原因以及各种药物使用的有效性来最终明确治疗方案。2015 年在上海、重庆、北京、天津召开胆道闭锁的专题研讨会 4 次，来自国内及中国香港、中国台湾地区多家单位的专家讨论诊疗对策，相信在不远的将来，胆道闭锁的诊治效果会有美好的前景。

（詹江华　余晨）

第五节　胆道闭锁何时完成 Kasai 手术

近年来，国内几家大的医学中心相继大规模开展胆道闭锁活体肝移植，无论是移植数量以及术后生存情况都取得了可喜的结果，这无疑是广大胆道闭锁患儿的福音；但从相关报道我们了解到这样的信息,60%~80%胆道闭锁患儿肝移植手术都在 1 岁以前完成,最小的患儿甚至只有 2~3 个月。胆道闭锁行肝移植手术的患儿中有之前完成葛西(Kasai)手术的,也有没有完成 Kasai 手术的;没有完成 Kasai 手术的患儿在 1 岁前发生肝脏功能衰竭时,肝移植手术是挽救患儿生命的唯一手段。而完成 Kasai 手术的患儿中为什么也有如此多的患儿早期发生肝功能衰竭,需要肝移植来挽救生命。这种现象传递出来的信息是:为什么胆道闭锁 Kasai 手术以后如此早的时间发生肝功能衰竭而需要肝移植手术来挽救生命,是肝移植手术指征掌握的有问题,还是我们 Kasai 手术选择的适应证出现问题? 但至少是儿外科医生或儿科医生对于胆道闭锁患儿出生后的诊治过程出现问题,才使得如此多的患儿早期即需要肝移植来挽救患儿生命,小儿外科医生应该对这一临床现象进行认真思考。Neto 等对 347 例胆道闭锁肝移植患儿基本情况分析,显示 Kasai 术后早期出现胆汁引流不良的患儿,更容易发生肝脏功能衰竭,引流不良组与未做 Kasai 手术患儿两组接受肝移植的年龄几乎相同,Kasai 组年龄还略偏早些,分别为(8.7±1.9)个月、(10.8±5)个月;出现腹水的情况,Kasai 组高于非 Kasai 组。同时指出术后早期胆汁引流不良组在肝移植期间需要输入大量的血液,更容易出现肝移植术后胆道并发症以及肠穿孔。尤其是胆道闭锁患儿年龄较大,Kasai 手术时肝脏纤维化程度较重者,术后发生肝功能衰竭的可能性更大。那么胆道闭锁患儿何时完成 Kasai 手术成为一个问题,在肝脏出现哪些情况时不需要将 Kasai 手术完成,而是等待肝移植手术,这是决定胆道闭锁合理化或个性化治疗的重要问题。胆道闭锁 Kasai 手术年龄与预后效果密切相关,随着年龄的增加,发生肝纤维化或肝硬化的可能性迅速增大,Kasai 术后发生肝脏功能衰竭的可能性增加。早期诊断胆道闭锁,采取合理的治疗方式是提高胆道闭锁自体肝生存率的关键所在。分析胆道闭锁的生存状况需从以下几方面入手,包括:目前国内胆道闭锁早期诊断存在的问题,胆道闭锁 Kasai 手术与胆道闭锁患儿年龄的关系,胆道闭锁的肝纤维化评估,以及肝纤维化分级是否会影响 Kasai 手术的效果,下面我们就这些问题分别进行论述,以期得到我们想要的答案。

(一) 开展胆道闭锁早期诊断举步维艰

众所周知,胆道闭锁(biliary atresia,BA)是以肝内、外胆管进行性炎症和纤维化为特征,导致肝内胆汁淤积、肝脏纤维化及硬化过程,是婴儿期最严重的肝胆系统疾病之一,如不及时治疗,常在 1 岁左右死亡。肝移植技术的临床应用无疑是挽救 BA 患儿生命的革命性进步,尤其是晚期 BA 发生肝纤维化、肝硬化、肝功能衰竭时,肝移植是 BA 患儿生存的唯一出路。

以往将 BA 列为罕见疾病,从目前的发病情况看,BA 并非罕见。我国目前没有确切的发病情况统计数字,按照亚洲地区中国台湾、日本统计的发病情况,其发病率为 1/8 000~1/5 000,而我国目前每年新出生人口情况如下:2013 年 16 400 000 人,2014 年 16 870 000 人,根据日本、中国台湾地区统计的发病率来看,估计每年新发 BA 的人数应在 3 000 例次左右。目前国内报道大的儿科医学中心年诊治数量多的在百余例,而通常的儿科医院年诊治人数在 50 例左右,估计尚有较多的 BA 患儿没有得到规范化的诊断和治疗,多数患儿是在疾病没有得到进一步确诊之前就离开这个世界。因此呼吁各级医政部门制订相应的 BA 诊治计划,关注新生儿黄疸,关注 BA 的早期诊断和治疗。

BA 患儿为什么非要等到发生肝硬化才来医院就诊? 是否可以早期来院就诊而避免发生严重腹水、肝硬化? 答案是肯定的。众所周知,早期诊断,合理的治疗方案是保证患儿自体肝生存的重要先决条件;从国外对于 BA 的重视程度可以看到,日本、中国台湾、阿根廷、欧洲大部分国家、美洲地区纷纷开展 BA 早期筛查工作。疾病本身满足进行早期全面筛查的标准:即 BA 无症状时本身存在严重的健康问题,而早期诊断、早期治疗可以改善 BA 患儿的疗效。国内尚没有在国家层面上开展 BA 的早期筛查工作,只是在天津、上海、深圳等城市应用粪卡进行 BA 相关知识的宣传普及工作,没有专人来从事 BA 的早期筛查、粪卡异常的上报等系统,以及如何进一步指导家长对于疾病的序贯诊治工作;因此这些患儿来到医院大都已经发生重度肝纤维化或肝硬化,失去了手术的最佳时机。患儿及其家长对于疾病都非常重视,黄疸出满月未消退时,都会来医院看医生。宋再等报道 498 例 BA 初次就诊年龄为 30 天,但手术时年龄为 70 天左右,不是患儿不来看病,而是医生对 BA 的诊断缺乏认识,早期往往当成内科性黄疸进行诊治。而反复治疗无效时,才转而求助外科医生帮忙会诊,是否 BA 的可能。

目前 BA 的早期筛查项目包括粪便比色卡、B 型超声检查和血结合胆红素水平测定,许多地区提出患儿家长是筛查的第一步,保健医生有必要教他们如何认识大便颜色异常。儿保部门通过将粪便比色卡印到新生儿健康手册上,来识别哪些是不正常的粪便颜色。将粪卡发给每一位新生儿家长,可以先期在家里,父母进行初步筛查,如果有问题可以到就近的儿科中心进行超声初步诊断,而后需要进一步治疗的转到较大的医学中心进行 Kasai 手术。

总结以上论述得出以下观点:BA 并非罕见,目前我国没有建立早期筛查项目,也没有应用有效的筛查方法对于 BA 进行诊断和鉴别诊断,各地区开展的早期筛查工作流于形式;加之由于对 BA 相关知识的缺乏,早期对于 BA 的诊断并不重视,来院就诊患儿没有得到早期正确的诊断和治疗,失去 Kasai 手术的最佳时间窗口,使得部分患儿无法完成 Kasai 手术。开展 BA 早期筛查工作势在必行,是提高自体肝生存率的重要希望和手段。

(二) 患儿手术年龄是否与 Kasai 手术预后效果密切相关

国际上,Kasai 等首先报告年龄小于 60 天手术的 BA 患儿有较好的预后,许多文献相继报道其手术后的效果,认为生后 2 个月是施行 Kasai 手术最佳时间点,而大于 3 个月时,Kasai 手术效果不佳。新生儿期完成手术,其黄疸清除率是 71%,10 年生存率是 49%;而 3 个月时完成 Kasai 手术,黄疸清除率也可以达到 60%,但是其 10 年自体肝生存率仅为 15% 左右说明 BA 手术年龄与预后有非常重要的关系。

早期诊断可以使得外科医生有机会对患儿施行肝门-空肠吻合手术,患儿可得到相对长久的自体肝生存时间。有文献报告对部分早期获得 BA 诊断而进行 Kasai 手术的患儿,其 5 年自体肝生存率有明显提高,Kasai 手术成功组患儿平均年龄是 69.1 天,Kasai 手术失败组患儿平均手术年龄为 94.3 天。年龄越大,其 Kasai 手术效果越差,而且术后早期发生胆汁引流不佳以及肝脏功能衰竭可能性越高。术中证实肝纤维化程度越重,胆管周围炎症细胞浸润较严重者,其术后发生胆汁引流不良的比率越高。黄疸消退与手术时年龄密切相关,法国调查中心发布的报告证实:BA 在生后 1 个月手术,黄疸清除率是 51.5%;生后 2 个月黄疸清除率是 43.1%;生后 3 个月黄疸清除率是 31.6%;瑞士的研究证实如果年龄超过 75 天完成 Kasai 手术,其手术后黄疸清除率仅为 10% 左右;因此,提出降低 Kasai 手术的年龄是改善预后的最重要的靶点。但是目前也有文献陆续报道年龄大于 60 天,或者大于 90 天完成 Kasai 手术的患儿其近期的预后效果并不是很差。Wong 等提出年龄大于 60 天完成 Kasai 手术并没有降低其胆汁的排出情况,提出 BA Kasai 手术时,并不要纠结于患儿的手术年龄,而是否发生肝脏纤维化是影响其预后的重要指标。Chen 等统计 452 例 BA 不同年龄组术后短期内胆红素下降情况,将 452 例患儿按年龄分为小于 60 天,60~90 天,大于 90 天三组,分析 Kasai 术后早期胆汁下降情况,结果同样认为年龄不是影响胆汁引流情况的绝对因素,而应综合分析患儿的基本情况,结合肝纤维化程度分析,建议 BA 患儿即便年龄超过 90 天在肝纤维化不严重的前提下也应该完成 Kasai 手术;因此提出手术时是否存在严重肝纤维化是决定 Kasai 手术后效果的关键因素。

(三) 不规范 Kasai 手术产生的原因

1. 肝门解剖结构不清楚,纤维斑块切除不彻底。Kasai 手术解剖肝门纤维斑块是非常重要的过程,认识其解剖结构是处理肝门纤维斑块的基础。正常肝门的解剖结构是胆总管、肝动脉、门静脉自上而下进行排列,BA 时胆总管呈现纤维条索结构,左右肝管入肝部位呈现纤维斑块,并向肝内延伸,纤维斑块与门静脉分叉处有 3~4 支血管分支,纤维斑块中央通常有肝中动脉穿行其间,纤维斑块的后壁是肝板结构。肝门解剖时应结扎纤维斑块与门静脉之间的分支血管,将纤维斑块与门静脉分离,肝中动脉的处理目前各家观点不一,有主张结扎肝中动脉,减少剪除纤维斑块过程中出血;也有主张保留并解剖肝中动脉,原因是胆道的血运都是肝动脉供应的,保留肝中动脉减少术后残余毛细胆管发生缺血狭窄而发生胆道的再梗阻情况。是否保留肝门纤维板结构也有不同观点,肝门部位解剖超过纤维板,其目的是获取更多的毛细胆管开放的机会。但是肝门纤维板是维持毛细胆管开放的平台,破坏肝门纤维板,尽管早期理论上讲可以获得更多的胆汁,但实际上手术以后由于缺乏纤维板的支撑作用,即便开放的毛细胆管也会再次发生闭塞,保留肝门纤维板对于毛细胆管的长期开放具有保护作用。还有一种观点是肝门解剖不在深度,而在其广度;右侧肝门的解剖存在一定难度,因为入肝部位肝右动脉绕到胆管前面,阻碍进一步解剖胆管及肝门纤维斑块。左侧解剖相对容易一些,肝左动脉以及门静脉都在胆管后面和侧面行走,可以将肝圆韧带处的肝桥打开,可以获得更多的毛细胆管开放的机会。因此,正确的肝门部解剖以及控制剪切肝门纤维板的深度以及广度是获得胆汁流出最大化的根本保证。

2. 肝门-空肠吻合手术肠管宽度不足　阻塞解剖处的肝门部胆管肝门-空肠吻合口的宽度是保证其收集足够胆汁的基础,肝门解剖到位了,吻合口及吻合方式选择不好,也会造成术后早期发生胆道梗阻。胆-肠吻合的后壁可以在门静脉的下后方吻合,两侧吻合应跨过肝门解剖部位,包容所有可能出胆汁的毛细胆管,侧壁吻合时(10 点、2 点位置)应尽量贴近肝动脉侧面吻合,避免损伤已经解剖的毛细胆管,前壁吻合在肝脏表面。胆肠吻合的宽度是保证 Kasai 手术获得较好的胆汁引流的根本保证,防止肠管过分拥堵在肝门处阻塞已经解剖出来的毛细胆管。如果肝纤维化程度不重,术后恢复顺利,可以提高 BA Kasai 术后自体肝的生存时间和生存比率。

(四) 预测早期、晚期肝纤维化重要指标

为了准确评估 BA 患儿 Kasai 术前、术后自体肝的状态,推荐肝活检作为评价自体肝状况的金标准。但是并不是所有单位都可以开展肝活检手术,因其是有创性检查手段,操作过程中存在一定的风险因素,再有就是需要强大的病理专家的支持才可以完成这项检查。目前临床上使用较多的无创性检查方法来评估术前、术后肝纤维的进展情况,包括 B 型超声检查、Fibroscan、BALF(biliary atresia liver fibrosis)、APRI(AST to platelet ratio index)、PELD(pediatric end-stage liver disease)。这些指标临床应用评估肝脏状态各有优劣,可以应用在不同时期评估肝脏情况。

B 型超声和 Fibroscan 检查无创且可重复性检查,可以动态观察肝脏的变化情况,临床使用最为广泛,但有时对于超声医生的临床经验要求较高。目前国内已有单位陆续开展应用 Fibroscan 检查肝脏硬化程度用于评估 BA 患儿 Kasai 术后肝脏改变,可以对应临床指标进行预后判定。对于患儿而言,肝纤维化程度评估是预测其预后比较重要的指标,决定其是否符合肝移植手术指征选择。BALF 回归函数提示 Kasai 术后长期自体肝纤维化程度的变化情况,它受到患儿的胆汁引流量的影响,其表达因素是 TB 和 γ-GT。一些患儿,特别是 Kasai 术后较大患儿或成年人,肝脏合成能力下降,但是肝功能检查时,血清中总 TB 水平并不高。多因素回归分析较低的血清白蛋白水平也是表达肝脏合成功能不良的重要指标,并提示肝脏纤维化程度加重。最近以来,肝脏纤维化程度的评估标准在许多肝脏疾病中都已经做出修改,但是在 BA 中几乎没有得到重新修订,而且关于 BA 术后肝脏纤维化程度的变化报道较少。而 PELD 评分用于 Kasai 术后效果不佳的患儿,或进入到 ICU 以及等待肝移植的评分标准。尽管 BALF 和 PELD 都分别有相同的独立变量(血清胆红素水平和白蛋白水平),但是评估纤维化程度较低的(F0~F3),而评分结果更趋于肝硬化组适合于所有患儿的肝纤维化的评分(F0~F4),而 PELD 评分更适合严重肝脏功能衰竭的患儿,发生肝硬化(F4)。APRI 仅包括两个基本变量,计算方法比较简单,并且已经调查与预后、门静脉压、Kasai 肝门肠吻合手术时肝纤维化程度关系密切。管志伟等应用 APRI 评估 38 例 BA 和 25 例胆汁淤积症患儿,认为 APRI 可以比较准确地反映肝纤维化程度,因其简单无创性可以在临床用于初步判断肝纤维化程度。

目前关于 BA 肝纤维化研究方面还存在诸多不足:①肝活检取得肝脏样本量小,容易出现假阳性结果,方法选择及评估指标不统一;②需要多中心、大样本量的结果来统一肝纤维化的分级标准,尤其是 BA 的肝纤维化分级标准,便于是否行 Kasai 手术提供循证医学证据,目的是统一 BA 的治疗方案既然已经开始认识到肝纤维化的进展情况影响 Kasai 手术的预后,那么如何界定 BA 纤维化分级,肝纤维化在哪些方面影响 BA 的生存情况,需要我们进一步关注这一话题。

(五) 肝纤维化程度是否影响 Kasai 手术预后

1959 年 Kasai 首先提出切除肝门部位纤维组织,行肝门肠吻合手术;该手术可以使 50%~60% 病例的症状得到初步缓解。然而,BA 患儿肝脏纤维化进程迅速,即便手术获得很好的胆汁引流,但肝脏纤维化进程并没有停止,逐渐发生门脉高压和肝硬化。肝移植手术是在胆汁引流不佳,或者出现肝硬化并发症而必须采用的手段之一。由于 BA 同时并发进展性肝病,使得 BA 长期自体肝生存率仅为 20% 左右。因此,肝门肠吻合手术被认为只是缓解胆道梗阻的症状,并不能治愈 BA。肝脏纤维化分级已经被修订许多次,但是关于肝脏纤维化的资料目前报道较少。对于 Kasai 手术后肝脏病理改变的临床研究目前非常少见,尤其是记录 BA 术后肝脏情况缓解的文章更为少见。

尽管 Kasai 手术后有 50%~60% 的患儿可以获取胆汁引流,但是肝脏纤维化程度影响到 Kasai 手术的胆汁引流以及影响 Kasai 手术预后的重要指标。即便成功获得胆汁引流,但是由于无法阻止肝纤维化持续性进程,Kasai 手术只是作为短期或中期维持 BA 患儿生命的方法,最终仍有接近 80% 的 BA 患儿需要肝移植来挽救生命。肝移植手术技术已经非常成熟,高额的医疗费用以及术后终身服用免疫抑制剂让众多 BA 患儿家庭无法接受,因此如何提高 BA 患儿自体肝生存时间,减缓肝纤维化进程是我们关注的话题。

Kasai 手术成功获取胆汁引流,术后跟进的治疗方法只是围绕如何降低手术相关并发症的发生,但是没有针对如何预防肝脏组织的损伤-修复,肝纤维化发生以及进一步恶化成为门脉高压的方法,从根本上延长了 BA 患儿 Kasai 术后的自体肝生存时间。目前关于肝脏纤维化的研究都集中在成人肝炎肝纤维化的机制方面研究,没有 BA 肝纤维化方面的研究,许多研究试图应用成人的肝纤维化评估方法来评价 BA 的肝纤维化情况。尽管这些肝病的最终结局是肝硬化，但是发病机制完全不同，因此不应该应用成人丙型肝炎肝硬化的抗肝纤维化治疗方法对儿童的肝硬化进行抗纤维化治疗。了解肝纤维化机制和制订 BA 肝纤维化的评价标准，其目的是对已经诊断为 BA 或 Kasai 手术后患儿，评估其肝纤维化等级，进行抗肝纤维化治疗，延缓肝纤维化以及发生肝硬化的进程，延长 BA 自体肝生存时间。

总之，对于 BA 的治疗目前已经达成共识是早期筛查、早期诊断，在肝脏发生炎症纤维化之前完成 Kasai 手术，仍然是首选的治疗方式，可以挽救较多的患儿避免行肝移植手术。对于已经发生肝硬化或出现腹水的患儿，应慎重选择 Kasai 手术，避免造成不必要的急性肝功能衰竭，而等待肝移植手术来延续患儿的生命。但是也应结合临床情况，有些 BA 患儿 Kasai 术后即便黄疸存在，但其他肝脏功能指标可以维持其生存，而不应为了手术而早期选择肝脏移植手术，应制订统一的儿童肝移植手术指征，严格贯彻执行，可以维持其在相对较大的年龄来完成肝移植手术。同时，在将来的工作中应积极探讨针对肝纤维化特点以及发生机制，尽早进行针对性抗纤维化治疗，使得的临床疗效上新的台阶。

（詹江华　冯杰雄）

第六节　胆道闭锁患儿 Kasai 术后胆管炎病因及诊疗状况

胆道闭锁（biliary atresia，BA）是引起婴幼儿胆汁淤积性黄疸的常见原因，也是导致婴儿期肝脏功能衰竭的最严重的肝胆系统疾病。肝门-空肠吻合术（葛西手术，Kasai 手术）是治疗 BA 最主要的手术方式，成功的 Kasai 手术可以延长患儿的自体肝生存时间，然而术后易发生胆管炎影响患儿的预后。胆管炎作为 Kasai 术后常见又难以处理的并发症，多在术后一年内发病，其发生率约为 60%～90%。术后胆管炎发生越早，胆管病变程度越重；胆管炎每发作一次，肝脏纤维化程度随之加重。胆管炎反复发作严重影响 Kasai 手术效果，防治胆管炎对改善 BA 患儿预后、延长自体肝生存时间具有重要的临床意义。

（一）胆管炎发生原因

近年来，探讨 Kasai 术后胆管炎发生机制的研究一直在进行，但尚未形成统一观点。普遍认为胆管损伤、胆管发育不良、肠道微生物迁移和肠内容物反流引发的逆行感染是胆管炎发生的主要原因，下面就这些发病原因分别进行阐述。

1. 肝内胆管发育障碍及胆管损伤　肝内胆管先天性发育不良造成胆汁排出不畅形成淤积，便于细菌定植和繁殖，从而诱发胆管炎。Kasai 术后肝门部位残留胆管情况也与胆管炎的发生密切相关，若残留胆管与空肠吻合后胆汁引流顺畅，则发生术后胆管炎的风险大大降低，如果吻合后胆汁排出不畅或胆肠吻合口处瘢痕愈合，则会堵塞已经开放的胆管造成胆汁淤积，这样细菌更容易停留在残留胆管内而引起胆管炎的发生。胆管直径与胆管炎的发生密切相关，胆管直径大，胆汁引流效果好，不易发生胆管炎；而胆管的数量则不然，增生的胆管往往没有功能，不能起到引流胆汁的作用。Kasai 术后胆管炎反复发作引起局部炎症反应，胆管损伤、管腔狭窄导致胆汁引流不畅可引起肝内胆管囊性扩张形成胆汁湖，亦是胆管炎发生的危险因素，也是手术预后不良的标志。

2. 肠道微生物迁移　肠道微生物迁移的机制有：①肠黏膜屏障的损伤和萎缩；②机体免疫功能下降；③肠道菌群失调，引起肠道菌过度增殖。对于 Kasai 术后的 BA 患儿，有多种因素可以导致肠道微生物的迁移,如手术的创伤、胆汁淤积以及术后禁食、营养不良,再加上激素及长期应用抗生素等,这些均成为细菌移位的危险因素。Kasai 术后肠道细菌可通过血行、淋巴循环或吻合口迁移至肝内,在淤胆环境下顺利定居并大量繁殖,引起胆管炎发生。文献报道,胆管炎患者感染的细菌类型多为肠道常见细菌,如大肠埃希菌、阴沟肠杆菌、铜绿假单胞菌、肺炎克雷白杆菌等,证实了胆管炎发生与肠道微生物感染之间的关系。

3. 肠道内容物反流　食物反流是引起胆管炎的重要原因,肠道内容物通过空肠胆支反流至胆管,引起胆管炎发生。因此,国内外各种增加防反流瓣,延长空肠胆支长度的手术改良方法应运而生,如 Kasai 法(远端空肠造瘘双 Roux-Y 吻合法)、Sawaguchi 法(空肠造瘘、空肠端端吻合)、Suruga 法(双管空肠造瘘 Roux-Y 吻合法)、肝门胃吻合术、阑尾间置肝门十二指肠吻合术以及加长胆支袢长度等。尽管有如此多的改进术式,术后胆管炎的发生情况却始终没有改观。肝门空肠吻合术破坏了肠道运动,Y 型输出袢蠕动异常,甚至可发生逆蠕动,容易造成肠道内容物潴留,便于细菌过度繁殖。空肠胆支扭转引起不全性肠梗阻使得空肠胆支肠腔压力增高是迟发胆管炎发生的常见原因。食物反流情况确实存在,但当有足够的胆汁流出冲洗淤滞在胆肠吻合处的细菌时,术后胆管炎的发生率则会降低。

4. 其他因素　Kasai 手术虽通过重建胆道恢复胆流来改善肝脏淤胆情况,但对免疫介导的炎性反应过程并未进行干预,术后肝脏病变仍在进行。患儿肝功能不良,全身免疫力低下,极易感染引起胆管炎。术后激素的使用虽可降低炎症反应,减轻肝肠吻合处水肿,防止吻合口瘢痕形成,但亦可使患儿的免疫力下降,更易发生早期胆管炎。此外,还有胆栓、胆管结石、上皮吻合等因素亦可诱发 Kasai 术后胆管炎,诸多机制相互影响,协同作用于胆管炎的发生。

(二) 临床上胆管炎诊治过程中存在的问题

1. 胆管炎的诊断问题　BA 患儿 Kasai 术后 1 个月内是胆管炎的高发期,临床诊断应包括无其他部位感染的发热($>38℃$)或表现为弛张热,皮肤巩膜黄疸加深或大便颜色变浅、呈白陶土色或小便呈浓茶色。血培养发现致病菌可证实诊断,但阳性率很低,仅在 20%～40% 左右。临床上做胆汁培养比较困难,因其为有创性检查,且行肝脏穿刺无法保证可以取到胆汁,除非有明确的胆汁湖形成。实验室检查可见血白细胞升高,胆红素重新升高,但并不是所有胆管炎患儿的胆红素都升高。患儿出现上呼吸道感染或胃肠疾病脱水时亦可有胆汁流量减少。B 超检查可见肝内胆管壁增厚、粗糙;而 CT、放射性核素扫描、磁共振胰胆管造影对于胆管炎不能提供可靠的诊断依据。肝活检对于胆管炎的诊断有明确指导意义,但因其是有创检查方法,目前国内开展较少。国外有学者提出检测尿液中磺化胆酸(urianry sulfated bile axids,USBA)诊断胆管炎,但目前国内尚鲜见相关报道。

2. 胆管炎治疗方案难以统一　胆管炎的治疗是 Kasai 术后并发症防治的重点。针对胆管炎发生的可能病因,抗生素、激素、利胆药是目前临床上治疗胆管炎的主要药物。胆管炎的致病菌一般为肠源性革兰氏阴性杆菌,同时存在厌氧菌混合感染的可能。美罗培南是广谱的 β-内酰胺类抗生素,对革兰氏阴性及阳性细菌均有抗菌活性,目前已作为预防和治疗胆管炎的一线药物。值得注意的是,应用广谱抗生素仍出现高热且血培养阴性者,要警惕真菌感染的可能,真菌感染诊断困难、危害大,关键是预防其感染。激素因为有抗炎和免疫作用,目前较为广泛地应用于 Kasai 术后辅助治疗,但其安全性及近期、远期疗效争议较大。术后糖皮质激素早期使用可抗炎,减轻胆管水肿保持胆汁排除通畅;然而,激素也可降低患儿机体免疫力。2014 年的一篇 Meta 分析并未发现激素对 Kasai 术后胆管炎的防治有改善作用。

熊去氧胆酸具有利胆、保护肝细胞、溶解结石的作用,常被用于 Kasai 术后,研究也证实其用于 BA 患儿 Kasai 术后可提高胆汁流量,降低胆管炎发生率。近年来,益生菌由于具有调节肠道微生物群生态平衡的作用而被用于各种肠道疾病术后。有研究显示,与抗生素组相比,益生菌组不仅可降低胆管炎的发生率,还有促进患儿生长发育的作用,然而其对胆管炎的预防作用存在争议,有待进一步研究探讨。

(三) 为何 Kasai 术后胆管炎难以克服

1. 胆管炎发病机制不确切 影响 Kasai 术后胆管炎发病机制的因素较多,难以用单一原因来解释其发生发展过程。因此,临床上遇到术后胆管炎的患儿几乎都是多管齐下,包括高级抗生素、激素、保肝药物、利胆药物、肠道益生菌及中药等;经过治疗控制住体温后改为口服药物出院。下一次再出现黄疸加重、发热、大便颜色变浅等症状时又反复多次入院,仍然采用同样的治疗方案,而不是针对其发生原因进行个性化治疗。固然每一个胆管炎患儿发病的具体原因可能有所不同,但无法通过现有的检查手段来明确,因此临床医生才会有多管齐下的经验性治疗方案。

2. 胆管炎规范治疗后没有恢复标准 胆管炎的临床诊断中提到 Kasai 术后出现无法用其他原因解释的发热、黄疸加重而考虑胆管炎的诊断,这是目前对于 Kasai 术后胆管炎最主要的临床诊断依据,也有通过血培养来明确细菌感染的类型。国内尚没有单位采用肝穿刺活检病理检查结果来证实胆管炎的诊断,因此谈及胆管炎的恢复标准也就无据可依了。患儿用药后体温恢复正常、黄疸消退、粪便颜色由浅变深等视为胆管炎已恢复,但是临床上没有确切的依据来说明胆管炎是否好转,久而久之,胆管炎成为 Kasai 术后慢性迁延性疾病,反复发作加重肝纤维化,促进肝脏功能衰竭,在一定程度上缩短了 Kasai 术后自体肝的生存时间。

3. 肝脏本身的病变状况加重胆管炎的发生 BA 患儿行 Kasai 手术时,肝脏已有不同程度的纤维化。Kasai 术后尽管有部分胆管通畅,胆汁流出,但是其肝脏纤维化进程并没有停止。研究证实,BA 患儿完成 Kasai 手术日龄越晚,其肝脏损害越严重,术后胆管炎发生次数越多,甚至有的患儿出现胆管炎持续状态,需长期住院治疗,这种肝脏进一步的硬化过程势必会加重已经通畅胆管的病变程度,无法控制的胆管炎过程导致胆管进一步闭塞并加重疾病进程,最终只有通过肝移植来挽救患儿生命。

4. 如何预防 Kasai 术后胆管炎的发生 临床医生认为不做肝门肠吻合手术就不会发生胆管炎,手术开放肝门部胆管,肠管贴敷于开放胆管部位,肠道内细菌迁移入胆管,加之 Kasai 术后胆汁流速较低,无法冲洗依附于肝门肠吻合处的细菌,引起胆管炎发生。诚然,这是一方面的原因,此外细菌也可经血行、淋巴途径感染诱发胆管炎。因此,保持足够的胆汁流速,控制血行性感染是减少胆管炎发生的主要方法;BA 多数情况下在 Kasai 手术时都伴有肝、胆系统的纤维化,胆管增生,管腔变细,胆汁生成减少,均可影响胆汁流速,这些都是胆管炎发生的危险因素。而且 Kasai 术后患儿免疫力低下,病原体容易趁虚而入。因此,临床上对于 Kasai 术后患儿采用利胆药物、保肝药物以及抗炎治疗利于胆管通畅排出胆汁;服用益生菌可以平衡肠道内菌群,对于改善胆管炎的发病情况可以起到一定的保护作用。激素的使用存在较大争议,对于减轻胆管水肿,延长自体肝生存情况争议较多。总之,仔细的肝门解剖,切除肝门部纤维条索,充分暴露更多的细小胆管,获取更多的胆汁流速,保持足够的胆支长度,术后尽早辅助保肝、利胆、抗炎治疗,是减少术后胆管炎发生的最佳措施。

（四）解决术后胆管炎的发生问题是提高自体肝生存率的关键

术后胆管炎早期发生引起肝门部位梗阻,减少胆汁引流,影响手术效果。胆管炎反复发作还可加重肝纤维化程度,引起门脉高压。解决胆管炎的发生问题还需从病因入手,从根本上预防其发生,才能使 Kasai 手术获得最佳效果,提高患儿自体肝生存率。目前来看,Kasai 术后胆管炎是许多 BA 患儿都要经历的过程,而且每一次胆管炎的发生都加重肝功能的损害,而大剂量的药物治疗亦可增加肝脏的负担,加快肝脏衰竭,影响患儿预后。解决好术后胆管炎问题是提高自体肝生存情况的关键所在,必须引起广大儿科医务工作者的广泛重视,建议在国内开展多中心、大数据临床病例统计分析,从而找出预防和治疗胆管炎合理方案;引用精准医疗理念规范 Kasai 手术标准,统一术后治疗方案,同时应用肝穿刺活检病理诊断胆管炎的预后和转归,也期盼 BA 患儿 Kasai 术后胆管炎的治疗出现奇迹。

（詹江华　卫园园）

第七节　改善胆道闭锁生存状况,
提高 Kasai 手术比率

胆道闭锁(biliary atresia,BA)是小儿外科最严重的消化系统疾病之一,以肝内和肝外胆管进行性炎症和纤维性梗阻为特征,从而导致胆汁淤积及进行性的肝纤维化和肝硬化,如未接受治疗,患儿常在 2 岁内死亡。胆道闭锁的生存状况一直令人担忧,尤其是在偏远地区几乎得不到合理的治疗就离开这个世界。目前国内每年新发病例估算是 1 600~3 200 例[按照每年 1 600 万新出生人口,以亚洲报告的发病情况 1/(5 000~10 000)估算],而得到治疗并真正意义上完成葛西(Kasai)手术的患儿不足一半,尽管儿童肝移植技术广泛开展,但每年各家移植中心统计完成的胆道闭锁肝移植手术尚不足 500 例。

要改善胆道闭锁生存状况,应先改变人们固有的"胆道闭锁无法治愈"的传统观念。国外的经验告诉我们,胆道闭锁 5 年自体肝生存率可以达到 60%,借助于肝移植技术,其 5 年整体生存率能够达到 90% 以上。目前我国大陆地区胆道闭锁的生存率不高,放弃 Kasai 手术治疗的情况普遍存在,许多家长选择放弃的原因是担心人财两空,对 Kasai 手术和肝移植繁琐的治疗和高昂的费用望而却步;而通过这些年不断的努力,Kasai 手术及术后治疗有了长足的发展,儿童活体肝移植整体费用已降低到人民币 10 万左右。因此,应从转变医生和家长的观念入手,规范 Kasai 手术技术以及术后管理模式,改善胆道闭锁的治疗效果;使胆道闭锁患儿家长普遍接受并愿意选择 Kasai 手术,提高 Kasai 手术的比率;而 Kasai 术后效果不佳时再选择肝移植手术,提高胆道闭锁的整体诊治水平,从根本上改善胆道闭锁的生存状况。

（一）国内 Kasai 手术比率及术后自体肝生存情况

近些年国内以上海、广西、山西等几家中心的报道胆道闭锁完成 Kasai 术的比率接近 90%,来自北京的报道行 Kasai 手术比率为 64%,仅仅从这些有报道的情况来看,我国行 Kasai 手术的比率能达到 80% 以上,Kasai 术后 2 年的自体肝生存率接近 50%。以上资料显示,目前从我国的胆道闭锁 Kasai 手术完成情况来看,报道的情况比预想的结果要好,大陆地区胆道闭锁自体肝的生存情况也接近 50%,几乎接近发达国家的总体生存水平。但我国地域辽阔,许多地区尤其是边远地区治疗情况并不满意,甚至不知道什么是胆道闭锁,更不知如何治疗,这是我们大部分地区的现状。而在中国台湾地区胆道闭锁早期筛查工作开展比较好,可以早期发现胆道闭锁并完成手术,其胆道闭锁 Kasai 手术比率为 91.1%,术后 2 年自

体肝生存率达到 81.1%。

（二）国外 Kasai 手术比率及术后自体肝生存情况

国外的文献报道中,法国 1986 年至 2009 年的 45 家中心随访 9.5 年的报告:94.3%（1 044/1 107）行 Kasai 手术,5、10、20 年自体肝生存率分别为 40%、36% 和 30%;日本 1989 至 1999 年 93 家中心随访 5 年的报告:83.5%（1 181/1 381）行 Kasai 手术,5 年自体肝生存率 60%;美国 1997 年至 2000 年 9 家中心随访 2 年的报告:100%（104/104）行 Kasai 手术,2 年自体肝生存率 56%;英国 1999 年至 2009 年 3 家中心随访 4 年的报告:95.7%（424/443）行 Kasai 手术,5、10 年自体肝生存率分别为 46%、40%。

根据国外这些有报道的行 Kasai 手术的资料看出,确诊为胆道闭锁的患儿行 Kasai 手术治疗率平均在 90% 以上,Kasai 术后 2 年的自体肝存活率与国内相比基本没有明显差异。但国内大于 2 年的自体肝生存率基本上没有报道,可能是由于因地域关系和随访机制不健全造成失访率较高,与国外相比缺乏长期（>2 年）自体肝生存的资料。

（三）国内、外因胆道闭锁行肝移植的数据对比

移植方面的文献报告,结果却出现明显不同。中国肝移植注册中心（China Liver Transplant Registry,CLTR）覆盖了全国数十家肝移植医院的数据,结果显示,在 1996 年到 2013 年期间,509 名 BA 患儿接受了肝移植手术,其中仅有 38.1% 的患儿此前接受过 Kasai 手术。胆道闭锁肝移植临床资料均显示大陆地区 Kasai 手术比率较低。而在其他国家,这一比率通常在 90% 以上,日本 2017 年统计过去 10 年间完成肝移植的患儿之前行 Kasai 手术的比率甚至达到 97.1%,有的患儿甚至完成 2~3 次的 Kasai 手术。从肝移植方面的资料分析大陆地区的 Kasai 手术比率与其他国家相比尚存在一定差距。

为什么从发表的关于行 Kasai 手术的文献中 Kasai 率可达 80%,而肝移植方面的资料则显示只有 40% 左右呢? 我们分析有如下原因:①我国可以完成 Kasai 手术的单位不多,大部分患儿可能没有机会来到这几家中心来完成手术。②Kasai 术后接近 50% 患儿可以存活,其 Kasai 术后效果比较满意,因此,这部分患儿获得自体肝生存机会,而不去做肝移植手术。③Kasai 术后自体肝生存情况不理想,而没有等到肝移植手术的机会就死亡或失访。从发表的病例报告来看,两年的自体肝生存情况都接近 60% 左右,而没有得到规范化治疗的患儿多数选择肝移植手术,因此是否可以认同这样的可能性较大呢?

国外行 Kasai 术的比率较高原因:①这些报道大部分来自发达国家,经济水平发达,医保制度健全,发展中国家与发达国家 Kasai 手术比率有明显差距。例如 Liu 等统计越南 2010—2013 年就诊的 BA 患儿,287 名患者中仅 48% 进行 Kasai 手术。②我国大陆地区幅员辽阔,BA 患儿就诊年龄晚,可以规范完成 Kasai 手术的医疗机构较少,基层医院的专科医师更加匮乏,对于疾病的认识程度存在差异。造成就诊时间和手术时间偏晚,许多 BA 患儿丧失了手术机会。③术后管理以及随访机制不健全,没有从国家层面建立类似国外的胆道闭锁注册网站（Biliary Atresia Registry,BAR）,导致许多患儿术后失访,或出现胆管炎等问题没有得到合理的治疗。④儿童肝移植方面的冲击,目前肝移植方面的宣传力度加大,网络上许多不当信息的影响,许多家长认为 Kasai 手术效果不佳,选择直接等待做移植手术。以上诸多因素共同导致胆道闭锁患儿的 Kasai 手术比率不高。

（四）术后规范化管理及良好的随访机制

目前,自体肝生存率特别是长期自体肝生存率还不是很理想,应规范胆道闭锁的早期筛查,手术方式的选择,以及术后管理及随访制度。应用激素预防术后胆管炎应采取慎重态

度,尤其当前国际上对于激素的应用能否改善自体肝生存状况的争议还很大。口服熊去氧胆酸比较普遍,它不仅能够刺激胆汁引流,而且能够保护肝功能,但肠道益生菌的使用是否会改善自体肝的生存状况,还需做大量的临床基础研究工作来证实其可靠性。

胆道闭锁注册网站的建立以及相关知识的宣传对于胆道闭锁患儿家长观念的转变应有一定的帮助。登记内容应包括患儿妊娠期的情况、围生期的情况、出生后病情发展的情况、围术期的情况、出院后随访情况等,使得每一个患儿都得到系统的跟踪。网站功效在于宣传胆道闭锁的相关治疗,了解胆道闭锁 Kasai 手术和肝移植的关系。另一方面能够使患儿家长有所依托,患儿不论在哪一环节出了问题,都能被相关的医疗工作者掌握到,采取一定的措施加以干预。术后规范化管理和良好的随访机制是改善胆道闭锁患儿预后的重要一步,相关的登记系统可以起到这样的作用。

(五) 提高 Kasai 手术比率,应做好如下几方面工作

1. 早期筛查,意义重大。瑞士的研究证实如果年龄超过 75 天完成 Kasai 手术,其 4 年自体肝生存率仅为 10% 左右。因此,降低胆道闭锁 Kasai 手术的年龄是改善预后的最重要的靶点。目前许多国家和地区都已经开展胆道闭锁早期粪卡筛查工作,可以提早胆道闭锁 Kasai 手术的年龄,在发生肝纤维化以前完成 Kasai 手术,延长自体肝的生存时间。国内也应在全国范围内开展粪卡的早期筛查工作,使得每一个出生的孩子都有机会获得筛查机会,早期诊断胆道闭锁,尽早完成 Kasai 手术。

2. 集中管理胆道闭锁患儿,可以提高其总体生存率。英国卫生局自 1999 年起规定,疑似 BA 患儿必须就诊于三家大医院,包括伦敦国王学院医院、伯明翰儿童医院和利兹教学医院,最近统计显示,1999 到 2009 的 10 年间其 BA 患者 Kasai 手术率为 95.7%,5 年和 10 年自体肝生存率为 46% 和 40%。如此高的 Kasai 手术比率,体现了集中化管理的重要性。而其他国家虽然没有集中化,但大多由数据库统一管理。我国地域辽阔,难以进行集中化管理,是否可以划分区域进行管理,将全国分成几个地区,利用现代化的信息手段,统一治疗和评估治疗效果,提高胆道闭锁自体肝生存率。

3. 增加投入,列入医保。目前国内较大的移植中心开展儿童活体肝移植手术都有基金会对于肝移植围手术期进行资助,使得儿童肝移植的工作迅速开展起来。而对于开展的 Kasai 手术,目前还没有基金会对其手术过程进行资助。近期,国内各个地区开展的结构异常项目中将胆道闭锁的治疗列入到资助项目中,相信在未来的工作中胆道闭锁的 Kasai 手术比率会有一定的提高。

4. 召开专题讨论会,或到经济欠发达地区进行胆道闭锁相关知识宣传,提高对胆道闭锁手术及术后管理认识。提起广大儿外科医生注意,应重视精准化操作以提高手术疗效,肝门处纤维斑块的剪除与肠袢的处理是精准手术关注的重点,提高大家对胆道闭锁 Kasai 手术的理解和认识,推广这项手术操作。胆管炎是 BAKasai 术后短期及长期危险因素,控制胆管炎的发生对提高患儿预后至关重要。对于术后激素使用、抗生素应用时间、保肝药物、熊去氧胆酸的应用开展多中心研究,提出我们自己的治疗指南。

5. 与移植医生一起提倡"先 Kasai,后移植"。2016 年的一项 Meta 分析比较了有无 Kasai 史的 BA 患儿肝移植的预后情况,结果显示,Kasai 手术史尽管可能增加了移植手术的时间、术中出血及移植术后感染的风险,但并不影响移植术后的临床预后指标,1 年或 5 年生存率、移植物功能及并发症发生等方面无显著性差异。但是,也有研究表明:Kasai 手术可以改善胆道闭锁患儿临床症状,缓解肝脏进行性损伤,减少肝移植手术时间,降低肝移植手术风险,为肝移植手术成功实施起到了保护作用。所以,考虑到 Kasai 术后一部分患者将获得胆汁引流,而肝移植手术不仅风险高,长期免疫抑制剂的应用还增加感染和恶性肿瘤的风险,因此目前对符合条件的 BA 患儿还是提倡先 Kasai,后移植的序贯性治疗方法。

(詹江华 熊希倩)

第八节 肝移植时代如何看待胆道闭锁的诊治

胆道闭锁(biliary atresia,BA)目前仍然是小儿外科中最严重的肝胆系统疾病之一,且其治疗效果不佳已达成共识;肝移植技术的应用对于胆道闭锁的治疗可谓革命性的进步,使得许多晚期发生肝功能衰竭的胆道闭锁患儿通过肝移植手术获得长期生存的机会。自从1963年 Starzl 完成了全球第一例胆道闭锁患儿的肝脏移植至今,历经近半个世纪的发展,在欧美、日本等国家小儿肝移植的技术已经逐步走向成熟,在中国大陆地区小儿肝移植工作也在部分移植中心开展起来。但是即便在肝移植技术已经非常成熟的年代里,对于胆道闭锁的肝门肠吻合手术,即 Kasai 手术仍然是胆道闭锁外科治疗的第一选择,手术可以延长胆道闭锁患儿的自体肝生存时间,提高胆道闭锁患儿肝移植的生存率。

肝移植时代如何改善胆道闭锁患儿的生存情况是我们面临的主要问题,从目前对胆道闭锁的基础研究以及临床诊治认知的程度上,应从以下几方面做一些基本工作:①早期筛查,早期行 Kasai 手术;法国胆道闭锁调查中心发布的报告证实:BA 在生后1个月手术,黄疸清除率是51.5%;生后2个月黄疸清除率是43.1%;生后3个月黄疸清除率是31.6%;瑞士的研究证实如果年龄超过75天完成 Kasai 手术,其手术后黄疸清除率仅为10%左右;因此,提出降低胆道闭锁 Kasai 手术的年龄是改善预后的最重要的靶点;②早期认识不足,延误诊断,以及诸多人为因素放弃 Kasai 手术治疗;宋再等报道498例胆道闭锁初次就诊时间为30天,但手术时间为70天左右,不是病人不来看病,而是医生对胆道闭锁的诊断缺乏认识,早期往往当成内科性黄疸进行诊治;③胆道闭锁术后治疗与肝移植关系;Kasai 手术只是缓解肝外胆道梗阻,但是肝内胆道梗阻依然存在;即便 Kasai 手术非常成功,术后的治疗不可或缺,应继续治疗来缓解肝内胆道的炎症,感染以及胆汁的毒性作用。Kasai 术后出现胆道梗阻是再手术还是等待肝移植,这是目前在小儿外科与肝移植医生之间争论较多的话题。即便目前肝移植技术非常成熟,胆道闭锁的治疗也应采取非常积极的态度,而不应采取消极等待肝移植手术。

(一)早期筛查及早期诊断

胆道闭锁疾病本身具备进行早期全面筛查的标准:即胆道闭锁无症状时本身存在严重的健康问题,而早期诊断可以改善治疗效果及预后。对于胆道闭锁的早期筛查和早期诊断的方法,国内外同仁进行大量的工作;简单,方便,价格便宜,高度敏感性和特异性是实行全面筛查的重要内容。粪便比色卡、B 型超声检查和血结合胆红素水平测定是非常有效的筛查方法;并且这些筛查方法已经在美国、加拿大、日本、英国、法国等国家得到广泛实际应用。美国没有将胆道闭锁的筛查计划列入新生儿疾病筛查体系中,英国则对新生儿黄疸大范围筛查结合胆红素水平,而粪卡筛查在南美和亚洲一些国家和地区已经列入到新生儿筛查项目中;在我国还没有哪个地区将胆道闭锁的筛查列入到新生儿筛查项目中,因此呼吁各级医政部门制订相应的筛查计划,关注新生儿黄疸,关注胆道闭锁的早期诊断和治疗。

基层医院医护人员胆道闭锁相关知识的宣教以及新生儿黄疸以及胆汁淤积症方面基本

知识的普及有助于胆道闭锁的早期诊断,早期治疗。黄疸、陶土样大便、尿色加深是胆道闭锁的主要临床表现,也是患儿家长和基层医院医生容易发现的临床表现,但是许多患儿并不是出生就有以上这些症状,而等到症状完全出现时,其诊断为时已晚。因此,建立合理的筛查流程对于胆道闭锁的早期诊断意义重大。2012 年在天津召开的胆道闭锁研讨会上,来自国内各地区的参会专家讨论并通过早期筛查的基本步骤如下:①提倡生后 1 个月回访时,增加肝胆系统超声筛查,如有胆囊异常,跟踪随访;②出生后生理性黄疸延迟消退时,建议行肝功能检查,观察结合胆红素指标,如有异常,密切随访;③建议随《儿童体检手册》发放粪比色卡,便于家长观察新生儿粪便颜色;如有可疑粪便颜色异常,应推荐患儿家长到小儿外科就诊。建议将以上筛查基本建议收入到新生儿健康册中,便于家长以及基层工作医务人员在日常工作中发现疾病,早期推荐手术治疗。

（二）早期诊断误区及治疗缺陷

胆道闭锁的诊断障碍在于:①胆道闭锁发病率相对较低,新生儿黄疸,仅有 2%～15% 可以延迟到生后 2 周以上消退;每 500 例这样的患儿,有 1、2 例最终诊断为胆道闭锁;因此各级儿科医生和儿保医生对胆道闭锁的认识和警惕性不高;②缺少简单、方便、有效的筛查手段;目前实际应用最多的是粪卡,还有血清直接胆红素检查方法,但其特异性差,干扰因素较多,需要反复多次进行结果比对,因此各级医师和家长配合检查的积极性不高;③新生儿回访时间过晚,通常产后回访的时间是 8 周,而不是 3～4 周这个发现胆道闭锁的最佳时间点,因此许多胆道闭锁患儿错过这个最佳的发现时间点。

美国儿科学会（AAP）在全美推荐超过 3 周的黄疸患儿应检查总胆红素和直接胆红素水平,以及 B 型超声检查胆囊的发育情况,但在实际工作中由于种种原因很难推行,且这项推荐的临床依从性目前往往被众多儿内科医师质疑,主要原因是胆道闭锁的发病情况相对较低造成的。大约 95% 的胆道闭锁患儿出现的黄疸在出生后 3 周时都被认为是“健康”的,而 20% 的母乳性黄疸会持续到生后 2～3 周,因此 3 周内的黄疸患儿多考虑为母乳性黄疸造成,这是在人们心里的固有观念,想打破这种思维方式还需要时间和循证医学证据。目前执行的新生儿随访时间表中,回访时间都不包括 3～4 周;如果在 3、4 周回访时对于有黄疸延迟消退的患儿增加血清胆红素的测定包括直接胆红素测定,那么有些新生儿胆汁淤积症的患儿可能会得到早期诊断。多数患儿家长是遵从医生的意见来院进行复诊,但是往往许多医生并不重视黄疸患儿的随访时间,多数是延长随访时间至 6 周以后;而对于轻度黄疸的患儿,总是选择在内科进行治疗,而没有及时与小儿肝胆外科医师进行沟通,来早期进行胆道闭锁的诊断。因此,北美小儿胃肠肝和营养学会强调对于医务人员的相关基本知识培训非常必要,尤其是开始接触黄疸患儿随访那部分医务人员;对于延迟消退黄疸患儿家长,应该提示去小儿肝胆外科进行专科检查,进一步除外胆道闭锁。

胆道闭锁延误诊断原因还包括各级医院对胆道闭锁的认识和监测不足,同时没有及时向家长和家庭其他成员普及有关新生儿黄疸及胆汁淤积的相关知识,使得来院就诊时候已经发生严重肝硬化,无法完成 Kasai 手术。也有个别地区医生考虑到胆道闭锁手术效果不佳而主动劝说家长放弃 Kasai 手术,这样也使得一部分患儿失去完成 Kasai 手术的最佳时机。再有就是胆道闭锁诊治费用相对过高,有些贫困地区的家庭没有能力承担胆道闭锁 Kasai 手术以及后续的费用而放弃治疗,这也是造成胆道闭锁 Kasai 手术率低的原因之一。2013 年 3 月 28 日,《健康报》报道我国首次贫困地区小儿胆道闭锁手术资助项目在上海启动,由中央财政承担胆道闭锁的手术治疗费用。2013 年 7 月 1 日,天津市华夏器官移植救助基金会举办"贫困家庭儿童亲体肝移植救助计划"为胆道闭锁患儿施行肝移植提供经济保障，目前已经资助近 30 例胆道闭锁患儿顺利完成肝移植手术，获得良好的社会效益。这些救助工程计划的实施对于胆道闭锁患儿的治疗无疑是造福百姓的民生工程，弥补政府目前难以估计、医保和新农合难以有效救助的弱势群体。

（三）Kasai 手术与肝移植

绝大多数胆道闭锁 Kasai 手术以后都会伴随一个比较漫长的恢复和治疗过程，包括术后的抗生素、激素以及利胆药物治疗，甚至有些患儿还需要中医中药治疗，如果效果不佳，还面临选择再次手术或肝移植手术。Kasai 手术以后反复发作的胆管炎而引起胆汁引流中止，选择再手术还是肝移植长期以来是小儿外科医生与肝移植医生之间争论较多的话题。再次手术对于胆道闭锁患儿的打击是巨大的，而且其远期效果难于预料，给医生和家长决定是否进行再次手术带来较大的困难。如果选择再次手术，应对病情有充分的认识，并对患儿情况，肝功能的状况，尤其是肝脏纤维化程度有详细的评估。对于肝脏纤维化程度较轻者可以建议选择再次手术；对于肝脏硬化程度较重者，应慎重选择再次进行手术治疗，而应提倡早期做肝移植手术准备。但是在肝移植时代，胆道闭锁的再手术可以延长肝移植的等待时间，提高肝移植手术成功率，可以使得胆道闭锁患儿选择合适的时间，合适的手术方式进行移植手术；同样可以避免胆道闭锁患儿迅速出现的肝脏功能恶化，减少死亡的机会；因此再次手术的术前手术评估和手术指征选择意义重大。反对胆道闭锁术后再次手术的观点是胆道闭锁术后效果不佳，接近 70% 患儿将来需要进行肝移植手术，提出再次行 Kasai 手术意义不大。还有的观点更加激进，反对胆道闭锁患儿进行初次 Kasai 手术，而直接等待进行肝移植手术。但是目前从来自于胆道闭锁肝移植的资料统计来看，其胆道闭锁患儿年龄越大，其将来行肝移植手术生存的机会就越大，提出如有可能尽量应用一切手段来延长胆道闭锁患儿的自体肝生存时间，等待肝移植。

在美国，自从 20 世纪 60 年代开始肝移植以来，大约有 13 000 例患儿已经接受肝脏移植手术，目前每年大约新增病例几百例，且远期生存明显优于成人患者；除了技术上的不断进步，也与儿童肝移植受者的原发病相关，儿童肝脏移植的主要适应证是先天性及代谢性疾病为主。儿童肝移植在我国起步晚，2011 年底中国内地共完成儿童肝移植手术 540 例，占累计肝移植手术总量的 2.59%。其中活体肝移植占儿童肝移植例数的 66.3%，占活体肝移植总例数的 21.1%，数据来源于中国肝移植注册（www. cltr. org）。相反，对于胆道闭锁患儿 Kasai 手术来讲，尽管目前在国内许多儿童医学中心已经开展起来，但是效果参差不齐，且没有一个详细的统计结果来说明其 3 年、5 年自体肝生存情况；因此需要大规模、多中心的研究数据来说明我国的胆道闭锁治疗现状。肝移植手术对于胆道闭锁的治疗具有革命性意义，尤其是活体肝移植技术的临床应用提供充足供体；但应从目前我国国情出发，肝移植手术的费用支出与目前的经济状况不相符合；即便在发达的欧美国家，仍然提倡胆道闭锁患儿先行 Kasai 手术，提高自体肝生存率，晚期发生肝功能衰竭时才考虑施行肝移植手术。Kasai 手术对于大多数胆道闭锁患儿只有一次手术机会；因此，无论是探查手术、腹腔镜手术、开腹手术，操作应仔细认真，不留遗憾；这是胆道闭锁患儿唯一生存机会，不应放弃治疗；尤其是肝移植手术已经步入技术成熟阶段，更应积极正确面对胆道闭锁的治疗，挽救患儿生命是我们每一位做医生的责任，不应随意放弃患儿的治疗。

总之，在肝移植时代里，应正确认识胆道闭锁的治疗，早期外科干预治疗仍然是提高胆道闭锁自体肝生存率的唯一保证，对于年龄较大或 Kasai 手术失败的患儿，肝移植可以挽救患儿生命。对于胆道闭锁与肝移植的关系,早在 10 年前张金哲院士撰文提到:认识到解决胆道闭锁与肝移植意味着小儿外科和儿科及医学水平从很多方面提高不仅是一个档次,而是一个时代。这段教诲比较精辟地概括了胆道闭锁的现状及存在问题,以及胆道闭锁诊治今后的发展方向。胆道闭锁的诊治工作是我们全体儿科医务工作者共同的责任,尤其是在肝移植技术不断成熟的时代里,给予我们更大的压力和要求;我们这一代小儿外科医生应努力工作,积极进取,尽快给胆道闭锁患儿以生存的希望;我们坚信通过大家的不断努力和深入研究,盼望几年以后胆道闭锁的治疗真能产生奇迹。

(詹江华　陈亚军)

第九节　开展胆道闭锁多中心研究的价值

胆道闭锁(biliary atresia,BA)是以肝内、外胆管进行性炎症和纤维化梗阻为特征,导致肝内胆汁淤积、肝脏纤维化及硬化的病理过程,是婴儿期严重肝胆系统疾病之一,如不及时治疗,常在 2 岁左右死亡。胆道闭锁病因复杂,可能与遗传、免疫、病毒或其毒素介导等相关;基因突变与环境因素相互作用,促进 BA 发生及肝脏纤维化形成是其主要致病因素。目前早期筛查和早期诊断还存在许多问题,国内尚缺乏相关新生儿筛查项目,个别地区应用粪卡进行早期筛查。临床上依靠肝功能和 B 超检查初步诊断胆道闭锁,最终需术中病理检查结合术中胆道造影来明确诊断。治疗上主要采取 Kasai 手术,即肝门纤维斑块切除术、肝门-空肠 Roux-en-Y 吻合术,术后退黄效果不尽如人意,反复发生胆管炎是影响患儿总体生存率的关键因素,如何通过有效的诊治手段来提高胆道闭锁自体肝生存时间是我们面临的主要问题。

由于我国尚没有开展胆道闭锁发病率的调查,其准确的新发病例数无法得知;根据天津地区就诊情况统计的胆道闭锁发病率为 1.49 人/万,介于日本和中国台湾之间。我国胆道闭锁每年新发病例不少,按照出生人口及日本、中国台湾地区的发病情况保守估计,每年新发胆道闭锁患儿 3 000 例左右;但诊疗及效果令人堪忧。从目前各医院诊治情况来看,胆道闭锁最后可以接受规范治疗的病例数不到 1 000 例,顺利完成 Kasai 手术而得到自体肝生存的病例数仅 200~300 例;加上每年完成肝移植病例约 200 例,粗略估算约 1/6 的患儿可在合适的年龄得到良好的救治,而 5/6 的患儿最终没有或失去最佳救治时机。

病例分散、标本来源标准不一、诊断标准推广较慢、手术方式及解剖程度无定论、治疗方案不成熟、序贯性治疗体系缺失等问题,一直困扰着从事胆道闭锁诊治工作的小儿外科医生。面对这些亟待解决的问题,我们应借鉴国际多中心研究的启示,建立区域性多中心合作模式,开展早期筛查,推行规范化治疗方案,术后合理控制胆管炎,以使患儿获得更好的自体肝生存时间,提高患儿生存率和生存质量。

(一) 国外胆道闭锁多中心研究的进展

国外胆道闭锁多中心研究的开展较早且广泛。美国多中心研究最早由 NIH(美国国立卫生研究院,National Institutes of Health)发起胆道闭锁研究联盟(Biliary Atresia Research Consortium,BARC),成立于 2002 年,最初包括 10 家儿科医疗研究中心和 1 个数据处理中心,主要研究胆道闭锁基础和临床。2010 年在国家糖尿病消化肾脏疾病研究院(National Institute of Diabetes and Digestive and Kidney Diseases,NIDDK)资助下,BARC 联合胆汁淤积性肝病联盟（Cholestatic Liver Disease Consortium，CLiC），共同成立小儿肝脏疾病研究和教育网（Childhood Liver Disease Research and Education Network，ChiLDREN），目前 ChiLDREN 由 16个北美儿科临床研究中心合作建立研究联盟；ChiLDREN 主要关注胆汁淤积性肝病的病因、发病机制及临床预后，不定期报道其研究结果。胆道闭锁 Kasai 术后效果评估一直是 ChiLDREN 重视的一个焦点问题，营养不良是影响胆道闭锁术后恢复的主要原因，特别是术后第一年营养不良可增加患儿死亡风险，并被列入胆道闭锁 Kasai 术后肝移植危险因素之一。ChiLDREN 还召集几家医学中心进行宣教，提高大家对胆道闭锁的认识，推广早期诊断、术后合理治疗和护理方案，在网上建立胆道闭锁登记系统，不定期将临床资料整合，用于胆道闭锁相关研究；评估胆道闭锁自体肝生存情况、并发症的发生情况及胆道闭锁术后如何管理等。已有激素治疗方案及相关指南出台，包括熊去氧胆酸、抗生素的使用及远期疗效评估的报道。除此以外，近年来关于胆道闭锁术后治疗方面的单中心和多中心研究较多，英国 Davenport 分别在 2007 年和 2013 年总结胆道闭锁 Kasai 术后激素治疗的效果。2014 年 Bezerra 使用 ChiLDREN 登记的 14 家儿科医疗中心的数据发表在 *JAMA* 上，他认为激素治疗以及不同剂量的激素治疗都不能改善胆道闭锁自体肝长期生存率。法国 Willot 论证熊去氧胆酸对于 Kasai 术后肝功能恢复有改善作用。Sarkhy 应用 RCTmeta 分析方法证实激素治疗对于改善预后没有显著价值，这些经验对于提高胆道闭锁诊治水平，改善胆道闭锁的预后具有积极的推动作用。

（二）国内胆道闭锁多中心研究进展

国内关于胆道闭锁的多中心研究起步较晚，近年来，许多医疗单位纷纷开展胆道闭锁诊疗工作，但在诊断、治疗及术后并发症的处理上仍存在许多问题。为提高胆道闭锁的诊疗水平，以及胆道闭锁自体肝生存时间，国内多家医疗单位做了大量工作；2014 年有 3 次胆道闭锁与肝移植相关专题讨论会，分别在首都医科大学附属北京友谊医院、复旦大学附属儿科医院、天津市儿童医院召开；这些工作的开展为胆道闭锁的多中心研究起到了铺垫作用，其目的是推动胆道闭锁总体诊疗水平的提高。无论是从大型的小儿外科年会，还是胆道闭锁专题研讨会上获取的信息，均提示我们，胆道闭锁的诊治需要规范化管理。我们应借鉴国际多中心合作的经验，建立区域性胆道闭锁诊治中心，把国内胆道闭锁诊治推向更标准、更系统化的轨道上来。区域性多中心研究的意义在于可以将有限的医疗资源集中起来，便于进行资料的总结和分析，得出有较高指导意义的数据，以指导临床。2011 年上海、广州、山西、苏州共四家儿科医疗单位联合开展胆道闭锁多中心研究，规范诊断与治疗方案，对降低手术年龄，提高退黄率及术后 2 年自体肝生存率，起到了积极的作用；同时多中心协作模式的成功运用，也为今后进一步更长期研究胆道闭锁的规范化诊断与治疗方案打下了坚实基础。这是多中心研究的良好实例，在今后工作中应进一步加大对胆道闭锁的宣传力度，同时成立区域性多中心合作模式，将胆道闭锁相关发病率等问题进行系统调研，摸索适合中国国情的胆道闭锁研究的区域性多中心合作模式。

（三）多中心研究的启示

从国外多中心研究结果来看，手术年龄并不是影响患儿自体肝生存时间的唯一可靠因素，还包括诊断时肝脏的损伤程度和损伤范围。因此，术中做肝脏病理检查时应多取几个肝叶组织，这样可以分析手术时肝脏的损伤程度和损伤范围。这个观念与我们日常工作中的

"医疗常识"相悖,提示我们应综合考虑分型、肝脏病变程度及机体免疫机能等,应以循证医学证据来指导临床思维模式及行医过程。对于胆道闭锁的发病以及自然病程的描述,多中心研究明显优于大多数已经发表的单中心经验;而一些来自肝脏移植中心的病例报告结果往往存在较大的偏倚,因为后者主要关注晚期肝脏病变的患儿。多中心研究通过大宗病例调查降低了统计学上的偏倚,使研究结果更接近现实情况,也更好地反映了临床胆道闭锁自体肝的实际生存情况。另外,关于胆道闭锁炎症与术后激素使用情况的调查,如果胆道闭锁炎症这种生物学行为持续存在,那么具有这种生物学分子信息的病人对于激素抗炎治疗有效;这是临床上应用激素治疗的理论基础,但实际调查结果认为,激素治疗不能改善自体肝生存时间,是否可以改善炎症损伤情况没有做进一步报道。多中心大宗病例调查可以验证这个情况是否真的存在,研究结果可以指导临床,并改善治疗结果,同时可以延长自体肝生存时间。将来研究中我们还需关注胆道闭锁除了炎症因素以外的其他问题,包括纤维化过程、过氧化损伤和凋亡。通常情况下,临床上应用熊去氧胆酸来降低胆汁酸水平,但缺乏对照性研究。胆道闭锁的治疗过程中不确定因素较多,目前临床所选择的那些方法,对于改善胆道闭锁的预后是有价值的,具有较大的挑战性,也需要多中心研究来建立疾病分期,对应治疗反应的临床指标变化,测试各种新的、可以终止肝脏纤维化进程的治疗手段,这些工作对于改善胆道闭锁的预后同样具有重要的意义。将来改善胆道闭锁自体肝生存情况,还需要收集大样本调查胆道闭锁的临床准确分型、肝脏的临床病理分级、术后临床干预形式,这些工作都需要多中心研究来完成。

(四)展望

未来开展胆道闭锁多中心研究需要解决以下几方面问题:①早期筛查,呼吁将胆道闭锁列入新生儿疾病筛查体系中;目前国内尚没有建立合适的筛查方法对黄疸消退延迟患儿进行早期筛查与诊断。②提高对胆道闭锁的早期认识,呼吁建立网络系统来宣传胆道闭锁相关知识,提高民众对胆道闭锁的整体认知水平。③促进 Kasai 术后管理规范,手术只缓解肝外胆道梗阻,但肝内胆道梗阻依然存在;即便 Kasai 手术获成功,术后治疗仍然很重要,应继续规范治疗以缓解肝内胆道的炎症、感染及胆汁的毒性作用,应统一治疗规范来指导临床工作。④建立 Kasai 手术时肝脏状态评估标准,如何种情况下适合行 Kasai 手术,哪些情况不选择 Kasai 手术,何时建议家属准备肝脏移植手术等。建立全国范围内胆道闭锁筛查体系来统计胆道闭锁的发病情况;建立各个地区的胆道闭锁宣教系统,以使更多从事相关工作的人员了解胆道闭锁;将胆道闭锁的手术规范、治疗方案在相关网站上公布,使更多的人了解胆道闭锁的规范诊治经过。

张金哲院士于 2013 年在天津第二届胆道闭锁与肝移植研讨会中指出,胆道闭锁早期筛查工作没有广泛开展,其诊断和治疗存在很多问题,我国至今没有胆道闭锁发病情况的统计,缺乏规范性治疗和术后随访资料,无法与国外资料进行比对和交流,建议与国外研究进行对比,弥补这方面的空白。张金哲院士在《小儿胆道闭锁与肝移植》一书序言中写到:作为小儿外科医生必须坚信,此症一定能解决,对于每个求医患儿无论早期还是晚期都必须努力设法解决,都要给病人以希望和安慰,这是医务工作者的责任,只有这样坚持不懈,胆道闭锁的治疗才有希望。

(詹江华　冯杰雄)

第十节　肝移植治疗小儿遗传代谢病的研究进展

小儿遗传代谢缺陷病致肝脏病变时,治疗比较复杂,终末期致肝脏衰竭,且原发病继续进展。肝移植可解决肝脏累及病变问题,术后可恢复肝脏功能。但原发病是否进一步累及移植肝脏及手术预后在长期生存中存在诸多问题。本章就肝移植治疗小儿遗传代谢缺陷病的指征、后续治疗、预后情况等方面做如下综述。

中国肝移植发展的第一个高潮在 1977—1983 年,与 1963 年匹斯堡大学 Starzl 教授在世界上完成第一例人体肝移植相比,落后近 20 年。1993—2006 年,我国实施的临床肝移植数量逐年增长,总数迅速突破万例。中国成为世界上仅次于美国的第二个肝移植大国。我国第 1 例成功的儿童尸体肝移植与活体肝移植分别于 1996 年和 1997 年完成。近几年,国内儿童肝移植团队逐渐壮大,仅 2013 年,大陆地区实施的儿童肝移植就达到 257 例,占 2013 年大陆地区儿童肝移植总数的 27.5%,且婴、幼儿肝移植比例明显增加。到 2017 年据不完全统计,我国儿童肝移植完成已接近 1 000 例左右,居世界第一位。

一、肝移植

肝移植是指通过手术植入一个健康肝脏到患者体内,使终末期肝病患者肝功能得到良好恢复的一种外科治疗手段。目前,主要供肝模式包括脑死亡供肝、活体供肝、心脏死亡供肝(DCD)。国内活体肝移植开展广泛,心脏死亡供肝获国家相关部门积极推广及立法支持,进展迅速。而交叉辅助肝移植主要利用不同代谢缺陷的肝功能互补,是一种肝移植治疗概念的创新,在一定程度上缓解供肝短缺的压力,其前景值得期待。小儿肝移植前小儿活体肝移植广泛应用于晚期肝功能衰竭的治疗中,活体以及劈离式肝移植丰富了肝源,在一定程度上解决了供体肝脏短缺的问题,使更多患儿获得了肝移植的机会,降低了等待供肝时的病死率。亲体肝移植应用亦广泛。虽然活体肝移植因对供者有手术风险,移植存在伦理学争议,但该手术有效性可观,得到全世界肝移植医生的广泛认可。在一些经验丰富的肝移植中心,供者死亡率低于 0.5%,受者术后 1 年生存率可达到 90% 以上。

二、小儿遗传代谢缺陷病

(一) 概念

小儿遗传代谢缺陷病是指酶、载体或膜等功能缺陷导致相应代谢途径阻断,代谢底物和/或旁路代谢产物在体内堆积、终末产物缺乏的一类疾病,多数为常染色体隐性遗传。其种类繁多,包括肝豆状核变性、糖原累积症、遗传性高酪氨酸血症、α-抗胰蛋白酶缺乏症及鸟氨酸氨甲酰转移酶缺乏症等。该类疾病虽然每一类病种的发病率不高,但因其种类较多,累计起来总体发病率并不低,需要重视。下面分别对常见代谢性疾病引起严重肝损害的情况进行综述。

(二) 靶器官为肝脏的几种常见小儿遗传代谢缺陷病

1. 肝豆状核变性　肝豆状核变性(Wilson 病)是一种常染色体隐性遗传的铜代谢缺陷病,主要是由于编码 P 型铜转运 ATP 酶的 ATP7B 基因突变导致铜沉积在肝脏、肾脏、大脑、角膜等器官和组织中引起一系列临床症状。

若患儿有锥体外系症状、K-F 环阳性、血清 CP<200mg/L、24 小时尿铜>100μg,可确诊。对临床可疑者亦可直接检测 ATP7B 基因确诊。

目前对于肝豆状核变性的常规治疗方法有两种:一是排铜,二是肝移植。肝移植治疗肝豆状核变性指征为:①临床表现为暴发性肝炎;②青霉胺治疗 2~3 个月后无效的伴肝硬化或严重肝功失常的年轻患者;③治疗有效,但治疗不能持续造成严重且进行性发展的肝功能不全,或门静脉高压所致反复的胃肠道出血。

对于肝脏和神经系统受累的患儿,应仔细评估预后,谨慎决定是否肝移植。具有明显神经精神症状的患儿,不建议进行肝移植。肝移植有利有弊,其可降低病死率,提高生存质量,改善预后,缺点是需长期服用免疫抑制剂抗排斥反应。在等待肝移植的过程中,患儿仍要选择内科治疗方法:一是要做好低铜饮食,要避免进食铜量丰富食物,禁用铜制餐具。二是提高铜排出效果,临床上长期应用 D-青霉胺、曲恩汀等药物。三是最大限度降低铜吸收,可应用锌制剂。四是给予对症支持治疗,包括保肝、护肾,针对临床症状,应用安坦、左旋多巴等药物。

肝移植可在表型上纠正患者的遗传缺陷,不仅为患儿提供一个健康的肝脏,而且新肝功能恢复后可以不同程度的改善患者原有的铜代谢障碍,术后不需驱铜治疗。据资料报道,迄今国内外尚无报道移植的肝脏再发生铜沉积损害的病例,从某种意义上说,肝移植是从根本上治愈了该病。

2. 肝糖原累积症　肝糖原累积症为一种婴幼儿先天性隐性遗传性糖原代谢紊乱性疾病,主因肝内葡萄糖-6-磷酸酶缺乏,导致糖原分解或合成障碍,从而使肝脏内糖原过多累积,导致肝脏受累。

诊断标准:①低血糖发作(症状如:易饥饿、出汗、抽搐等)及空腹低血糖;②肝脏明显增大、巨大肝脏伴或不伴脾肿大;③生长发育迟缓,幼稚面容,四肢短小;④肾上腺素激发试验阳性(空腹并停止输入一切含糖液体,皮下注射 1:1 000 肾上腺素 0.02ml/kg,分别于注射 10、30、60、90、120 分钟测血糖,血糖上升不足 2.2mmol/L 者为阳性);⑤疑似乳酸性酸中毒、继发性高脂血症、高尿酸血症、肝功能异常及反映肝脏合成功能的生化指标异常。符合前 4 项或前 3 项加第 5 项中至少 2 种症状即可诊断。

肝糖源累积症治疗上采用高蛋白、高葡萄糖、多餐饮食,主要是将血糖控制于正常水平。文献报道,当内科治疗效果不好或者疾病进展迅速或发展为终末期肝硬化、肝癌时,肝移植是唯一有效的治疗方法,可以从病因上完全治愈该疾病。

3. 遗传性高酪氨酸血症　遗传性高酪氨酸血症是一种常染色体隐性遗传性疾病,由酪氨酸分解代谢中延胡索酰乙酰乙酸水解酶(fumarylacetoacetate hydrolase,FAH)的缺乏引起。患儿血及尿中的琥珀酸丙酮含量增高,伴有肝、肾和神经系统受累,疾病的严重程度取决于残留酶的活性。确诊靠肝活检标本或成纤维细胞培养测定 FAH 的活性。

饮食控制是遗传性高酪氨酸血症的传统治疗手段,但饮食治疗对肝脏损害无效,由于琥珀酸丙酮含量增高,极易诱发肝细胞癌变;近年国外批准上市的新药尼替西农是一种 4-羟基苯丙酮酸二氧化酶抑制剂,口服可改善临床症状,且无明显不良反应,目前被认为是最佳治疗药物。目前肝移植是其唯一有效的治疗方法。

肝移植治疗该病,一般急性型在 1 岁以内,慢性型在 2 岁以内,四羟基苯丙酮酸氧化酶抑制剂治疗有效者可适当推迟肝移植时间至 2~3 岁左右。手术指征：①肝功能严重衰竭，且对尼替西农治疗无效。②肝组织有发生恶变的依据。由于疾病导致大量有毒代谢物在患儿体内堆积，故肝移植要尽快进行，时间影响预后。术后患儿的饮食对疾病影响较大，围术期营养、免疫、管理等情况需稳定。

肝移植可使本病的临床症状得到改善，但并不能完全纠正生长异常，术后尿中继续排泄琥珀酰丙酮，提示肾小管缺陷持续存在，因而有些病例尚需做肾移植。术后仍需要药物治疗及饮食控制，在疾病进展过程中，有做二次肝移植需要时，仍需手术。

4. α-抗胰蛋白酶缺乏症　α-抗胰蛋白酶缺乏症是由于编码 α1-抗胰蛋白酶的 SERPI-NA10 基因突变引起。约 20% 的控制 α1-抗胰蛋白酶合成的一种纯合子基因型（PIZZ 型）都表现为新生儿期或婴儿期胆汁淤积性肝病，可逐渐发展至肝硬化和门脉高压，并同时有肺气肿症状。

诊断：血清 α1-球蛋白和 α1-抗胰蛋白酶值降低，肝组织活检可见到特征性的肝细胞胞质内过碘酸雪夫染色阳性球状沉积体以及胆汁淤积和肝纤维化。

目前研究的治疗方法主要集中在阻止异常蛋白多聚体的形成、增加 ATZ 蛋白的分泌和增加细胞内 ATZ 蛋白的降解等方面。另外采取一些非特异性的方法减轻肝脏炎症和纤维化。最有希望的治疗方法是通过刺激肝细胞自噬来降低多聚化 ATZ 蛋白的聚集，研究表明卡巴咪嗪和西罗莫司在转基因鼠中可以刺激自噬和减轻 ATZ 相关的肝纤维化。

α-抗胰蛋白酶缺乏伴肝硬化是患肝细胞癌的危险因素，α-抗胰蛋白酶的缺乏使肝细胞不能拮抗蛋白酶的损伤，从而引起肝脏变性、坏死、硬化和癌变；若发展到失代偿期肝硬化或早期肝癌时可以进行肝移植治疗。肝移植最好在出现自发性肺动静脉旁路、不可逆性肺气肿及慢性肾脏病变以前施行。术后患儿不仅能恢复正常的 α1-抗胰蛋白酶水平，且能检测到供体的 Pi 变型。临床上，以混合人血浆为来源的静注 α1-抗胰蛋白酶（α1-antitrypsin，AAT）可提高 α1-抗胰蛋白酶缺乏症（α1-antitrypsin deficiency，AATD）患者的血清 AAT 水平。除这种增补疗法外，新的治疗方法也在不断发展，包括基因治疗及干细胞治疗等。婴儿期以后预后不良的指征有：①超过 6 个月的黄疸；②较早出现脾肿大；③持续硬化的肝肿大；④肝功能检查长期异常。

5. 鸟氨酸氨甲酰转移酶缺乏症　鸟氨酸氨甲酰转移酶缺乏症是导致新生儿、婴幼儿和儿童高氨血症的主要原因，是先天性尿素循环障碍中最常见的类型，为 X 连锁的显性遗传病，患病率为 1/14 000。鸟氨酸氨甲酰转移酶是在尿素循环中参与氨甲酰基、鸟氨酸合成瓜氨酸的重要物质，这种酶的缺乏会导致尿素合成中断，导致氨在体内蓄积。氨对神经系统、肝脏有很强的毒性，严重的高氨血症急性期可导致脑水肿、脑内广泛星形细胞肿胀，病死率极高。本病多发于新生儿和婴儿，儿童期发病较少见，预后差，易误诊。

诊断可通过基因筛查进行确诊，也可依靠家族史或患儿家族系谱分析、血氨、血/尿氨基酸的测定、肝活检鸟氨酸氨甲酰转移酶（ornithine carbamoyl transferase，OCT）活性水平测定等综合分析。

治疗主要有饮食治疗、药物治疗、血液透析、基因治疗和肝移植。肝移植提供足够的酶活性和降低代谢失调的风险。肝移植手术时机的选择目前尚无统一的观点。早期肝移植有利于改善疾病预后。对于术前已有不可逆性神经系统损害患儿，肝移植术后，部分神经系统功能仍不能恢复正常。由于肠道仍丢失瓜氨酸和精氨酸，术后仍需要补充尿素循环的中间体。但对于肝脏,术后治疗效果及患儿生活质量较为满意。据国外资料调查显示:除术前已造成其他系统病变外,其余患儿术后均未出现疾病复发,无需再服降血氨药物。长期的饮食控制会导致患儿生长缓慢,影响预后,因此鼓励患儿合理营养进食。

对于小儿遗传代谢缺陷病,饮食及药物治疗是首选,当累及肝脏且病情进展迅速,严重影响肝脏功能,或患儿有意愿做肝移植并且没有明确禁忌证时,肝移植是不二选择。肝移植并非易事,需要患儿、家属与医生的密切配合。涉及肝源与费用问题、术后长期免疫抑制剂的使用,以及移植肝再次受累而失代偿等问题,需要慎重考虑。

三、肝移植后续治疗及预后

代谢性遗传性疾病,发展至终末期都需要进行肝移植,但是术后仍有一定的死亡风险和复发率,这是值得我们关注和重视的。肝移植对于患儿来说,创伤大,对身体影响大;故应综合考虑其适应证、预后及后续治疗,制定合适的治疗方案。

对于肝豆状核变性患儿,在满足手术适应证的前提下,要综合考虑患儿身体状况及有无神经系统损害。近几年该病预后好,能改善原有的铜堆积问题,术后不需驱铜治疗,但术后需长期口服免疫抑制剂,这对患儿亦是挑战。若出现排斥反应及相关问题,移植肝脏出现病变,二次肝移植是唯一能挽救患儿的办法。

对于肝糖原累积症,疾病分型多样,据报道,肝移植已成功治疗Ⅰ型、Ⅲ型和Ⅳ型,预后较好。但对于Ⅳ型,肝移植是否能改善其肝外异常糖原沉积如心脏支链淀粉病尚存在争议。故在对Ⅳ型肝糖原累积症患儿行肝移植前,应对其肝外病变做全面评估。

对于遗传性高酪氨酸血症,治疗重点是在排除肝移植禁忌证后尽快进行手术,手术时间影响预后。该病侵犯若干脏器,肝移植后,肝脏症状得以缓解,但其他系统症状仍需药物及饮食、基因等治疗。例如肾脏,在满足肾脏移植适应证时需尽快进行肾移植。据文献报道,现肝肾联合移植技术已成熟,且治疗效果好。

对于α-抗胰蛋白酶缺乏症,肝移植最好在出现自发性肺动静脉旁路、不可逆性肺气肿及慢性肾脏病变以前施行。术后患儿不仅能恢复正常的α1-抗胰蛋白酶水平,且能检测到供体的Pi变型。但对于肝外病变,仍需药物及其他治疗;而肝移植治疗该病预后良好。

对于鸟氨酸氨甲酰转移酶缺乏症,肝移植提供足够的酶活性和降低代谢失调的风险。但高血氨对肠道等其他系统的损害,仍需服用降血氨药物。当患儿肝移植术后恢复至血氨恢复正常时,可停服,仅免疫抑制治疗,维持移植肝的正常功能。预后良好。

肝移植能解决肝脏的一部分问题,延长肝脏的使用时间,减少代谢废物的蓄积,而移植术后免疫抑制剂的使用对肝脏也是一种负担,回顾相关文献发现,患儿一年生存率约95%,3~5年生存率70%~80%,5年生存率70%左右,临床效果可观,对于患儿及家庭均是喜报。但肝移植后续问题需要医生密切关注。肝移植受者需要重视代谢病的监测,根据情况及时进行免疫抑制方案的调整,应至少每6个月评价一次,以减少药物长期毒性,并重视可能继发的心血管事件及肾功能损害,即使尚未发生。肝移植术后需将血糖、血压和血脂等代谢指标作为常规随访监测的项目。患儿术后发生的不适原因主要有几个方面:脾功能亢进,消化道出血,体格发育落后,肾功能衰竭(免疫抑制剂不良反应),肺出血,门静脉血栓(血管并发症),巨细胞病毒感染,EB病毒感染(是否有原有病毒再活动,密切随访),排斥反应,低蛋白血症,药物不良反应(他克莫司):出现高血压、肾脏损害、肝脏损害、腹泻、肝蛋白质合成功能障碍(病因未明)等。这些问题严重影响移植术后患儿的恢复情况,有些甚至要行二次手术。

二次手术指征的选择比较复杂,需要考虑原发病对肝脏的损害,移植肝对机体的影响,相对于第一次肝移植,二次肝移植要更加考验患儿的身体情况、医生的综合能力以及家庭能承受的经济负担。所以说,肝移植并不是一个疾病的终结,后续还要更加密切观察病情变化,给予相应治疗。对于患儿来说,生长发育尤为重要,肝移植预后与手术后日常护理和饮食情况息息相关,尤其是营养饮食方面,患儿正处于生长发育阶段,疾病已使其身体生理上受损,故在疾病治疗后要积极补充必要营养以追赶同龄儿童的生长发育。例如,肝移植术后保持良好的生活习惯,遵循有效的饮食指导既能提高患儿的生活质量,又能减少免疫抑制剂引起的并发症,包括术后感染率,促进移植肝脏的长期存活。通过有效的健康教育,正确的饮食指导,降低感染率、减少并发症、保护移植肝功能,延长移植肝脏的长期存活时间,是肝移植术后的重要治疗部分。肝移植术后对移植异物的保护性用药和对原发疾病的继续治疗是必需的。

综上所述,小儿遗传代谢缺陷病累及肝脏时,肝移植的作用是将原有病肝切除,换新肝继续参与人体的代谢循环。部分疾病得以治愈,但部分会继续累及新的移植肝,或者新肝脏的排斥问题有待继续治疗,二次肝移植的可能性一直存在。虽然国内肝移植进展广泛,但肝源的紧张限制了疾病的治疗,故要提高肝移植成活率,降低疾病复发率,密切关注患儿的预后情况,积极进行原发病的治疗。总的来说,肝移植虽然不能从病因上解决这一类小儿遗传代谢缺陷病,但对于儿童来说,能延长其寿命,提升其生活质量。肝移植对于疾病发展到晚期的患儿来说是非常必要的。但是在当今社会,供体肝脏相对于需要肝移植的患儿来说相对较少。所以对于小儿外科的大夫,肝移植技术的进步是必不可少的,延长供肝等待时间也是很有必要的,要减少患儿等待死亡率。这需要我们内外科共同协作。更加需要慈善机构的大力支持。所以我们要正确诊断出患儿的疾病特点及手术的最佳时机及最佳术式。

(詹江华　杨媛)

参 考 文 献

[1] HARTELY J,DAVENPORT M,KELLY DA. Biliary Atresia[J]. Lancet,2009,374(11):1704-1713.

[2] CHARDOT C,BUET C,SERINET MO,et al. Improving outcomes of biliary atresia:French national series 1986-2009[J]. J Hepatol,2013,58(6):1209-1217.

[3] 管志伟,詹江华,罗喜荣,等. 天津及周边地区胆道闭锁的流行病学调查[J]. 临床小儿外科杂志,2012,11(5):329-331.

[4] 詹江华,陈亚军,李龙,等.《胆道闭锁诊疗流程》草案[J]. 中华小儿外科杂志,2013,34(2):147-149.

[5] 管志伟,詹江华. 胆道闭锁的早期筛查方法[J]. 天津医药,2012,40(4):411-413.

[6] PARINYANUT P,BANDISAK T,CHIENGKRIWATE P,et al. Digital camera image analysis of faeces in detection of cholestatic jaundiee in infants[J]. Mr J Paediatr Surg,2016,13(3):131-135.

[7] SHEN Z,ZHENG S,DONG R,et al. Saturation of stool color in HSV color model is a promising objective parameter for screening biliary atresia[J]. J Pediatr Surg,2016,51(12):2091-2094.

[8] PALERMO JJ,JOERGER S,TURMELLE Y,et al. Neonatal cholestasis:opportunities to increase early detection[J]. Acad Pediatr,2012,12(4):283-287.

[9] 中华医学会小儿外科学分会肝胆外科学组,中国医师协会器官移植医师分会儿童器官移植学组. 胆道

闭锁诊断及治疗指南（2018 版）［J］. 中华小儿外科杂志,2019,40（5）:392-398.

［10］HOLLON J,EIDE M,GORMAN G. Early diagnosis of extrahepatic biliary atresia in an open-access medical system［J］. PLoS One,2012,7（11）:e49643.

［11］MOYER V,FREESE DK,WHITINGTON P,et al. Guideline for the Evaluation of Cholestatic Jaundice in Infants:Recommendations of the North American Society for Pediatric Gastroenterology,Hepatology and Nutrition［J］. J Pediatr Gastroenterol Nutr,2004,39:115-128.

［12］FELDMAN AG,SOKOL RJ. Neonatal Cholestasis［J］. Neoreviews,2013,14（2）:e63-e80.

［13］LIEN TH,CHANG MH,WU JF,et al. Taiwan Infant Stool Color Card Study Group. Effects of the infant stool color card screening program on 5-year outcome of biliary atresia in Taiwan［J］. Hepatology,2011,53（1）: 202-208.

［14］朱志军,孙丽莹,魏林,等. 肝移植治疗小儿胆道闭锁 130 例报道［J］. 中华小儿外科杂志,2014,35（4）:259-264.

［15］朱建军,夏强,张建军,等. 活体肝移植治疗儿童胆道闭锁 44 例［J］. 中华器官移植杂志,2011,32（7）: 415-418.

［16］丁美云,詹江华. 胆道闭锁肝纤维化研究进展［J］. 天津医药,2015,43（1）:4-7.

［17］葛军涛,李龙. 胆道闭锁 Kasai 术后胆管炎的病因及治疗［J］. 中华小儿外科杂志,2013,34（5）:387-390.

［18］BEZERRA JA,SPINO C,MAGEE JC,et al. Use of corticosteroids after hepatoportoenterostomy for bile drainage in infants with biliary atresia:the START randomized clinical trial［J］. JAMA,2014,311（17）:1750-1759.

［19］DECHARUN K,LEYS CM,WEST KW,et al. Prophylactic antibiotics for prevention of cholangitis in patients with biliary atresia status post-Kasai portoenterostomy:a systematic review［J］. Clin Pediatr（Phila）,2016, 55（1）:66-72.

［20］ZHANG D,YANG HY,JIA J,et al. Postoperative steroids after Kasai portoenterostomy for biliary atresia:a meta-analysis［J］. Int J Surg,2014,12（11）:1203-1209.

［21］NIZERY L,CHARDOT C,SISSAOUI S,et al. Biliary atresia:Clinical advances and perspectives［J］. Clin Res Hepatol Gastroenterol,2016,40（3）:281-287.

［22］宋再,郑珊,董岿然,等. 胆道闭锁手术年龄小于 60 天患儿 2 年自体肝生存分析［J］. 中华小儿外科杂志,2014,35（4）:254-258.

［23］董淳强,杨体泉,董坤,等. 肝门肠吻合术治疗胆道闭锁 112 例报告［J］. 中华小儿外科杂志,2013,34（3）:180-183.

［24］孙雪,任红霞,吴晓霞,等. 胆道闭锁 Kasai 术后相关预后因素分析和对策［J］. 中华小儿外科杂志,2017,38（3）:201-206.

［25］LEE M,CHEN SC,YANG HY,et al. Infant Stool Color Card Screening Helps Reduce the Hospitalization Rate and Mortality of Biliary Atresia:A 14-Year Nationwide Cohort Study in Taiwan［J］. Medicine（Baltimore）,2016,95（12）:e3166.

［26］CHARDOT C,BUET C,SERINET MO,et al. Improving outcomes of biliary atresia:French national series 1986-2009［J］. J Hepatol,2013,58（6）:1209-1217.

［27］NIO M,OHI R,MIYANO T,et al. Five and 10 year survival rates after surgery for biliary atresia:a report from the Japanese Biliary Atresia Registry［J］. J Pediatr Surg,2003,38（7）:997-1000.

［28］SHNEIDER BL,BROWN MB,HABER B,et al. A multicenter study of the outcome of biliary atresia in the United States,1997 to 2000［J］. J Pediatr,2006,148:467-474.

［29］HARPAVAT S，FINEGOLD MJ，KARPEN SJ. Patients with biliary atresia have elevated direct conjugated bilirubin levels shortly after birth［J］. Pediatrics，2011，128（6）：e1428-1433.

［30］张金哲. 小儿胆道闭锁与肝移植［J］. 实用儿科临床杂志，2003，18（7）：501.

［31］BALISTRERI WF，GRAND R，HOOFNAGLE JH，et al. Biliary atresia：current concepts and research directions. Summary of a symposium ［J］. Hepatology，1996，3：1682-1692.

［32］CARVALHO E，IVANTES CAP，BEZERRA JA. Extrahepatic biliary atresia：current concepts and future directions［J］. J Pediatr（Rio J），2007，3：105-120.

［33］HARTLEY JL，DAVENPORT M，KELLY DA. Biliary atresia［J］. Lancet，2009，374：1704-1713.

［34］PAKARINEN MP，RINTALA RJ. Surgery of biliary atresia［J］. Scand J Surg，2011，100：49-53.

［35］李威，沈中阳. 我国儿童肝移植的现状与展望［J］. 外科理论与实践，2014，（04）：292-295.

［36］万平，夏强. 儿童肝移植的发展概况［J］. 外科理论与实践，2014，（04）：285-287.

［37］KIM JS，KIM KM，OH SH，et al. Liver Transplantation for Metabolic Liver Disease：Experience at a Living Donor Dominant Liver Transplantation Center［J］. Pediatr Gastroenterol Hepatol Nutr，2015，18（1）：48-54.

第三十六章

胆道闭锁的诊疗历程及思考

胆道闭锁在我国可谓常见病，目前治疗效果很不满意。从组织病理学来看，胆道闭锁是新生儿出生后的进行性胆道炎性疾病，进一步发展为梗阻性、胆汁性肝硬化，患儿一般于出生后一二年内死亡。该病是否先天形成尚无明确定论，很多学说都有争议。现就新生儿胆道闭锁诊疗的发展历程及存在的问题，谈谈笔者体会。

1953年《Gross小儿外科学》中提出了胚胎2个月时的中肠上段形成实心期空化不全的理论：胚胎时的肝芽分两支，分别形成肝与胆，均来自中肠前端（十二指肠前身）的憩室，自然也应有实心期与空化期。肝芽胆支空化不全就形成肝外胆道闭锁，即Gross所谓的"可治型"。此外新生儿黄疸的后天性病毒感染理论在国际上研究也很广泛。目前很多学者已从基因工程学研究入手。然而长期以来临床上仍按Gross肝外"梗阻"的理论进行治疗。

1959年，日本学者葛西首次创建了"肝门空肠吻合术"（hepatic portoenterostomy，HPE），即Kasai手术，使患儿得以长期存活。1984年葛西退休会上，笔者见过1例活了29年的胆道闭锁患者（据说1988年死于肝硬变）。Kasai手术成功后很快就在世界范围内广泛流行，并且有了各种改良与发展。针对Kasai术后胆管炎问题，日本早期的解决方法有骏河手术、泽口手术等。葛西也把最初简单的肝门空肠吻合术改为双Roux-en-Y代胆道造瘘手术，并且有时需引流2~4年才能关瘘。我国小儿外科是从1950年开始起步，当时与葛西同时研究胆道闭锁的有武汉同济医院高有炳设计的肝门戳洞法（用止血棉包裹小段橡皮导管插入肝门的戳洞中约5cm深，肝门外罩以Roux-en-Y吻合），笔者在北京儿童医院设计的肝左外叶切除法（将肝切面与劈开的Roux-en-Y空肠吻合）。两者都是在Gross的胚胎发育不良理论基础上形成的设想，手术均不成功。

我国各地新生儿胆道闭锁始终以Kasai手术治疗为主，同时也有很多发展。1962年中国台湾洪文宗提出分析十二指肠液简化放射性核素诊断法以鉴别完全性胆道闭锁。1980年笔者设计了"矩形瓣防反流"及"胃大弯管代胆道肝门钉合法"，简化并丰富了Kasai手术的技术发展。广州李桂生利用"茵陈栀子汤"中药退黄，展示了中医药在胆道闭锁术后的应用价值。特别是北京李龙腹腔镜肝门手术的成功，为Kasai手术在中国的发展注入新活力。但是迄今Kasai术后长期生存率仍让人失望。日本的统计数据显示，Kasai术后活到30岁以上的报道不足20%。因此，小儿肝移植技术成功后，大有摒弃Kasai手术的呼声。

1982 年我到匹兹堡访问 Thomas E. Starzl 医生，他赞成肝移植用于胆道闭锁的治疗。近 30 年来，儿童肝移植用于治疗胆道闭锁的手术成功率已达 90%，极大地延长了患者的术后生存时间，但至今胆道闭锁肝移植历史尚不过 30 年，其远期效果有待评价。目前国内在肝移植方面已积累充分的经验，特别是中国台湾与香港地区活体亲属供肝手术的成功，为婴儿肝移植开辟了新的道路，进一步研究必有突破。不要像我们 50 年代的研究，功亏一篑。

目前新生儿胆道闭锁治疗存在盲目性，基础问题有待解决。我国胆道闭锁患者众多，临床也积累了丰富经验。遗憾的是至今尚无像日本的全国性登记、统计与交流机构，也没有一个系统的发病和死亡统计数据。日本每年对胆道闭锁患儿资料进行全国统计，每 4 年举行一次关于胆道闭锁的国际讨论会。因此，当务之急是应该有人出面组织专题组，加强全国同领域协作，列出具体的研究计划。近年来天津詹江华、高伟等组织举办的"胆道闭锁与小儿肝移植高峰论坛"是一个良好的开端，祝愿他们发展顺利，成绩辉煌。

Kasai 术后可有效延长患者的生存时间，这期间大有工作可做，很多问题可以研究。即使患者最后仍然发展为肝衰竭，此时再行肝移植，至少也能赢得时间，缓解肝源短缺和费用太高的难题。

作为一名老外科医生，我愿对 Kasai 手术后的死亡因素谈谈我的看法。

首先要解决手术时间问题。胆道闭锁患儿若出生后 3 个月以上进行手术，术后存活率较低，因此应及早进行手术治疗。现在每个家庭生孩子少了，父母育儿经验不足，需大力普及新生儿教育，使每个家庭都懂得新生儿怎样是健康、怎样是有病。2015 年春节我受邀为社区写春联，我写了上联："笑有声，哭有力，能吃能睡"；下联"拉金条，尿银线，每周长高"。拉白屎、撒黄尿就要考虑胆道闭锁，大便不成软条、小便不成单线就不正常。一周症状没有改善，就应看医生。新生儿隐蔽性畸形及肿瘤毫无症状，只能靠家庭观察才能及早发现。

第二是术后胆管炎（反流性感染或无菌性刺激）及胆汁性肝硬变等，都表现为术后退黄不利或退后复发。目前针对胆道闭锁临床一般都争取尽早手术；术后造瘘引流及使用防反流瓣；大剂量的激素或前列腺素及抗菌素治疗；中西药利胆；必要时行肝门再探查手术等。以上诸多方法为改进和弥补 Kasai 术后退黄不利积累了丰富的经验，但遗憾的是未能总结出系统经验。事实上，Kasai 术后合并症的根本原因是手术损伤，包括：分离广、时间长、打击大、出血多。提高手术技术，特别是腹腔镜手术技术的提高，可以避免很多合并症。只有保存了自身抗病的能力，药物才能协助抗菌。代胆道内通过肝分泌的胆汁流量小、流速慢、易滞留也是逆行性感染与结石的主要因素。

目前，小儿外科医生做 Kasai 手术惯用空肠 Roux-en-Y 做代胆道。然而空肠比正常胆道容积大得多，这必然导致胆汁滞留。冈田正曾把空肠修剪缩小，Rahensperger 曾用短段空肠架于肝门和十二指肠之间。目前发现延长空肠胆支以防反流，感染反而更多。笔者曾设计用自动吻合器切取胃大弯做成代胆道管，同时采用 6 针肝门钉合方法代替常规吻合，手术简单，管直而细。但当时只作为姑息疗法用于肝硬变严重的晚期患儿，代胆道管口暂时提出造瘘，术后证实手术可行，引流成功。可惜几例晚期患儿术后均未能活到关瘘，未能取得最后经验。

　　总之,Kasai 手术有改革和提高的前途,大有文章可做。肝移植必须进一步提高成功率作为最后的保障。我们必须意识到,随着医学进步,可用的肝源势必更少,不是"可持续发展"之路。最根本的奋斗目标还应该是研究病因、病理、基因工程,更需要全国同道的共同协作。

（张金哲）

后　记

　　2017 年的秋天,注定是一个不平凡的金秋,10 月第 2 个周末是我们举办的第 6 届胆道闭锁与肝移植会议的日子,有来自于日本东北大学的 Morio Kasai 教授的弟子 Masaki Nio 教授、日本国立成育医疗研究中心 Mureo Kasahara 教授来津参加本次研讨会,实现了张金哲院士在第 2 届"胆道闭锁与肝移植年会"上的嘱托,胆道闭锁会议一定要邀请日本儿童外科专家共同讨论,因为胆道闭锁手术是日本人发明的,利用我们病例多的优势,借鉴他们的经验,这样的讨论势必会提高我们的诊疗水平,我们在这届会议上做到了。

　　自从 2017 年以来,先后有多位著名教授来津参会,他们是来自英国伦敦国王学院医院的 Mark Davenport、Nigel Heaton 教授;日本国立成育医疗研究中心李晓康教授;美国匹兹堡大学 George Mazariegos、Rakesh Sindhi 教授;日本鹿儿岛大学 Toshihiro Muraji 教授。同时,特别感谢香港大学玛丽医院的谭广亨教授、黄格元教授放下繁忙的事情,这些年来一直坚持来津给予授课,使得内地小儿外科同仁在胆道闭锁相关知识的更新以及治疗理念的提高方面获益匪浅。感谢天津市儿童医院及天津市第一中心医院一直以来对会议的支持,并邀请中国台湾的陈肇隆院士参加本次研讨会,与大陆儿童肝移植医生共同讨论胆道闭锁肝移植的手术指征选择以及手术技术改进。随着对疾病认识逐步深入,小儿外科医生与肝移植医生交流的日益增多,尤其是这些年来胆道闭锁序贯性治疗方案的大力提倡,相信胆道闭锁患儿的自体肝生存率以及整体生存率一定会有很大的提高。

　　感谢家人一直以来对我工作上的支持,使得我将较多业余时间投入到胆道闭锁的相关临床基础研究上,没有在假期里陪着家人,感谢你们的理解与支持,特将此书献给你们,以表谢意!

2020 年 3 月

詹江华